Frauenheilkunde und Geburtshilfe für Pflegeberufe

Herbert K. Brehm

Frauenheilkunde und Geburtshilfe für Pflegeberufe

mit 408 Prüfungsfragen

8., überarbeitete Auflage

73 Abbildungen, 11 Tabellen

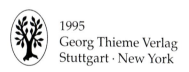

1995
Georg Thieme Verlag
Stuttgart · New York

Anschrift:
Professor Dr. med.
Herbert K. Brehm
ehem. Chefarzt der Frauenklinik
der Krankenanstalten der Stadt Köln
Folwiese 4
51069 Köln

Die Deutsche Bibliothek –
CIP-Einheitsaufnahme

Brehm, Herbert K.:
Frauenheilkunde und Geburtshilfe für
Pflegeberufe : mit 408 Prüfungsfragen ;
11 Tabellen / Herbert K. Brehm. – 8.,
überarb. Aufl. – Stuttgart ; New York :
Thieme, 1995
    Bis 7. Aufl. u.d.T.: Brehm, Herbert K.:
    Frauenheilkunde und Geburtshilfe
    für Krankenpflegeberufe
Ne: HST

1. Auflage 1972
2. Auflage 1974
3. Auflage 1976
4. Auflage 1979
5. Auflage 1982
1. spanische Auflage 1982
6. Auflage 1985
7. Auflage 1991

© 1972, 1995 Georg Thieme Verlag
Rüdigerstraße 14, D-70469 Stuttgart
Printed in Germany
Satz: Gulde-Druck, 72005 Tübingen
Druck: Clausen & Bosse, 25917 Leck
Zeichnungen von Adrian Cornford

ISBN 3-13-465908-5   2 3 4 5 6

Wichtiger Hinweis
Wie jede Wissenschaft ist die Medizin
ständigen Entwicklungen unterworfen.
Forschung und klinische Erfahrung erweitern unsere Erkenntnisse, insbesondere was Behandlung und medikamentöse Therapie anbelangt. Soweit in
diesem Werk eine Dosierung oder eine
Applikation erwähnt wird, darf der Le-
ser zwar darauf vertrauen, daß Autoren,
Herausgeber und Verlag große Sorgfalt
darauf verwandt haben, daß diese Angabe dem Wissensstand bei Fertigstel-
lung des Werkes entspricht.
Für Angaben über Dosierungsanwei-
sungen und Applikationsformen kann
vom Verlag jedoch keine Gewähr übernommen werden. Jeder Benutzer ist an-
gehalten, durch sorgfältige Prüfung der
Beipackzettel der verwendeten Präparate und gegebenenfalls nach Konsulta-
tion eines Spezialisten festzustellen, ob
die dort gegebene Empfehlung für Do-
sierungen oder die Beachtung von Kon-
traindikationen gegenüber der Angabe
in diesem Buch abweicht. Eine solche
Prüfung ist besonders wichtig bei selten
verwendeten Präparaten oder solchen,
die neu auf den Markt gebracht worden
sind. Jede Dosierung oder Applikation
erfolgt auf eigene Gefahr des Benutzers.
Autoren und Verlag appellieren an jeden
Benutzer, ihm etwa auffallende Unge-
nauigkeiten dem Verlag mitzuteilen.

Geschützte Warennamen (Warenzei-
chen) werden *nicht* besonders kenntlich
gemacht. Aus dem Fehlen eines solchen
Hinweises kann also nicht geschlossen
werden, daß es sich um einen freien Warennamen handele.
Das Werk, einschließlich aller seiner
Teile, ist urheberrechtlich geschützt.
Jede Verwertung außerhalb der engen
Grenzen des Urheberrechtsgesetzes ist
ohne Zustimmung des Verlages un-
zulässig und strafbar. Das gilt insbesondere für Vervielfältigungen, Übersetzungen, Mikroverfilmungen und die
Einspeicherung und Verarbeitung in
elektronischen Systemen.

Vorwort zur 8. Auflage

In den fast 4 Jahren, die seit Erscheinen der letzten Auflage vergangen sind, ist wieder manches Neue hinzugekommen und manches Alte – da überholt – verlassen worden. Die hier vorliegende 8. Auflage wurde deshalb durchgehend im Text- und Bildteil überarbeitet und durch Streichungen und Neuaufnahme oder Erweiterung von Texten dem heutigen Stand unseres Wissens angepaßt.

Beibehalten wurde die Grundidee, daß dieses Buch mehr sein soll als nur ein Vorbereitungsbuch fürs Examen – es soll auch auf Fragen, die später in der Praxis auftauchen, eine ausreichende Antwort geben.

Immer mehr Angehörige des Pflegedienstes werden mit immer höher spezialisierten Aufgaben betraut und bedürfen einer entsprechend qualifizierten Aus- und Weiterbildung. Auch diesem Personenkreis und dessen Ansprüchen versucht das vorliegende Lehrbuch gerecht zu werden.

Deshalb werden nicht nur Stichworte zum Pauken aufgezählt, sondern es wird versucht, durch Erklärungen und Aufzeigen von Zusammenhängen das Verständnis und das Einprägen des Wichtigsten zu fördern. Ein gut strukturiertes Inhaltsverzeichnis und ein ausführliches Schlagwortverzeichnis sowie zahlreiche Abbildungen und Querverweise dienen der schnellen und leichten Orientierung.

Bei den medizinischen Fachausdrücken, wenn diese aus dem Lateinischen oder Griechischen abgeleitet sind, wurde Wert auf Übersetzungen und Erläuterungen der im Text verwandten Termini technici (lat. Pluralform von Terminus technicus = Fachausdruck) gelegt.

Seit 1900 hat sich in Deutschland die Lebenserwartung der Frauen fast verdoppelt, und zwar auf 78 Jahre. Begründet ist diese Veränderung durch den dramatischen Rückgang der mütterlichen Morbidität und Mortalität während Schwangerschaft, Geburt und Wochenbett sowie der kindlichen perinatalen Mortalität.

Die heute erreichte Stellung der Frau in unserer Gesellschaft wäre ohne die Leistungen gerade auf dem Gebiet der Frauenheilkunde und Geburtshilfe undenkbar! Alle in unserem Fachgebiet Tätigen können darauf stolz sein und müssen bemüht sein, den guten Stand zu halten.

VI   Vorwort zur 8. Auflage

Deshalb: Bei allem Verständnis für „noch mehr Selbstverwirklichung" und „noch mehr Freizeit" sollten wir nie vergessen, daß wir uns alle durch unsere Berufswahl dazu bekannt haben, unseren Mitmenschen zu helfen.

Allen Mitarbeitern des Georg Thieme Verlags, die dieses Buch seit über 20 Jahren in hervorragender Weise mit Rat und Tat betreuen, danke ich sehr herzlich.

Köln, im Sommer 1995   Herbert K. Brehm

Vorwort zur 1. Auflage

Das Fachgebiet der Geburtshilfe und Frauenheilkunde ist vielseitig, es reicht von der Behandlung lebensbedrohender Krankheitszustände bis hin zur Betreuung der gesunden Schwangeren oder zur Krebsvorsorgeuntersuchung bei der gesunden Frau.

Es genügt nicht, daß wir hierzu gut ausgebildete Ärzte haben, die für die einschlägigen Probleme gerüstet sind – nur die Teamarbeit mit Schwestern, Pflegern, med.-techn. Assistentinnen, Krankengymnastinnen usw. wird es ermöglichen, unsere hochgesteckten Ziele zu erreichen, zum Besten unserer Frauen und der kommenden Generationen. Wir müssen deshalb grundsätzlich umdenken. Die reine Krankenpflege im althergebrachten Sinne ist nicht mehr Selbstzweck, sie ist nur noch ein Teil der Aufgaben des Kranken-„Pflege"-Personals. Mithilfe und auch selbständige Tätigkeit in den vielgestaltigen und teilweise komplizierten Maßnahmen der Prophylaxe, Diagnostik und Therapie sind heute wesentliche Tätigkeitsmerkmale des Personenkreises, den man unter dem etwas antiquierten Begriff des „Krankenpflegepersonals" zusammenfaßt.

Nur die Kenntnis der speziellen Physiologie, Anatomie und Pathologie des weiblichen Organismus befähigt zur Bewältigung der gesteigerten Aufgaben wie auch zur Einsicht, daß unserem Handelnkönnen manchmal Grenzen gesetzt sind; erst dann kann man der Patientin ein echter Helfer sein.

Der Wissensstand unseres Fachgebiets hat in den letzten Jahren erfreuliche Fortschritte gemacht, sowohl in diagnostischer wie auch in therapeutischer Hinsicht. Es genügt aber nicht, daß diese Erkenntnisse in wenigen Spezialkliniken von wenigen Spezialisten genutzt werden; eine möglichst breite Streuung unseres Wissens ist notwendig – diesem Zweck soll das vorliegende Buch dienen.

Es kann zusätzlich zum Unterricht gebraucht werden. Die Fragensammlung nach jedem Kapitel gibt aber auch Gelegenheit, allein zu lernen bzw. sein Wissen aufzufrischen und dann sein Wissen selbst zu überprüfen. Das Verzeichnis der richtigen Antworten am Ende des Buches (es kann immer nur ein Antwortangebot richtig sein!) ist als weiteres „Lehrmittel" gedacht.

Die Ansichten über Ursache und Behandlung gewisser Krankheiten differieren zum Teil in verschiedenen Medizinschulen. Ich habe mich bemüht, möglichst allgemeingültige Aussagen zu machen, ohne zu sehr ins Spezielle zu gehen.

Vorwort zur 1. Auflage

Einige Angaben in diesem Buch sind selbst oder von meinem Arbeitskreis erarbeitet; vieles ist übernommen, jedoch selbst erprobt. Manches mußte aber auch von anderen Autoren ungeprüft übernommen werden, was bei der Vielfalt des Stoffes verständlich ist.

Einen sehr großen Teil des Wissens, das ich in diesem Buch weitergeben möchte, erhielt ich von meinen Lehrern, denen ich hiermit danke: Professor Dr. Karl Wezler, Professor Dr. Hans Naujoks, Professor Dr. Otto Käser.

Zum Schluß ist es mir eine angenehme Pflicht, allen beteiligten Mitarbeitern des Georg Thieme Verlags für Rat und Tat sowie Frau Halasz und Herrn Dr. Ganser für das Lesen der Korrekturbögen zu danken.

Nur durch das stets liebevolle Verständnis für all die Arbeit war es mir möglich, dieses Buch zu schreiben – ich widme es daher

meiner Frau Cordi.

Köln, im Januar 1972   Herbert K. Brehm

Inhaltsverzeichnis

Frauenheilkunde

1. Anatomie des geschlechtsreifen weiblichen Genitales 2

Vulva (das äußere [sichtbare] weibliche Genitale) 2
Vagina 6
Uterus 7
Tuben 10
Ovarien 11
Halteapparat des Uterus 12
  Bänder 12

Beckenboden 13
Einteilung des kleinen Beckens 14
Blutversorgung des weiblichen Genitales 14
Lymphabflußwege 15
Nervenversorgung 16
Knöchernes Becken 17
  Beckenmaße im Beckeneingangsraum 18
  Beckenmaße in der Beckenhöhle 19
  Beckenausgangsmaße 19
  Äußere Beckenmaße 20
  Beckenformen 20
  Umfangmaße des Kindes in bezug auf die Geburtshilfe 22

Weicher Geburtskanal 23
Nachbarorgane des weiblichen Genitales 24
Milchdrüse (Mamma) 25

Prüfungsfragen zu Kapitel 1 27

2. Embryologie und angeborene Mißbildungen des weiblichen Genitales 31

Entwicklung des Geschlechts (Genus) und der Geschlechtsteile (Genitalien) 31
Abweichungen von der sexuellen Differenzierung 36
  Chromosomal bedingte Fehlentwicklungen 36
  Gonadal bedingte Fehlentwicklungen 38
  Fehlanlagen der sekundären Geschlechtsmerkmale, angeborene Mißbildungen des Genitales 39
  Fehlentwicklung der Genitalien aus bekannter Ursache 40
  Virilisierung 41
  Transvestitentum, Geschlechtsumwandlung, Gentechnologie 41

Prüfungsfragen zu Kapitel 2 43

3. Weibliches Genitale und die wesentlichen Entwicklungsstadien der Frau 45

Kindheit 45
Pubertät 45
Geschlechtsreife 46
Wechseljahre 47
Senium / Seniorenalter 49
Entwicklungsstadien der weiblichen Brust 49

Prüfungsfragen zu Kapitel 3 51

X   Inhaltsverzeichnis

4. Auswirkungen der Ovarialfunktion   53

Zyklus der Frau   53
Allgemeines   53
Zwischenhirn   53
Hypophyse   53
Ovarien   55
Funktionskreis Zwischenhirn-Hypophyse-Ovar   58

Einige typische zyklusabhängige Erscheinungen   59
Endometrium uteri   59
Menstruationshygiene   63
Physiologie des Scheideninhalts   64

Pubertät   65
Allgemeine Entwicklung   65
Psychische Entwicklung   66
Menarche   66

Klimakterium   67
Ursachen des Klimakteriums und dessen Auswirkungen   68
4 Phasen des Klimakteriums   69
Folgen des Ovarialhormonmangels   71
Therapie des Klimakteriums   72

Prüfungsfragen zu Kapitel 4   73

5. Gynäkologische Blutungsstörungen   76

Verringerung der Blutung   76
Amenorrhö   76
Hypomenorrhö und Oligomenorrhö   80

Vermehrung der Blutung   80
Ursachen der Blutungen   80
Blutungstypen   81
Verschiedene Blutungen in den einzelnen Lebensabschnitten und deren Therapie   82

Prüfungsfragen zu Kapitel 5   88

6. Gynäkologische Schmerzen   90

Allgemeines   90

Bauchschmerzen   92
Kreuzschmerzen   93
Zyklische Schmerzen   95
Funktionell ausgelöste Beschwerden   95
Organische Ursachen   97

Azyklische Schmerzen   97
Dyspareunie   97
Pelvipathie   98
Schmerztherapie   99

Prüfungsfragen zu Kapitel 6   100

7. Ungewollte und gewollte Sterilität bei Frau und Mann   102

Ungewollte Sterilität   102
Definition und Häufigkeit   102
Ursachen der Sterilität der Frau   103
Ursachen der Sterilität beim Mann   103
Therapie der ehelichen Sterilität   105

Gewollte Sterilität – Konzeptionsverhütung   106
Medizinische Gründe für die Empfängnisverhütung   107
Verschiedene Methoden zur Empfängnisverhütung   107

Prüfungsfragen zu Kapitel 7   113

8. Gutartige Erkrankungen des äußeren Genitales   115

Pruritus vulvae   115
Vulvitis   116
Bartholinitis   116
Hämorrhoiden   117
Kolpitis   117
Zervizitis   119
Rückbildungserscheinungen (Involutionserscheinungen)   120
Zysten und gutartige Tumoren   120
Fluor   121
Erkrankungen des unteren harnableitenden Systems   121

Prüfungsfragen zu Kapitel 8   122

Inhaltsverzeichnis **XI**

9. Spezifische Infektions-krankheiten des Genitales *124*

Schutzmechanismen gegen das Eindringen bzw. gegen bereits eingedrungene Krankheitserreger *124*
Spezielle Schutzmechanismen des weiblichen Genitales *124*
Allgemeine Schutzmechanismen *125*

Allgemeines zu den Geschlechtskrankheiten *127*
AIDS *128*
Chlamydieninfektion *129*
Gonorrhö (Tripper) *131*
Syphilis (Lues) *132*
Weicher Schanker (Ulcus molle), venerische Lymphknotenentzündung (Lymphogranuloma venereum) *132*
Trichomoniasis *132*
Pilzbefall – Soor *133*
Genitaltuberkulose *134*

Prüfungsfragen zu Kapitel 9 *135*

10. Unterleibsentzündungen und Parametropathie *138*

Adnexitis *138*
Weitere Verlaufsmöglichkeiten *139*
Parametritis *139*
Parametrose (Parametropathie) *142*
Pelveoperitonitis *142*

Prüfungsfragen zu Kapitel 10 *143*

11. Gutartige Erkrankungen des inneren Genitales *145*

Endometritis *145*
Polypen *145*
Fibromyom (Myom, Fibrom) *146*
Endometriose *149*
Stieldrehung von Anhängen des Uterus *151*

Prüfungsfragen zu Kapitel 11 *152*

12. Lageveränderung des Genitales und gynäkologische Urologie *153*

Allgemeines *155*
Lageveränderungen *153*
Descensus vaginae *154*
Descensus vaginae anterior, Urethrozystozele *154*
Descensus vaginae posterior, Rektozele *155*
Enterozele *156*
Totalprolaps der Scheide *156*

Descensus uteri *156*
Elongatio colli *158*
Retroversio und Retroflexio uteri; Hyperanteflexio uteri *158*
Gynäkologische Urologie *160*
Allgemeines *160*
Topographie und Physiologie des Blasenverschlusses und des Entleerungsmechanismus / Harninkontinenz *162*
Erkrankungen der Harnröhrenmündung *164*
Harnentleerungsstörungen *165*
Einige weitere den Urogenitaltrakt betreffende Erkrankungen *167*

Prüfungsfragen zu Kapitel 12 *168*

13. Neubildungen der Eierstöcke und deren Umgebung *170*

Allgemeines *170*
Retentionszysten *170*
Follikelzysten *170*

Corpus-luteum-Zysten *171*
Echte Neubildungen *171*
Ovarialfibrom *172*
Cystadenoma serosum *172*
Pseudomuzinzystom *172*
Dermoidzyste *173*
Ovarialkarzinome *173*
Seltene Ovarialtumoren *173*

Prüfungsfragen zu Kapitel 13 *175*

XII   Inhaltsverzeichnis

14. Bösartige Geschwülste des Genitales, ihre (Früh-)Diagnose und Therapie 177

Allgemeines 177
  Einige Bemerkungen zur medikamentösen Krebstherapie 180

Carcinoma in situ 183
Zervixkarzinom = Kollumkarzinom 184
  Ausbreitung 184
  Stadien des Kollumkarzinoms 184

Korpuskarzinom 185
  Stadieneinteilung 186

Ovarialkarzinom 186
  Stadieneinteilung 187

Vulvakarzinom 187
  Stadieneinteilung 188

Tubenkarzinom 188
Vaginalkarzinom 189
Sarkom 189
Chorionkarzinom 189
Mammakarzinom 190

Prüfungsfragen zu Kapitel 14 190

15. Milchdrüse 193

Mißbildungen und Formfehler der Brust 193
  Infantilismus – Hypoplasie 193
  Hohl- oder Flachwarzen 194
  Anisomastie 194
  Polythelie und Polymastie 194
  Hypertrophie der Mamma 194

Verletzungen 195
Entzündungen 195
Mastodynie 195
Absonderungen aus der Brust 195
Mastopathia chronica cystica 196
Tumoren 197

Prüfungsfragen zu Kapitel 15 199

16. Gynäkologische Untersuchungsmethoden 201

Anamnese 201
Gynäkologische Untersuchung 202
  Inspektion 202
  Äußere Palpation 202
  Prüfung der Fluktuation 202
  Perkussion 203
  Auskultation 203
  Vaginale Tastuntersuchung (Touchieren) 203
  Rektovaginale Untersuchung 203
  Gynäkologische Narkoseuntersuchung 204
  Spekulumuntersuchung 205

Brustuntersuchung 206
Erweiterte gynäkologische Untersuchung mit Hilfe von Chemikalien und Instrumenten 207
  Schillerscher Jodtest 207
  Kolposkopie 207
  Zytologie 208
  Mikroskopische Untersuchung des Scheideninhalts 209
  Untersuchung des Zervixschleims 210
  Untersuchung des Urins 210
  Untersuchung des Stuhlgangs 211
  Basaltemperatur 211

Zusätzliche Untersuchungen 211
  Sondierung des Uteruskavums 211
  Probeexzision – Konisation 211
  Nadelbiopsie 212
  Abrasio 212
  Menstrualblutuntersuchung 213
  Douglas-Punktion 213
  Rektoskopie 214
  Zystoskopie 214

Spezielle Untersuchungen 214
  Isotopennephrogramm 214
  Probeheizen 215
  Pertubation 215
  Hysterosalpingographie 216
  Mammographie 216
  Thermographie 217
  Sonographie/Ultraschalluntersuchung von Genitale oder Brust 217

Kontrastmitteldarstellung der Nachbarorgane des Genitales   217
Computertomographie (CT)   201
Kernspintomographie   218
Vasographie/Lymphographie   218
Laparoskopie/Endoskopie   218
Hysteroskopie   219
Chromosomenuntersuchungen   220
Kultur und Tierversuch   220
Hormonnachweise   220
Tumormarker   220

Prüfungsfragen zu Kapitel 16   221

17. Operative Gynäkologie   223

Allgemeine Vorbereitung der Patientin   223
Spezielle Operationsvorbereitung   224
Operationsnachbehandlung   229
Postoperative Komplikationen   233
Kreislaufsystem (Frühkomplikationen)   233
Respirationssystem (Frühkomplikationen)   234
Magen-Darm-Trakt (spätere Komplikationen)   234
Infektionen (späte Komplikationen)   235

Komplikationen von seiten des Harntrakts   236
Thrombose und Embolie (Spätkomplikationen)   236

Prüfungsfragen zu Kapitel 17   238

18. Geschlechtshormone und Grundlagen der Therapie mit Sexualhormonen   239

Steroidhormone   239
Östrogenwirksame Hormone mit anderem Aufbau (Nichtsteroide)   242
Proteohormone   243
Hormonsynthese im Organismus   243
Steroidsynthese   243
Gonadotropinbildung   244

Hormontherapie   244
Anwendungsarten   244
Anwendungsformen   245

Prüfungsfragen zu Kapitel 18   246

19. Einige pflegerische Besonderheiten gynäkologischer Patienten   248

Prüfungsfragen zu Kapitel 19   252

Geburtshilfe

20. Beginn der Schwangerschaft   254

Terminologie   254
Begattung, Besamung, Befruchtung   254
Alter und Konzeptionsmöglichkeit   256
Eitransport   256
Differenzierung und Nidation   257
Beginn des Lebens – Beginn der Schwangerschaft   258
Frühe Entwicklung der Frucht   259

Prüfungsfragen zu Kapitel 20   260

21. Diagnose der Schwangerschaft   261

Unsichere Zeichen   261
Wahrscheinliche Zeichen   264
Uteruszeichen   265
Zervixzeichen   265
Scheiden- und Vulvazeichen   266

Sichere Zeichen   266

Prüfungsfragen zu Kapitel 21   267

XIV Inhaltsverzeichnis

22. Bestimmung des Geburtstermins 269

Tragzeitdauer 269
Berechnung des Geburtstermins 269
Gesetzliche Empfängniszeit 271

Prüfungsfragen zu Kapitel 22 272

23. Normale Schwangerschaftsveränderungen der Mutter 273

Allgemeines 273
Genitale 274
  Uterus und Corpus uteri 274
  Zervix 275
  Vagina und Vulva 276
  Adnexe 276

Bauchdecken 277
Endokrine Drüsen und Hormonproduktion 277
Brüste 278
Haut und Hautanhangsgebilde 278
Psyche und zentrales Nervensystem 279
Skelett, Bänder und Gelenke 280
Respirationssystem 280
Herz, Kreislauf, Gefäße 282
Blut 283
Uropoetisches System 283
Magen-Darm-Kanal 284
Gewicht, Stoffwechsel 285

Prüfungsfragen zu Kapitel 23 287

24. Plazenta, Eihäute, Fruchtwasser 290

Schwangerschaftsveränderungen des Endometriums 290
Entwicklung und Bau der reifen Plazenta 291
  Chorion und Plazenta 291
  Amnion 293
  Nabelschnur 293
  Anatomie der reifen geborenen Plazenta 294
Fruchtwasser 296

Funktionen der Plazenta 296

Prüfungsfragen zu Kapitel 24 297

25. Schwangerenbetreuung 300

Allgemeines 300
Routinekontrollen 300
  Dokumentationsschema für die Schwangerenberatung 300
  Untersuchungstermine 301
  Allgemeine körperliche Untersuchung 301
  Gynäkologische Untersuchung 301
  Weitere Untersuchungen 302

Psychoprophylaxe und körperliche Vorbereitung auf die Geburt 303
Ernährung in der Schwangerschaft 304
Allgemeine Verhaltensregeln 307
Mutterfürsorge 313
Häufigere leichte Schwangerschaftsbeschwerden und deren Behandlung 314
Wann geht man zur Entbindung in die Klinik, und was hat man mitzubringen? 319

Prüfungsfragen zu Kapitel 25 321

26. Geburtshilfliche Untersuchungsmethoden 324

Geburtshilfliche Untersuchung 324
  Inspektion 324
  Abdominale Untersuchung 324
  Messung des Leibesumfangs 325
  Rektale Untersuchung 326
  Registrierung der Herzgeräusche 327
Spezielle Untersuchungen 327
  Amnioskopie 327
  Beckenmessung 329
  Sonographie (Ultraschalluntersuchung) 330
  Weitere bildliche Darstellungen des Feten 331
  Plazentalokalisation 331

Inhaltsverzeichnis   XV

Fortlaufende Registrierung der
  fetalen Herzaktion und der Wehen
  (Kardiotokographie) 331
Test zum Nachweis der Wehenbereit-
  schaft des Uterus und der mögli-
  chen Gefährdung des Kindes 333
Blutgasanalysen aus fetalem Blut
  333
Qualitativer und quantitativer Nach-
  weis von Choriongonadotropin im
  Urin 334
Ausscheidung von HCG in der
  normalen Schwangerschaft 337
Übersicht über die klinischen An-
  wendungen der HCG-Bestimmun-
  gen 337
Östriolausscheidung im 24-Stunden-
  Urin 337
HPL-Bestimmung 338
Pregnandiolausscheidung im
  24-Stunden-Urin 338

Weitere Untersuchungen 338
Fruchtwasseruntersuchung 338
Chorionzottenbiopsie 338

Diagnose des Blasensprungs – Fruchtwassernachweis 339
Direkter Coombs-Test beim Neugeborenen 340
Indirekter Coombs-Test 340

Prüfungsfragen zu Kapitel 26 340

27. Mehrlingsschwangerschaft
343

Definitionen 343
Diagnose der Ein- oder Zweieiigkeit
  344
Häufigkeit, Ursachen und Diagnose der
  Mehrlingsschwangerschaft 344
Komplikationen der Mehrlingsschwan-
  gerschaft 346

Prüfungsfragen zu Kapitel 27 348

28. Störungen der frühen Schwangerschaft 350

Abort 350
  Verschiedene Definitionen 350
  Nomenklatur des Aborts 351
  Abortstadien und ihre Therapie 352
  Ursachen der Spontanaborte 355
  Abortmechanismus 356
  Schwangerschaftsunterbrechung
    357
  Extrauteringravidität 358

Prüfungsfragen zu Kapitel 28 361

29. Abweichungen von der normalen Schwangerschafts-dauer 365

Frühgeburt 365
Die (zeitliche) Übertragung 369

Prüfungsfragen zu Kapitel 29 371

30. Anomalien und Erkrankungen der Plazenta und ihrer Anhänge 373

Blasenmole (Mola hydatidosa) 373
Fleischmole (Blutmole, Breussche Mole)
  374
Windmole 374
Hydramnion 374
Oligohydramnion 375
Formanomalien der Plazenta 375
Placenta praevia 377
Vorzeitige Plazentalösung 380
Plazentarandblutung 380
Placenta adhaerens, accreta, increta und
  percreta 380
Plazentainsuffizienz 381
Vorzeitiger Blasensprung 382
Amnionitis-Plazentitis, Amnion-
  infektionssyndrom 383
Plazentapolyp 383
Zysten und Geschwülste der Plazenta
  384
Nabelschnuranomalien 384

Prüfungsfragen zu Kapitel 30 384

XVI Inhaltsverzeichnis

31. Schwangerschaftsbedingte Erkrankungen = Gestosen 388

Definition, Einteilung, Häufigkeit 388
Zeitpunkt des Auftretens 388
Entstehungsursache 388
    Reine Gestosen 388
    Pfropfgestosen 389

Terminologie und verschiedener
    Schweregrad der Gestosen 389
Hyperemesis gravidarum 390
Schwangerschaftsödeme und Hydrops
    gravidarum 391
Proteinurie 391
Hypertonie 392
Präeklampsie 392
Eklampsie 393

Prüfungsfragen zu Kapitel 31 395

32. Erkrankungen in der Schwangerschaft 398

Allgemeines 398
Genitale 400
Bauchdecken 401
Hormondrüsen 401
Brustdrüsen 402
Haut 403
Zentralnervensystem und Psyche 403
Skelett 404
Lunge 405
Herz und Gefäßsystem 407
Blut 409
Uropoetisches System 410
Magen-Darm-Kanal 411
Augen und Ohren 414
Infektionskrankheiten 414
Stoffwechselkrankheiten 416
Unfälle und Operationen 418
Benigne Tumoren und Zysten 419
Maligne Tumoren 419

Prüfungsfragen zu Kapitel 32 420

33. Normale Geburt 424

Wehen 424
    Verschiedene Wehenarten 424

Biochemische Voraussetzungen für
    das Zustandekommen von Wehen
    425

Stadien der Geburt und ihre Dauer
    425
    Allgemeines 425
    Erstes Geburtsstadium = Eröffnungs-
        phase 427
    Zweites Geburtsstadium = Austrei-
        bungsphase 428
    Drittes Geburtsstadium = Nach-
        geburtsperiode = Plazentarperiode
        430
    Viertes Geburtsstadium = Post-
        plazentarperiode 432

Lage des Kindes im Genitale 433
Normaler Geburtsmechanismus bei
    Schädellage 437
Atmungsarten unter der Geburt 438
Medikamentöse Geburtsleitung 439
Schmerzbekämpfung unter der Geburt
    440
Veränderungen des Geburtskanals und
    seiner Umgebung unter der Geburt
    443
Auswirkungen der Wehen auf den
    mütterlichen Organismus 443
Geburtshaltung der Frau 444

Prüfungsfragen zu Kapitel 33 444

34. Regelwidrige Geburt = Dystokie 449

Anomalien der Geburtskräfte 449
    Ausbleiben der Wehen 449
    Verspäteter Wehenbeginn – Übertra-
        gung 449
    Verspäteter Wehenbeginn nach vor-
        zeitigem Blasensprung 449
    Wehenschwäche 449
    Postpartuale Uterusatonie 450
    Spastische Wehenschwäche/hyper-
        tone Wehenschwäche 451
    Tetanus uteri/Dauerkontraktion
        451
    Störungen der Bauchpresse 451

Anomalien des Geburtskanals 452
    Beckenanomalien 452

Weichteilanomalien 454
Zysten und Tumoren 455

Anomalien von seiten des Kindes 455
Lageanomalien 455
Poleinstellungsanomalien 456
Stellungsanomalien 457
Haltungsanomalien 459
Riesenkinder 460
Kindliche Mißbildungen 460
Zwillinge 460

Verschiedene Komplikationen unter der
Geburt 461
Gelenkversteifungen 461
Sturzgeburten 461
Senk- oder Stellwehen 461
Nabelschnurvorfall 462
Supine-hypotensive-Syndrom 462
Fruchtwasserembolie 463
Retentio placentae 463
Inversio uteri 464
Fieber unter der Geburt 464
Maternal distress und Fetal distress
465

Verletzungen des Uterus und Geburts-
kanals, Blutung und Schock 466
Allgemeine Vorbemerkung 466
Uterusruptur 466
Zervixrisse 466
Scheidenrisse 467
Scheiden-Damm-Risse 467
Verletzungen von Harnröhre, Blase,
Mastdarm 468
Druckschäden 469
Hämatome 469
Allgemeines zur Wundversorgung
469
Blutungen unter und kurz nach der
Geburt 470
Schock in der Geburtshilfe 470

Prüfungsfragen zu Kapitel 34 473

35. Einige geburtshilfliche Ein-
griffe und Operationen 478

Zervixumschlingung, Cerclage 478
Erweiterung des Geburtskanals 478

Unterstützung der Spontangeburt
479
Operative vaginale Entbindung 480
Maßnahmen bei Beckenendlagen
484
Maßnahmen bei Quer- und Schräg-
lagen 485
Zerstückelnde Operationen 486
Eingriffe während der Plazentar-
periode 486

36. Normales Wochenbett 487

Allgemeines 487
Erster Wochenbettstag 487
Postplazentarperiode 488
Allgemeinverhalten 488
Kind im Zimmer der Mutter
(„Rooming in") 490
Uterus und übriges Genitale 490
Uterus 490
Wochenfluß 491
Nachwehen 492
Menstruation 492
Äußerer Muttermund 492
Vagina 492

Brust, Stillen, zusätzliche Säuglings-
nahrung 493
Damm 497
Blase 498
Verdauungskanal 499
Blut, Herz und Kreislaufsystem 499
Wochenbettgymnastik, körperliche
Veränderungen 500
Einige Beispiele für eine Wochenbett-
gymnastik 500
Körpergewicht 503
Haut und ihre Anhangsgebilde 503

Verschiedene Ratschläge 503
Abschlußuntersuchungen 504

Prüfungsfragen zu Kapitel 36 505

37. Wochenbettkomplikationen
508

Lochialstauung 508
Postpartale Blutung 508

XVIII   Inhaltsverzeichnis

Wochenbettinfektion   *510*
Mastitis puerperalis   *512*
Weitere Infektionskrankheiten   *513*
Wochenbettpsychose   *513*
Thrombose   *513*

Prüfungsfragen zu Kapitel 37   *514*

38. Das Neugeborene   *516*

Allgemeines   *516*
Definitionen   *516*
Organismus des Neugeborenen   *517*
Bewertungsschema nach Apgar   *523*
Postpartuale Notfalltherapie   *524*

39. Angeborene Krankheiten und intrauteriner Fruchttod   *525*

Allgemeines   *525*
Embryopathien   *526*
  Infektionskrankheiten   *526*
  Teratogene Substanzen   *527*
  Ionisierende Strahlen   *527*
  Stoffwechselerkrankungen   *528*
  Mangelernährung   *528*

Fetopathien   *528*
  Allgemeines   *528*
  Infektionskrankheiten   *528*
  Stoffwechselerkrankungen oder
  -störungen   *530*

Intrauteriner Fruchttod   *530*

40. Morbus haemolyticus   *533*

Allgemeines   *533*
Rh-Dissonanz   *534*
AB0-Inkompatibilität und Morbus
  haemolyticus   *537*

41. Pflegerische Besonderheiten bei Schwangeren, Gebärenden und Wöchnerinnen   *538*

Entwicklungstendenzen   *538*
Allgemeines   *538*
Umgebung in der Klinik   *539*
Familienstand   *540*
Mithilfe der Gebärenden   *540*
Einige Routinemaßnahmen im
  Zusammenhang mit der Geburt   *541*
Mithilfe und Unterstützung durch den
  Mann   *543*
Dauer des Klinikaufenthalts   *543*

Auflösung der Prüfungsfragen
545

Literatur   *550*

Sachverzeichnis   *552*

Abkürzungen

A.	Arteria	ICSH	Interstitielle Zellen (cells) stimulierendes Hormon
Aa.	Arteriae (Mehrzahl)	IE	Internationale Einheiten
AGS	Adrenogenitalsyndrom	L	Lues
AZR	Aschheim-Zondek-Reaktion	lat.	lateinisch
BSG	Blutkörperchensenkungsgeschwindigkeit	LH	Luteinisierendes Hormon
		Lig.	Ligamentum
Ca.	Karzinom	Ligg.	Ligamenta
EUG	Extrauteringravidität	LMTH	Luteomammotropes Hormon
FSH	Follikelstimulierendes Hormon	M.	Musculus
Go.	Gonorrhö	Mm.	Musculi
gr.	griechisch	N.	Nervus
Hb	Hämoglobin	Nn.	Nervi
HbA	Hämoglobin von Erwachsenen (A = lat. adultus, erwachsen)	PE	Probeexzision
		PMS	Pregnant mare serum = Serum tragender Stuten
HbF	Fetales Hämoglobin	QF	Querfinger
HCG	Human chorionic gonadotrophin	R.	Ramus
		Rr.	Rami
Hg	chemisches Zeichen für Quecksilber	V.	Vena
		Vv.	Venae
HMG	Human menopausal gonadotrophin		

Bedeutung häufiger Bezeichnungen und Wortzusätze

a	= ohne
anti	= gegen
dexter, detra, dextrum	= rechts (männliche Form, weibliche Form, sächliche Form) (immer die Seite, die die Patientin als ihre rechte Seite bezeichnen würde)
dorsal	= hinten (dorsum = Rücken)
dys	= schlecht, krankhaft
endo	= innerlich, aus sich selbst heraus
eu	= gut, normal, gesund
hyper	= über
hypo	= unter
In/im	= Gegenteil dessen, was das restliche Wort bedeutet
iatros	= Arzt
iatrogen	= vom Arzt verursacht
infra	= unter
Infusion	= Einfüllung von Flüssigkeit
-itis	= -entzündung
kaudal	= unten (cauda = Schwanz)
kranial	= oben (cranium = Schädel)
krypto-	= verborgen
-pathie	= -erkrankung
lateral	= seitlich
major	= groß
minor	= klein
objektiv	= sachlich
oligo	= wenig
-om	= (gutartiger) Tumor
para	= danebenbefindlich
poli-	= öffentlich (polis = Stadt)
poly-	= viel
sinister, -a, -um	= links (vgl. dexter)
sub-	= unter
subjektiv	= persönlich
supra	= über
Transfusion	= Übertragung von Blut
ventral	= vorn (venter = Bauch)

Frauenheilkunde

1. Anatomie des geschlechtsreifen weiblichen Genitales

Vulva (das äußere [sichtbare] weibliche Genitale)

Die Vulva (Abb. 1.1) ist der äußerste, zugleich auch abschließende Teil des weiblichen Genitales (Geschlechtsteil). Sie besteht aus dem *Mons pubis* oder *Mons veneris* (Venusberg / Schamberg), der nach kaudal-dorsal in die beiden *Labia majora* (großen [Scham-]Lippen) übergeht. Sie schließen die beiden *Labia minora* (kleinen [Scham-]Lippen) ein und vereinigen sich hinter ihnen bzw. gehen in den Damm über. Diese Vereinigungsstelle bezeichnet man als *hintere Kommissur* (Vereinigung). Zwischen ihr und dem Anus (After) liegt das *Perineum* oder der *Damm/Mittelfleisch* (Perineum, nicht mit dem Peritoneum = Bauchfell zu verwechseln!). Die beiden kleinen Labien spalten sich ventral-kranial in je 2 Schenkel auf, die sich mit den entsprechenden Schenkeln der Gegenseite vereinigen. Sie bilden dadurch eine kleine Nische, in der die Ende der *Klitoris* (Kitzler) gelegen ist. Zwischen den kleinen Labien liegt das *Vestibulum* (Vorhof der Scheide). In ihm befindet sich vorn die Urethralmündung, dahinter liegt der *Introitus vaginae* (Scheideneingang), der – solange es nicht eingerissen ist – teilweise vom *Hymen* (Jungfernhäutchen) verschlossen ist. Im kaudalen Drittel jeder großen Labie befindet sich die *Glandula vestibularis major* (große Vorhofdrüse), meist *Bartholinsche Drüse* genannt. Ihr Ausführungsgang zieht unter der kleinen Labie hindurch und mündet auf deren Innenseite im Vorhof.

Mons veneris. Dieser liegt unterhalb der queren Unterbauchfalte, wird durch eine Ansammlung von subkutanem Fett gebildet und entwickelt sich während der Pubertät (s. dort). Sein (Organ-)Fettgewebe steht – auch funktionell – nicht in Zusammenhang mit dem (Depot-)Fett in den Bauchdecken. Er ist mitsamt den großen Labien ab der Pubertät behaart (Farbe und Konsistenz etwa wie Augenbrauen). Das behaarte Gebiet bildet bei der Frau ein Dreieck mit der Spitze am Damm und der Basis an der queren Unterbauchfalte. (Beim Mann bildet die Behaarung ein weiteres Dreieck, dessen Spitze etwa bis zum Nabel reicht.) Nach den Wechseljahren (Klimakterium) wird die Behaarung meist grau und spärlicher und die Kräuselung schwindet.

Labia majora. Es sind zwei von vorn nach hinten verlaufende Hautwülste, die während der Geschlechtsreife prall mit subkutanem Fettgewebe gefüllt sind. Sie liegen dadurch einander an und verschließen damit Vorhof und

Scheideneingang. Die Haut ihrer Außenseite entspricht der des übrigen Körpers, ist behaart, mehr oder weniger stark pigmentiert und enthält Talg-, Duft- sowie Schweißdrüsen. Die Haut der Innenseite ist zarter und unbehaart.

Nach den Wechseljahren sind die großen Labien infolge Reduzierung des Fettgewebes zumeist flacher und schlaffer (vgl. jedoch **Therapie**, S. 72 ff.).

Labia minora. Dies sind zwei dünne, außen pigmentierte – innen rosa erscheinende – Hautfalten mit zahlreichen Talgdrüsen und Gefäßen (die durch vermehrte Füllung ein Anschwellen bewirken). Sie verlaufen zwischen den großen Labien, parallel zu ihnen, und umschließen den Vorhof und Scheideneingang. Vorn vereinigen sie sich immer, umschließen dabei die Klitoris und bilden deren Vorhaut (Praeputium clitoridis). Hinter dem Scheideneingang vereinigen sie sich nicht immer, je nachdem, wie lang sie in dorso-posteriorer Richtung sind.

Nach längerem Östrogenmangel (Senium) können sie völlig verstreichen.

Perineum. Es ist (im Medianschnitt betrachtet, vgl. Abb. 1.**2**) keilförmig. Seine Spitze liegt in Höhe des oberen Scheidendrittels. Oberhalb der Spitze liegen Scheidenhaut und Darmwand fast einander an. Die breiteste Stelle – der Rücken des Keils – wird von der Dammhaut gebildet. Sie reicht vom Scheideneingang bis zum After und ist im allgemeinen 2–5 cm breit. Ein noch breiterer (höherer) Damm engt den Scheideneingang ein und kommt z. B. bei der Virilisierung vor. Zwischen Basis und Spitze liegen die Schließmuskeln (Sphincter ani externus und M. bulbospongiosus) und die Schichten des Beckenbodens.

Klitoris. Sie entspricht dem Schwellkörper des Penis, ist also sehr gefäßreich. Ihr Durchmesser beträgt etwa 4 mm, ihre Länge etwa 2,5 cm. Sie teilt sich in zwei Schenkel, die an den Schambeinen rechts und links festgewachsen sind. Durch ihre reichliche Nervenversorgung ist sie sehr empfindlich. Blutfülle und Konsistenz nehmen zu bei sexueller Erregung.

Hymen. Es ist eine an der Basis etwa 2 mm dicke, häutige Membran, die den Scheideneingang *teilweise* verschließt. Für den Abfluß des Menstrualblutes hat sie eine (oder mehrere) Öffnungen von sehr unterschiedlicher Größe. Das Hymen kann sehr *elastisch* oder sehr *zerreißlich*, aber auch *dick* und *derb* sein. Bei Aufnahme des Geschlechtsverkehrs kommt es meist zu mehreren Einrissen im hinteren Bereich *(Defloration/Entjungferung)*. Diese Einrisse können auch durch Menstruationstampons erfolgen; bei großer Öffnung und elastischem Hymen kommt es zu keinerlei Einrissen. Nach Geburten sind oft nur noch kleine Wärzchen um den Scheideneingang herum erhalten, die man Carunculae myrtiformes (myrtenförmige Wärzchen; in Anlehnung an den Myrtenkranz, den die Braut am Hochzeitstag trägt) nennt.

1. Anatomie des geschlechtsreifen weiblichen Genitales

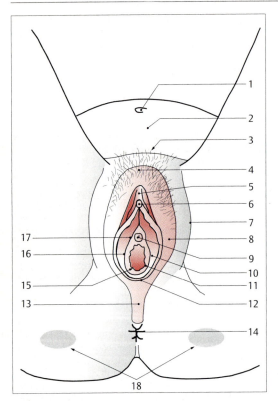

Abb. 1.1 Vulva. 1 = Nabel (Umbilikus). 2 = Bauchdecken mit Depotfett. 3 = untere quere Bauchfalte, deren Haut an der tiefsten Stelle mit der Bachmuskelfaszie fest verwachsen ist. 4 = Schamberg mit Organfett (Mons veneris). Der besseren Übersicht wegen sind die Schamhaare gekürzt. 5 = Vorhaut des Kitzlers (Praeputium clitoridis). 6 = Kitzler (Klitoris). 7 = Inguinofemoralfalte. 8 = große Schamlippe (Labium majus). 9 = äußere Harnröhrenmündung (Meatus urethrae externus). 10 = kleine Schamlippe (Labium minus). 11 = Jungfernhäutchen (Hymen). 12 = hintere Vereinigung der beiden Schamlippen (hintere Kommissur). 13 = Damm (Perineum). 14 = After (Anus). 15 = Scheideneingang (Introitus vaginae). 16 = große Vorhofdrüse = Bartholinsche Drüse (Glandula vestibularis major). 17 = Scheidenvorhof (Vestibulum vaginae). 18 = Gegend der Sitzbeinhöcker (vgl. auch Abb. 6.1)

Bartholinische Drüsen. Sie haben einen Durchmesser von etwa 1 cm. Ihr Ausführungsgang ist 1–2 cm lang. Sie sezernieren einen klaren, dünnen Schleim, der die Vulva und den Scheideneingang schlüpfrig macht. Ihre Tätigkeit wird angeregt durch parasympathische Reize, wie sie z. B. bei sexueller Erregung entstehen.

Vulva 5

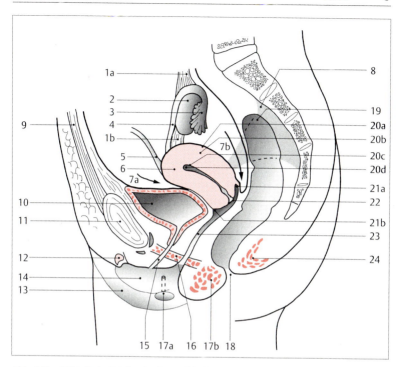

Abb. 1.2 Mittelschnitt durch ein weibliches Becken. 1a = laterales Aufhängeband des Eierstocks (Lig. infundibulopelvicum). 1b = mediales Aufhängeband des Eierstocks (Lig. uteroovaricum). 2 = Eierstock (Ovarium). 3 = Fransentrichter des Eileiters (Infundibulum oder Fimbriae tubae uterinae). 4 = Eileiter (Tuba uterina). 5 = rundes Führungsband der Gebärmutter (Lig. teres uteri). 6 = glatte Muskulatur (Myometrium) der Gebärmutter. 7a = vordere Aussackung der Bauchhöhle (Excavatio vesicouterina). 7b = hintere Aussackung der Bauchhöhle = Douglas-Raum (Excavatio rectouterina). 8 = Lig. sacrouterinum (Haupthalteband des Uterus bei der stehenden Frau). Punktiert, da hinter der Bildebene. 9 = Bauchwandmuskulatur. 10 = Harnblase (Vesica urinae). 11 = Schamfuge (Symphyse). 12 = Schwellgewebe des Kitzlers (Klitoris). 13 = große Schamlippe (Labium majus). 14 = kleine Schamlippe (Labium minus). 15 = weibliche Harnröhre (Urethra). 16 = bindegeweiger Beckenboden (Diaphragma urogenitale). 17a = Große Vorhofdrüse (Glandula vestibularis major). 17b = Damm (Perineum). 18 = After (Anus). 19 = Mastdarm (Rektum). 20a = Perimetrium (Peritoneum). 20b = Myometrium (Gebärmuttermuskulatur). 20c = Endometrium (Gebärmutterschleimhaut). 20d = Gebärmutterhöhle. 21a = hinteres Scheidengewölbe (Fornix vaginae). 21b = vorderes Scheidengewölbe. 22 = äußerer Muttermund (Orificium externum uteri). 23 = Scheide (Vagina). 24 = äußerer willkürlich versorgter Schließmuskel des Mastdarms (nach Faller, A: Anatomie und Gewebelehre. In Beske, F.: Lehrbuch für Krankenpflegeberufe, 6. Aufl., Bd. I. Thieme, Stuttgart 1990)

6   1. Anatomie des geschlechtsreifen weiblichen Genitales

Zwischen Klitoris und Scheideneingang – etwa 3 cm unterhalb der Klitoris – also im Bereich des Vestibulums, liegt zwischen den kleinen Labien die **Harnröhrenöffnung**. Sie ist meist schlitzförmig. Ist – z. B. infolge Östrogenmangels – ihre Schleimhaut etwas prolabiert (vorgefallen, herausgetreten [Harnröhrenkarunkel]), so erscheint dies als dunkelroter Fleck, der leicht bluten kann.

Paraurethrale Krypten (Skenesche Gänge). Sie liegen rechts und links der Urethralmündung. Sie entsprechen den Prostatadrüsen (Vorsteherdrüsen) des Mannes, sind bei der Frau ohne Funktion und als Schlupfwinkel für Parasiten und Bakterien gefürchtet.

Vestibulum. Dies ist ein Raum, also kein Organ. In ihn münden die Urethra und die paraurethralen Krypten, die Vagina, die Bartholinischen Drüsen und zahlreiche Talgdrüsen.

Vagina

Die Vagina (Scheide) ist ein S-förmiger, etwa 10 cm langer, hinten blind endigender (!) Kanal (Abb. 1.**2** u. 1.**3**), der vom Scheideneingang in Richtung zum letzten Kreuzbeinwirbel zieht. Ihr Durchmesser beträgt im unteren Drittel ca. 2–3 cm, im Scheidengewölbe ist sie weiter. In ihre Vorderwand (kurz vor dem blinden Ende) ist die Zervix (Gebärmutterhals) eingelassen, die durch die Scheide mit der Außenwelt verbunden ist. Der Teil (= portio; vgl. Portion) der Zervix, der sich in der Scheide befindet, heißt **Portio vaginalis uteri**, kurz „**Portio**" bezeichnet. Die Portio unterteilt das hintere Scheidenende in ein *vorderes, zwei seitliche* (rechts und links) und ein *hinteres* **Scheidengewölbe**. Letzteres ist das größte.

Die Scheidenwand ist etwa 3 mm dick und besteht innen aus nicht verhornendem Plattenepithel ohne Drüsen (es ist also eine Haut und keine Schleimhaut!), in der Mitte aus einer Muskelschicht mit innen zirkulär und außen längs verlaufenden Fasern und dann ganz außen herum einer stärkeren bindegewebigen Hülle (Faszie). Die querverlaufenden (zirkulären) Muskelfasern sind so zahlreich angelegt, daß sie bei der Nullipara (Nullgebärige) querverlaufende Falten (Rugae vaginales) bilden. Es ist dies eine Muskelfaserreserve, um die Aufdehnung der Vagina unter der Geburt zu ermöglichen. Bei sexueller Erregung und bei Entzündung gibt die Scheidenwand ein Transsudat in das Lumen (Hohlraum) ab, das die Wand schlüpfrig macht und als Fluor abfließen kann.

Die vordere und hintere Scheidenwand liegen einander, sowie seitlich den Seitenwänden an. Die Scheide bildet also kein starres offenes Rohr, sondern einen etwa *H-förmigen Spalt*. Nur am Scheideneingang ist dieser Spalt I-förmig.

Die vordere Scheidenwand ist in ihrer oberen Hälfte locker mit der *Blase*, in ihrer unteren Hälfte fest mit der *Urethra* verbunden. Die seitlichen Scheidenwände grenzen an *lockeres, gefäßreiches Bindegewebe;* oben sind die *Ureteren* und die *Aa. uterinae* nur 1–2 cm entfernt, unten liegen rechts und links die Bartholinschen Drüsen. Die hintere Scheidenwand ist oben dem *Douglasschen Raum,* darunter dem *Rektum* unmittelbar benachbart; im unteren Anteil liegt sie dem Damm an. Fixiert ist die Vagina an ihrem unteren Ende am Perineum und dem M. levator ani, am oberen Ende an der Zervix und am Beckenbindegewebe, insbesondere dem Lig. cardinale. Scheideninhalt s. Kap. 4. Je nach Füllungszustand von Blase und Darm ändert die Vagina ihre Lage.

Uterus

Die Gebärmutter (lat. uterus, griech. meter) gleicht einer auf dem Kopf stehenden, nach vorn geneigten und in sich nochmals nach vorn abgeknickten Birne, die innen hohl ist (d. h. sie ist *„antevertiert"* und *„anteflektiert"*). Sie ist in der Mitte des kleinen Beckens zwischen Blase und Rektum aufgehängt. In der Kindheit ist der Uterus klein, gestreckt und liegt links oben im kleinen Becken. Er ist hier rektal wie eine große Bohne zu tasten. Während der Pubertät wächst der Uterus, wandert zur Beckenmitte und tiefer. Durch stärkeres Wachstum der Hinterwand kommt es zur *Anteflexion.* Bei ca. 24% der Mädchen wächst die Vorderwand stärker, so daß eine *physiologische Retroflexion* entsteht. Der obere, mehr kugelige Anteil heißt *Korpus* (Körper). Das Korpus setzt sich nach unten fort in die zylindrische *Zervix* (= gr. Hals; lat. Collum).

Zwischen Korpus und Zervix liegt das *„untere Uterinsegment"* oder *Isthmus uteri* genannt. Der Teil des Korpus oberhalb der Tubenabgänge heißt *Fundus.* Ganz außen am Uterus haben wir das *Perimetrium* (so heißt hier das Peritoneum), in der Mitte ist die gut 1 cm dicke *Muskularis* (Muskelschicht) und innen wird das flache, dreieckige *Cavum uteri* (Gebärmutterhöhle) vom *Endometrium* (Gebärmutterschleimhaut = Mucosa uteri) ausgekleidet, das ohne eine Submukosa direkt der Muskulatur aufsitzt.

Bei Frauen, die noch nicht schwanger waren (Nulligravide) ist der Uterus etwa 8 cm lang, 4–5 cm breit, 3 cm dick und wiegt 50–60 g. Die „Sondenlänge" der Uterushöhle vom äußeren Muttermund bis zum Fundus – also ohne die Muskelwand – beträgt etwa 7 cm. Nach Schwangerschaften ist er etwas größer und schwerer. Der Uterus hängt bei der stehenden Frau vermittels der fast senkrecht nach oben ziehenden *Ligg. sacrouterina* am Sakrum. Seine mittelständige Lage wird durch die *Ligg. cardinalia* aufrechterhalten. Zur Aufrechterhaltung der Anteversion tragen auch die *Ligg. teres uteri* bei. Vom **Korpus** gehen oben nach den Seiten die Eileiter, die *Tuben,* ab. Beidseits vor dem Tubenabgang entspringen die *Ligg. teres uteri,* die runden Mutterbänder, die durch den Leistenkanal in die großen Labien ziehen und sich dort aufsplittern. Hinter den Tubenabgängen setzt rechts und links das *Lig. uteroovaricum* an, das zum medianen Pol des Ovars zieht und dieses ge-

1. Anatomie des geschlechtsreifen weiblichen Genitales

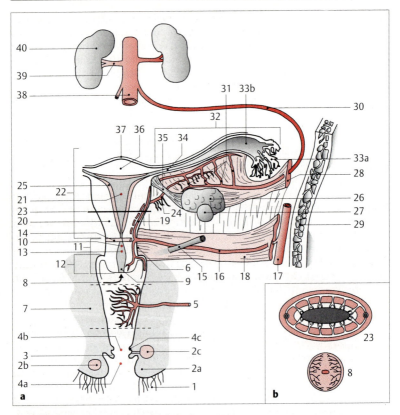

Abb. 1.3 a u. b **Vulva, Vagina, Uterus und seine Anhänge (Adnexe) im Schnitt, von hinten** (halbschematisch). 1 = Schamhaare auf dem Schamberg (Mons pubis). 2a = große Schamlippe (Labium majus). 2b = venöser Schwellkörper (Bulbus vestibuli). 2c = große Vorhofdrüse = Bartholinsche Drüse (Glandula vestibularis major) mit Ausführungsgang (liegt weiter dorsal als der in der rechten großen Labie angedeutete Bulbus vestibuli!). 3 = kleine Schamlippe (Labium minus). 4a = Scheidenvorhof (Vestibulum vaginae). 4b = Scheideneingang (Introitus vaginae). 4c = Jungfernhäutchen (Hymen). 5 = Blutversorgung des mittleren Drittels der Vagina (zwischen den beiden gestrichelten Parallelen) in erster Linie durch Äste der unteren Blasenarterien (Aa. vesicales inferiores). Das untere Drittel wird von Ästen aus Darmarterien und der A. pudendalis versorgt. 6 = absteigender Ast der A. uterina (R. descendens arteriae uterinae) auch R. cervicovaginalis genannt, da er Zervix und oberes Scheidendrittel mit Blut versorgt. 7 = Parakolpium (sehr lockeres Bindegewebe um die Vagina). 8 = *Aufsicht* auf die Portio, dargestellt in Abb. 1.3b unten, die schematisch die von den Seiten herkommende Gefäßversorgung der Portio zeigt. 9 = äußerer Muttermund (Os externum). 10 = innerer Muttermund (Os internum). 11 = Halsteil der Gebärmutter (Cervix uteri). 12 = Scheidenteil der

Uterus 9

meinsam mit dem *Lig. infundibulopelvicum* (das vom lateralen Ovarpol bzw. dem Tubenende zur Beckenwand zieht) hält (das *Lig. latum* wäre hierzu zu schwach). Der dickste Anteil der Uteruswand (1–1,5 cm) wird von glatter Muskulatur gebildet, die innen mehr zirkulär, außen longitudinal (längsgerichtet) und dazwischen maschenartig angeordnet ist. In der Maschenschicht verlaufen die größeren Gefäße.

Die **Cervix uteri** ragt teilweise in die Vagina hinein. Dieser Teil wird **Portio vaginalis uteri** (Portio) genannt. Der über der Vagina befindliche Zervixanteil ist nach vorn zu bindegewebig mit der Harnblase verbunden. Die Verbindung zwischen dem spaltförmigen dreieckigen *Cavum uteri* (Hohlraum des Uterus, Gebärmutterhöhle) und Vagina wird vom spindelförmigen *Zervikalkanal* hergestellt. Seine untere Engstelle ist der **äußere Muttermund**. Auf ihn sieht man, wenn man mit einem Spekulum die Scheide entfaltet. Er ist grübchenartig bei einer Frau, die noch nicht geboren hat (Abb. 1.**3**); ein richtiger „Mund" mit vorderer und hinterer Lippe findet sich erst nach einer Entbindung, wenn es rechts und links zu kleinen Einrissen gekommen ist. Die Zervix enthält kaum noch Muskulatur, sie besteht – besonders in ihren unteren Anteilen – nur noch aus elastischem und Bindegewebe. Die obere Engstelle des Zervikalkanals ist der **innere Muttermund**. Er stellt auch gleichzeitig die obere Grenze des Isthmus (engste Stelle) dar,

◄━━━━━━━━

Gebärmutter (Portio vaginalis uteri). 13 = Halskanal der Gebärmutter (Canalis cervicis uteri). 14 = unteres Uterinsegment (schraffiert). 15 = Harnleiter (Ureter). 16 = Gebärmutterschlagader (A. uterina). 17 = A. iliaca interna. 18 = seitliches Halteband des Uterus (Lig. cardinale). 19 = aufsteigender Ast der A. uterina (R. ascendens arteriae uterinae), auch R. uterotubalis genannt, da er das Corpus uteri und Tube sowie Ovar mit Blut versorgt. 20 = Muskelwand des Uterus (Muscularis uteri oder Myometrium). 21 = Gebärmutterhöhle (Cavum uteri). 22 = Gebärmutterkörper (Corpus uteri). 23 = Schnitt durch den Gebärmutterkörper, dargestellt in Abb. 1.**3 b** oben, die schematisch die Blutversorgung zeigt: aus dem aufsteigenden Ast der A. uterina ziehen ringförmig Gefäße um die Vorder- und Hinterwand des Uterus. Von ihnen ziehen Äste radiär zur Muskulatur und (durch die Muskulatur!) zur Schleimhaut. 24 = Gartnerscher Gang im Lig. latum und/oder Uteruswand (vgl. S. 34/35 u. 120). 25 = Gebärmutterschleimhaut (Mucosa uteri oder Endometrium). 26 = Eierstock (Ovar). 27 = sprungreifes Eibläschen = Graafscher Follikel (hat vor dem Eisprung einen Durchmesser von ca. 20 mm). 28 = seitliches Halteband des Eierstocks und des Tubenendes (Lig. infundibulo pelvicum). 29 = knöcherne Beckenwand. 30 = Eierstockschlagader (A. ovarica). 31 = Verbindungsarterien zwischen A. ovarica und R. ascendens. 32 = Eileiter (Tuba). 33a = trichterförmige Eileiteröffnung (Infundibulum tubae). 33b = weiter Teil des Eileiters (Ampulla tubae). 34 = enger Teil des Eileiters (Isthmus tubae). 35 = inneres Halteband des Eierstocks (Lig. uteroovaricum). 36 = Gebärmutterboden (Fundus uteri). (Bei der auf dem Rücken liegenden Leiche mit bereits erschlafften Organen hängt die Gebärmutter nach hinten. Der dann am tiefsten liegende Teil wurde Fundus [= Boden] genannt.) 37 = Bauchfell, das die Gebärmutter überzieht (Perimetrium). 38 = Hauptschlagader (Aorta). 39 = Nierenarterie (A. renalis). 40 = Niere (Ren)

der der oberste Teil der Zervix ist, und einer etwa $1/2$ cm dicken Scheibe entspricht, die (vom Zervikalkanal) durchbohrt ist.

Der **Isthmus** ist ein funktionell sehr wichtiger Teil des Uterus, denn er gehört – je nach dem Funktionszustand des Uterus in der Gravidität – einmal zum Verschlußapparat, dann zum Brutraum und zuletzt zum Austrittsschlauch.

Das **Peritoneum** (Bauchfell) wird, soweit es den Uterus bedeckt, als *Perimetrium* bezeichnet. Es ist fest und unverschieblich mit dem Uteruskörper verwachsen. Ungefähr ab dem Isthmus ist das Perimetrium jedoch vorn nur noch locker mit dem Uterus verbunden, was an der Verschieblichkeit erkennbar ist (wichtig z. B. beim Kaiserschnitt, s. dort). Danach zieht es vorn über die Blase zur Bauchwand, hinten über das hintere Scheidengewölbe zum Rektum. Seitlich hängt es vorn und hinten über den Tuben herunter.

Die beiden Blätter berühren sich hier fast. Zwischen ihnen ist nur wenig Bindegewebe. Man kann sich die Verhältnisse gut klarmachen, wenn man sich einen Menschen vorstellt, der beide Arme (= Tuben) rechtwinkelig vom Rumpf (= Corpus uteri) nach den Seiten wegstreckt; und über alles ist nun ein Bettuch gebreitet, das vorn und hinten herunterhängt (= *Lig. latum*). Im nach hinten herunterhängenden Teil des „Bettuchs" sind rechts und links vom Uterus die Eierstöcke „hineingesteckt" (s. später).

Im **Zervikalkanal** befinden sich zahlreiche Drüsen, die einen grauweißen, trüben, zähen, alkalischen Schleim produzieren, der als sog. **Kristellerscher Schleimpfropf** den Zervikalkanal verschließt. Nur während der Zeit des Eisprungs wird der Schleim klar, durchsichtig und dünnflüssiger (und für Spermien gut durchgängig), während der Menstruation fehlt er ganz (was u. a. die Infektionsanfälligkeit zu dieser Zeit erklärt, S. 124).

Das **Endometrium** wird in Kap. 4 besprochen.

Tuben

Jeder Eileiter ist etwa 12 cm lang und verbindet die Bauchhöhle mit der Uterushöhle (Abb. 1.4). Er besteht aus dem *uterinen Teil* (1–2 cm), der in der Uteruswand liegt, **Pars interstitialis** oder – **intramuralis** (Pars = Teil). Es folgt die **Pars isthmica** (Isthmus = enge Stelle) mit 2–4 cm. In ihr ist das Lumen (Hohlraum, lichte Weite) sehr eng; dann folgt die **Pars ampullaris** (Ampulla = Flasche) mit 6–7 cm, deren Lumen allmählich immer weiter wird und mit dem **Fimbrientrichter** (Fimbrie = Faser) endet.

Das Tubenlumen wird von einer Schleimhaut ausgekleidet. Die Zellen tragen Flimmerhaare, die zum Cavum uteri hinschlagen und dadurch einen Flüssigkeitsstrom in dieser Richtung aufrecht erhalten (dies ist wichtig, um den Spermien, die die Eigenschaft haben, gegen den Strom zu schwimmen, den Weg zur Eizelle zu zeigen). Die Schleimhaut ist in zahlreiche Falten gelegt, wodurch es bei Entzündungen sehr leicht zu Verklebungen und Bildung von Blindsäcken kommen kann (S. 358 ff.).

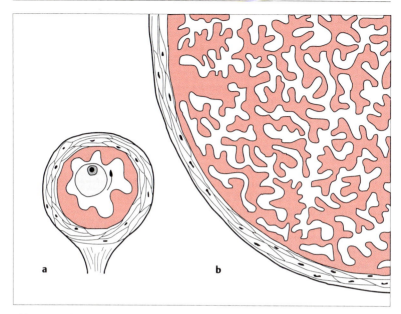

Abb. 1.**4a** u. **b** **Tube** (**a**) Querschnitt durch die Pars interstitialis mit Samen und Eizelle, um die Größenverhältnisse zu zeigen. (**b**) Querschnitt durch die Pars ampullaris

Ovarien

Die Eierstöcke liegen auf der Rückseite der Ligg. lata. Sie sind wie ein Knopf, der zur Hälfte im Knopfloch steckt, in das hintere Blatt des Lig. latum eingelassen. Da die Ovarien aus der Auskleidung der „Urbauchhöhle" (Zölomepithel) – dem späteren Peritoneum – entstehen, haben sie keinen Peritonealüberzug. Nur ihr **Stiel** (Hilus ovarii) reicht in das Lig. latum hinein. Ihre normale Größe schwankt. Sie sind *höchstens* etwa 4 cm breit, 2 cm dick und 3–4 cm tief (mit Hilus). Sie wiegen bei der geschlechtsreifen Frau etwa 5–7 g und werden durch das Lig. uteroovaricum und das Lig. infundibulopelvicum in ihrer Lage gehalten.

Die Ovarien enthalten in ihrer außenliegenden **Rinde** die *Follikel* in unterschiedlichem Reifezustand. Das unter der Rinde liegende Gewebe nennt man **Mark**.

Der **Follikel** besteht aus der **Eizelle** (Durchmesser etwa 0,2 mm. Die Eizelle ist als größte menschliche Zelle noch mit bloßem Auge sichtbar!) und den um sie herumliegenden und von ihr beeinflußten *Zellen* – den Follikelzellen, auch Granulosazellen genannt, da sie kleine Körnchen (Granula) enthalten. Stellen Sie sich einen Magneten vor (der die Eizelle symbolisiert),

12   1. Anatomie des geschlechtsreifen weiblichen Genitales

der mitten unter auf Papier liegende Eisenfeilspäne gehalten wird. Durch sein Magnetfeld wird er die in seiner Nachbarschaft liegenden Eisenfeilspäne etwa kreisförmig um sich herum anordnen. Soweit sich die Eisenspäne beeinflussen lassen, symbolisieren sie die Follikelzellen/Granulosazellen um die Eizelle. Die weiterhin wirr herumliegenden entsprechen dem Ovarialgewebe, das zwischen den Follikeln liegt. Jeder Follikel wird von einer dünnen Bindegewebshülle umgeben (Theka).

Durch Vermehrung der Follikelzellen und zentrale Einschmelzung (Liquor folliculi) entstehen aus den **Primärfollikeln** die **Sekundärfollikel**. Alle vier Wochen reift jeweils ein Sekundärfollikel zum **Tertiär- oder Graafschen Follikel** heran (Abb. 1.**3**), dessen Durchmesser zwischen 1,5 und 2,5 cm beträgt.

Die Follikel bilden in ihrer Gesamtheit das **Follikelhormon**. Besonders wird dies aber vom Graafschen Follikel und dem daraus entstehenden **Corpus luteum** gebildet (s. Hormone).

Das Corpus luteum entsteht, wenn der Follikel geplatzt ist und Eizelle und Liquor folliculi ausgetreten sind.

Die Oberfläche der Ovarien ist in der Geschlechtsreife durch Follikel, Corpus luteum und evtl. kleine Zysten unregelmäßig geformt. Es treten zunehmend mehr „Narben" auf durch bindegewebige Schrumpfung der Corpora lutea. Bei der Geburt enthält jedes Ovar ca. 200 000 Primärfollikel – zusammen also 400 000 Eizellen, von denen aber nur ca. 450 während der Jahre der Geschlechtsreife zur Ovulation kommen und evtl. befruchtet werden können. Normalerweise liegt rechts und links in der Bauchhöhle nur je ein Ovar. Aufgrund der Entwicklung aus dem Zölomepithel, das ja die ganze Urbauchhöhle auskleidete, können sich aber (selten) auch ein oder mehrere „Nebenovarien" in der Nachbarschaft bilden. Das hat praktische Konsequenzen (S. 170).

Halteapparat des Uterus

Bänder

Überall im kleinen Becken, wo sich keine Organe (Uterus, Blase, Rektum usw.) oder Muskeln usw. befinden, liegt zwischen Peritoneum und Beckenwand das **Bindegewebe**. An einigen Stellen ist es besonders reichlich vorhanden und dann nennt man es „Band" (Ligament) (Abb. 1.**2** u. 1.**3**). Alle Bänder enthalten – mehr oder minder reichlich – glatte Muskelfasern, wodurch sie – je nach Erregungszustand – den Uterus mehr nach rechts oder links, nach kranial, nach ventral oder dorsal ziehen können.

Wir können am Uterus 3 höher und 3 tiefer gelegene Bänder unterscheiden, die durch ein 7. von oben nach unten verlaufendes „verbunden" werden. Oben zieht das **Lig. teres uteri** vom Tubenwinkel (vor der Tube) im Bogen nach vorn zur Bauchwand und durch den Leistenkanal in die große Labie. Dort splittern sich die Bindegewebs- und Muskelfasern auf. Das **Lig. uteroovaricum** verläuft vom Tubenwinkel (hinter der Tube) zum Ovar. Es setzt sich vom lateralen Ovarpol weiter fort zur Beckenwand als **Lig. infundibulopelvicum**. Unten zieht von der Zervix nach hinten-oben im Bogen um das Rektum herum das **Lig. sacrouterinum**. Mehr nach seitlich – aber ebenfalls auch nach hinten verlaufen sehr viele Bindegewebsfasern, die als **Lig. cardinale** zusammengefaßt werden. Diese Bänder halten in erster Linie den Uterus! Nach vorn zu verlaufende Bindegewebsfasern, von der Zervix zur Blase (Lig. cervicovesicale) und von da zur vorderen Beckenwand (Schambeine) (Lig. pubovesicale), bezeichnet man als „**Blasenpfeiler**". Zwischen Tube bzw. Lig. uteroovaricum und Lig. infundibulopelvicum und dem Lig. cardinale ausgespannt ist das **Lig. latum**, das nur sehr wenig Bindegewebe enthält und demgemäß *keine tragende oder haltende Funktion* hat. Dennoch ist es aufgrund seiner Ausdehnung und seines zahlreichen Inhalts sehr wichtig: Der oberste Anteil zwischen der Tube und dem Ovar und seinen Bändern wird als **Mesosalpinx** bezeichnet. In ihr verlaufen zahlreiche verbindende Gefäße zwischen der *A. ovarica* und dem *Ramus* (= Zweig) *uterotubalis* der *A. uterina*. Die – fehlerhafte – Verschließung dieser das Ovar versorgenden Gefäße bei der Tubensterilisation (z. B. durch Koagulation derselben), kann zum Ausfall der Hormonproduktion des betreffenden Ovars führen! Gelegentlich findet man hier Reste der Vor- und Urnierenanalage (*Epoophoron Paroophoron*). Ihr Ausführungsgangsystem bzw. Reste desselben (Wolfscher Gang) können gelegentlich die Ursache von *Zysten* sein (die dann Gartner-Gang-Zysten genannt werden).

Von oben-außen nach unten-innen verlaufend, und meist am hinteren Blatt des Ligg. latum anliegend, haben wir den **Ureter**, der etwa 1 cm neben der Zervix und 1 cm oberhalb des seitlichen Scheidengewölbes die A. uterina unterkreuzt. Die **A. uterina** verläuft im Lig. cardinale, die entsprechenden Venen ebenfalls, letztere aber gelegentlich auch im Lig. latum. Sind diese Venengeflechte sehr ausgedehnt, spricht man von *Ligamentum-latum-Varizen*, die – ebenso wie die Krampfadern in den Beinen – Schmerzen im Unterleib verursachen können.

Beckenboden

Der Beckenboden (Abb. 12.**1** u. 12.**3**) hat mit dem Übergang zum aufrechten Gang des Menschen bei der Frau zwei widersprüchliche Aufgaben übernommen: Er muß einmal das knöcherne Becken nach unten *abschließen*, damit die Eingeweide nicht nach unten herausfallen, und zum anderen muß er bei der Geburt eine möglichst *weite Öffnung* entstehen lassen für den Durchtritt des kindlichen Kopfes. Die erforderliche Kompromißlösung ist die Grundlage für die Entstehung der Unterleibssenkungen und der Harninkontinenz (s. Kap. 12).

14   1. Anatomie des geschlechtsreifen weiblichen Genitales

Der Beckenboden besteht aus drei Abschnitten:
- **Levator ani,**
- **Schließmuskelschicht,**
- **Diaphragma urogenitale.**

Nicht zu vernachlässigen ist das zwischen den Strukturen liegende Fettgewebe: Bei seiner Vermehrung wird der Beckenboden fester, bei seiner Verminderung (Abmagerungskur) schlaffer!

Ein weiterer Halt für die Genitalien, der oft vergessen wird, ist die **Adhäsion:** Da die Bauchhöhle ja ein luftleerer Raum ist, „hängt" der Uterus – infolge der Adhäsion – durch die Vermittlung der Darmschlingen auch am Zwerchfell, vorausgesetzt die Bauchwand ist straff. Bei sehr schlaffem Gewebe kann sich die Bauchwand nach innen einwölben, wodurch das Eingeweidepaket – und damit auch der Uterus – nach unten wegsackt.

> Deshalb gehört die Kräftigung der Bauchdecke ebenfalls zu den Maßnahmen zur Verhinderung bzw. Behandlung einer Unterleibssenkung!

Einteilung des kleinen Beckens

Uterus und die Ligg. lata bilden eine querverlaufende Trennwand durch das kleine Becken und teilen es in einen vorderen (mit der Excavatio vesicouterina [excavare = aushöhlen]) und einen hinteren (mit der Excavatio rectouterina) Teil (Abb. 1.2 u. 10.2a). Zwischen den Ligg. socrouterina liegt die tiefste Stelle – der Douglassche Raum. Seitlich, rechts und links der Ligg. sacrouterina, liegen die Fossae pararectales (Fossa = Grube). Durch die meist nicht so gut sichtbaren Blasenpfeiler (Ligg. cervicovesicalia) wird zwischen Uterus und Blase eine kleine Grube gebildet, die gelegentlich als „vorderer Douglas" bezeichnet wird. Rechts und links der Blase liegen die paravesikalen Gruben oder Taschen. Sie sind bei gefüllter Blase besonders gut zu sehen, z. B. bei der Laparoskopie.

Blutversorgung des weiblichen Genitales

Das **innere Genitale** wird versorgt von der A. uterina und der A. ovarica. Die **A. uterina** kommt aus der A. iliaca interna, zieht von der Beckenwand durch das Lig. cardinale, überkreuzt den Ureter und tritt in Höhe des inneren Muttermunds in den Uterus ein. Sie teilt sich sofort in zwei Äste: nach unten in den *R. cervicovaginalis*, der die Zervix und das **obere Scheidendrittel** versorgt, nach oben in den *R. uterotubalis*, der Korpus und Tube versorgt. Von diesen Hauptästen gehen zirkulär verlaufende Äste ab, die Vorder- und Rückwand des Uterus versorgen, und die etwa in der Mittellinie mit den entsprechenden Gefäßen der Gegenseite anastomosieren.

Die **A. ovarica** entspringt direkt aus der Aorta in Höhe des Abgangs der Nierenarterien. Gelegentlich kann die rechte A. ovarica aus der rechten A. renalis abgehen (die Ovarien lagen in der frühen Embryonalzeit in dieser Höhe und sind später nach unten gewandert; die Hoden übrigens genauso). Sie erreicht über das Lig. infundibulopelvicum das Ovar und versorgt dieses. Zwischen A. ovarica und dem R. uterotubalis der A. uterina bestehen zahlreiche Gefäßverbindungen (Anastomosen), die bei Ausfall einer Arterie die Blutversorgung des Gebiets mit Hilfe der anderen sicherstellen.

Das **mittlere Scheidendrittel** wird in erster Linie von den Aa. vesicales inferiores versorgt, das **untere Scheidendrittel und die Vulva** von der A. pudendalis aus der A. iliaca interna und den Aa. rectales. An venösen Gebilden sind die **Schwellkörper** rechts und links des Scheideneingangs zu nennen: *Bulbus vestibuli*, ebenso das *erektile* (schwellfähige) *Gewebe* in der Klitoris und in geringerem Maße auch in den kleinen Labien. Im übrigen verlaufen die Venen etwa wie die Arterien. Sie sind jedoch meist zahlreicher und haben viele Verzweigungen und Kommunikationen (Verbindungen) mit Venen der Nachbargebiete.

Lymphabflußwege

Die Lymphabflußwege und die regionalen Lymphknoten des Genitales sind u. a. wichtig bei der Ausbreitung des Karzinoms. So wird öfter übersehen, daß ein karzinomatöser Knoten in der Leiste z. B. aus dem Corpus uteri (über das Lig. teres uteri) bzw. von der großen Labie der gegenüberliegenden Seite stammen kann.

Tube und Ovar. Von hier zieht die Lymphe über Mesosalpinx, Beckenwand, Lenden, zu Lymphknoten im Lendenbereich und seitlich entlang der Aorta.

Oberer Anteil des Korpus. Von hier gehen Lymphwege entweder gemeinsam mit denjenigen von Tube und Ovar oder durch die Ligg. teres uteri zur Leiste.

Unterer Korpusteil und Zervix. Sie stehen mit Lymphknoten an der Beckenwand im Bereich der A. iliaca communis, – externa und – interna, – in Verbindung. Von der Zervix ziehen außerdem noch Bahnen über die Ligg. sacrouterina zum Sakrum.

Vagina. Diese hat einen Lymphabfluß zu den sakralen, iliakalen und inguinalen Lymphknoten.

16 1. Anatomie des geschlechtsreifen weiblichen Genitales

Vulva. Sie steht mit den oberflächlichen (auch der Gegenseite) und tiefen Inguinalknoten in Verbindung.

Nervenversorgung

Die Nervenversorgung des weiblichen Genitales geht schematisch aus Abb. 1.5 hervor:

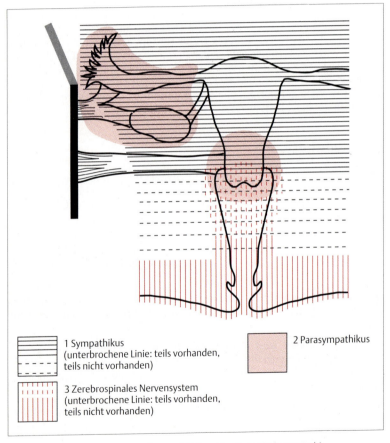

Abb. 1.5   **Nervenversorgung des weiblichen Genitales** (schematisch)

Mons pubis. Er wird von Nervenverzeigungen aus dem N. ilioinguinalis und N. genitofemoralis versorgt.

Labien. Diese werden aus den Verzweigungen des N. pudendus, der **Damm** aus Verzweigungen des N. femoralis versorgt. Die Versorgungsgebiete sind nicht scharf voneinander abgetrennt.

Zur Vulva ziehen also Äste des zerebrospinalen Nervensystems, sie ist daher sensibel wie jede andere Partie der Körperoberfläche. Die Klitorisgegend ist wegen der zahlreichen Nervenendigungen sogar besonders empfindlich.

Unterer Teil der Vagina. Dieser ist ebenfalls noch vom zerebrospinalen Nervensystem versorgt.

Höhere Abschnitte und die Zervix. Sie zeigen unterschiedliches Verhalten: entweder werden sie – ebenso wie das übrige innere Genitale – vom Sympathikus innerviert, oder – wie der untere Anteil der Vagina – vom ZNS. Parasympathische Fasern finden sich in der Zervix und den Adnexen. Die unterschiedliche Ausbreitung von zerebrospinalem und vegetativem Nervensystem ist durch die individuell unterschiedliche Herkunft von Teilen der Vagina und evtl. auch der Zervix bedingt (s. Kap. 2). Dementsprechend ist die Schmerzempfindlichkeit der Zervix individuell verschieden.

Knöchernes Becken

Großes Becken. Es liegt zwischen den Darmbeinschaufeln sowie Bauchwand und Wirbelsäule, oberhalb der Verbindungsebene Promontorium-Oberrand der Symphyse.

Kleines Becken. Das darunterliegende kleine Becken ist geburtshilflich wichtig (Abb. 1.6). Zu einer *zephalopelvinen Dysproportion* (Mißverhältnis zwischen kindlichem Kopf und Becken) kann es kommen, wenn das Becken zu klein oder der Kopf zu groß ist. Man wird deshalb schon früh in der Gravidität versuchen, das Becken zu beurteilen und – am besten zu Geburtsbeginn – die Relation Kopf-Becken, um zu entscheiden, ob eine vaginale Geburt möglich oder z. B. ein Kaiserschnitt (Sectio caesarea) notwendig ist.

Die Verbindung der beiden Hüftbeine (Ossa coxae) miteinander **(Symphyse = Schamfuge = Schoßfuge)** und mit dem Kreuzbein **(Sakroiliakalgelenke)** gestattet eine gewisse, aber *geringe* Beweglichkeit des *Beckengürtels* unter der Geburt, wenn die verbindenden Beckenbänder aufgelockert sind.

Beckenkanal. Er verläuft gebogen, so daß er eine längere hintere (Kreuzbein, ca. 15 cm) und eine kürzere vordere (Symphyse, ca. 5 cm) Wand hat.

1. Anatomie des geschlechtsreifen weiblichen Genitales

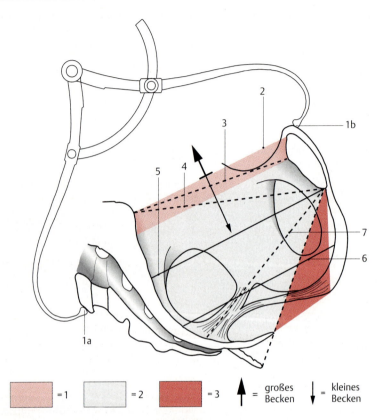

Abb. 1.**6** **Kleines Becken.** I–III = Die 3 Beckenräume nach Sellheim (I = Beckeneingangsraum, II = Beckenhöhle, III = Beckenausgangsraum), 1a–1b = Conjugata externa (mit dem Beckenzirkel gemessen etwa 20 cm). 2 = Conjugata anatomica. 3 = Conjugata vera/obstetrica (etwa 11 cm). 4 = Conjugata diagonalis (etwa 12,5–13 cm). 5 = untere Schoßfugenrandebene. 6 = Interspinalebene. 7 = Linie vom unteren Symphysenrand über die Mitte der Verbindungslinie der Spitzen der hinteren Darmbeinstachel zum Kreuzbein; die Strecke von der Mitte der Verbindungslinie der hinteren Darmbeinstachel zum Kreuzbein auf dieser Linie wird als „hinterer grader Durchmesser" bezeichnet und ist geburtshilflich besonders wichtig (in Abb. durch Kreuze markiert; etwa 4,5 cm). 8 = linker Sitzbeinhöcker

Beckenmaße im Beckeneingangsraum

Geburtshilflich wichtige Beckenmaße sind im Beckeneingangsraum (er entspricht einer querovalen Brotscheibe):

Knöchernes Becken **19**

- **Conjugata diagonalis** oder **obstetrica** vom Unterrand der Symphyse bis zum Promontorium: ca. 12,5 cm. Sie ist durch vaginale Untersuchung meßbar. Ist sie kleiner als 10–10,5 cm, so ist die Geburt eines reifen, normal großen Kindes nicht möglich.
- **Conjugata vera** oder **anatomica**, die engste Stelle des Beckeneingangs, zwischen dem am weitesten ins Becken hineinragenden Teil der Symphyse und dem Promontorium. Sie ist ca. 11 cm lang und kann röntgenologisch bestimmt werden. Im allgemeinen ist sie etwa 1,5 bis 2 cm kürzer als die Conjugata obstetrica.

Als weitere wichtige Maße gelten:
- **Conjugata obliqua (schräger Durchmesser)**, die etwa 12,5 cm beträgt.
- **Conjugata transversalis (querer Durchmesser)** von etwa 13,5 cm.

Beckenmaße in der Beckenhöhle

Geburtshilflich wichtige Beckenmaße in der geräumigeren, mehr kreisrunden Beckenmitte (oder Beckenhöhle):
- Der **Durchmesser der Beckenhöhle** beträgt etwa 12 cm.
- Der **Abstand zwischen den beiden Spinae ossis ischii** (Sitzbeinstacheln, Abb. 6.**1**) im Mittel 11 cm. Da die Spinae etwa in der Mitte des Weges durch den knöchernen Geburtskanal liegen und rektal (oder vaginal) gut tastbar sind, ist ihre Verbindungslinie eine wichtige Markierung für die Bestimmung des Standes des vorangehenden Teiles unter der Geburt, dessen Abstand über oder unter der Interspinallinie in cm angegeben wird (Leitstelle [des Kopfes] 4 cm über Interspinal [Kurzbezeichnung: Kopf minus 4] = Kopf beweglich im Beckeneingang; Leitstelle des Kopfes 4 cm unter Interspinal [Kurzbezeichnung: Kopf plus 4] = Kopf steht auf Beckenboden).
- Der **hintere gerade Durchmesser** ist im seitlichen Röntgenbild der Abstand von den sich deckenden(!) hinteren Darmbeinstacheln bis zu dem Punkt auf dem Kreuzbein, auf den die Verlängerung der Linie vom unteren Symphysenrand über den Darmbeinstachel hinaus trifft. Er soll möglichst nicht kleiner als 4,5 cm sein.

Beckenausgangsmaße

Der *Beckenausgang* in der Aufsicht (Blickrichtung entsprechend Abb. 1.**1**) entspricht etwa einer rhombischen Fläche, deren vorderes und hinteres Dreieck gegeneinander abgeknickt sind. Der Knick entspricht der Verbindungslinie der Sitzbeinhöcker. Er begrenzt nach unten den Beckenausgangsraum, der nach oben – gegen die Bauchhöhle – durch eine Fläche abgegrenzt wird, die vom Symphysenunterrand zur Steißbeinspitze zieht.
- Der **Abstand der beiden Sitzbeinhöcker** beträgt 11 cm; ist er geringer als 6,5–7 cm, so ist die Geburt eines normal großen Kindes nicht möglich (Abb. 6.**1**).

20   1. Anatomie des geschlechtsreifen weiblichen Genitales

- Der **Abstand vom Symphysenunterrand zum** – nach hinten gebogenen – **Steißbein** (grader Durchmesser) beträgt 12 cm (Abb. 1.**6**).

Äußere Beckenmaße

Häufig findet man noch folgende *äußere Beckenmaße* angegeben:
- **Distantia spinarum** (Abstand zwischen den beiden Spinae iliacae [lat. spina = Dorn, Stachel]) = 26 cm (Abb. 1.**7**, **1a–1b**).
- **Distantia cristarum** (Abstand zwischen den beiden Cristae iliacae [lat. crista = Damm, Leiste]) = 29 cm (Abb. 1.**7**, **2a–2b**).
- **Distantia trochanterica** (Abstand zwischen den beiden Trochanteren) = 31 cm (Abb. 1.**7**, **3a–3b**).
- **Conjugata externa** (Baudelocque [Abstand vom Dornfortsatz **des** 5. Lendenwirbels zur Symphysenvorderwand]) = 20 cm (Abb. 1.**6**, **1a–1b**) (s. geburtshilfliche Untersuchungsmethoden).

Beckenformen (Abb. 1.**7**)

Die Beckenform hängt von Rasse, Alter, Krankheit, sowie Ernährung und Beruf ab. Man unterscheidet 4 Grundtypen:
- **Gynäkoides Becken.** Die typisch weibliche Beckeneingangsform ist mehr oder weniger kreisrund.

> **Merke:** „Die Frau ist rundlich".

- **Androides Becken.** Es ist eher für den Mann typisch und verengt sich insbesondere nach unten trichterförmig. Seine Beckeneingangsform ist einem Dreieck angenähert.

> **Merke:** „Der Mann ist eckig".

- **Anthropoides Becken.** Es ist der Form des Affenbeckens ähnlicher und besonders querverengt.

> **Merke:** „Die Anthropoiden stehen dem Ursprung = Ei näher".

- **Platypeloides Becken.** Es ist ein von vorn nach hinten flach zusammengedrücktes gynäkoides Becken. Häufig Folge einer leichten Rachitis. Der Beckenausgang ist oft besonders weit.

> **Merke:** Plattgedrückter Kreis.

Knöchernes Becken 21

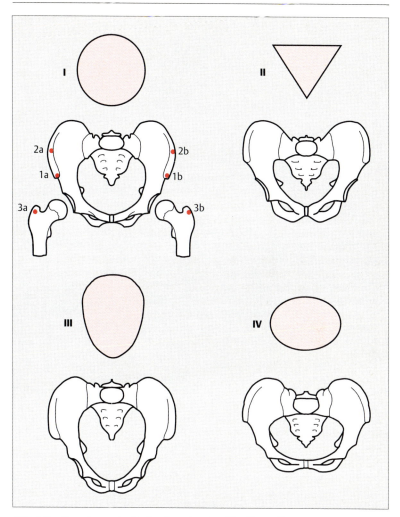

Abb. 1.7 **Hauptypen der Beckenform** (nach Caldwell u. Molloy). I = gynäkoider Typ. II = androider Typ. III = anthropoider Typ. IV = platypeloider Typ. Dazu kommen das „allgemein verengte Becken" und das völlig unregelmäßige „osteomalazische oder Trümmerbecken". 1a – 1b = Distantia spinarum. 2a – 2b = Distantis cristarum. 3a – 3b = Distantia trochanterica

22   1. Anatomie des geschlechtsreifen weiblichen Genitales

Je nach der vorliegenden Form kann man geburtshilfliche Schwierigkeiten häufiger im Beckeneingang (platypeloides Becken) oder im Beckenausgang (androides Becken) erwarten. Meist sind die Abweichungen von der typisch weiblichen Beckenform aber nicht sehr wesentlich. Seit Einführung der Rachitisprophylaxe sind die stärker deformierten Becken sehr selten geworden. In Anbetracht des heute geringeren Operationsrisikos wird man sich bei verengtem Becken leichter zum Kaiserschnitt entschließen (S. 484 f).

Beim zu großen Becken kann das Kind möglicherweise zu rasch tiefertreten, was zu Verletzungen der weichen Anteile des Geburtskanals führen kann.

Merke: Die äußere Beckenmessung mit dem Meßzirkel hat viel von ihrer Bedeutung verloren! Denn: die gröberen Abweichungen sieht oder fühlt man bei der gynäkologischen Untersuchung der Schwangeren. Die heute zahlenmäßig im Vordergrund stehenden geringen Abweichungen von der Norm sind häufig durch die doch nur recht grobe äußere Messung nicht exakt zu erkennen und vermitteln dem Geburtshelfer fälschlicherweise das Gefühl der Sicherheit. Deshalb verlasse man sich vor allem auf die fortlaufenden sorgfältigen Untersuchungsbefunde während der Geburt. Mit der röntgenologischen Beckenmessung wird man wegen der möglichen Strahlenschädigung des Kindes sehr zurückhaltend sein und sie nur wenn unbedingt notwendig erst unter der Geburt machen, wenn der Kopf auf das Becken aufgepreßt ist.

Einen guten allgemeinen Hinweis gibt die Form der **Michaelisschen Raute**, die normalerweise völlig regelmäßig ist, und deren Seitenlängen etwa gleich groß sein sollen. Ihre Ecken sind durch leichte Einziehungen markiert: Die obere Ecke liegt auf der Spitze des Dornfortsatzes des 5. Lendenwirbels. Die beiden seitlichen Ecken werden von den beiden Grübchen bezeichnet, die über den Spinae iliacae posteriores superiores liegen; die untere Ecke wird vom Beginn der Rima ani angezeigt.

Umfangmaße des Kindes in bezug auf die Geburtshilfe

Den Geburtshelfer interessieren vor allem verschiedene Umfangmaße und Durchmesser des Geburtsobjekts, vor allem des kindlichen **Schädels**. Der Schädel besteht aus zwei Teilen: dem **Gesichtsschädel** mit der Schädelbasis und dem **Gehirnschädel**. Da die Knochen des Gehirnschädels (beim Menschen) zum Zeitpunkt der Geburt noch nicht miteinander verwachsen, sondern nur durch bindegewebige **Nähte** (Suturae) verbunden sind, ist dieser verformbar. Er besteht aus: **2 Stirnbeinen** (Ossa frontalia), die durch die **Stirnnaht** (Sutura frontalis) miteinander verbunden sind, **2 Scheitelbeinen** (Ossa parietalia), die durch die **Pfeilnaht** (Sutura sagittalis) miteinander verbunden sind, **2 Schläfenbeinen** (Ossa temporalia) und der **Hinter-**

hauptsschuppe (Os occipitale). Die Naht zwischen den beiden Stirn- und den beiden Scheitelbeinen heißt **Kranznaht** (Sutura coronalis). Zwischen den beiden Scheitelbeinen und der Hinterhauptsschuppe liegt die **Lambdanaht** (Sutura lambdoidea).

Am Treffpunkt der zweischenkligen Lambdanaht und der Pfeilnaht liegt eine kleine dreieckige Lücke – die **kleine Fontanelle** (Fonticulus posterior). Am Treffpunkt der Kranznaht mit Stirn- und Pfeilnaht befindet sich eine größere, viereckige Lücke – die **große Fontanelle** (Fonticulus anterior). Fontanellen und Nähte lassen, wie gesagt, eine gewisse Verformung des Hirnschädels zu.

Unter der Geburt sind sie außerdem auch noch für die *Lagediagnostik* von Bedeutung, da sie vom Geburtshelfer mit dem Finger ertastet werden können.

Der **Schultergürtel** hat einen Durchmesser von ca. 11–12 cm und einen Umfang von 34–36 cm (weitere Angaben vgl. Kap. 42).

Weicher Geburtskanal

Bei aller Bedeutung des knöchernen Geburtskanals (kleines Becken) für die Geburtsvorgänge ist in den letzten Jahrzehnten der weiche Geburtskanal immer mehr in den Vordergrund des Interesses gerückt, u. a. auch dadurch, daß wegen der *Rachitisprophylaxe* das „enge Becken" sehr selten geworden ist.

Der weiche Geburtskanal besteht aus dem **Isthmus uteri**, der **Zervix**, der **Vagina** und der **Vulva**. Dazu kommen die das kleine Becken **auspolsternden Muskeln** und die **Muskulatur des Beckenbodens** (s. dort). Soweit er im kleinen Becken verläuft, wird ihm von diesem die Richtung vorgeschrieben, – d. h. zuerst gerade nach kaudal; dann erfolgt, entsprechend der Kreuzbeinwölbung, eine Abbiegung nach ventral. Durch die Anordnung der Beckenbodenmuskulatur kann dieser Boden des Weichteilschlauchs, auch wenn er den Beckenausgang verläßt, bis zu einem Viertelkreisbogen ausgedehnt werden (Abb. 39.**1**).

Diese Biegung muß vom Geburtsobjekt auch mitgemacht werden, was evtl. eine Geburtserschwerung verursachen kann. Eine rechtzeitige Episiotomie (Scheiden-Damm-Schnitt) wird also nicht nur die Überdehnung oder das Zerreißen der Beckenbodenmuskulatur verhindern, sondern auch den Bogen verkleinern, dadurch den Abbiegungszwang für das Kind verringern und somit die Geburt erleichtern und beschleunigen, so daß Mutter und Kind nur kürzere Zeit dem Streß der Austreibungsphase ausgesetzt sind.

Die Ausdehnung der *medianen Episiotomie* (Abb. 39.**1**) ist begrenzt durch den Anus und den darum verlaufenden Spincter ani externus. Die *laterale Episiotomie* kann größer geschnitten werden; dadurch klafft der Beckenboden stärker und die Führungslinie wird am wenigsten gekrümmt verlaufen. Die stärkste Öffnung erzielt man durch eine beidseitige laterale Episiotomie.

Nachbarorgane des weiblichen Genitales

Das harnableitende System (Abb. 1.2) ist schon entwicklungsgeschichtlich eng mit dem Genitale verbunden. Angeborene Mißbildungen finden sich daher oft gemeinsam.

Ureteren (Harnleiter zwischen Niere und Blase). Sie verlaufen durch das Lig. cardinale. Narbige Schrumpfung des Ligaments nach genitalen Operationen, Entzündungen oder Bestrahlungen, aber auch Genitalkarzinome, die sich häufig im Paragewebe ausbreiten, können die Ureteren einmauern und schließlich abklemmen, so daß es zur Harnrückstauung und letztlich zum Verlust der Niere kommt.

Kurz vor Einmündung in die Blase verlaufen die Ureteren vorn seitlich der Vagina und könnten durch dort gesetzte, tiefgreifende Nähte unterbunden werden bzw. kann es zu Verletzungen mit nachfolgender Fistelbildung kommen.

Blasenwand. Sie ist mit der Vorderwand der Zervix in mehr oder weniger großer Ausdehnung verwachsen. Bei der Exstirpation des Uterus (totale Entfernung des Uterus) wird das verbindende Bindegewebe verletzt, wenn man nicht die Zervixfaszie zurückläßt (Gefahr der Fistelbildung). Die Verbindung mit dem oberen Anteil der vorderen Scheidenwand ist lockerer, auch sie muß bei Scheidenoperationen, z. B. den häufigen Senkungsoperationen, durchtrennt werden.

Wird bei der Geburt die Zervix eröffnet und hochgezogen, dann wird infolge dieser Verwachsung auch die Blase ins große Becken hochgezogen! Wenn der vorangehende Kopf die Blase bzw. die Urethra fest gegen die Symphyse drängt, kann es zur Harnverhaltung und Überfüllung der Blase kommen (Geburtshindernis!). Längeres „Einstehen" des Kopfes führt meist zu Verletzungen der Blasenwand und blutigem Urin bis hin zu Fistelbildungen. Deshalb darf dieser Zustand nicht zu lange anhalten.

Blase und Urethra (Harnröhre; Verbindung zwischen Blase und Außenwelt). Durch die Verwachsung mit der vorderen Scheidenwand sind sie eng mit deren Schicksal verknüpft. Kommt es zur vorderen Scheidenwandsenkung, gleichgültig aus welchem Grunde, so tritt frühzeitig eine Harninkontinenz ein (s. Kap. 8).

Durch Zerfall von Karzinomgewebe, aber auch durch Operationen oder Bestrahlungen des Genitales sowie Quetschungen oder sonstige Verletzungen unter der Geburt, kann es zu Blasen-Scheiden-Fisteln, Blasen-Zervix-Fisteln und Ureter-Scheiden-Fisteln kommen.

Rektum (= das letzte – gerade – Darmstück vor dem After). Es wird vom rechten und linken Lig. sacrouterinum umfaßt. Insbesondere das Zervixkarzinom, das in die Ligamenta weiterwächst, kann zur Rektumstenose führen, wodurch u. a. ein Anus praeternaturalis (künstlich angelegter

Darmausgang) notwendig wird. Kommt es zum Zerfall des Karzinomgewebes, entsteht eine Rektum-Zervix-Scheiden-Fistel.

Rektum und hintere Scheidenwand sind miteinander verwachsen. Bei hinterer Scheidensenkung bildet sich eine Aussackung des Rektums (Rektozele). Wenn unter der Geburt der Damm einreißt, kann es zur Zerreißung des Anus, des Sphincter ani externus, ja der Rektumschleimhaut kommen. Bei sofortiger guter operativer Versorgung heilt der Defekt meist komplikationslos, sonst entsteht eine unangenehme Stuhl- und/oder Windinkontinenz.

Milchdrüse (Mamma)

Sie ist beim Menschen eine **Brustdrüse** (Abb. 1.8 u. 3.2) und entwickelt sich aus einer ursprünglichen Vielzahl von Milchdrüsenanlagen, die in einer leicht S-förmigen, geschwungenen Linie (Milchleiste) von der Axilla bis in die Leistenbeuge angeordnet sind. Beim Menschen entwickelt sich im allgemeinen das (von oben gezählt) vierte Paar, die anderen Anlagen bilden sich völlig zurück. Bei anderen Säugern (Hund, Kuh) ist die Rückbildung anders.

Bei 5–10% aller Menschen (auch der Männer!) ist diese Rückbildung nicht vollständig und es bleiben – meist in der Nähe der Brustdrüse – zusätzliche Warzen **(Polythelie)** und/oder Drüsengewebe **(Polymastie)** bestehen. Während der Laktation (Stillzeit) bilden auch die überzähligen Drüsen Milch.

Die Brust der geschlechtsreifen Frau liegt zwischen der 3. und 7. Rippe und der Parasternal- (gedachte Linie rechts und links vom Brustbeinrand) und vorderen Axillarlinie (gedachte Linie vom Vorderrand der Achselhöhle senkrecht nach kaudal). Der Drüsenkörper bildet in etwa eine Halbkugel mit einem unterschiedlich großen Ausläufer nach oben außen (Spencerscher Ausläufer).

Die Milchdrüse besteht aus 12 bis 20 voneinander isolierten **Drüsenläppchen**. Die von den Drüsenzellen (Parenchym) produzierte Milch jeweils eines Drüsenläppchens fließt durch einen **Milchgang** (Ductus lactiferus) zur **Brustwarze** (Mammille). Jeder der 12 bis 20 Milchgänge mündet in einer eigenen Öffnung. Kurz vor der Mündung – unter dem **Warzenhof** (Areola) – erweitert sich jeder Gang zu einem **Milchsäckchen** (Sinus lactiferus), in dem sich die Milch ansammeln kann. Die Drüsenläppchen mit ihren Milchgängen sind *radiär* zur Brustwarze angeordnet, die Hautspaltlinien laufen dagegen zirkulär (lassen sich durch Tuscheinjektionen sichtbar machen. Sie entsprechen dem Faserverlauf im jeweiligen Hautareal. Schneidet man im Verlauf der Hautspaltlinien, wird die Narbe besonders dünn.) Beides muß man bei Inzisionen des Drüsengewebes berücksichtigen.

Die Gesamtzahl der Drüsenläppchen wird von einer Fettschicht umhüllt **(Capsula adiposa mammae)**, die nur unter der Areola fehlt. Außerdem ziehen Fettgewebsstränge durch das ganze Drüsengewebe.

1. Anatomie des geschlechtsreifen weiblichen Genitales

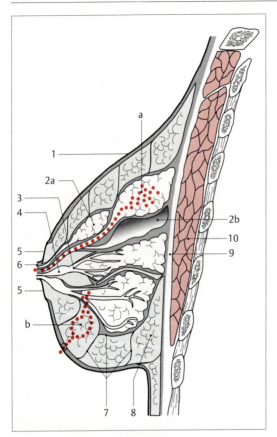

Abb. 1.**8 Milchdrüse (Mamma).** Nur beim Menschen und seinen nächsten Verwandten ist sie eine Brustdrüse! Sie besteht aus 12–20 voneinander isolierten Drüsenläppchen mit jeweils 1 Ausführungsgang, der in der Warze mündet. 1 = Haut. 2a = Drüsengewebe (Parenchym). 2b = das Drüsengewebe ist herauspräpariert, um die bindegewebige „Kammer"-Wand zu zeigen. 3 = Milchgang (Ductus lactiferus). 4 = Milchsäckchen (Sinus lactiferus). 5 = Warzenhof (Areola). 6 = Brustwarze (Mamille). 7 = Bindegewebssepten. Sie teilen das Fettgewebe sowie das Drüsengewebe in einzelne „Kammern". Je praller die einzelne Kammer mit Gewebe ausgefüllt ist, um so fester ist die Brust (Halt der Brust). 8 = Fettgewebe, das das Drüsengewebe umhüllt (Capsula adiposa mammae). 9 = Faszie des M. pectoralis major. 10 = großer Brustmuskel (M. pectoralis major); a) = kanalikulär entstandene parenchymatöse Entzündung. b) = lymphogene (durch Fissuren) interstitielle Entzündung

Neben Drüsen- und Fettgewebe ist das **Bindegewebe** der 3. wesentliche Gewebsanteil der Mamma. Die Faszie des M. pectoralis ist gleichzeitig Unterlage der Mamma. Vor ihr strahlen Bindegewebszüge in die Mamma hinein, die jedes einzelne Drüsenläppchen umhüllen und vom anderen abgrenzen. Unter der Haut verdickt sich das Bindegewebe nochmals zu einer festeren Schicht. Je nachdem, wie fest das Bindegewebsgerüst mit Fett- und Drüsengewebe durchsetzt und wie stark die Durchblutung ist, wird die Brust straffer oder schlaffer. Die Blutfülle wird. z. B. bei sexueller Erregung gesteigert.

Außerdem umspinnen noch **glatte Muskelfasern** die einzelnen Drüsenläppchen. Beim Stillen kommt es zur Ausschüttung von Oxytocin, dadurch kontrahieren sich diese Muskelfasern und erzeugen damit einen gewissen Entleerungsdruck. Auf die Straffheit bzw. Schlaffheit der ganzen Brust haben diese Muskelfäserchen keinen Einfluß! Es gibt daher keinerlei „Gymnastik zur Straffung der erschlafften Brust"! Ein gut sitzender Büstenhalter trägt das Gewicht der Brust und verhindert so die – durch das Gewicht bedingte – Überdehnung der Haut der Brust. Eine einmal erschlaffte Brust kann nur durch Vermehrung ihrer Füllung (Drüsengewebe [Hormone], Fettgewebe [größere Operation], Prothese [kleinere Operation]) oder durch Hautreduktion gestrafft werden.

Der Hauptteil der **Lymphgefäße** zieht zu Lymphknoten in der Axilla. Von den medianen Partien geht der Abfluß am Rand des Sternums entlang, unter das Sternum und zur gegenüberliegenden Brust. Die prognostische Aussagekraft des Karzinombefalls oder -nichtbefalls der Axillalymphknoten ist daher groß bei lateralem Sitz des Mammakarzinoms, gering dagegen bei medialem Sitz.

Prüfungsfragen zu Kapitel 1
Es kann immer nur ein Antwortangebot richtig sein

1. Welches der nachstehenden Bänder setzt am Corpus uteri und nicht an der Zervix an?	a) Lig. sacrouterinum b) Lig. teres uteri c) Lig. cardinale d) Lig. infundibulopelvicum e) Keines der angegebenen Bänder setzt am Corpus uteri an
2. Was für ein Epithel kleidet die Vagina aus?	a) Verhornendes Plattenepithel b) Nichtverhornendes Plattenepithel c) Mukosa ohne Schleimabsonderung d) Übergangsepithel e) Schleimhaut

1. Anatomie des geschlechtsreifen weiblichen Genitales

3. Welches der angegebenen Beckenmaße entspricht der Norm?

a) Querer Durchmesser im Beckeneingang: 11 cm
b) Conjugata vera: 9 cm
c) Beckenausgang, gerader Durchmesser: 11 – 13 cm
d) Beckenmitte, Interspinaldurchmesser: 13,5 cm
e) Keine der Angaben stimmt

4. Wo münden die Skeneschen Gänge?

a) An der Innenseite der kleinen Labien
b) An der Innenseite der großen Labien
c) Paraurethral
d) In die Pars prostatica der männlichen Harnröhre
e) Nirgends, sie enden blind im Lig. latum

5. In etwa welcher Höhe liegt der innere Muttermund?

a) Wo die Aa. uterinae in die Uteruswand münden
b) Wo man bei der Kolposkopie den Beginn des zervikalen Schleimpfropfes sieht
c) Wo die Tuben vom Uterus abgehen
d) Kurz unterhalb der Stelle, wo die Vagina am Uterus ansetzt
e) Keine der Angaben ist annähernd genau

6. Wo erfolgt die Östrogenbildung während des Zyklus?

a) Ausschließlich in den Tertiärfollikeln
b) Ausschließlich in den Primärfollikeln
c) Im Interstitium
d) Im gesamten Follikelapparat
e) Keines der Angebote stimmt

7. Wo liegt die Conjugata vera obstetrica?

a) In der Beckeneingangsebene
b) In der Terminalebene
c) Zwischen Promontorium und Unterrand der Symphyse
d) In der unteren Schoßfugenrandebene
e) Keines der Antwortangebote trifft zu

8. In welchem Bereich ist das Peritoneum nur locker mit dem Uterus verbunden?

a) Fundus
b) Korpus
c) Isthmus
d) Portio
e) Antwortangebote a und b treffen zu

9. Wie ist die Form des Beckeneingangs beim anthropoiden Becken?

a) Queroval
b) Rund
c) Kartenherzförmig, dreieckig
d) Längsoval
e) Keine dieser Definitionen stimmt

Prüfungsfragen

10. In welchem Gebilde verläuft die A. ovarica?

a) Im proximalen Teil der Mesosalpinx
b) Im Lig. infundibulopelvicum
c) Im Lig. uteroovaricum
d) Im Lig. teres uteri
e) Keine der Angaben trifft zu

11. Die A. uterina ist ein Ast aus welcher Arterie?

a) Der A. iliaca interna
b) Der A. iliaca externa
c) Der A. pudenda interna
d) Der A. ovarica
e) Der A. mesenterica inferior

12. Wie groß ist die Anzahl der Primärfollikel im Ovar?

a) Sie bleibt konstant von der Geburt bis zur Menopause
b) Sie verringert sich ab der Menarche kontinuierlich bis zum Tod
c) Sie wächst an in der Zeit der Pubertät
d) Sie nimmt nur bei jeder Ovulation um eins ab
e) Zum Zeitpunkt der Geburt sind es in beiden Ovarien ca. 400 000

13. Worauf bezieht sich bei der Lagebezeichnung des Uterus der Begriff „Version"?

a) Auf den Winkel zwischen Beckenachse und Collum uteri
b) Auf den Winkel zwischen Corpus und Collum uteri
c) Auf den Winkel zwischen Korpusachse und Beckenachse
d) Auf die pathologische, überstarke Abknickung nach vorn
e) Von den Angaben stimmt keine

14. Wie ist die normale Lage des Uterus bei der geschlechtsreifen Frau?

a) Retroversio – Anteflexio
b) Anteversio – Anteflexio
c) Dextroversio – Dextroflexio
d) Retroversio – Retroflexio
e) Sinistropositio – Versioflexio

15. Welche Maßnahme dient der Straffung der erschlafften Brust?

a) Isometrische Gymnastik
b) Isotonische Gymnastik
c) Hanteltraining
d) Guter Büstenhalter
e) Vermehrung des Drüsen- und/oder Fettgewebes der Brust

16. Was verstehen Sie unter Polymastie?

a) Zusätzliche Brustdrüsen
b) Ein bei Hunden normaler Zustand
c) Eine Erscheinung, die auch beim Mann vorkommt
d) Eine Erscheinung, die im Wochenbett Beschwerden machen kann
e) Alle Antwortangebote sind richtig

1. Anatomie des geschlechtsreifen weiblichen Genitales

17. Hängt die Blase mit dem Uterus zusammen?

a) Ja, aber nur bei Frauen, die nicht geboren haben
b) Ja, aber nur in einem bestimmten Bereich
c) Nein, der Zusammenhang besteht nur im Rahmen der Entwicklungsgeschichte
d) Nein, da Uterus und Blase verschiedenen Organsystemen angehören
e) Kein Antwortangebot ist richtig

18. Wie kann eine erschlaffte Brust gestrafft werden?

a) Durch operative Entfernung von Teilen der Brusthaut
b) Durch Implantation von körpereigenem Fettgewebe
c) Durch Implantation von Brustprothesen
d) Durch hochdosierte Gabe von Ovarialhormonen
e) Alle Antwortangebote sind richtig

2. Embryologie und angeborene Mißbildungen des weiblichen Genitales

Entwicklung des Geschlechts (Genus) und der Geschlechtsteile (Genitalien)

(Teilgebiet der Embryologie [Lehre von der Entwicklung des Keimlings])

Im Moment der Verschmelzung der Kerne von Ei- und Samenzelle ist das *chromosomale* oder *genetische Geschlecht* (der Genotyp) festgelegt. Es ist in *allen* Zellen des Körpers fixiert. Deshalb kann man auch aus den Körperzellen das Geschlecht bestimmen.

Ein Chromosom kann man sich als eine Wurst vorstellen. Für jedes Chromosom gibt es eine ganz bestimmte Wurst mit bestimmter Länge und Form. Die Wurst kann man in Scheiben schneiden. Jede Scheibe entspricht einem bestimmten Gen. Ein Gen besteht aus einer Vielzahl von Aminosäuren und ist die Erbsubstanz durch die die Ausprägung einer bestimmten Eigenschaft (z. B. Haarfarbe, Ängstlichkeit, Fleiß, Neigung zur Fettleibigkeit, graziles oder derbes Knochengerüst, Geschlecht usw.) festgelegt wird. Die Aufeinanderfolge der Scheiben (Gene) ist genau festgelegt und ist in allen gleichen Würsten (Chromosomen) die gleiche. Normalerweise haben bei allen Menschen die sich entsprechenden Chromosomen die gleiche Gestalt.

Das Gen, das das männliche Geschlecht festlegt, befindet sich auf einem besonders kleinen Chromosom; man nennt es das Y-Chromosom. Die Eigenschaften, die durch die anderen auf dem Y-Chromosom befindlichen Gene vererbt werden, sind daher geschlechtsgebunden und kommen nur bei Männern vor. (Auf die *seltene* Möglichkeit, daß Gene innerhalb ihres Chromosoms einen anderen Platz einnehmen, oder, daß Teile eines Chromosoms sich ablösen und an ein anderes Chromosom anlagern sei nur hingewiesen.)

Die Frau hat **44 Autosomen und 2 Geschlechtschromosomen** (Gonosomen) (X + X), insgesamt also **46 Chromosomen**. Jeweils 2 Chromosomen sind sich gleich, bilden also ein Paar. Die Frau hat demnach **22 Autosomenpaare plus 1 Sexchromosomenpaar/Gonosomenpaar = 23 Chromosomenpaare**.

Der Mann hat ebenfalls 44 Autosomen (22 Paare). Seine beiden Geschlechtschromosomen haben aber ungleiche Gestalt, sie bestehen aus dem X- und dem kleinen Y-Chromosom.

1949 entdeckte Barr in den Zellen weiblicher Lebewesen (aus verschiedenen Geweben von Katzen) kleine Knoten (Chromatinverdichtung) an

2. Embryologie und angeborene Mißbildungen

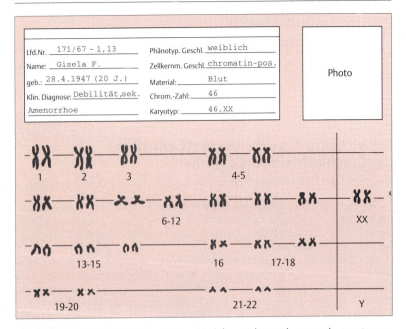

Abb. 2.**1a** **Weiblicher Chromosomensatz** (oben rechts noch ungeordnet; unten geordnet, numeriert und noch stärker vergrößert)

der Kernmembran. Später konnte man nachweisen, daß es sich dabei um das **zweite** X-Chromosom handelt, d. h. daß nur dann an der Kernmembran ein sog. Barr-Körperchen (= Sexchromatin) zu finden ist, wenn zwei X-Chromosomen im Kern enthalten sind. Beim Mann – der nur ein X-Chromosom hat (neben seinem Y-Chromosom), kann daher kein zweites X-Chromosom an der Kernmembran sitzen. Dieses zweite X-Chromosom findet sich auch an Leukozytenkernen der Frau als kleiner trommelschlegelförmiger Fortsatz (Abb. 2.**1a–d**).

In der 6. Schwangerschaftswoche entstehen die männlichen Gonaden, die *Hoden*, etwas später die weiblichen Gonaden, die *Ovarien*. Damit ist das *gonadale Geschlecht* festgelegt.

Unter dem Einfluß der Hormone, die die Gonaden produzieren, reifen die *inneren und äußeren Genitalien* heran, die uns das *genitale Geschlecht* anzeigen.

Die *Körperformen* als Ganzes (der Phänotyp) bilden die *extragenitalen Geschlechtsmerkmale*, die ebenfalls dem Einfluß der Geschlechtshormone unterliegen (Knochenbau, Fettpolster, Behaarung usw.).

Schließlich müssen wir noch das *psychische Geschlecht* anerkennen; d. h. dasjenige Geschlecht, zu dem sich der Mensch *selbst* zuordnet. In manchen

Entwicklung des Geschlechts und der Geschlechtsteile

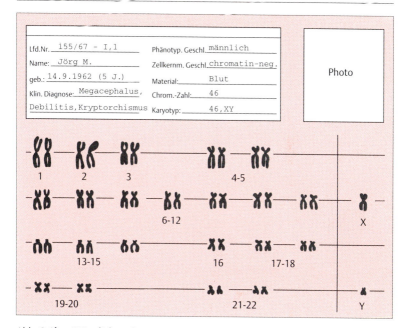

Abb. 2.**1b** **Männlicher Chromosomensatz** (oben rechts noch ungeordnet; unten geordnet, numeriert und noch stärker vergrößert)

Fällen von Genitalmißbildungen müssen wir auch auf das „*standesamtliche Geschlecht*" Rücksicht nehmen, von dem ja Kleidung, Erziehung usw. abhängig sind.

Das Genitale sowie Nieren und das harnableitende System entstehen gemeinsam. Wir müssen ihre Entwicklung daher auch gemeinsam betrachten:

Rechts und links der Wirbelsäule, in der hinteren Wand der Leibeshöhle (Zölom), entsteht ein Gewebswulst, der sich vom Halsbereich bis zum Lendenbereich entwickelt. In diesem Gewebe wird der Harn gebildet und abgeleitet. Der zuerst entstehende oberste Anteil – **die Vorniere** – ist beim menschlichen Keim höchstens noch angedeutet, er spielt keine Rolle mehr.

Vom später – und weiter kaudal – entstehenden Anteil (**Urniere** genannt) geht beim Menschen das harnbildende Gewebe ebenfalls wieder zugrunde, aber das harnableitende Gangsystem (*viele Harnkanälchen*, die in den rechten und linken **primären Harnleiter** münden) bleibt beim Mann erhalten und leitet als **Nebenhoden** (Epididymis) und **Samenleiter** (Vas deferens) den Samen ab. Dieser *Urnierengang* oder *primäre Harnleiter* wird auch als *Wolffscher Gang* bezeichnet.

Bei der Frau bildet sich der Wolffsche Gang normalerweise zurück.

34   2. Embryologie und angeborene Mißbildungen

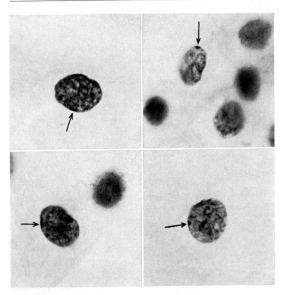

Abb. 2.1c **Barr-Körperchen** an der Kernmembran einer Wangenschleimhautzelle einer Frau

Zurückbleibende Reste werden später bei der Erwachsenen je nach Füllungszustand als Gartnerscher Gang oder Gartner-Gang-Zysten bezeichnet (s. Müllerscher Gang und auch Kap. 8).

Der unterste und am spätesten entstehende Anteil des harnbildenden Gewebes – die **Nachniere** – bleibt bei der menschlichen Entwicklung erhalten und wird zur Niere.

Da der Wolffsche Gang ja inzwischen zum Ableiter der Samenzellen entwickelt bzw. bei der Frau zurückgebildet wurde, entsteht aus einer zur Nachniere ziehenden Aussprossung der Wand des Wolffschen Ganges – die später hohl wird – ein **sekundärer Harnleiter**. Er wird zum **Ureter**.

Die **Keimdrüsen** (Hoden bzw. Ovar) entwickeln sich auf der inneren (medialen) Seite der Urnierenanlage als sog. *Keimleiste* aus dem Zölomepithel, aus dem auch das Peritoneum entsteht. Die Ovarien haben daher als einzige Gebilde in der Bauchhöhle keinen Peritonealüberzug.

Bei *beiden* Geschlechtern entsteht lateral vom Wolffschen Gang (Urnierengang) ein zweiter Gang, der sog. **Müllersche Gang**. Er öffnet sich an seinem oberen Ende in Höhe der Keimdrüse in die Bauchhöhle. Der Müllersche Gang bildet sich beim Mann zurück. Bei der Frau leitet er die Eizellen ab. Sein oberer Anteil wird zur **Tube**. Der untere Teil wandert beidseits zur Mitte – dem der Gegenseite entgegen, schließlich verwachsen der rechte und linke Müllersche Gang miteinander – es bilden sich so **Uterus** und **Va-**

Abb. 2.1d **Trommelschlegel** (Drumstick) am Kern eines Leukozyten einer Frau (aus Hienz, H. A.: Chromosomen-Fibel. Thieme, Stuttgart 1971)

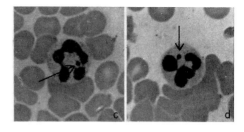

gina. Bleibt die Vereinigung aus oder ist sie unvollkommen, entstehen verschiedene Mißbildungen (s. S. 36ff.).

Später wird – von Mensch zu Mensch in unterschiedlichem Ausmaß – der unterste Abschnitt des Gewebes der vereinigten Müllerschen Gänge zugrunde gehen und durch Gewebe, das aus der Wand des Sinus urogenitalis herauswächst, ersetzt. (Bleiben Reste zurück, entstehen hier Gartner-Gänge oder -Zysten.) Deshalb stammen in unterschiedlicher Ausdehnung der untere Scheidenteil und die Epithelauskleidung evtl. der ganzen Vagina von der Wand des Sinus urogenitalis ab, was hinsichtlich der Innervierung wichtig ist (vgl. Abb. 1.5).

Aus dem Enddarm trennt sich schon sehr früh nach vorn zu (ventral) ein kurzer und nach oben geschlossener Schlauch ab. Wir finden dann am Steißende 2 Öffnungen: Den **After** für den Darm und eine zweite Öffnung für dieses abgeschnürte Schlauchstück. In dieses münden die beiden Urnierengänge = Wolffsche Gänge und die beiden Müllerschen Gänge bzw. der aus ihrer Vereinigung entstandene Gang sowie die sekundären Harnleiter (Ureter) ein. Dieses abgeschnürte ehemalige Darmstück, in das Urin und Eizellen/Spermien entleert werden, wird daher als **Sinus urogenitalis** bezeichnet. Aus seinem mittleren Teil entsteht die **Harnblase**, aus dem dorsalen Anteil bei der Frau der **Scheidenvorhof**.

Das **äußere Genitale** entwickelt sich aus einem *medianen Geschlechtshöcker*, der kranial und ventral des Sinus urogenitalis in der vorderen Bauchwand sitzt. (Deshalb werden frühe weibliche Fehlgeburten fälschlich als Knaben angesehen!) Von ihm aus ziehen um den Sinus herum *2 Geschlechtswülste* und, innerhalb der Wülste gelegen, *2 Geschlechtsfalten*. Aus dem Geschlechtshöcker bildet sich beim Mann der **Penis**, bei der Frau die **Klitoris**. Die Geschlechtsfalten werden beim Mann zum **penilen** (zum Penis gehörend) **Teil der Urethra**, bei der Frau zu den **kleinen Labien**. Die Geschlechtswülste vereinigen sich beim Mann und werden zum **Skrotum** (Hodensack), in das *im 7. bis 8. Schwangerschaftsmonat die Hoden einwandern* (Deszensus der Hoden); bei der Frau entstehen aus ihnen die **großen Labien**.

36   2. Embryologie und angeborene Mißbildungen

Abweichungen von der sexuellen Differenzierung

Abweichungen von der klaren sexuellen Differenzierung in „Mann" oder „Frau" kommen etwa auf 1000 Personen einmal vor. Normalerweise gehören alle Geschlechtsmerkmale zu einem Geschlecht. Überschneidungen sind möglich, z. B. gibt es Frauen mit Bart, Männer mit milchsezernierender Brust. Gehören bei einem Menschen ein oder einige Geschlechtsmerkmale zum anderen Geschlecht, so bezeichnet man ihn als **Intersex** (vgl. weiter unten die Definition des Hermaphroditen; Zwitter).

Chromosomal bedingte Fehlentwicklungen

Da sich bei der geschlechtlichen Fortpflanzung 2 Zellen miteinander vereinigen und die Zahl der Chromosomen beim Menschen konstant 46 bleiben muß, machen die Ei- und Samenzellen eine sog. **Reduktionsteilung** durch, d. h. in jede der beiden Tochterzellen geht nur ein Partner eines Chromosomenpaares, der sich aber *nicht* teilt (und damit wieder ein Paar bilden würde), so daß reife Geschlechtszellen nur einen **haploiden Chromosomensatz** von 23 (22 Autosomen und 1 Geschlechtschromosom) haben. Es enthalten dann *alle* Eizellen ein X-Chromosom, die Samenzellen nur zur einen Hälfte ein X-Chromosom, zur anderen Hälfte ein Y-Chromosom.

Auf dem Chromosom, das das Gen für die Geschlechtsausbildung trägt (Gonosom), liegen auch noch andere Gene. Es können auch solche sein, die Krankheiten hervorrufen, wie bestimmte Formen der Farbblindheit, der Bluterkrankheit usw. Liegt ein solches Gen auf dem Y-Chromosom, so können nur Männer daran erkranken, die trotzdem völlig gesunde Töchter haben können, die wiederum auch völlig gesunde Jungen gebären können.

Es besteht aber die Möglichkeit, daß die Halbierungsteilung des Chromosomenpaares ausbleibt, dann enthält die eine Tochterzelle beide Geschlechtschromosomen, die andere dagegen gar keines. Dies bezeichnet man als „**Non-disjunction**" (Abb. 2.2 b).

Ein Wesen ist nicht lebensfähig, wenn es nicht mindestens ein X-Chromosom in seinen Zellen enthält. Kommt ein weiteres X-Chromosom hinzu, wird es zur Frau; kommt ein Y-Chromosom hinzu, entwickelt es sich zum Mann. Kommt kein Geschlechtschromosom hinzu (X0), so entwickelt sich weder ein Hoden noch ein Ovar! Aber diese Menschen sind an entsprechender Stelle nicht glatt wie eine Kinderpuppe, sondern sie zeigen ein hypoplastisches weibliches Genitale. Dieses stellt sozusagen die *Ausgangsform des Genitales* dar und ist noch *geschlechtlich indifferent*. Erst durch die Gonadenhormone entwickelt sich aus dieser Ausgangsform entweder das (reife) weibliche oder das männliche Genitale.

X0-Patienten *(Turner-Syndrom oder „gonadale Dysgenesie")*. Diese sind kleinwüchsig, es fehlt auch am Wachstumshormon; sie haben einen tiefen Haaransatz im Nacken, einen durch Flügelfellbildung (Hautfalten im Nacken, die dem Verlauf des Randes des M. trapezius entsprechen) breiten Nacken,

Abweichungen von der sexuellen Differenzierung 37

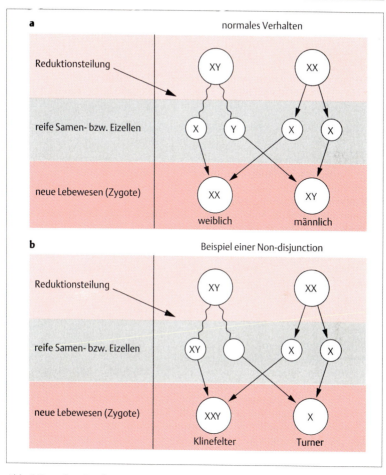

Abb. 2.**2a** u. **b** **Sexchromosomenkombination**. Beispiel für verschiedene Möglichkeiten. (a) Normales Verhalten. (b) Beispiel einer Non-disjunction

Cubitus valgus (Deformierung des Armes im Ellenbogengelenk) und eine primäre Amenorrhö. Die Ovarien sind nicht ausgebildet, doch sind, wie gesagt, Uterus, Vagina und Vulva vorhanden, wenn auch höchst hypoplastisch (unterentwickelt). Vor Abschluß der Wachstumsphase kann mit Wachstumshormon und kleinen Dosen Östrogenen das Körperwachstum angeregt werden. Später kann mit der Pille (als Hormontherapie) Busenwachstum und Menstruation ausgelöst werden. Kinder können diese Patienten nicht bekommen.

Triplo-X-Patientin (sog. *„Super-female"*). Sie ist im allgemeinen klinisch unauffällig. Sie menstruiert und kann fertil (fruchtbar) sein, ist aber keineswegs besonders weiblich. Man kann bei diesen Frauen häufiger einen Schwachsinn leichten Grades finden.

XXY-Patienten *(Klinefelter-Syndrom)*. Diese erscheinen als Männer. Sie haben aber eine Azoospermie (Fehlen der Spermien in der Samenflüssigkeit), kleine Testes und hyalinisierte Tubuli seminiferi. Ihre Brüste sind vergrößert.

Kombination XXXY *(Triplo-X-Mann)*. Dies entspricht dem Klinefelter-Syndrom.

Mosaikbildung. Dies ist, wenn verschiedene Körperzellen desselben Menschen einen verschiedenen Chromosomensatz zeigen. Je nachdem, welche Körperzellen welche Chromosomen aufweisen, entstehen hier die verschiedensten Erscheinungsbilder.

Weiterhin gibt es die Möglichkeit, daß bei der Teilung die Chromosomen zerbrechen und ihre Bruchstücke sich anderen Chromosomen anlagern. Man kann sich z. B. vorstellen, daß sich die das Geschlecht bestimmenden Gene von einem X-Chromosom an ein Y-Chromosom oder umgekehrt anlagern; dann kann dies die Ursache eines **wahren Hermaphroditen** (von „Hermes" und „Aphrodite") sein, der Hoden und Ovarialgewebe gleichzeitig besitzt.

Gonadal bedingte Fehlentwicklungen

Alle hier aufgezählten Genitalmißbildungen führen zum **Pseudohermaphroditismus**, da die Gonaden eindeutig weiblich oder männlich sind. Hat ein solcher Patient Ovarien, so ist es eine Frau und wird als *weiblicher Hermaphrodit* bezeichnet (Hermaphroditismus femininus). Sind bei solchen Frauen die Ovarien zu stark deszendiert, kann man sie bis in den Leistenkanal hinunter finden. Gelegentlich ist die Klitoris vergrößert und erscheint als kleiner Penis, enthält evtl. die Urethra, die meist aber nicht an der Spitze des „Penis", sondern an seiner Unterseite mündet (Hypospadie). Der Scheideneingang ist mehr oder weniger verschlossen und die großen Labien sind mehr oder weniger miteinander verwachsen. Das innere Genitale ist normal oder hypoplastisch.

Ein Mensch mit Hoden ist ein Mann. Entwickelt er weibliche äußere Genitalien, bezeichnet man ihn als *„männlichen Hermaphrodit"* (kleiner Penis, der als „große Klitoris" imponiert, Hypo- oder Epispadie, Hodensack zweigeteilt, der daher als die beiden großen Labien imponiert).

➤ **Ursache.** Soweit uns kein anderer Grund für diese Entwicklungsstörungen bekannt ist, müssen wir eine *mangelnde Prägekraft* (zu geringe Hormonproduktion), eine *mangelnde Ansprechbarkeit* von Geschlechtshöcker, -wülsten und -falten oder eine *falsche Prägekraft* (falsche Hormonproduktion) der Gonaden annehmen.

Abweichungen von der sexuellen Differenzierung 39

Ein typisches Beispiel hierfür ist die **inkomplette Maskulinisierung** (wobei es sogar zu einer echten Feminisierung kommt) beim chromosomal und gonadal männlichen Geschlecht: Sie wird als **testikuläre Feminisierung** bezeichnet. Damit soll gesagt werden, daß diese „Männer" ein weibliches Äußere haben, obwohl sie Testes (Hoden) besitzen. Diese Hoden sind aber nicht deszendiert. Sie liegen in der Bauchhöhle, gelegentlich allerdings auch im Leistenkanal oder in den „großen Labien" (die Geschlechtswülste haben sich nicht zum Skrotum vereinigt) und produzieren *keine Androgene, sondern Östrogene!* Daher bilden sich Brüste, Vulva und Vagina aus – aber kein Uterus. Da diese Patienten bei der Geburt als Mädchen imponieren, wird ihr „standesamtliches Geschlecht" weiblich sein.

Werden die Gonaden nicht angelegt oder bleiben in der Entwicklung zurück und bilden keine oder zu wenig Sexualhormone, spricht man von **Gonadendysgenesie**.

Fehlanlagen der sekundären Geschlechtsmerkmale, angeborene Mißbildungen des Genitales

In den folgenden Fällen sind die Ovarien normal, die Mißbildungen führen nicht zu Intersexen.

Vulva. Hier finden sich gelegentlich mehr oder weniger miteinander verwachsene kleine Labien, weil sie sich in der Fötalzeit nicht voneinander gelöst haben (die Verwachsung kann auch sekundär als Folge einer kindlichen Vulvitis entstanden sein). Man kann sie durch einen kleinen Eingriff voneinander trennen und damit den Scheideneingang freilegen. Die Urethralöffnung ist immer frei, der Verschluß also immer inkomplett.

Vagina. Ein kompletter Verschluß ist möglich durch ein imperforiertes Hymen. Meist wird dies erst mit 13–16 Jahren diagnostiziert, wenn trotz entsprechender Symptome kein Menstrualblut abfließt. Die Eröffnung soll frühzeitig erfolgen, ehe es zu Uterus- oder Tubenschäden durch den Rückstau des Menstrualblutes gekommen ist. Nach der Eröffnung besteht für die nächste Zeit Infektionsgefahr.

Die häufigste Mißbildung der Vagina ist eine *längs verlaufende Trennwand* (Septum) unterschiedlicher Länge, die, wenn sie gut ausgebildet ist, 2 Scheidenrohre entstehen läßt (mangelhafte Verschmelzung beider Müllerscher Gänge). Unter der Geburt reißen diese Septen oft ein bzw. sind leicht mit einem Scherenschlag zu trennen. Eine frühere operative Behandlung sollte nur bei Kohabitationsbeschwerden erfolgen.

Ein *völliges Fehlen der Vagina* kann durch ausgebliebene Aushöhlung der Müllerschen Gänge hervorgerufen sein. Oder es hat sich der von der Wand des Sinus urogenitalis hochwachsende (etwa unteres Scheidendrittel) Teil der Vagina nicht mit dem (aus den Müllerschen Gängen entstandenen) von oben herabwachsenden Teil der Vagina vereinigt, und beide Lumina sind

40   2. Embryologie und angeborene Mißbildungen

durch ein mehr oder weniger dickes Septum getrennt. Die Vereinigung bzw. Neubildung kann technische Schwierigkeiten bereiten.

Ein *völliges Fehlen des* **Uterus** ist selten (meist sind solide Rudimente vorhanden und dann mit dem Fehlen der Vagina vergesellschaftet; Rokitansky-Küster-Hauser-Syndrom). Häufiger ist eine *Hypoplasie*, die entweder darauf beruht, daß zu wenig Östrogene gebildet werden, oder daß das Uterusgewebe schlechter als normal auf die Östrogene anspricht. Bei einem derartigen Befund trifft man häufiger Amenorrhö, späte Menarche, Oligomenorrhö, Dysmenorrhö, Sterilität (die Patientin kann nicht schwanger werden) oder Infertilität (die Patientin kann schwanger werden, aber die Schwangerschaft nicht austragen). Hormonzufuhr oder Schwangerschaft (endogene Hormontherapie) können manchmal den Befund bessern.

Alle anderen angeborenen Mißbildungen des Uterus kommen entweder durch mangelhafte (Uterus arcuatus, Uterus bicornis, Uterus spetus) oder völlig ausbleibende (Uterus duplex) Vereinigung der Müllerschen Gänge (2 „Uteri" mit nur je einer Tube) oder durch mangelhafte Ausbildung oder völliges Fehlen eines Müllerschen Ganges zustande. Bei leichteren Graden findet man gehäuft geburtshilfliche Komplikationen wie falsche Einstellung des Kindes, Wehenschwäche und Blutungen, aber auch Aborte oder Ruptur (Zerreißung) des muskelschwachen Uterus. Zur Herstellung der Beschwerdefreiheit, der Kohabitationsfähigkeit (Möglichkeit, Verkehr zu haben), z. T. auch der Reproduktionsfähigkeit (Möglichkeit, Kinder zu bekommen) können, je nach Lage des Falles, verschiedene Operationen vorgenommen werden.

Fehlentwicklung der Genitalien aus bekannter Ursache

Maskulinisierung bei chromosomal und gonadal weiblichem Geschlecht: **Adrenogenitalsyndrom (AGS)**. Unter dem Einfluß des ACTH (adrenokortikotropes Hormon) aus dem Hypophysenvorderlappen produziert die Zona reticularis der Nebennierenrinde stufenweise mit Hilfe von Fermenten das Endprodukt Cortisol (ein Nebennierenrindenhormon). Eine dieser Vorstufen ist ein Androgen (d. h. ein Hormon mit vermännlichender Wirkung). Durch einen genetisch bedingten (also angeborenen) *Defekt im Fermentsystem* kann bei derartigen Patientinnen der Aufbau des Cortisols, der bis zur Stufe des Androgens normal verlieft, nicht erfolgen, so daß das Androgen aus der Nebennierenrinde abfließt und den ganzen Organismus zur männlichen Entwicklung hindrängt. Dies ist sowohl schon intrauterin, als ach manchmal erst Jahre nach der Geburt möglich. Je nach Beginn und Ausmaß der Androgenproduktion ist die Klitoris vergrößert, sind die großen Labien miteinander vereinigt usw. die inneren Genitalien sind regelrecht entwickelt, aber hypoplastisch. Nach zunächst raschem Wachstum schließen sich die Epiphysenfugen früher als normal. Das anfangs „große Kind" wächst dann nicht mehr und wird ein „kleiner Erwachsener". Bartwuchs und Amenorrhö kommen hinzu. Da kein oder nur wenig Cortisol im Blut erscheint, wird von der Hypophyse vermehrt ACTH ausgeschüttet – was aber nur zur Steigerung der Androgenproduktion führt. Andererseits bremst das überschüssige Androgen die Gonadotropinbildung, da das Zwischenhirn, das die Hypophyse steuert, nicht zwischen männlichem und weiblichem Hormon zu unterscheiden vermag (Circulus vitiosus), so daß die Ovarien nicht zur Östrogenbildung angeregt werden.

➤ **Therapie.** Die therapeutische Zufuhr des nicht oder ungenügend gebildeten Nebennierenrindenhormons bremst nun die ACTH-Bildung und stoppt damit rasch die Androgenproduktion. Es wird dann die – vorher gehemmte – Gondadotropinbildung einsetzen, wodurch die Ovarien jetzt zur Östrogenproduktion stimuliert werden. Soweit nicht schon irreversible Schäden aufgetreten sind, kann die Frau nun sogar Kinder bekommen.

Hat die Mutter einen **androgenproduzierenden Tumor** oder erhält sie **männliche Hormone** bzw. **Progestagene mit maskulinisierender Wirkung** während der Gravidität, so können beim neugeborenen Mädchen die äußeren Genitalien wie beim Adrenogenitalsyndrom entwickelt sein.

Virilisierung

Auf der Grenze zwischen „sexueller Mißbildung" und „normal" steht die Virilisierung (Vermännlichung), die sich auch evtl. nur extragenital und/oder psychisch äußert. So ist z. B. der **Hirsutismus** eine dem männlichen Behaarungstyp entsprechende oder ähnelnde Behaarung bei der Frau. Die Virilisierung wird gefunden:

- *konstitutionell* (d. h. also angeboren aus unbekannter Ursache),
- bei *Hormonzufuhr*,
- beim *Stein-Leventhal-Syndrom*,
- bei *virilisierenden Tumoren* des Ovars, der Hypophyse oder der Nebenniere,
- bei erst im Laufe des Lebens aufgetretenem *Adrenogenitalsyndrom* usw.

Transvestitentum, Geschlechtsumwandlung, Gentechnologie

Transvestitentum/Transvestismus. Dies bezeichnet die (krankhafte(?)) Sucht, die Kleidung des anderen Geschlechts zu tragen – verbunden mit dessen geschlechtsspezifischem Gehabe. Die Grenzen sind fließend, man denke nur an den Schottenrock bei Männern und die Hosenmode der Damen.

Geschlechtsumwandlung. Hierunter versteht man die operative Angleichung des äußeren Genitales an das andere Geschlecht (zu dem sich die betreffende Person ja gefühlsmäßig bereits zählt). Konsequenterweise müssen auch die Gonaden entfernt und die gegengeschlechtlichen Hormone gegeben werden.

42   2. Embryologie und angeborene Mißbildungen

Bei Männern wird man Penis und Hoden entfernen, aus dem Skrotum eine Vagina konstruieren und durch Implantate die Brüste vergrößern. Bei Frauen werden dementsprechend die Brüste reduziert und ein Penis geformt. Durch Implantate kann man diesen auch versteifen, sehr schwierig ist aber die Konstruktion einer funktionstüchtigen Urethra.

Gentechnologie. Dies ist die Lehre von der Bearbeitung der Gene. Zunächst erkannte man, daß in den Chromosomen die Erbsubstanz zusammengefaßt ist. Dann entdeckte man, daß jedes Chromosom aus vielen Tausenden von Aminosäuren besteht; weiterhin, daß bestimmte Gruppen von Aminosäuren – die man als Gene zusammenfaßte – für die Vererbung einer jeweils ganz bestimmten Eigenschaft – wie Haarfarbe oder Körpergröße, aber auch die Fähigkeit zu atmen, zu verdauen oder bestimmte Hormone oder Fermente herzustellen, verantwortlich waren.

Man fand (und findet immer noch) die Stellen auf den Chromosomen, wo die Gene lokalisiert sind, die für die Vererbung bestimmter Fähigkeiten, Eigenschaften oder Krankheiten zuständig sind. Die Gentechniker (Wissenschaftler, die die Gene bearbeiten) fanden außerdem Fermente (entsprechend den Verdauungsfermenten), die die Chromosomen zwischen 2 Genen zerschneiden können, und sie konnten mit Hilfe dieser Fermente einzelne Gene aus den Chromosomen heraustrennen. Sie fanden weiterhin Substanzen, mit deren Hilfe sie 2 Gene aneinander „kleben" können.

Sie schnitten nun (als praktische Nutzanwendung) aus einem menschlichen Chromosom das Gen heraus, das für die Insulinproduktion verantwortlich ist. Sie schnitten außerdem ein Chromosom, das aus einem Kolibakterium stammte, in 2 Teile, brachten das menschliche Insulinbildungsgen dazwischen und „klebten" die 3 Teile wieder zusammen. Das neugebildete Chromosom wurde in ein Kolibakterium eingeschleust, das nicht erkannte, daß ihm „versteckte" menschliche Erbsubstanz eingeimpft worden war. Dieses Kolibakterium vermehrte sich und gab auch die Eigenschaft, menschliches Insulin zu bilden, an seine Tochterzellen weiter.

So ist es gelungen, menschliches Insulin in unbegrenzter Menge zu produzieren und vom bisher alleine verfügbaren tierischen Insulin unabhängig zu werden.

Damit ist ein Modell entwickelt worden, wie die gefürchtete Sensibilisierungsmöglichkeit gegen tierisches Eiweiß vermieden werden kann, die uns z. B. bei der wiederholten Tetanusschutzimpfung Sorgen macht.

Man wird in absehbarer Zukunft auch auf menschlichen Chromosomen befindliche krankmachende Gene erkennen, sie lokalisieren, herausschneiden und durch gesunde Gene ersetzen können.

Dies wäre ein Segen, nicht nur für die betroffenen Menschen.

Man kann sich ebensogut aber auch vorstellen, daß andere – für die Menschheit positive – Gene oder Genkomplexe gegen andere – negative – ausgetauscht werden könnten. Hier nützen – weltweit gesehen – keine Forschungsverbote, mit diesem Fluch müssen wir leben.

Prüfungsfragen zu Kapitel 2
Es kann immer nur ein Antwortangebot richtig sein

1. Was entspricht bei der Frau dem Skrotum (ohne Inhalt)?

a) Der Mons pubis
b) Die Labiae majorae
c) Die Labiae minorae
d) Die Klitoris
e) Das Vestibulum

2. Was verstehen Sie unter 'Drumsticks' (Trommelschlegel)?

a) Ein Kennzeichen des männlichen Geschlechts
b) Ein Signum mali ominis bei Kollumkarzinom (Kap. 14)
c) Hypersegmentierte Erythrozyten
d) Die Tubenform bei der Adnexitis tuberculosa
e) Es sind nur bei weiblichen Individuen vorkommende trommelschlegelähnliche Auswüchse an den Zellkernen von Leukozyten

3. Was sind die Barr-Körpchen?

a) Ein Kennzeichen des weiblichen Geschlechts
b) In der Klitoris entsprechen sie den Schwellkörpern des Penis
c) Knotige Verdickungen der Wand des Zellkerns
d) Sie fehlen beim Chromosomensatz XY
e) Antwortangebote a, c und d sind richtig

4. Auf welcher hormonalen Überproduktion beruht das adrenogenitale Syndrom?

a) Gestagene
b) Östrogene
c) Androgene
d) Cortison
e) Antwortangebote c und d sind richtig

5. Was ist das Epoophoron?

a) Es ist die äußerste Schicht des Ovars, die die Primärfollikel enthält
b) Es ist ein entwicklungsgeschichtliches Überbleibsel in der Mesosalpinx
c) Es ist im Ovar der Eihügel, der die Eizelle trägt
d) Es ist die Eizelle kurz nach der Befruchtung
e) Es ist eine Falte, die vom Lig. latum und dem Lig. infundibulopelvicum gebildet wird

2. Embryologie und angeborene Mißbildungen

**Zu Frage 6 – 14
Welche von den
unten folgenden
Geschlechts-
chromosomen-
kombinationen
trifft zu für:**

6. Normale Frau
7. Super-female
8. Testikuläre Feminisierung
9. Mosaiktyp
10. Mann
11. Nicht lebensfähige Kombination
12. Pseudohermaphroditismus masculinus
13. Hermaphroditismus verus
14. Hermaphroditismus femininus

**Antwort-
angebote für
Frage 6 – 14**

a) XX
b) XXX
c) Y0
d) XY
e) XX+XY

**15. Was sind die
Gartner-Gang-
Zysten?**

a) Sie sind die Folge rezidivierender Bartholinitiden
b) Sie bilden sich aus Resten der Kiemengänge
c) Sie bilden sich aus Resten der Wolffschen Gänge
d) Sie bilden sich aus akzessorischen Milchdrüsen, die keinen Ausführungsgang haben
e) Keines der Angebote ist richtig

**Zu Frage 16 – 20
Wovon stam-
men die aufge-
zählten Gebilde
entwicklungs-
geschichtlich
ab?**

16. Tube
17. Ovar
18. Uterus
19. Lig. cervicovesicale
20. Lig. sacrouterinum

**Antwort-
angebote für
Frage 16 – 20**

a) Aus den Müllerschen Gängen
b) Aus der medialen Seite der Urnierenanlage
c) Aus dem Rest der Kloakenmembran
d) Aus den Wolffschen Gängen
e) Keines der obigen Gebilde trifft zu

**21. Welche Ge-
schlechtsmani-
festationen ken-
nen wir?**

a) Das gefühlsmäßige Geschlecht
b) Das standesamtliche Geschlecht
c) Das chromosomale Geschlecht
d) Antwortangebot a und c trifft zu
e) Antwortangebot a, b und c trifft zu

3. Weibliches Genitale und die wesentlichen Entwicklungsstadien der Frau

Kindheit

Der **Uterus** ist beim *neugeborenen* Mädchen unter dem Einfluß der Plazentahormone über das allgemeine Körperwachstum hinausgehend gewachsen und etwa 2,5 (–3) cm lang. Ebenso ist die Schleimhaut mehr oder weniger stark proliferiert und *kann* in den ersten Lebenstagen abbluten. In den folgenden Jahren bleibt der Uterus zunächst hinter dem übrigen Körperwachstum zurück. Das Verhältnis von Korpus- zu Zervixlänge beträgt in der Kindheit 1:2 (bei der reifen Frau 2:1). Noch bei 6–7jährigen Mädchen ist der Uterus gestreckt, bohnengroß und sehr derb. Er liegt weit links von der Mittellinie (was rektal zu tasten ist), noch sehr hoch und ragt mit seinem Fundus aus dem kleinen Becken heraus.

Die Oberfläche der **Ovarien** ist in dieser Zeit glatt. **Vagina** und **Hymenalöffnung** sind sehr eng. Sucht man aber z. B. nach Fremdkörpern (Knöpfe und dergl.), so kann man sich meist mit einem Ohrtrichter und einer Sonde oder Pinzette recht gut einen Überblick bzw. Tasteindruck verschaffen.

Pubertät

Die Entwicklungsjahre beginnen *lange vor* der ersten Menstruation, die man als **Menarche** bezeichnet, etwa mit 7–8 Jahren. Die *Östrogenproduktion* der *Ovarien* wird zunächst kontinuierlich stärker, später allmählich rhythmisch. Die **Nebennierenrinde** produziert vermehrt männliches Hormon (Pubertätsakne, s. Kap. 4, S. 57 u. 65). Beide (Ovar und Nebenniere) unterstehen den Einflüssen der entsprechenden **Hypophysenhormone**, die jetzt ebenfalls vermehrt nachweisbar sind. Meist kommt es (in der Reihenfolge des Auftretens) zunächst zur **Thelarche** (Beginn des Brustwachstums), dann zur **Pubarche** (Organ-) Fetteinlagerung und Behaarung der Vulva; der Mons veneris entwickelt sich; die großen Labien werden voller, berühren sich und verdecken damit die kleinen Labien).

Bei mitteleuropäischen Kindern erfolgt z. Z. die **Menarche** im Alter von 12–13 Jahren. Ganz allgemein wird die Subkutis an den typischen Stellen („die weiblichen Rundungen") fettreicher. Das **Corpus uteri** wächst jetzt und wird schließlich doppelt so lang wie die Zervix. Der Uterus sinkt tiefer, wird anteflektiert und antevertiert und beginnt eine mittelständige Lage einzunehmen.

Die Menstruationen der ersten Jahre können *ovulatorisch* und *anovulatorisch* verlaufen! Hier gibt es rassische, regionale, konstitutionelle und soziale Unterschiede.

Die *Reifung des Genitales ist etwa mit dem 16.–18. Lebensjahr abgeschlossen*, damit ist die Zeit der Adoleszenz (Übergangszeit von der Kindheit zum Erwachsenenalter etwa zwischen 13./14./15. bis 17./18./19. Lebensjahr) zu Ende. Besonders zu Beginn der Entwicklungsjahre ist die Eierstockfunktion (d. h. auch ihre Hormonproduktion) noch sehr labil und daher störungsanfällig, was sich in überstarken und/oder unregelmäßigen Blutungen (s. dort) und auch ihrem völligen Ausbleiben äußern kann.

Unter **Pubertas praecox** versteht man das Auftreten der ersten Regelblutung vor dem 7./8. Lebensjahr. Die Ursache liegt in einer zentralen (Zwischenhirn oder Hypophyse) Fehlsteuerung oder auch in hormonbildenden Tumoren. Kommt es auch zur Ovulation, so können diese Kinder sogar empfangen.

Geschlechtsreife

Die Geschlechtsreife beginnt, wenn die Genitalien unter dem Einfluß der biphasischen Eierstockstätigkeit (s. Zyklus der Frau) ausgereift sind. Der Eisprung und die Menstruation sind das wesentliche Merkmal dieses Lebensabschnitts.

Der **Uterus** hat seine volle Größe erreicht (Sondenlänge des Kavums, d. h. vom äußeren Muttermund bis an die Funduswand = 7–8 cm). Nach jeder Schwangerschaft bleibt er etwas größer, nur selten tritt im Wochenbett eine überstarke Rückbildung (Hyperinvolution) ein, durch die der Uterus kleiner als vor der Gravidität wird.

Unter dem Einfluß der jetzt in vollem Ausmaß gebildeten Östrogene wandert die Grenze zwischen Zervix-(Zylinder-)Epithel und Portio-(Platten-)Epithel auf die Portio heraus – es wird ein „roter Fleck", die sog. „Erythroplakie", sichtbar (s. Kolposkopie). Dies ist physiologisch und muß keineswegs behandelt werden. Nur bei sehr störender Hypersekretion ist evtl. eine Verschorfung angezeigt. Im Verlauf der Wechseljahre mit nachlassender Östrogenproduktion verschiebt sich diese Grenze wieder in den Zervikalkanal hinein und ist im Senium nicht mehr sichtbar. Dies macht die kolposkopische Früherkennung des Portiokarzinoms (das meist an dieser Grenze beginnt) in fortgeschrittenem Alter unmöglich und erfordert den Zervixzellabstrich.

Die **normale Menstruation** (s. auch Kap. 4, Menstruationshygiene) kehrt *etwa* alle 28 Tage wieder, doch ist „das einzig Regelmäßige an der Regel ihre Unregelmäßigkeit". Schwankungen bis zu ± 3 Tagen sind normal. Sie dauert im allgemeinen 3–4 Tage, wobei der erste bzw. die beiden ersten oder der zweite Tag zumeist die stärkste Blutung aufweisen. Bis zu 7 Tagen Blutung werden als normal angesehen. Der Monatsfluß besteht aus Schleim, zerfallener Schleimhaut und Blut in wohlabgewogenem Mengenverhältnis zueinander. Die aus den zerfallenden Schleimhautzellen in einer bestimmten Menge freiwerdenden Fermente bewirken, daß das Blut nicht gerinnt! Kommt es zur Gerinnselbildung bei der Menstruation, so kann man daraus schließen, daß der Blutanteil krankhaft erhöht ist. Die Gesamtmenge des Monatsflusses beträgt etwa 100–150 ml. Der reine Blutverlust macht ca. 50–70 ml aus, der Eisenverlust ca. 20–30 mg. Daher wird für die menstruierende Frau eine tägliche Eisenzufuhr von 14–28 mg empfohlen (S. 87). Der Mann benötigt nur 5–9 mg (wenn man davon ausgeht, daß etwa 10% des zugeführten Eisens resorbiert werden). Leichtere Grade von psychischen und geistigen Veränderungen, Unterleibsschmerzen, Völlegefühl, Brustspannung usw. kurz vor und während dieser Zeit sind so häufig, daß sie als „normal" anzusehen sind. Etwa 5–10% aller Frauen haben starke Beschwerden, die dann als **Dysmenorrhö** behandlungsbedürftig sind (s. Kap. 6).

Wechseljahre

Klimakterium (auch **Klimax** genannt). Es beginnt zwischen dem 43.–45. Lebensjahr und endet mit 56–58 Jahren (s. Kap. 4). Jedoch ist es keine allzu große Seltenheit, daß auch noch über 60jährige unter „Wechseljahrsbeschwerden" leiden, die nach Östrogengaben schwinden.

Es ist ein Naturgesetz, daß in einem gewissen Alter das Mädchen zur Frau heranreift und dann in der Lage sein muß, die Art zu erhalten, d. h. Kinder zu bekommen. Ebenso gesetzmäßig wird der Frau in einem späteren Alter die Last der Arterhaltung wieder genommen.

In den Wechseljahren beginnt die **Involution der Genitalien**, die sich in den Jahren danach fortsetzt. Sie ist typenmäßig verschieden stark. Eine zu starke Involution behandeln wir als Krankheit. Das **äußere Genitale**, Mons veneris und mehr noch die großen Labien, verlieren an Fett; sie werden schlaffer. Die Genitalhaut wird dünner und verletzlicher. Der **Uterus** wird kleiner und welk, zahlreiche seiner Muskelfasern werden durch Bindegewebe ersetzt. Das Endometrium atrophiert, wenige Drüsen bleiben zurück, die auf Östrogenzufuhr wieder proliferieren und zu genitalen Blutungen führen können; ebenso können sie gelegentlich zystisch entarten. Die **Vagina** beginnt vom Eingang und von den Gewölben her unelastischer und enger zu werden. Die **Portio** schrumpft ebenfalls, so daß der Muttermund schließlich im Niveau der Scheide liegen kann. Die **Ovarien** schrumpfen und lagern Bindegewebe ein. Sie sind dann genarbt und ca. mandelgroß.

Ein zu früher Ausfall der Eierstocksfunktion (Climax praecox) erfordert auf jeden Fall hormonelle Substitution, da die *Östrogene* (das Follikelhormon) z. B. *zur Bildung bzw. Erhaltung eines normalen Knochens* – insbesonde-

3. Weibliches Genitale und die wesentlichen Entwicklungsstadien

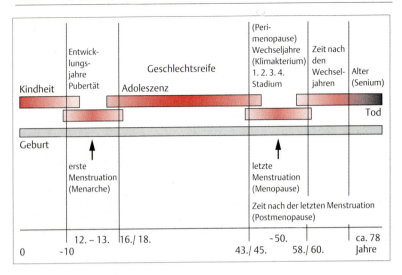

Abb. 3.1 **Wichtige Daten im Leben der Frau**

re seines Kalkgehaltes – *notwendig* sind; ebenso verhindern die Östrogene die Gefäßverkalkung (s. Lehrbuch der inneren Medizin: HDL- und LDL-Cholesterin).

„**Zeit nach dem Klimakterium**". Mit 58–60 Jahren beginnt diese Zeit, die später ins **Senium** übergeht. In dieser Zeit eilt oft noch die Alterung der Genitalien der allgemeinen Altersveränderung des Organismus voraus. Eine zu starke Involution, die sich in Craurosis valvae (Atrophie der Vulva mit krankhafter Veränderung des Unterhautzellgewebes), Leukoplakie usw. (s. dort) äußern kann, ist krankhaft und daher behandlungsbedürftig (wichtige Daten im Leben der Frau, s. Abb. 3.1).

Genitalblutungen. Sie werden nun immer häufiger durch ein **Karzinom** bedingt. Hypertonie und Gefäßerkrankungen können ebenfalls zu Blutungen aus dem atrophen Endometrium führen. Eine angedeutete Periodizität kann zur verhängnisvollen Annahme der „wiedergekommenen Menstruation" verleiten. Wirklich hormonell ausgelöste Blutungen (dann müssen auch die Vaginalzellen eine gute östrogene Aktivität erkennen lassen) deuten auf hormonaktive Tumoren hin – wenn sie nicht iatrogen (d. h. „durch den Arzt ausgelöst") sind, durch Verordnung zu stark östrogenhaltiger Medikamente.

Senium/Seniorenalter

Das Wort „**Senium**" ist mit einer negativen Bedeutung besetzt; positiver klingt „**Seniorenalter**".

Sein Beginn ist besonders schwer festzulegen, da er weitgehend vom biologischen Alter bestimmt wird. Man rechnet heute, daß das Senium zwischen dem 50. und dem 70. Lebensjahr beginnt.

Es ist zunächst gekennzeichnet durch ein Nachlassen der körperlichen und geistigen Reserven (auch der Libido) – die Erholungszeiten werden länger; später lassen auch die entsprechenden Kräfte nach.

So ist bei Unfällen, Krankheiten und Operationen mit verlängerter Rekonvaleszenz zu rechnen. Auch die Belastbarkeit durch Narkose und Operation wird geringer.

Nicht nur für unser Fachgebiet wichtig ist die fehlende oder zu geringe Östrogenproduktion, die bei Frauen dieses Alters zum Anstieg der Häufigkeit von Herz- und Gefäßkrankheiten führt. Auch nimmt die Knochenfestigkeit infolge Calciumverlusten ab und dementsprechend die Zahl der Knochenbrüche zu.

Deshalb besteht heute Einigkeit darüber, daß die niedrig dosierte Östrogengabe, die während der Wechseljahre als Behandlung der klimakterischen Beschwerden zur Standardtherapie wurde, auch im Senium bis zum Lebensende fortgesetzt werden muß!

Sicherheitshalber kombiniert man zunächst pro Behandlungszyklus den letzten Abschnitt der Östrogenzufuhr mit einem Gestagen (z. B. Presomen 0,6 comp), um evtl. proliferierte Schleimhaut zum Abbluten zu bringen.

Auch bei über 60jährigen können neben der Gefäß- und Knochenbrüchigkeit die hormonmangelbedingten Wallungen usw. (wieder) auftreten und sich auf entsprechende Therapie bessern. Da auch in diesem Alter noch auf Östrogene ansprechende Schleimhautinseln im Endometrium vorhanden sein können, muß auch hier alle 3–6 Monate zusätzlich ein Gestagen gegeben werden (z. B.: 2–5 Monate Presomen 0,3 und dann 1 Monat Presomen 0,6 comp.).

Eine entsprechende körperliche Betätigung (Gymnastik) und Diät (ausreichende Calcium- und Eiweißzufuhr (magerer Fisch)) wird jetzt besonders wichtig.

Entwicklungsstadien der weiblichen Brust

An der **Brust** kann man – zwar etwas willkürlich, aber doch ganz gut – die einzelnen Entwicklungsphasen ablesen und (besonders im Alter unter 20–25 Jahren) in etwa erkennen, in welchem „biologischen" Alter sich ein(e) Mädchen/Frau befindet (Abb. 3.**2, a–f**).

3. Weibliches Genitale und die wesentlichen Entwicklungsstadien

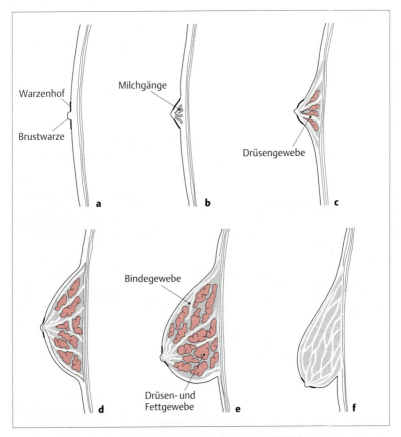

Abb. 3.**2a–f** **Die Entwicklungsstadien der weiblichen Brust** (schematisch). (**a**) Junge und Mädchen in der Kindheit. (**b**) Mädchen in der frühen Pubertät. (**c**) Mädchen in der späten Pubertät. (**d**) Junge erwachsene Frau. (**e**) Frau in der Geschlechtsreife. (**f**) Frau nach den Wechseljahren

In der *Kindheit* sind die Verhältnisse bei Bub und Mädchen gleich (Abb. 3.**2a**).

Unter dem Einfluß der in der *Pubertät* zunächst allein produzierten Östrogene wächst das Gangsystem (Abb. 3.**2b**). Kommt Progesteron hinzu, entwickelt sich auch das Drüsen- und Fettgewebe (Abb. 3.**2c**).

In Anbetracht der verschiedenen Straffheit des Warzenhofes und der umgebenden Haut sitzt die halbkugelig-kegelige Vorwölbung der Brustwarze und des Warzenhofs der ebenfalls halbkugelig-kegeligen Vorwölbung der umgebenden Haut auf. Wenn die gelegentlich recht stürmischen Wachstumsperioden (die rechts und links bis zu ca. 6–8 Wochen zeitlich auseinander liegen können!) vorbei sind, läßt die Hautspannung allmählich nach und die Brust nimmt die zunächst halbkugelige (Abb. 3.2d) Form an.

Später beginnt die Brust etwas nach unten zu hängen, ihr Oberrand bleibt nicht mehr konvex, sondern kann am Ansatz etwas konkav werden (Abb. 3.2e). Da die Haut die Hauptstütze und Formgeberin der Brust ist, sollte ihrer Erschlaffung – spätestens jetzt – durch einen gut sitzenden Büstenhalter vorgebeugt werden.

In den *Wechseljahren* schwindet das Drüsengewebe, es bleibt Fett- und Bindegewebe in sehr unterschiedlichen Mengen zurück – die Brust wird noch schlaffer und hängt noch mehr (Abb. 3.2f). Je stärker die Brust ausgebildet ist, um so mehr werden sich die Veränderungen bemerkbar machen.

Prüfungsfragen zu Kapitel 3
Es kann immer nur ein Antwortangebot richtig sein

1. Worauf ist die vaginale Blutung beim weiblichen Neugeborenen in der Regel zurückzuführen?

a) Geburtstrauma
b) Plötzlicher Östrogenmangel nach der Geburt
c) Infektion
d) Neoplasmen
e) Antwortangebote a, b und c sind richtig

2. Welches ist die häufigste Ursache einer kindlichen Vaginitis?

a) Transversales Septum der Vagina
b) Phenylketonurie
c) Hämatometra
d) Fremdkörper in der Vagina
e) Pubertas praecox

3. Wo verläuft im allgemeinen die Grenze zwischen Zylinder- und Plattenepithel?

a) Beim Kleinkind im Zervikalkanal
b) Bei der geschlechtsreifen Frau auf der Portiooberfläche
c) Bei Frauen im Klimakterium im Zervikalkanal
d) Antwortangebote a und c sind richtig
e) Antwortangebote a, b und c sind richtig

4. Wie groß ist der Blutverlust (ohne Schleimbeimengung und dergl.) während der normalen Menstruation?

a) 100–150 ml
b) 50–70 ml
c) 28 ± 3 ml
d) 5–10% des Monatsflusses sind Blut
e) Es blutet nicht! Es gehen nur Schleimhautstückchen ab

3. Weibliches Genitale und die wesentlichen Entwicklungsstadien

5. Was ist Climax praecox?

a) Ein zu spätes Einsetzen der Wechseljahre
b) Ein zu frühes Einsetzen der Wechseljahre
c) Die sog. „Wechseljahre des Mannes"
d) Wechseljahrsbedingte Hüftgelenksbeschwerden durch Entkalkung
e) Synonym (gleichbedeutendes Wort) für Prämenopause

6. Wodurch wird die Form der reifen weiblichen Brust im wesentlichen bedingt?

a) Durch die Brusthaut, die durch verschiedene Gewebe gefüllt und gedehnt wird
b) Durch den rechten und linken Brustmuskel (M. pectoralis), der durch entsprechende Gymnastik zu kräftigen ist
c) Durch das bindegewebige Stützgerüst
d) Durch Östrogene und Gestagene
e) Antwortangebote a und b sind richtig

7. Kann das innere Genitale eines Mädchens vor der Pubertät untersucht werden?

a) Ja, rektal
b) Nein, da Hymenalöffnung zu eng
c) Ja, mit Virgospekulum und Sonde
d) Nein, höchstens mit Ultraschall und Computertomograph
e) Antwortangebote a und c sind richtig

4. Auswirkungen der Ovarialfunktion

Zyklus der Frau

Allgemeines

Die Frau ist während der Geschlechtsreife „polyöstrisch", d. h. normalerweise ohne Phasen der Ovarialruhe, wie dies z. B. bei vielen unserer weiblichen Haus- und Wildtiere der Fall ist. Ihr Follikelsprung erfolgt normalerweise automatisch während des ganzen Jahres in regelmäßigen Abständen und nicht nur während der Brunftzeit (wie beim Reh) oder nur durch den Begattungsakt induziert (wie beim Kaninchen).

Das zyklische Geschehen wird während der Pubertät durch Zwischenhirnimpulse ausgelöst und endet, wenn diese Impulse ausbleiben, d. h. vorübergehend während der Gravidität und endgültig im Klimakterium. Mannigfache Störungen sind möglich, so werden z. B. auch durch die Pille die zyklischen Zwischenhirnimpulse gebremst.

Bei der Bezeichnung der Zyklusphasen werden oft verschiedene Worte für dieselbe Phase verwandt (Tab. 4.**1**).

Zwischenhirn

Im Zwischenhirn liegt das **Sexualzentrum**. Von ihm gehen nervöse und hormonelle (die sog. Releasing-Hormone) Impulse aus zur Neurohypophyse (Hypophysenhinterlappen) und (über das vegetative Nervensystem) u. a. zu den Ovarien.

Die Aktivität des Sexualzentrums wird gesteuert
- von ihm angeborenen, in ihm entstehenden Impulsen,
- von den Hypophysenvorderlappenhormonen,
- von den Ovarialhormonen, die auf dem Blutweg zu ihm gelangen,
- von Einflüssen der Großhirnrinde (Schreck, Angst, Freude usw.),
- ebenso von verschiedenen Medikamenten.

Hypophyse

Die Hypophyse wird beim Menschen nach funktionellen Gesichtspunkten in 2 Teile oder Lappen geteilt:
- den Hinterlappen (Neurohypophyse), der vom Gehirn abstammt, und

54   4. Auswirkungen der Ovarialfunktion

Tabelle 4.1   Bezeichnungen der verschiedenen Zyklusabschnitte

Kriterium	5.–14. Tag	um den 14. Tag	15.–28. Tag	1.–3.–5. Tag
Zeitlicher Ablauf	1. Phase	Intermenstruum	2. Phase	Menstruation
Vorgänge am Ovar	Follikelphase	Ovulation	Corpus-luteum-Phase oder Gelbkörper-phase	–
Hormone	Östrogen-phase oder Follikelhor-monphase	–	Gestagenphase oder Progeste-ronphase oder Corpus-luteum-Hormonphase	–
Schleimhaut	Prolifera-tionsphase	–	Sekretions-phase	Desquama-tionsphase
Basaltem-peratur	normother-me Phase oder hypo-therme Phase	Zeit des Tem-peraturanstiegs	hypertherme Phase	Zeit des Tem-peraturab-falls
Ovulation*	präovulatori-sche Phase	Ovulation	postovulatori-sche Phase	–
Menstrua-tion*	postmen-struelle Phase	–	prämen-struelle Phase	Menstruation
Konzep-tionsver-hütung	relativ siche-re Tage	gefährliche Tage	sichere Tage	Menstruation sichere Tage

* Oft wird hiermit nicht die ganze Phase bezeichnet, sondern speziell nur einige Tage von ihr, die dem Bezugspunkt benachbart sind

- den Vorderlappen (Adenohypophyse), der vom Epithel der Mundhöhle abstammt.

Sie beide geben Hormone ab. Die des Vorderlappens *regen ihrerseits andere Körperdrüsen zur Tätigkeit an* (glandotrope Hormone; glandula = Drüse, -trop = gerichtet [auf]).

Der **Hinterlappen** gibt folgende Hormone ab (die auf dem Blutweg zu ihren Erfolgsorganen kommen):

- Oxytocin, das auf den Uterus wehenerregend wirkt und beim Stillen (s. S. 25 f.) den Milchfluß fördert (Stillen fördert die Uterusrückbildung! s. Kap. 36).
- Adiuretin, das die Urinausscheidung hemmt bzw. steuert (fehlt es, so entsteht der Diabetes insipidus). In hoher Dosis bewirkt es durch Gefäß-kontraktion eine Blutdrucksteigerung, weshalb früher ein weiteres Hor-mon (Vasopressin) vermutet wurde.

Zyklus der Frau **55**

- Weiterhin gibt der Hinterlappen noch „Gonadotropin-releaser" ab, die die Bildung der Gonadotropine im Vorderlappen auslösen.

Der **Hypophysenvorderlappen** bildet eine ganze Reihe von Hormonen, u. a. das

- Wachstumshormon; sein Fehlen ist eine der Ursachen für Zwergwuchs,
- Thyreotropin, das die Schilddrüse zur Tätigkeit anregt,
- Adrenokortikotropin = ACTH, um die Nebennierenrinde zur Tätigkeit anzuregen,
- *Gonadotropine* (werden bei Mann und Frau in gleicher Weise gebildet und während der Gravidität auch von der Plazenta produziert):
  - follikelstimulierendes Hormon = FSH,
  - luteinisierendes Hormon = LH (ICSH).

Das FSH regt das Follikelwachstum an, stimuliert insbesondere die Granulosazellschicht. Mit kleinen Mengen LH zusammen löst es die Produktion des Follikelhormons aus. Beim Mann bewirkt FSH die Spermiogenese. Das LH steuert die Ovulation (allerdings muß auch FSH vorhanden sein) und die Umwandlung des (geplatzten) Follikels in das Corpus luteum. Es stimuliert die Thekazellschicht und bewirkt (in einem gewissen Verhältnis zum FSH, das nicht fehlen darf) in der 2. Zyklushälfte die Bildung von Corpus-luteum- *und* Follikelhormon. Beim Mann hat LH eine Wirkung auf die Leydigschen Interstitialzellen und ist damit für die Produktion des männlichen Hormons Testosteron verantwortlich (deshalb sein zweiter Name: interstitielle-Zellen-stimulierendes Hormon = ICSH).

- Prolaktin.

Beim Menschen ist es in der 2. Zyklushälfte für die Progesteronbildung notwendig. Den Namen erhielt es wegen seiner die Milchproduktion fördernden Wirkung auf die Brustdrüse während der Laktation; außerdem regt es das Wachstum des Brustdrüsengewebes an. Man kann seine Produktion – und damit die Laktation – noch nicht provozieren, wohl aber kann sie mit Pravidel oder Dopergin gehemmt und damit problemlos abgestillt werden.

Ovarien

Die Ovarien haben zwei Aufgaben: Sie stellen die Eizellen zur Verfügung und sie bilden Hormone. Deren Grundsubstanz ist das Cholesterin, das z. B. mit der Nahrung aufgenommen wird. Aus ihm entstehen

- *Androgene* (Substanzen mit vermännlichender Wirkung),
- *Gestagene* (Substanzen zur Vorbereitung und zum Schutz der Schwangerschaft) und
- *Östrogene* (Substanzen mit verweiblichender Wirkung) auf verschiedenen Wegen (Cholesterol → Pregnenolon → Progesteron → Androgene → Östrogene). Weiteres s. Kap. 18. Der Mensch benötigt also eine gewisse Menge Cholesterin, nur das Übermaß ist schädlich.

56   4. Auswirkungen der Ovarialfunktion

Östrogene

Die mengenmäßig häufigsten Östrogene sind Östradiol und Östron sowie ihr Abbauprodukt Östriol. Es lassen sich im Harn jedoch noch weitere Östrogene nachweisen. Die Östrogene werden von den Granulosazellen und den Thekazellen (s. S. 11 f) *aller* Follikel, insbesondere aber des heranreifenden Tertiärfollikels gebildet. Weitere Bildungsstätten sind die Plazenta und in geringerem Maße Hoden und Nebennierenrinde. Etwa 5 mg Östrogene werden während eines Zyklus gebildet, je nach Zyklusphase (Abb. **4.2 b**) täglich 0,05–0,3 mg. Die Inaktivierung erfolgt in der Leber, die Ausscheidung teils mit dem Urin, teils mit der Galle.

Die verschiedenen Östrogene bewirken in unterschiedlichem Ausmaß *bei der nichtschwangeren Frau:*

- Reifung der Scheidenepithelzellen und Glykogeneinlagerung,
- Wachstum des Uterus und Zunahme seiner Durchblutung, Förderung seiner Motilität,
- Wachstum (Proliferation) des Endometriums,
- Produktion eines klaren dünnflüssigen Zervixschleims,
- Wachstum und Motilitätssteigerung der Tuben,
- Wachstum des Gangsystems der Brüste,
- Hemmung des Zwischenhirns bezüglich der Aussendung von Impulsen, die die Produktion des Follikelhormons fördern.

Beim Mann hemmen große Dosen Östrogene (ebenfalls über Bremsung des Zwischenhirns) die Produktion der Spermien und des männlichen Hormons.

Gestagene

Sie werden von den Granulosazellen insbesondere nach ihrer Luteinisierung (Gelbkörper) gebildet. Weitere Bildungsstätten:

- Thekazellen,
- Plazenta,
- Nebennierenrinde.

Pro Zyklus werden 200–300 mg Progesteron erzeugt.

Da das **Progesteron** in den Zellen des Corpus luteum gebildet wird, heißt es auch **Corpus-luteum-Hormon**. Es wird in der Leber abgebaut. 10–20% erscheinen hiervon als *Pregnandiol* im Urin.

Progesteron bewirkt bei der Frau:

Eine sekretorische Umwandlung des Endometriums (das vorher durch ein Östrogen proliferiert sein mußte), um es für die Aufnahme des befruchteten Eis vorzubereiten.

Die Drüsenzellen des Endometriums beginnen zu sezernieren, und das Stroma beginnt zu wachsen (deziduale Reaktion):

- es schützt die Schwangerschaft,
- es stellt (im Tierversuch) die Uterus- und Tubenmuskulatur ruhig. Bei der Brust bewirkt es das Wachstum des Drüsengewebes.

Gibt man Progesteron oder ähnlich wirkende Substanzen längere Zeit ohne ausreichende Mengen Follikelhormon, so atrophisiert(!) es das Endometrium und die Uterusmuskulatur (Gefahr gestagenbetonter Antibabypillen). Progesteron läßt die Stimmbänder erschlaffen, dadurch kann die Stimmlage (reversibel) tiefer werden bzw. die hohen Töne können nicht mehr erreicht werden.

Pregnandiolausscheidung im Urin in 24 Stunden:
- *Follikelphase:* 1 mg.
- Nach der Ovulation Anstieg bis zu einem Maximum am 21. Tag, an dem ca. 5 mg ausgeschieden werden. Danach wieder Absinken bis auf 1 mg. Wenn mehr als 10 mg/Tag ausgeschieden werden, ist eine Schwangerschaft anzunehmen.

Die Fähigkeit zu sportlichen/körperlichen Höchstleistungen ist vor, während und nach der Menstruation bei den meisten Frauen am geringsten, dagegen vor, während und nach der Ovulation am höchsten.

Durch die Einnahme eines monophasischen (= einphasischen) Pillenpräparates (Östrogen und Gestagen vom ersten bis letzten Einnahmetag/s. S. 111 f) wird das ovulatorische Leistungshoch über die 3wöchige Einnahmezeit aufrechterhalten, und es kommt nur noch in der Einnahmepause zum menstruellen Leistungstief.

Androgene

Die männlichen Hormone werden bei der Frau in geringen Mengen vom Ovar und der Nebennierenrinde an den Organismus abgegeben. Wie wir heute wissen, sind sie ein Zwischenprodukt in der Hormonsynthese des Ovars und der Nebennierenrinde.

Männliches Hormon wirkt bei der Frau:
- bremsend auf die Tätigkeit des Sexualzentrums (es werden keine Impulse mehr ausgesandt),
- bremsend auf die Tätigkeit der Hypophyse (Prolaktin und Gonadotropine werden nicht mehr abgegeben),
- fördernd auf das Wachstum der Klitoris,
- es beschleunigt direkt die Degeneration des Corpus luteum, atrophisiert den Uterus und die Brüste,
- bewirkt einen männlichen Behaarungstyp sowie eine unreine Haut. Diese als (Pubertäts-)Akne bezeichnete Erscheinung kann so stark werden, daß sie Krankheitswert bekommt.

➤ **Prophylaxe.** Stets gründliche Hautreinigung, damit keine Keime in die Haarbalgdrüsen eindringen können; evtl. Ernährungsumstellung, da das männliche Hormon nicht die einzige Ursache sein kann.

➤ **Therapie.** Siehe S. 65.

58   4. Auswirkungen der Ovarialfunktion

Die Stimme wird unter seinem Einfluß tiefer, zunächst durch funktionelle, später durch (irreversible!) anatomische Veränderungen des Kehlkopfes.
Unter seinem Einfluß *(bei normaler Menge)* kommt es während der Pubertät zur Scham- und Axillarbehaarung und zur Vermehrung der Muskulatur.
Die vermännlichenden Wirkungen bei der Frau treten im allgemeinen nicht auf bei (kurzfristiger Eigenbildung oder Zufuhr von) Mengen unter 300 mg/Monat; sie treten ziemlich sicher auf bei Mengen über 1000 mg/Monat. Die normale Eigenproduktion beträgt bei der Frau 5–20 γ/Tag, d. h. 0,15–0,6 mg/Monat. Weibliche Embryonen bis zur 12. Schwangerschaftswoche reagieren **wesentlich** empfindlicher auf die Zufuhr von männlichem Hormon. Dies ist bei der Therapie mit männlichen Hormonen während der Zeit der Geschlechtsreife zu beachten.

Funktionskreis Zwischenhirn-Hypophyse-Ovar

Nervöse Impulse bewirken die Bildung von **Gonadotropinreleasern**. Diese Hormone gelangen auf dem Blutweg (über das Pfortadersystem der Hypophyse) zur **Adenohypophyse** und bewirken hier zunächst die Bildung und Abgabe des **FSH**, später auch die des **LH** (Abb. 4.**1**).
Das während des Zyklus zuerst vermehrt gebildete FSH (Abb. 4.**2**) läßt einen Follikel bis zum Graafschen Follikel heranwachsen. Damit der Follikel aber Follikelhormon bilden kann, müssen zum FSH noch geringe Mengen LH hinzukommen. Der Anstieg der Östrogene erreicht um den 10.–12. Tag ein erstes Maximum und bewirkt über das Zwischenhirn, daß vermehrt LH und dafür immer weniger FSH gebildet wird. Ist eine gewisse Relation der beiden Gonadotropine zueinander erreicht, wird hierdurch der Follikelsprung ausgelöst. Streng genommen unabhängig davon, ob die Ovulation erfolgt ist oder nicht, wird – durch eine andere, aber ebenfalls bestimmte Relation von LH zu FSH – die Luteinisierung der Follikelwand und, neben der ebenfalls geförderten Östrogenbildung, jetzt die Progesteronproduktion angeregt.
Die Östrogen- *und* Gestagenbildung erreicht um den 21. Tag herum ein Maximum. Dann drosseln diese Hormone das Zwischenhirn, das alle Impulse zur Gonadotropinbildung einstellt. Hierdurch sinkt schließlich auch die Ovarialhormonbildung ab. Dies wird mit dem Zerfall der Uterusschleimhaut – also der Menstruation beantwortet. Das Fehlen dieser Hormone im Blut ist nun wieder der Anreiz für das Zwischenhirn, erneut Impulse auszusenden, die zur Bildung des FSH führen.
Neben dem Weg über die Hypophyse kann das Zwischenhirn direkt über das vegetative Nervensystem auf die Ovarien einwirken, z. B. durch Drosselung und Steigerung der Durchblutung, wodurch die Gonadotropinzufuhr pro Minute beeinflußt wird. Nervöser und hormoneller Zyklus beeinflussen sich gegenseitig.

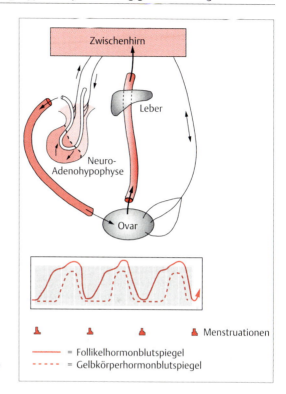

Abb. 4.**1** **Schema zur Steuerung des Zyklus**

Einige typische zyklusabhängige Erscheinungen

Endometrium uteri

Am *Endometrium uteri* laufen die augenfälligsten Veränderungen ab. Man kann drei Hauptphasen erkennen:
- **Proliferationsphase**,
- **Sekretionsphase**,
- **Desquamationsphase** – die **Menstruation**.

Die Menstruation ist das Ende des Zyklus! Lediglich aus praktischen Erwägungen – da der erste Blutungstag ein markanter Tag ist, an den sich die Frauen am besten erinnern – wird die übliche Zählung mit ihm begonnen.

Proliferationsphase. Sie beginnt, wenn die Menstruation beendet ist, beim normalen 28tägigen Zyklus, also etwa am 4.–5. Tag. Die *Funktionalis* der

4. Auswirkungen der Ovarialfunktion

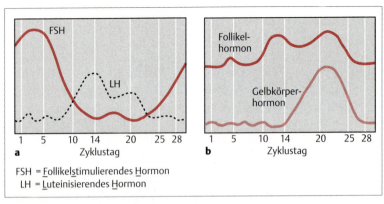

Abb. 4.**2a** u. **b** **Blutspiegel verschiedener Hormone während des Zyklus.** (**a**) Gonadotropine. (**b**) Ovarialhormone

Schleimhaut ist abgeblutet. Es ist nur noch die ca. 1 mm dicke *Basalis* zurückgeblieben. Sie zerfällt nicht, da sie der Muskulatur unmittelbar anliegt. Daher unterliegen ihre Gefäße nicht den starken zyklischen Durchblutungsschwankungen wie die Gefäße der Funktionalis (Abb. 4.3a). Unter dem Einfluß des Follikelhormons wird die Menstruationswunde durch Epithel überdeckt, das aus den in der Basalis verbliebenen Drüsenresten herauswächst (Abb. 4.3b). Gleichzeitig beginnt ein Wachstum (= Proliferation) der Schleimhaut. Die Gefäße sind in dieser Zeit schmal und gestreckt, ebenso die Drüsen. Das Stroma ist relativ dicht und zellreich, die Abstände zwischen den Drüsenschläuchen sind groß (Abb. 4.3c). Am Ende der Proliferationsphase ist die Mukosa 4–5 mm dick.

Sekretionsphase. Diese beginnt etwa mit der Ovulation – also dem 12.–14. Tag – und reicht bis zum Beginn der Menstruation. Die Schleimhaut wird ca. 6–7 mm dick. Auch die Gefäße und Drüsen wachsen. Da ihre Längsausdehnung begrenzt ist, schlängeln sie sich. Es entstehen jetzt die typischen **„Spiralarterien"** und **„sägeblattförmigen Drüsenschläuche"** (Abb. 4.3d). Die Drüsen stehen dicht beieinander und fangen an zu sezernieren (Sekretionsphase!). Das Stroma beginnt ödematös zu werden. Die Zellen werden größer und heller (= *deziduale Reaktion*/s. S. 290).

Abb. 4.**3a–d** **Endometrium während des Zyklus.** (**a**) Die Endometriumswunde unmittelbar nach der Menstruation mit stellenweise erkennbarer Epithelialisierung. Der Grenzverlauf zwischen dem basalen Endometrium und der Uterusmuskulatur ist nicht glatt, sondern durch die Muskelfaserbündel gewellt. In den „Wellentälern" bleiben z. B.

Einige typische zyklusabhängige Erscheinungen 61

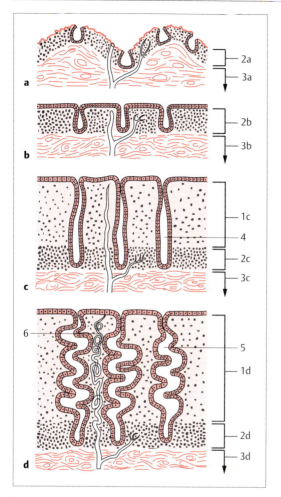

bei einer Abrasio genügend Schleimhautreste zurück, aus denen die Abheilung der Endometriumswunde erfolgen kann (S. 80, 212 f.). (**b**) die Menstruationswunde ist abgeheilt. (**c**) Endometrium am Ende der Proliferationsphase. (**d**) Endometrium in der Sekretionsphase. 2 a = Basalis des Endometriums, noch nicht epithelialisiert. 3 a = Gebärmuttermuskulatur. 2 b = Basalis des Endometriums, wieder epithelialisiert. 3 b = Gebärmuttermuskulatur. 1 c = Funktionalis des Endometriums. 2 c = Basalis des Endometriums. 3 c = Gebärmuttermuskulatur. 1 d = Funktionalis des Endometriums. 2 d = Basalis des Endometriums. 3 d = Gebärmuttermuskulatur. 4 = Langgestreckte Drüsenschläuche. 5 = Geschlängelte, im Schnitt sägeblattförmig erscheinende Drüsenschläuche. 6 = Spiralarterie

62   4. Auswirkungen der Ovarialfunktion

Desquamation (Abstoßung). Sie setzt ein, wenn es nicht zur Befruchtung der Eizelle gekommen ist und der Gehalt des Blutes an Östrogenen und Progesteron abnimmt. Zunächst ziehen sich die Blutgefäße im Endometrium zusammen. Dadurch kann weniger Blut durch sie hindurchfließen. Es kommt zu Ernährungsstörungen und schließlich Nekrosen in der Gefäßwand und deren Nachbarschaft. Mit fortschreitender Nekrose und schließlicher Erschlaffung der Gefäße zerreißen die Gefäßwände, das Blut ergießt sich in die Schleimhaut und beschleunigt nun deren Zerfall. Die gesamte Funktionalis (oberste Schicht der Gebärmutterschleimhaut) bricht *innerhalb weniger Stunden* zusammen und geht als Menstruations „blutung" ab. Es ist damit eine große Wundfläche entstanden. Bis zur völligen Abheilung der Wunde kann es noch (schwächer) bluten; die Menstruation dauert also länger als die Desquamation, zumal auch noch das Blut, das sich in der Vagina angesammelt hat, abfließen muß.

Merke: Nur die aus o. g. Gründen etwa alle 4 Wochen auftretende genitale Blutung ist eine (unverdächtige) Menstruation! Alle anderen Blutungen erfordern genaue Klärung und Behandlung ihrer Ursache!

Zervixschleimhaut. Sie wird nicht abgestoßen, trotzdem unterliegt sie ebenfalls den zyklischen Schwankungen, die man besonders leicht an dem von ihr produzierten **Schleim** ablesen kann: Im Verlauf der Follikelphase wird der Schleim klarer und nimmt an Menge zu. Streicht man ihn auf einen Objektträger dünn auf und läßt ihn trocknen, so bildet er typische Farnblattstrukturen – zunächst plump, unmittelbar vor der Ovulation fein verzweigt.

Sowie in der Corpus-luteum-Phase der Progesteronblutspiegel ansteigt, verschwindet dieses Phänomen und der Schleim trocknet in uncharakteristischer Weise; er wird außerdem weniger und wieder weiß-trübe und zäher. Nur kurze Zeit um die Ovulation herum ist der Zervixschleim für Spermien durchgängig.

Mit der Menstruation wird der Schleimpfropf „weggespült", zu dieser Zeit ist der Zervikalkanal „offen", z. B. für Bakterien, die ins keimfreie Uteruskavum aufwandern können (s. S. 110/IUP).

Es ist grundsätzlich auch während der Menstruation möglich Verkehr zu haben. Viele Frauen und Männer lehnen dies aber aus den verschiedensten Gründen ab. Es gibt jedoch auch Frauen deren sexuelles Verlangen gerade in dieser Zeit besonders groß ist. Zu berücksichtigen ist die besonders hohe Infektionsanfälligkeit in dieser Phase und – das Menstruations-„blut" besteht größtenteils aus kleinen Schleimhautstückchen – daß ein Endometriumbröckelchen in die Urethra des Mannes gelangt, sich hier zersetzt und so eine äußerst schmerzhafte Entzündung der Harnröhre hervorruft.

Vaginalhaut. Von ihr schilfern die oberflächlichen Zellen fortwährend ab. Streicht man diese Zellen vorsichtig mit einem Wattestäbchen ab und färbt sie (Papanicolaou hat spezielle Färbungen angegeben), so kann man für die Zyklusphase typische Merkmale erkennen:

In der Follikelphase liegen die Zellen ausgebreitet, einzeln, mit dichtem kleinen Kern.

In der Corpus-luteum-Phase bilden die Zellen große Haufen und die Ränder sind aufgerollt. Ihr Kern ist größer und nicht mehr ganz so dicht.

Die **Tuben** zeigen um den Zeitpunkt der Ovulation ihr **Motilitätsmaximum**. Auch die Tubenschleimhaut unterliegt in ihrem Aufbau zyklischen Schwankungen.

Die **Mammae** werden prämenstruell praller und spannen häufig infolge Wassereinlagerung und Anschwellung des Drüsengewebes. Zu dieser Zeit sind sie oft berührungsempfindlich, besonders der Warzenhof und die Brustwarze.

Außer dem Genitale macht aber auch der **gesamte Organismus** der Frau die zyklischen Schwankungen mit. Sie sind teils recht augenfällig, teils aber nur durch empfindliche Untersuchungen festzustellen. Einige Beispiele mögen genügen: Aufmerksamkeit, Reaktionsgeschwindigkeit, psychische Reizbarkeit, Pupillenweite, Weite und Reagibilität der Gefäße, Herz-Minuten-Volumen, Vitalkapazität und Atmung, Brustvolumen, Differentialblutbild, Wasserhaushalt, Gewicht, Gerinnbarkeit des Blutes, Tonus des vegetativen Nervensystems, körperliche Leistungsfähigkeit (Sport). Es gibt aber keine ernsthaften Gründe, die z. B. das Operieren und Operiertwerden während der Menstruation verbieten. Bei sportlicher Betätigung (auch Schwimmen ist mit Tampons möglich) oder sexuellem Verkehr sollte aber u. a. die erhöhte Infektionsgefahr in dieser Zeit bedacht werden.

Menstruationshygiene (s. auch „Die normale Menstruation", S. 64 f.)

Menstruationsblut riecht erst, wenn es sich an der Luft zersetzt! Deshalb müssen Binden (und Wäsche!) eher häufiger als Tampons gewechselt werden. Mehrmals tgl. Waschen mit milder (Baby-)Seife der Genitalregion von vorn nach hinten (damit keine Kolibakterien von Anus zu Vagina und Urethra gewischt werden). Scheidenspülungen nützen nichts, schaden eher. Von „Intimsprays" ist eher abzuraten, da sie meist nur den einen „Duft" mit einem anderen überdecken. Außerdem können sie die empfindliche Haut dieser Region reizen. Beipackzettel in den Tamponpackungen, sowie weiterführende schriftliche (Broschüren) und mündliche (Telefonservice) der größeren Binden- und Tamponhersteller sowie ein entsprechendes Gespräch mit Hausarzt oder Gynäkologen geben weitere Informationen. Wesentlich ist aber das Vorbild der Mutter oder älteren Schwester/Freundin für die Art, in der die Menstruationsprobleme bewältigt werden. Der Menstruationsfluß wird aufgefangen in Binden, die vor der Vulva getragen werden sowie Tampons (und kleinen Plastik-„Töpfen") für den intravaginalen

64   4. Auswirkungen der Ovarialfunktion

Gebrauch, alles in verschiedenen Größen. Kleine Flöckchen von Verbandwatte *einzu*legen ist nicht ratsam wegen der Gefahr, daß sie nicht vollständig entfernt werden können. Evtl. vertretbar ist das *Vor*legen (zwischen die großen Labien), wenn nur noch etwas blutiger Fluor vorhanden ist. Ein Wechsel ist notwendig, sobald der Tampon vollgesaugt ist – sowie also Menstruationsfluß unterhalb des Tampons auftritt, mindestens aber morgens und abends. Bleiben „supersaugfähige" Tampons länger liegen, droht die Gefahr der Keimvermehrung und deren Aszension. Da in den USA Todesfälle beschrieben wurden, die darauf zurückzuführen waren, sind derartige Tampons bei uns nicht im Handel. Ein Tampon darf aber auch nicht zu früh gewechselt werden! wenn er noch nicht richtig „glitschig" ist, bleiben beim Ziehen Wattefasern zurück, die zu einer Kolpitis mit stinkendem Ausfluß führen können. Der (letzte) Tampon reinigt die Scheide von in ihr noch enthaltenen Menstrualblutresten. Tamponbenutzerinnen können daher $1/2$–1 Tag früher „sauber" sein, als dies bei Verwendung einer Binde üblich ist. Ein Tampon muß oberhalb des Beckenbodens liegen und nicht zwischen den Levatorschenkeln, da er hier drückt und reizt. Auch viele Virgines können Minitampons benutzen, ohne daß es zwingend zu Hymenverletzungen kommen muß. Eine gewisse Verletzungs- bzw. Aufdehnungsmöglichkeit der Hymenalöffnung besteht natürlich. Ein Tampon sollte nicht benutzt werden, um „up to date" zu sein, sondern wenn es angenehmer und nützlicher ist, ihn zu tragen.

Physiologie des Scheideninhalts

Unter dem Einfluß ausreichend vorhandener Östrogene wächst die Scheidenhaut und lagert Glykogen in ihre Zellen ein. Die Scheidenhaut enthält keine Drüsen, ist also keine Schleimhaut! Lediglich Gewebslymphe und Zervixschleim kommen zu den abgeschilferten Zellen hinzu. Die in das Scheidenlumen „gefallenen" Zellen unterliegen hier der *Autolyse*. Dadurch wird das in ihnen enthaltene Glykogen frei, das nun von den **Döderleinschen Scheidenbazillen (Milchsäurebakterien)** nach Aufspaltung in Glucose zu Milchsäure vergoren wird. Die Milchsäurebakterien sind kleine, plumpe Stäbchen. Sie besiedeln die Scheide des Neugeborenen schon in den ersten Lebenstagen. Hierdurch reagiert der Scheideninhalt sauer (pH um 4,5) und entspricht etwa einer 0,5%igen Milchsäurelösung. (Zum Vergleich: pH der Muttermilch 7,0, Bier 4,4, Speiseessig 3.2, Coca Cola 2,8.)

Das saure Milieu stellt die optimale Lebensbedingung für die Döderleinschen Bakterien dar. Dagegen ist es schädlich für die Mehrzahl der pathogenen Keime, gegen die es also schützt! Der normale Scheideninhalt ist weißlich und von **pastiger Konsistenz**.

Pubertät

Allgemeine Entwicklung

Pubertät (pubescere = behaart werden [am Mons veneris]). Sie wird durch Hypophysenhormone ausgelöst. Deren Produktion steht unter der Kontrolle des hypothalamischen Sexualzentrums. Der Zeitpunkt des Beginns (und ebenso des Endes) der Impulsgabe ist dem betreffenden Individuum angeboren, also genetisch festgelegt, kann jedoch durch Hunger, sportliche Überlastung usw. verzögert werden (s. Menarche).

Die Pubertät *dauert 4 bis 6, evtl. bis zu 8 Jahre* (je nach Definition von Beginn und Ende), vor ihr liegen die **Kindheit**, danach die **Adoleszenz** und **Geschlechtsreife**.

Die Hypophysenhormone regen die Entwicklung der Gonaden (= Keimdrüsen, d. h. Testes = Hoden bzw. Eierstöcke) und der Nebennierenrinde an, die ihrerseits mit der Östrogen- und Androgen- sowie vermehrten Cortisolproduktion beginnen.

Die Östrogene führen zur weiblichen, die Androgene zur männlichen Sexualentwicklung.

Die Nebennierenrinde bildet in dieser Zeit vermehrt Androgene, sowohl beim Knaben als auch beim Mädchen, wobei die Androgene beim Mädchen nur aus der Nebennierenrinde stammen!

Die **Androgene** bewirken das Wachstum von Penis und Skrotum bzw. Klitoris und Labia majora, das Sprossen der Pubes- und Achselhaare und beeinflussen Muskel- und Skelettentwicklung.

Die **Östrogene** verursachen Wachstum und Reife von Uterus, Labia minora, Vagina und Mammae. Geringere Mengen von Östrogenen beim Knaben bzw. Mann stammen aus der Nebennierenrinde.

Das präpuberale Wachstum (das Wachstum vor der Pubertät) ist hypophysär gesteuert **(Wachstumshormon)**. In den ersten Jahren der Pubertät setzen zunächst eine Wachstums-, später auch eine Gewichtszunahmebeschleunigung ein, die auf dem Anstieg der Östrogene bzw. Androgene beruhen. Werden dann *noch* größere Mengen an **Geschlechtshormonen** gebildet, bewirken sie die **Verknöcherung der Epiphysenfugen** und damit das Ende des (Längen-)Wachstums.

Die **Haut** wird während der Pubertät bei Mädchen und Knaben straffer und dunkler, die Schweißdrüsen beginnen stark zu wachsen. Mittlerer und unterer Gesichtsabschnitt (Jochbein, Kinn) wachsen stärker; der **Schädel** nimmt seine endgültige Gestalt an.

Die **Akne** tritt häufig bei beiden Geschlechtern während der Pubertät/Adoleszenz auf. Sie kann durch ein Zuviel oder ein zu starkes Ansprechen auf Androgene ausgelöst sein. Aber auch Ernährung, Vererbung und Unreinlichkeit spielen eine Rolle.

➤ **Therapie.** Diät (Umstellung der bisherigen Ernährung); gut, regelmäßig und für längere Zeit abführen; Gabe von E-Vitamin (Ratiopharm, tgl. 2 ×

66 4. Auswirkungen der Ovarialfunktion

1 Kapsel); bei starker Erkrankung; Metronidazol Artesan, Benzoyl Peroxyd (nur 2 min einwirken lassen!), Antiandrogene (Diane) oder Gestagene! (s. auch S. 57 f).

Psychische Entwicklung

Die psychische Entwicklung läuft parallel zur körperlichen. Die kindliche Psyche wandelt sich im Laufe von wenigen Jahren und nähert sich der des Erwachsenen. Der wichtigste Vorgang der psychischen Entwicklung ist die **Ausbildung der Individualität**. Die Ausbildung des Ichgefühls, des Sichbewußtseins, ruft im Kind die Empfindung der Selbständigkeit, der Möglichkeit zu einer freien Entscheidung, aber auch der sich daraus ergebenden eigenen Verantwortung wach. Das Kind distanziert sich von den anderen und empfindet, sich aus seinem bisherigen Milieu immer mehr herauslösend, alle Gefahren größer und bedrohlicher als vorher. Es kann zu zeitweisen oder andauernden *depressiven Zuständen* kommen, die bis zu Selbstmordgedanken reichen. Zu dieser großen Selbstunsicherheit und Verzagtheit, die sich aus der Neuartigkeit dieses Bewußtseins ergeben, kommen noch Mißempfindungen dem eigenen Körper gegenüber hinzu, der in dieser Zeit oft unproportioniert, fett oder mager geworden ist oder Aknepusteln aufweist, unangenehm schwitzt und häufig von großer Müdigkeit befallen ist. In dieser Zeit kommt es auch gelegentlich zur Anorexia nervosa (nervös ausgelöste Appetitlosigkeit) mit Magersucht und Amenorrhö.

Nicht immer allerdings reagiert das Kind mit depressiven Schwankungen. Je nach seiner individuellen Veranlagung kann es auch zum *Träumer* oder *Störenfried* werden, der in irgendeiner Weise versucht, seiner Umgebung gegenüber seine eigene Persönlichkeit zu beweisen. In der Adoleszenz, d.h. im Alter von 16–17 Jahren, hat der Jugendliche sich seinen Weg gebahnt. Der Ansatz einer Stabilisierung der Persönlichkeit macht sich dann bemerkbar und alles weist deutlich darauf hin, daß der Jugendliche bald zu einem eigenen Weltbild finden wird. In der Pubertätsphase ist die Grenze zwischen normalen und abnormen Erlebnisreaktionen fließender als zu irgendeiner anderen Entwicklungsphase.

Menarche

Die Östrogenausscheidung in der Pubertät ist zunächst nur gesteigert, erst allmählich – ca. $1-1^1/_2$ Jahre vor der Menarche – wird sie zyklisch.

Wenn zyklische Steigerung und Verminderung der Östrogenproduktion ein gewisses Mindestmaß überschreiten, kommt es zum Aufbau und Zerfall der Gebärmutterschleimhaut, zur **ersten Monatsblutung (Menarche)**.

Die Menarche tritt seit den letzten 150 Jahren deutlich früher ein: 1790 lag das Menarchealter bei ca. 17 Jahren und 1960 bei ca. $12^1/_4$ Jahren.

Gewicht und Größe zum Zeitpunkt der Menarche sind – obwohl die Mädchen jetzt 4 Jahre jünger sind – heute nur um weniges geringer als vor

100 bzw. 150 Jahren. Entsprechend der Vorverlegung der Menarche ist die körperliche Reifung beschleunigt worden! Außer durch Krieg und Hunger kann die Menarche beeinflußt werden durch den sozialökonomischen Stand der Eltern (schlechte Wirtschaftslage führt zu späterer Menarche); Mädchen aus der Stadt menstruieren früher als Mädchen vom Land (vermehrte Reizüberflutung?). Auch Rasse, Klima (Jahreszeit), Körperbau spielen eine Rolle.

Eine späte Menarche (15–17 Jahre oder noch später) läßt auf eine Ovarialschwäche schließen und ist häufig mit einem frühen Beginn der Wechseljahre gekoppelt.

Alle geschilderten, von der Gonadenfunktion abhängigen Vorgänge laufen beim Mädchen durchschnittlich 1–2 Jahre früher ab als beim Knaben. Sie sind enger mit dem biologischen als dem kalendarischen Alter korreliert.

Die Möglichkeit, schwanger zu werden, hängt davon ab, wann die Ovulationen beginnen; auch hierbei gibt es große Unterschiede. Es sind Ovulationen schon vor der ersten Menstruation beschrieben worden; ebenso ist bekannt, daß viele Mädchen während der ersten Jahre nach der Menarche anovulatorische Zyklen haben.

Als gynäkologische Erkrankungen in der Pubertät sehen wir in erster Linie Blutungsstörungen in Form von **Amenorrhö**, wie auch der **Hyper- und Polymenorrhö** (s. dort).

Kreislaufuntersuchungen zeigen eine *besonders geringe Leistungsreserve* in den Jahren um die Menarche, was bei körperlicher Beanspruchung, z. B. im Sportunterricht, zu berücksichtigen ist!

Bei der Therapie von Störungen, die während der Pubertät auftreten, sollte man mit Hormongaben äußerst vorsichtig sein; allgemein roborierende Maßnahmen und eine gute körperliche und seelische Führung stehen im Vordergrund.

Klimakterium

Erste Erscheinungen des beginnenden Wechsels treten im Mittel mit 42–45 Jahren auf. Die Umstellung ist mit dem 57.–58.–60. Lebensjahr beendet. Das Klimakterium im weitesten Sinne dauert demnach etwa 15 Jahre, stellt also allein durch seine Dauer einen beachtlichen Lebensabschnitt der Frau dar.

Es ist psychologisch interessant, daß unsere Vorfahren diesen Lebensabschnitt Klimax oder Klimakterium nannten, da dies „Leiter" bedeutet. Mit dieser kann man „hinauf" (= positiv/Entlastung von der Gebärverpflichtung) aber auch „hinab" (= negativ/alle Erscheinungen des Hormonmangels) steigen.

68   4. Auswirkungen der Ovarialfunktion

Durch die Hormontherapie ist es der modernen Frau möglich, das „Hinabsteigen" zu vermeiden und die Wechseljahre sowie die Zeit danach zu einem erfüllten und befriedigenden Lebensabschnitt zu gestalten.

Da im Laufe der letzten 100 Jahre die Lebenserwartung auf das Doppelte angestiegen ist (1870: 38 Jahre; 1988: 78 Jahre), „erleben" heute viel mehr Frauen das Klimakterium.

Die Menopause (gr. = Beendigung der Menstruationen) erfolgt während des Klimakteriums. Sie trat 1860 mit 45 Jahren, 1960 durchschnittlich erst mit 49 Jahren ein. Nach der letzten Menstruation (Menopause) beginnt die Zeit danach, d. h. die Postmenopause – oft ebenfalls als Menopause bezeichnet.

Die Menstruationen sistieren meist nicht plötzlich. Nach einer Zeit der – zunächst – verkürzten Zyklen, werden die Zwischenräume immer länger bis zum endgültigen Ende der Blutungen.

Man hat sich geeinigt, den Beginn der Menopause dann anzusetzen, wenn seit der letzten Blutung $1/2$ Jahr vergangen ist. Tritt danach doch wieder eine Blutung auf, ist sie nicht als Zeichen der „wiederkehrenden Jugend" zu begrüßen, sondern als „Blutung in der Postmenopause" hinsichtlich ihrer Ursache genau abzuklären!

Ursachen des Klimakteriums und dessen Auswirkungen

Im Gegensatz zu Leber, Nieren, Herz, Gehirn sind die Gonaden und ihre Funktionen *für das Individuum* nicht lebensnotwendig. In der Pubertät kommt **zusätzlich** zum Zweck der Arterhaltung zu den vorhandenen lebensnotwendigen Lebensfunktionen die Tätigkeit des Funktionskreises Gonaden-Hypophyse-Zwischenhirn hinzu und schwindet wieder in der Zeit, die wir als Klimakterium bezeichnen.

Das normale Klimakterium ist ein physiologischer Alterungsprozeß, dessen Beginn normalerweise vom Zwischenhirn ausgelöst wird, wenn die „Lebensuhr" (Jores) im Zwischenhirn den Impuls hierzu gibt. Auch hier finden wir rassische, konstitutionelle, familiäre Unterschiede. Ebenso spielen die Arbeitsbelastung (sozialökonomischer Stand) und das Klima (Frühjahrs- und Herbstgipfel der Beschwerden) eine modifizierende Rolle.

Der Alterungsprozeß von Zwischenhirn, Hypophyse und Ovarien kann jedoch, je nach ihrem Funktionszustand oder biologischen Alter, verschiedene Wege gehen:

Das beschwerdefreie Klimakterium:
- *Altern die gonadotropen Anteile von Hypophyse, Zwischenhirnsystem und die Ovarien* **gleichmäßig**, so wird, nachdem das erste Stadium des Klimakteriums (s. später) mit monophasischen Zyklen beschwerdefrei durchlaufen ist, bei weiterem Schwinden der Gonadotropine plötzlich die Menstruation wegbleiben, und es werden in der Folge keine Wechseljahrsbe-

Klimakterium 69

schwerden auftreten. Es kommt zu einem Absinken des Follikelhormon- und Gonadotropinblutspiegels.

- Es kann weiterhin dazu kommen, daß der *gonadotrope Anteil des Zwischenhirnsystems* **rascher** *altert als die Ovarien.* Diese werden dann eines Tages zu wenig oder gar keine Gonadotropine mehr erhalten und dadurch gezwungen sein, ihre Tätigkeit einzustellen. Auch hier kommt es, außer dem plötzlichen Aufhören de Menstruation, zu keinerlei gynäkologischen Störungen.

Das beschwerliche Klimakterium:
- Von besonderem Interesse für uns ist die 3. noch verbleibende Möglichkeit, daß die *Ovarien schneller als die Hypophyse und das Zwischenhirn altern.* Dieses Verhalten finden wir am häufigsten. Warum diese doch unphysiologische Form (da Beschwerden auftreten) so häufig ist, können wir noch nicht beantworten. Es hat den Anschein, als ob sie bei primitiverer Bevölkerung seltener auftritt und daher weniger Beschwerden zu verzeichnen sind.

Mit dieser Verlaufsform des Klimakteriums wollen wir uns im Folgenden näher beschäftigen:

4 Phasen des Klimakteriums (Abb. 4.4)

1. Phase. Es kommt zunächst dazu, daß die anfangs ganz richtig in Gang gekommene Follikelhormonbildung schließlich die Gonadotropinproduktion bremst, dagegen die komplizierten Mechanismen der 2. Zyklusphase hierdurch nicht mehr in Gang gesetzt werden. Es können sich also nur noch die die Follikelhormonbildung hemmenden Impulse (infolge des hohen Follikelhormonblutspiegels) am Ovar auswirken. Dieser Vorgang führt zur Rückbildung des Follikels und, bei einem Absinken des Follikelhormonspiegels unter eine gewisse Schwelle, zu einer Hormonentzugsblutung. Durch die Verminderung des Follikelhormonspiegels wird aber das Zwischenhirn wieder angeregt, Reize zur Steigerung der Produktion des Follikelhormons auszusenden, einmal direkt zum Ovar (z. B. Steigerung der Durchblutung), zum anderen indirekt via Hypophyse (Gonadotropin). Daraus resultiert abermals ein Follikelwachstum und Follikelhormonbildung, dadurch wiederum erneut ein Schleimhautwachstum, bis der Follikelhormonblutspiegel derart angestiegen ist, daß nun wieder eine Hemmung des Zwischenhirns einsetzt.

Es treten jetzt leichtere Störungen in der Steuerung auf, was sich in den klimakterischen Zyklusverschiebungen (meist zunächst Verkürzung, später Verlängerung der Menstruationabstände) dieser ersten Phase des Klimakteriums äußert.

2. Phase. Eine weitere Alterung der Ovarien wird sich zunächst dahin auswirken, daß diese zwar noch auf die Gonadotropine ansprechen und Östrogene bilden, die Follikelhormonproduktion aber nicht mehr derart hoch-

4. Auswirkungen der Ovarialfunktion

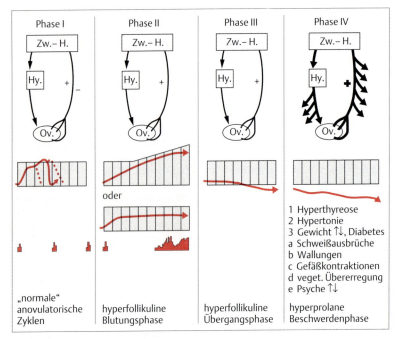

Abb. 4.4 **Die 4 Phasen des Klimakteriums**

gradig werden kann, daß hierdurch das Zwischenhirn gebremst wird. Ebenso kann es zu einem derart langsamen Ansteigen des Follikelhormongehaltes im Blut kommen, daß – trotz Überschreitens der üblichen Normgrenzen – kein Bremsimpuls mehr ausgelöst wird.

Aus diesem Grund werden vom Zwischenhirn dann keine Hemmungsimpulse mehr ausgesandt, so daß in dieser Phase die zyklischen Rückbildungsprozesse an den Ovarien ausbleiben oder mangelhaft werden **(Follikelpersistenz)**. Hierdurch entsteht ein lange anhaltender, mehr kontinuierlicher Follikelhormonstrom. Es kommt jetzt zu einer **"Hyperfollikulinämie"**. Unter ihrem Einfluß wird die Uterusmukosa proliferieren und schließlich *hypertrophieren*. Wird die Schleimhaut zu dick, kommt es durch Mangelernährung zu oberflächlichen Nekrosen, aus denen es blutet, während die – an der Basis gut ernährte – Schleimhaut immer weiter nachwächst. Die Folge ist eine **klimakterische Dauerblutung**. Abradiert man, läßt sich die für diese Zeit typische glandulärzystische Hypertrophie der Uterusschleimhaut nachweisen. Die Hyperplasieblutungen treten bei etwa der Hälfte aller Frauen auf. Ihre hohe Rezidivhäufigkeit von 82% ist beachtlich!

Klimakterium 71

3. Phase. Altern die Ovarien weiterhin schneller als die Hypophyse und das Zwischenhirn, so muß nun die 3. Phase des Klimakteriums einsetzen. Es treten hierbei keinerlei Störungen auf, da die Follikelhormonproduktion so gering geworden ist, daß kein Schleimhautwachstum und damit auch keine Blutungen mehr zustande kommen, aber doch noch so hoch ist, daß sich noch keine Mangelerscheinungen bemerkbar machen.

4. Phase. Wenn der Hormonblutspiegel weiter abgesunken ist, wird das Zwischenhirn, gemäß seiner Aufgabe, weiterhin Impulse zur Steigerung der Follikelhormonproduktion abgeben. Da die entsprechende Antwort ausbleibt, sendet das Zwischenhirn nun erhöhte Reizsalven aus. Ebenso wie bei der elektrischen Leitung die Isolierung durchschmort, wenn sie überlastet wird, und der Strom überspringt auf Nachbarleitungen, so springen die gesteigerten Reize auf andere Organsysteme über. Es kommt nun zu den bekannten Erscheinungen am Darm (Leibschmerzen), am Kreislauf (Wallungen) und der Haut (Schweißausbrüche = Hyperhydrosis), die durch ihr anfallsweises Auftreten auf ihre nervöse Herkunft hindeuten. Weiterhin erhält die Hypophyse aber auch vermehrte Impulse vom Zwischenhirn, die ebenfalls, da unphysiologisch stark, nicht mehr nur die Gonadotropinbildung, sondern jetzt auch die Bildung anderer – „troper" – Hormone in der Hypophyse anregen (z. B. thyreotropes oder adrenokotropes Hormon). Hierdurch entstehen die Dauerumstellungen des Klimakteriums, die sich besonders im Stoffwechsel, dem Vegetativum und der Psyche äußern.

Es wird dieser Zustand so lange andauern, bis sich das Zwischenhirn an den Zustand der Hypofollikulinäme gewöhnt hat (wie es auch etwa 1 Jahr nach Kastration der Fall ist) oder entsprechend gealtert ist und normalerweise kein Follikelhormon mehr benötigt. Jetzt sendet es keine Impulse mehr aus, so daß dadurch Ruhe eintritt. Dann ist das Klimakterium beendet.

Folgen des Ovarialhormonmangels

Die zuletzt besprochene 4. und meist längste Phase des Klimakteriums *kann bis zu 10 Jahren andauern.* Sie ist bedingt durch eine gesteigerte Zwischenhirnerregung infolge einer Hypofollikulinämie und gekennzeichnet durch die als klimakterisch bezeichneten und bereits erwähnten Symptome:

- Nervosität,
- Hitzewallungen,
- Erregbarkeit,
- Ermüdbarkeit,
- Depressionen,
- Obstipation,
- unbestimmte Schmerzen,
- Tachykardie,
- Schwindelgefühl,
- Gedächtnisschwund und Mangel an Konzentrationsfähigkeit,

72   4. Auswirkungen der Ovarialfunktion

- Schlaflosigkeit,
- Kopfschmerzen,
- Psychosen,
- Rückenschmerzen,
- Skotom,
- Paraästhesien,
- Kälteempfindlichkeit,
- Schweißausbrüche,
- stenokardische Beschwerden,
- Kribbeln oder Absterben von Händen und Füßen.

In dieser Zeit wird auch das äußere Erscheinungsbild der Frau rasch „älter", da es infolge des Östrogenmangels zu multiplen Rückbildungserscheinungen kommt. So schwindet dasjenige Fettgewebe, das die „weiblichen Rundungen" erzeugt hat, und es nimmt dafür das Depotfett zu. Seltener kommt es zur Gewichtsabnahme. Meist gleicht sich die Frau dem Aussehen ihrer Mutter „in diesen Jahren" an, seltener dem des Vaters.

Mit dem Östrogenmangel sind weitere Erscheinungen eng gekoppelt, von denen einige genannt werden sollen: Es kommt zu einem vermehrten Calciumverlust aus den Knochen mit einer Reduktion der Knochenmasse, so daß die Zahl der Knochenbrüche erheblich zunimmt. Erinnert sei auch an den Rundrücken („Altweiber- oder Hexenbuckel"), der sich jetzt entwickeln kann.

Die Gefäßwände lagern das Cholesterin ein, das jetzt vermehrt im Blut vorhanden sein kann, in das sich wiederum Kalk (Calcium) einlagert (daher das Wort „Verkalkung" zur Bezeichnung des Zustandes, der durch die Verkalkung der Hirngefäße eintritt). Die Gefäße werden starrer und brüchiger, ihr Lumen wird eingeengt und der Blutdruck steigt. Die Versorgung des Herzens mit Sauerstoff leidet Not, Angina-pectoris-Beschwerden treten auf, der Schlaganfall droht.

Die Haut wird dünner, unelastischer und verletzlicher.

Therapie des Klimakteriums

1.–3. Phase. In diesen Phasen des Klimakteriums ist gut durch zyklusgerechte, kontrollierte Gestagengaben (z. B. für 5–6 Tage tgl. 1 Tabl. Primolut-Nor 0,5) zu behandeln (oder einfacher mit z. B. Cyclo-Progynova, das ebenso wie die Antibabypille genommen wird, aber aufgrund seiner geringen Dosierung keinen kontrazeptiven Schutz mehr bietet).

In den **ersten Phasen** des Klimakteriums kann man oft auch ganz auf Hormongaben verzichten und mit Pflanzen- oder Organextrakten (z. B. Remifemin oder Solcosplen) auskommen. Oft genügen in dieser Zeit schon die vorübergehende Reduzierung der körperlichen und geistigen Belastungen, ein Erholungsurlaub oder eine Kneippkur, um die Funktionen wieder zu normalisieren.

Prüfungsfragen 73

4. Phase. Hier kann man z. B. ein Östrogen-Androgen-Gemisch verabfolgen. Dies hat – was das allgemeine Wohlbefinden und die Stimmungslage anbelangt – die beste Wirkung bei der Frau mit klimakterischen Beschwerden. Aber auch die geringste Dosis des Androgens läßt die Gefahr einer Vermännlichung nicht ganz ausschließen, so daß entsprechende Tabletten nicht mehr im Handel sind. Für besonders gelagerte Fälle gibt es alle 8–12 Wochen zu injizierende (und damit kontrollierbare) Depotpräparate (Gynodian Depot bzw. Lynandron), die (unter strengster Kontrolle!) oft jahrelang ohne die oben beschriebenen Nebenwirkungen vertragen werden.

In **allen 4 Phasen** lassen sich die modernen *niedrig dosierten Antibabypillen* einsetzen. Besonders in der 4. Phase sind auch therapeutische Versuche mit Psychoregulanzien angezeigt.

Immer mehr setzen sich die konjugierten Östrogene durch (Presomen in verschiedener Dosierung), die man zur Prophylaxe der KHK (koronare Herzkrankheit) und der Knochenentkalkung **bis ans Lebensende** einnimmt (S. 49).

Ist es zur Prophylaxe zu spät, hemmen die Calcitonine den Knochenabbau, fördert Tridin den Calciumeinbau in den Knochen und helfen verschiedene Medikamente (s. Lehrbuch der inneren Medizin), das im Blut erhöhte Cholesterin zu senken.

Prüfungsfragen zu Kapitel 4
Es kann immer nur ein Antwortangebot richtig sein

1. Als was wird Progesteron im Urin ausgeschieden?
a) Als Pregnandiol
b) Unverändert
c) Als Östriol
d) Als Nortestosteron
e) Kein Angebot trifft zu

2. In welchem Bereich liegt die Ausscheidung der Östrogene im normalen Zyklus/Tag?
a) 50–300 Mikrogramm
b) 500–3000 Mikrogramm
c) 1–2 mg
d) Ca. 5 mg
e) 2–7 mg

3. Welches der aufgeführten Hormone ist ein gonadotropes Hormon?
a) Follikelhormon
b) ICSH
c) Progesteron
d) Oxytocin
e) Keines der angegebenen Hormone

74   4. Auswirkungen der Ovarialfunktion

4. Wie hoch ist der Blutverlust während einer normalen Periodenblutung?

a) 25 ml
b) 50 – 80 ml
c) Ca. 100 – 150 ml
d) Ca. 250 – 300 ml
e) Um 500 ml

5. Wie hoch ist der Eisenverlust während einer normalen Periodenblutung?

a) 12 mg
b) 50 – 100 mg
c) 20 mg
d) 200 mg
e) Weniger als 1,2 mg

6. Was wird bei der Ovulation ausgestoßen?

a) Das Ei
b) Die Corona radiata
c) Die Zona pellucida
d) Die Funktionalis
e) Antwortangebote a, b und c *zusammen* sind richtig

7. Welche Bedeutung hat der Kristellersche Schleimpfropf?

a) Er wird bei sexueller Erregung von den Bartholinschen Drüsen gebildet und macht den Scheideneingang schlüpfrig
b) Er wird zur Zeit des Follikelsprunges gebildet und dient dazu, die Öffnung des Follikels zu verschließen
c) Er wird von den Glandulae vestibulares minores gebildet und schützt die Vulva vor Mazeration
d) Er wird aus Organfett, nicht Depotfett, gebildet und dient der Stabilisierung der Wangen
e) Er wird von den Zervixdrüsen gebildet und schützt u. a. das innere Genitale vor dem Eindringen von Bakterien

8. Wann kommt es zur Menarche?

a) Nach einseitiger Ovarektomie
b) Während des Klimakteriums
c) Nach Röntgenreizbestrahlung der Hypophyse
d) Während der Geschlechtsreife
e) Während der Pubertät

9. Wann spricht man von sexueller Frühreife?

a) Wenn ein Mädchen vor Erreichen der Volljährigkeit ein Kind bekommt
b) Wenn die Menarche schon zwischen dem 10. und 12. Lebensjahr eintritt
c) Wenn es bereits vor dem 8. Lebensjahr zur Menstruation kommt
d) Wenn es bei einem neugeborenen Mädchen zu einer vaginalen Blutung kommt
e) Wenn eine Frau 2 oder mehr Kinder vor Ablauf der normalen Tragzeit von 40 Wochen reif zur Welt bringt

10. Wie verhält sich im allgemeinen die Gonadotropinausscheidung bei Frauen in der frühen Postmenopause gegenüber der Ausscheidung in der Geschlechtsreife?

a) Niedriger
b) Nicht meßbar
c) Unverändert
d) Erhöht
e) Gonadotropin wird überhaupt nicht ausgeschieden

5. Gynäkologische Blutungsstörungen

Die Menstruation ist das Ergebnis eines fein aufeinander abgestimmten Zusammenwirkens der Tätigkeit von Zwischenhirn, Hypophyse, Ovarien und Uterusschleimhaut. Großhirnrinde, Zervikalkanal und Vagina spielen weiterhin eine Rolle für das normale Verhalten. Die normale Menstruation wird als **Eumenorrhö** (gr. eu = gut, menos = Monat, rhein = fließen) bezeichnet.

Verringerung der Blutung

- *Amenorrhö.* Damit bezeichnet man das Ausbleiben der Menstruation länger als 3 Monate. Sie ist ein *Symptom und keine Krankheit!*
- *Pseudoamenorrhö* oder *Kryptomenorrhö.* Es kommt hierbei zu einem Zerfall der Schleimhaut, das Blut kann aber nicht nach außen treten.
- *Hypomenorrhö.* Die Menstruation ist geringer und/oder kürzer als normal.
- *Oligomenorrhö.* Die Menstruation kommt seltener als in etwa 4wöchentlichen Abständen.
- *„Silent menstruation"* (stille Menstruation). Hierunter versteht man das Ausbleiben der Blutung, da zu wenig Schleimhaut aufgebaut wurde, obwohl gewisse zyklische Vorgänge, wie z. B. eine Ovulation, ablaufen können. Dann kann es zur Schwangerschaft kommen. Auch nach längerer Einnahme gestagenbetonter Antibabypillen kann es zur Schleimhautatrophie und damit zur Silent menstruation kommen. Nach Absetzen der Pille oder Wechsel auf eine Zwei-Phasen-Pille erholt sich die Schleimhaut wieder rasch.

Amenorrhö

Wir unterscheiden: Eine **physiologische Amenorrhö** von einer **pathologischen Amenorrhö** und die **primäre** von der **sekundären Amenorrhö**.

Physiologische Amenorrhö. Diese finden wir in der Kindheit vor der Menarche und in der Postmenopause nach der letzten Menstruation. In beiden Zeiten produzieren die Ovarien *keine Hormone* oder nur so wenig, daß keine Schleimhaut aufgebaut wird. Während der Schwangerschaft ist dagegen die *zunehmende Hormonproduktion* der Plazenta eine der Ursachen, die die physiologische Schwangerschaftsamenorrhö verursacht.

Sekundäre Amenorrhö. Wenn nach einer Menstruation die monatliche Blutung länger als drei Monate ausbleibt. Im täglichen klinischen Sprachgebrauch macht man diese strenge Unterscheidung meist nicht und spricht auch schon früher von Amenorrhö.

Primärer Amenorrhö. Hiervon spricht man, wenn ein Mädchen 18 Jahre oder älter ist und noch nie menstruiert hat.

Pathologische Amenorrhö. Sie kann bedingt sein (in abnehmender Häufigkeit) durch:
- endokrine Ursachen,
- konstitutionelle Ursachen,
- anatomische Ursachen.

Eine Amenorrhö kann **leicht** sein; dann werden noch geringe Mengen Östrogene gebildet. Es fehlen Ovulation und Corpus-luteum-Funktion (sog. **generative** Amenorrhö).

Bei **schwerer** Amenorrhö fehlt auch die Östrogenproduktion (sog. **vegetative** Amenorrhö).

Endokrine Ursachen

Die endokrinen Ursachen können durch Störungen im Zwischenhirn, Hypophyse, Ovarien, aber auch in Schilddrüse oder Nebennierenrinde bedingt sein.

Das Ausbleiben der neurohormonalen Impulse, mit denen das **Zwischenhirn** (Hypothalamus) den Ablauf des ovariellen Zyklus steuert, kann verursacht sein durch lokale Erkrankungen (z. B. Tumoren, Nekrosen, Entzündungen usw.) oder durch physische oder psychische Überlastung (Streß), aber auch durch erschöpfende Allgemeinkrankheiten. Da im Zwischenhirn die Anregung der Hypophyse zur Gonadotropinproduktion unterbleibt, werden die Ovarien (die Gonaden) nicht zur Hormonproduktion und Ovulation angeregt, es entsteht ein *„hypogonadotroper Hypogonadismus"* (s. nächste Seite).

Erkrankungen der Hypophyse. Sie führen zu vielgestaltigen Krankheitsbildern, die unter anderem auch mit Amenorrhö vergesellschaftet sind:

Gigantismus oder *Akromegalie, Morbus Cushing, Simmondssche Krankheit, Morbus Sheehan, Chiari-Frommel-Syndrom* (s. Lehrbuch der inneren Medizin).

Das Galaktorrhö-Amenorrhö-Snydrom (Milchfluß bei Ausbleiben der Menstruation) ist durch Überproduktion von Prolaktin bedingt. Die Überproduktion kann organisch (Tumor) oder funktionell sein und ist dann zu behandeln.

➤ **Therapie.** Die Amenorrhö infolge der soeben genannten Krankheiten ist entweder kausal (z. B. Operation von Tumoren) oder symptomatisch (Gabe von Gonadotropinen, wenn wegen Kinderwunsch gleichzeitig auch eine Ovulation ausgelöst werden soll – oder Ovarialhormonen, wenn nur eine genitale Blutung/Menstruation gewünscht wird) zu behandeln.

Schilddrüse. Bei dieser kommen ihr völliges Fehlen (Kretinismus), ihre Unter-(Myxödem) und ihre Überfunktion (Thyreotoxikose, Basedow) als Ursache einer Amenorrhö in Frage. Die Therapie sollte kausal (gegen die Ursache [causa] gerichtet) sein.

Nebennierenrindenerkrankungen. Von denen, die zur Amenorrhö führen, sei das *„adrenogenitale Syndrom"* hervorgehoben (S. 40).

Ovarielle Ursachen der Amenorrhö

Ovarielle Ursachen der Amenorrhö können beruhen auf völligem Fehlen von Ovarialgewebe (Turner-Syndrom), operativer oder aktinischer (strahlenbedingter, meist röntgenologischer) Kastration oder vorzeitiger Funktionsruhe (Climacterium praecox, Stein-Leventhal-Syndrom).

➤ **Folgen** des Ausfalls der Ovarialfunktion werden als **Hypogonadismus** bezeichnet. Solange Zwischenhirn und Hypophyse voll funktionstüchtig sind und in diesen Fällen infolge fehlender Bremsung durch Ovarialhormone vermehrt Gonadotropine bilden, entsteht ein **hypergonadotroper Hypogonadismus**.

Auch eine *verstärkte* Tätigkeit der Ovarien kann die Ursache einer Amenorrhö sein, wie sie z. B. vorkommt bei **Granulosa-** oder **Thekazelltumoren** (produzieren Östrogene) und **Granulosa-Lutein-Zysten** (produzieren Östrogene und Gestagene). Nach einiger Zeit der überfunktionell ausgelösten Amenorrhö folgt dann meist eine (Dauer-)Blutung.

Beim **Stein-Leventhal-Syndrom** findet man große weiße Ovarien. Es kommt nicht zur Ovulation, entweder weil
- die äußere Ovarialhülle zu dick und zu derb ist, oder weil
- für das überreichlich vorhandene Ovarialgewebe die Menge der gebildeten Gonadotropine nicht ausreicht, eine Ovulation auszulösen;
- es wird aber auch eine Überstimulation durch die Gonadotropine als Ursache diskutiert.

➤ **Prognose.** Mit zunehmendem Alter der Frau und Dauer der ovariellen Amenorrhö verschlechtert sich die Aussicht auf Heilung.

➤ **Therapie.** Die Behandlung ist vielgestaltig (je nach der Ursache), evtl. kann auch ein psychotherapeutisches Eingreifen notwendig werden. Bei leichteren Störungen erreicht man durch Gonadotropinmedikation oder Verordnung ähnlich wirkender Medikamente eine Ovulation und Progesteronproduktion. Symptomatisch kann man durch zyklusgerechte Verabreichung von Östrogenen und/oder Gestagenen „Menstruationen" hervorrufen. Beim Stein-Leventhal-Syndrom erzielt man Erfolge durch Keilresektionen aus beiden Ovarien und der Gabe von bestimmten ovulationsauslösenden Hormonen (Dyneric, Pergotime).

Cave: Überstimulation kann zu Mehrfachovulationen und damit zu Mehrlingsschwangerschaften führen.

Exogene, konstitutionelle und psychische Ursachen

Sie sind z. B. durch Klimaeinflüsse (Umzug, Urlaubsreisen), Unterernährung, Anämie, chronische Infektionskrankheiten (Tbc), Freude, jeglichen körperlichen und seelischen Streß (Notstandsamenorrhö), Angst vor Schwangerschaft, aber auch überstarken Kinderwunsch bedingt. Ob es im Einzelfall zur Amenorrhö kommt, hängt von der Intensität der Belastung **und** der Stabilität bzw. Labilität des Funktionskreises Zwischenhirn-Hypophyse-Ovar ab. Diese Stabilität ist von Frau zu Frau verschieden, wechselt aber auch bei ein und derselben Frau (vgl. Klimax). Hier kann man öfter eine erfolgreiche Therapie der Amenorrhö betreiben, da die Ursache zu beseitigen ist (kausale Therapie).

Zur **Klärung aller Amenorrhöformen** ohne anatomisch oder laborchemisch erkennbare Ursache gibt man zunächst nur Gestagene; erfolgt keine Blutung, gibt man ein Östrogen-Gestagen-Gemisch. Bleibt auch dann die Blutung aus, liegt es an der Schleimhaut; kommt es dagegen zur Blutung, liegt es an fehlenden Gonadotropinen oder Gonadotropinreleasinghormonen oder noch höher gelegener Ursache.

Anatomische Gründe für das Ausbleiben der Menstruation

Hymenalverschluß. Das Blut staut sich in der Scheide auf, später auch in Uterus und Tuben. Hierdurch können mehr oder weniger große Tumoren im Becken tastbar werden. Die Eröffnung ist meist leicht und sollte so früh wie möglich erfolgen. Bis alles angesammelte Blut abgeflossen und die Verhältnisse sich normalisiert haben, ist eine Infektionsprophylaxe wichtig. Langdauernder Blutrückstau führt zur Schädigung von Endometrium und Tuben und zur Sterilität.

Queres Scheidenseptum. Es ist entwicklungsgeschichtlich zu erklären (S. 35 u. 39); es liegt höher als das Hymen und ist von unterschiedlicher Dicke; seine Beseitigung kann Schwierigkeiten bereiten.

Eine weitere Ursache kann eine **Scheidenstriktur** nach Verletzungen oder Entzündungen oder das **angeborene Fehlen der Vagina** (meist auch mit Fehlen des Uterus vergesellschaftet) sein.

Alle bisher angegebenen anatomischen Gründe verursachen keine echte Amenorrhö. Das Menstruationsblut kann lediglich nicht abfließen, es handelt sich um *Pseudomenorrhöen* oder *Kryptomenorrhöen*.

Angeborenes Fehlen des Uterus (und evtl. der Vagina = Rokitansky-Küster-Syndrom), **hochgradige Hypoplasie** oder **operative Entfernung** verursachen dagegen, ebenso wie **angeborenes Fehlen der Ovarien** (Turner-Syndrom), ihre operative Entfernung oder Zerstörung durch Tumoren oder Röntgen- bzw. Radiumbestrahlung, eine wirkliche Amenorrhö.

5. Gynäkologische Blutungsstörungen

Wird nach einem Abort oder einer Geburt wegen zurückgebliebener Plazentareste zu intensiv abradiert und aus der zu diesen Zeiten sehr weichen Uteruswand die ganze Basalis der Mukosa entfernt (s. Abb. 4.**3a**). verwächst die jetzt ja bloßliegende Muskulatur der Uterusvorderwand mit der der Hinterwand, und das Uteruskavum verschwindet. Es kommt damit zur „iatrogenen" Amenorrhö (Asherman-Syndrom).

Hypomenorrhö und Oligomenorrhö

Sie können z. T. durch die gleichen Faktoren hervorgerufen werden, wie wir sie bei der Amenorrhö aufgezählt haben. Oft besteht nur ein Unterschied in der Schwere der Ursache oder in der individuell unterschiedlichen Stabilität der Zyklussteuerung, ob sie zur Abschwächung oder zum völligen Ausbleiben der Menstruation führt (gelegentlich kann auch die gleiche Ursache eine Hypermenorrhö auslösen!).

➤ **Therapie.** Klimakuren, Verringerung körperlicher oder geistiger Belastungen, Gewichtsvermehrung oder -verminderung bei Unter- bzw. Übergewichtigkeit, leichte medikamentöse Stimulation der Ovarien, z. B. zyklusgerecht durch Gelbkörperhormon (Primolut-Nor, Prothil, Orgametril), sowie alle bei der Amenorrhö genannten Maßnahmen. Eine nicht-hormonelle Stimulation der Ovarien zur Östrogenproduktion kann man mit Solcosplen versuchen. Diese nur scheinbar „östrogenfreie" Therapie ist natürlich bei allen Zuständen verboten, bei denen Östrogene kontraindiziert sind!

Vermehrung der Blutung

Die Ursache einer Blutung muß immer genau geklärt und ein Karzinom ausgeschlossen werden. Auch eine durch einen nicht-malignen Prozeß hervorgerufene Blutung kann durch Anämisierung lebensgefährlich werden.

Die **normale Regelbutung** dauert längstens 5–6 (bis 7) Tage und hat nur höchstens derartige Beschwerden, daß hierdurch keine Arbeitsunfähigkeit oder Bettruhe bedingt wird. Bei stärkeren Beschwerden besteht eine Dysmenorrhö (s. dort). **Der gesamte Blutverlust beträgt 50–70 ml, dazu kommen noch Schleim, Schleimhaut usw.** (S. 46 f.).

Ursachen der Blutungen

Extragenitale Blutungsursachen

Iatrogene Ursache (gr. iater = Arzt) z. B. aufgrund einer Östrogentherapie; Hypertonie; Blut- und Gefäßerkrankungen sowie manche Infektionskrankheiten.

Genitalorganische Ursachen

Sie sind häufiger bei Hypermenorrhö und Zusatzblutungen (s. u.) zu finden und können hervorgerufen werden durch Entzündungen, Ulzerationen (Geschwüre, z. B. durch Pessare, Traumen), Polypen, Myome, Karzinome, Sarkome. Dazu kommen noch schwangerschaftsbedingte Blutungen wie Abort, Blasenmole, Extrauteringravidität, Placenta praevia, Plazentapolyp, Wochenbettblutungen.

Genitalhormonelle oder genitalnervöse Ursachen

Während der Pubertät, im Wochenbett und im Klimakterium (Follikelzysten, Gelbkörperinsuffizienz) kommt es nicht selten zu dysfunktionellen Entgleisungen. Eine Sonderform am Rande des Normalen (bei manchen Tieren ist sie normal) ist die **Ovulationsblutung**, infolge des mittzyklischen Östrogenabfalls. Sie reagiert meist gut auf geringe Östrogengaben zwischen dem 10.–16. Zyklustag (Abb. 4.2b).

Blutungstypen

Sie bilden ein weiteres Unterscheidungsmerkmal.

Hypermenorrhö (gr. hyper = zuviel, menorrhoe = Monatsfluß) oder **Menorrhagie** (gr. rhägnümai = bersten) die regelmäßige, **zu starke** Blutung, z. B. bei intramuralem Myom. Gelegentlich ist die Blutung auch verlängert.

Polymenorrhö (gr. poly = viel). Die regelmäßige, zu häufige Blutung, z. B. bei mäßiger Ovarialinsuffizienz.

Zusatzblutungen. Zur normalen oder zu starken oder zu häufigen, aber auch zur zu schwachen oder zu selten auftretenden Blutung:
- *Vorblutung:* Vor der Menstruation auftretende Blutung, die in die Menstruation übergeht, z. B. bei Korpusschleimhautpolypen.
- *Nachblutung:* Nach der Menstruation auftretende Blutung, wobei die Menstruation in die Nachblutung übergeht, z. B. bei submukösem Myom.
- *Zwischenblutung:* Zwischen zwei Menstruationen auftretende Blutung, z. B. als Ovulationsblutung durch Östrogenabfall und Hyperämie des Endometriums ausgelöst.

Azyklische Blutung (unregelmäßige Blutung; Metrorrhagie). Blutung von unterschiedlicher Dauer und Stärke, z. B. bei Korpus- oder Zervixkarzinom. Sie steht in keinerlei Zusammenhang zum Zyklusgeschehen, sondern tritt neben den Menstruationsblutungen auf.

Verschiedene Blutungen in den einzelnen Lebensabschnitten und deren Therapie

Wir unterscheiden Blutungen:
- nach der Geburt,
- vor der Pubertät,
- während der Pubertät,
- während der Geschlechtsreife,
- während des Klimakteriums,
- in der Menopause.

Tabelle 5.1 zeigt die Ursachenhäufigkeit genitaler Blutungen in verschiedenen Lebensabschnitten.

Nach dieser Einteilung soll nun die Ursache und Behandlung der Blutungen besprochen werden.

Tabelle 5.1 **Häufigkeit (in %) verschiedener Ursachen genitaler Blutungen in Abhängigkeit vom Lebensalter**

Vor der Menopause					Blutungsursache	*Nach* der Menopause		
17,5	16,2	20,0	22,5	22,5	Funktionelle und ungeklärte Blutungen	12,5	12,5	2,5
37,5	38,8	12,5	7,5	5	Entzündung	5	12,5	12,5
35,0	27,5	22,5	5,0	0	Schwangerschaft	0	0	0
6,3	13,8	37,5	50	50	gutartige Veränderungen	17,5	12,5	17,5
3,7	3,7	7,5	15,0	22,5	Karzinom	65,0	62,5	67,5
1.–2.	3.	4.	5.	6.		4.	5.	6. und
Lebensjahrzehnt						höheres Lebensjahrzehnt		

Frühe Säuglingszeit

Nach der Geburt kann es beim Mädchen am 2.–3. Lebenstag zum Abbluten der intrauterin unter dem Einfluß der Plazentahormone aufgebauten Mukosa kommen. Eine Therapie erübrigt sich; man muß lediglich die erschreckten und besorgten Eltern beruhigen.

Kindheit

In den späteren Jahren können *Fremdkörper* zu blutigem Ausfluß oder Blutungen führen. Vaginale Einstellung (z. B. Untersuchung mit einem Kindervaginoskop, Zytoskop, Hysteroskop oder Ohrtrichter), Sondierung, *rektale* Untersuchung und Röntgenaufnahmen verhelfen zur Diagnose. Die Entfernung gelingt meist ohne Narkose mit einer Pinzette. Gelegentlich wird hierbei das Hymen verletzt (worüber man eine *Bescheinigung ausstellen* sollte!).

Bei der **Pubertas praecox** – Auftreten von Genitalblutungen vor dem 7.–8. Lebensjahr – ist eine kausale Behandlung nur bei hormonbildenden Ovarialtumoren möglich.

Pubertät

In den Entwicklungsjahren, wenn sich der hormonelle Zyklus noch nicht richtig eingespielt hat, kommt es häufiger zur *juvenilen (jugendlichen) Blutung*. Eine instrumentelle Abrasio sollte man wirklich nur in den allerdringendsten Notfällen ausführen. Hier ist die sog. **„hormonelle Abrasio"** indiziert, da kaum mit organischen Blutungsursachen zu rechnen ist. Man gibt ein hochdosiertes Östrogen-Gestagen-Gemisch, wodurch es nach vorübergehendem Sistieren der Blutung durch Aufbau der Schleimhaut zur *Entzugsblutung* kommt (2 × 2 Tabl. Tetragynon; Primosiston, S. 86/87).

Danach sind allgemein roborierende Maßnahmen, evtl. geringe Dosen von Schilddrüsenhormonen, und gegebenenfalls zyklische Gestagengaben indiziert. Basaltemperaturkontrolle!

Erste Hälfte der Geschlechtsreife

In der Zeit zwischen dem 15./16. und 30. Lebensjahr ist die weit überwiegende Blutungsursache die Schwangerschaft und ihre Störungen: Blutungen **nach** Abort oder Partus (Blutungen **in** der Schwangerschaft s. später).

➤ **Ursachen.** Plazentapolypen, Endometritis post abortum, Subinvolution des Uterus (ungenügende Rückbildung nach der Geburt), noch mangelhafte hormonelle Steuerung. Beim **Plazentapolypen** wird abradiert. Von dieser Diagnose sollte erst nach histologischer Sicherung gesprochen werden, da sie die Anschuldigung auf unsorgfältige Besichtigung der Plazenta (s. dort) enthält. Es können z. B. ebenso stärkere Blutungen mit „Gewebsabgängen" auftreten, wenn sich die Thromben lösen, die das ehemalige Plazentabett verschlossen hielten, oder wenn es zur ersten Menstruation nach der Entbindung kommt.

Endometritis. Auch hier ist eine vorsichtige Abrasio indiziert. Danach hat über 2–3 Monate eine Therapie mit Sulfonamiden oder Antibiotika zu erfolgen, kombiniert mit zyklusgerechter Ovarialhormongabe. Spezifische Entzündungen, wie z. B. Tuberkulose (s. dort) erfordern die spezifische Therapie, die sich über längere Zeit erstrecken sollte.

Subinvolution sowie auch die aus anderen Ursachen verstärkten ersten postpartalen Menstruationen. Hier erzielt man mit Uterotonika meist befriedigende Erfolge (z. B. 2–3 × 1 Dragee Methergin tgl.).

Kontaktblutungen, z. B. aus einer *Ektopie*. Hie helfen die Ätzung mit dem Argentumstift, die Albothylbehandlung sowie die Elektrokoagulation. Bei stärker blutenden **Verletzungen** können Tamponade oder Naht erforderlich werden.

84   5. Gynäkologische Blutungsstörungen

Hypoplastischer Uterus als Blutungsursache. Diesen behandelt man heute am besten durch eine hormonelle Pseudogravidität (= ansteigende, hochdosierte Östrogen/Gestagengaben).

Uterus duplex oder **Uterus bicornis.** Er kann – wohl aufgrund der gegenüber der Muskelwand vergrößerten Endometriumfläche oder einer Kontraktionsschwäche des Myometriums – zu verstärkten Blutungen führen.

Die Therapie reicht von Uterotonika über Hormongaben (z. B. Antibabypille) bis hin zur Entfernung der Trennwand zwischen beiden Uterushöhlen (Strassmannsche Operation).

Retroflexio uteri. Sie kann durch eine venöse Stauung ebenfalls eine Menorrhagie auslösen. Therapeutisch werden Uterotonika und/oder Lagekorrektur, die erstaunlich oft durch ein Hodge-Pessar (S. 157) gelingt, angewandt.

Zwischen- oder Ovulationsblutung. Sie ist Zeichen einer leichten ovariellen Unterfunktion, die man durch Östrogengabe (für einige Tage tgl. 1 Tabl. Progynon C) verhindern kann, wenn man mit dieser Therapie 2–3 Tage vor der zu erwartenden Blutung beginnt. **Entzündungen** verschiedener Genitalabschnitte werden oft von Blutungen bzw. blutigem Fluor begleitet. Meist lassen die Begleitumstände (Schmerzen) und der Erregernachweis die Diagnose stellen. Die Behandlung ist spezifisch. Östrogene unterstützen die Heilungsvorgänge.

Abklingende Geschlechtsreife (30–45 Jahre)

Natürlich muß man auch in dem schon etwas fortgeschrittenen Alter zwischen 30 und 45 Jahren mit schwangerschaftsbedingten Blutungen rechnen; sie treten jetzt aber ätiologisch zahlenmäßig zurück hinter **endokrinen Störungen, Allgemeinerkrankungen** und **organischen Erkrankungen des Uterus.**

Der Häufigkeitsgipfel der Erstdiagnose des Kollumkarzinoms liegt zwar erst bei 45 Jahren, aber meist 5–8 Jahre früher *kann* das **präinvasive Stadium** auch einmal zu Blutungsstörungen führen. Beim Stadium 0, und gegebenenfalls auch noch beim Mikrokarzinom, ist eine Konisation (eine zunächst diagnostische Maßnahme) bereits die Therapie.

Beim progredienten Karzinom als Blutungsursache kommen gelegentlich auch lokale und parenterale Hämostyptika und Tamponade in Frage.

Zervix- und Korpuspolypen. Sie sind in diesem Alter – neben dem *Myom* – die häufigste organische Blutungsursache, deren Therapie die Abrasio ist.

Myome (Abb. 11.**1b**). Bei diesen sind es die submukösen und die intramuralen Myome, die Blutungsstörungen verursachen. Die Mukosa über den Myomen ist verdünnt und blutet deshalb leichter. Da sich in ihrem Bereich die Gefäße schlechter kontrahieren, blutet es außerdem auch stärker und länger. Die myombedingten Blutungen bewirken besonders häufig eine *Ei-*

senmangelanämie, die ihrerseits ebenfalls eine besonders dünne und verletzliche Mukosa verursacht (!) und damit eine weitere Blutungsquelle darstellt. Bei starker Blutung kommt meist nur die Gestagendauerbehandlung, die konservative Myomektomie (bei noch bestehendem Kinderwunsch) oder die Exstirpation des Uterus in Frage. Bei schwächeren Blutungen führen manchmal Uterotonika zu einem Erfolg. Immer ist ein Eisenmangel zu beheben (z. B. 1–3 × tgl. 1 Kapsel Ferrum Hausmann).

Adnexitiden, Parametritiden sowie die Endometriose. Sie können ebenfalls Genitalblutungen verursachen. Einmal geschieht dies über die durch sie bewirkte Hyperämie und Verringerung der Uteruskontraktilität. In überwiegendem Maß führen sie aber zu Störungen der Ovarialfunktion und dadurch zu Blutungsstörungen.

Intrauterinpressare. Diese kommen gelegentlich auch als Blutungsursache in Betracht. Nicht immer ist ihre Entfernung notwendig, oft führt eine zyklusgerechte Hormontherapie, lokale Applikation von Hämostyptika oder Eisenzufuhr über 1–3 Monate zur dauernden Blutstillung.

Allgemeine Erkrankungen, die Blutungsstörungen verursachen. *Störung der Blutgerinnung, Überdosierung von Antikoagulanzien, Leberschäden* mit Veränderung des Metabolismus (Auf-, Um-, Abbau von Stoffen) von Hormonen.

Akute fieberhafte Erkrankung. Sie können den Beginn einer Menstruation vorverlegen und diese verstärken.

In dieser Altersgruppe kommt es trotz ovulatorischer Zyklen häufiger zu
- **unregelmäßiger Ausreifung des Endometriums** (die Ursache liegt sehr wahrscheinlich in der Mukosa)
- zu **verzögerter Endometriumsabstoßung** (infolge mangelhafter Funktion des Corpus luteum)
- weiterhin finden sich jetzt zunehmend **anovulatorische Zyklen**.

Alle 3 Erscheinungen sind Ursache von Blutungsstörungen, die eine Hormontherapie erfordern.

Klimakterium
Während der Wechseljahre findet die Histologie oft eine **glandulärzystische Schleimhauthyperplasie** als Blutungsursache (s. Kap. 4). Nützt die konservative Therapie nichts, wird man sich hier und in entsprechend gelagerten Fällen auch schon in jüngeren Jahren zur Extirpation des Uterus entschließen.

Postmenopause – Seniorenalter
Im Alter über 55–60 Jahre überwiegen als Blutungsursache **maligne Neubildungen** des Genitaltrakts. In 50–60% (und mehr) ist jetzt das Karzinom der Grund für eine Dauer- oder rezidivierende Blutung!

86   5. Gynäkologische Blutungsstörungen

Es sei aber ganz deutlich darauf hingewiesen, daß ca. 40–50% der Blutungen eine *benigne* Ursache haben!

Häufiger findet man nun auch **Urethralkarunkeln**, die man ätzen oder abtragen kann, oder **Hämorrhoiden** und **Analfissuren**, die konservativ mit Salben, Suppositorien oder chirurgisch behandelt werden.

Als Folge der **Rückbildungsvorgänge** sind Haut und Schleimhaut des Genitaltrakts dünn und verletzlich. Es kann deshalb zu Blutungen kommen, schon durch verstärktes *Pressen bei der Defäkation* oder bei der *Kohabitation*. Auch die *arterielle Hypertonie* und die *chronisch-venöse Stauung* bei Herzerkrankungen kommen hier in Betracht. Sie können zu Blutungen aus dem atrophen Endometrium führen.

Neben der Behandlung der Grundkrankheit sehen wir hier sehr schöne Erfolge mit lokaler Applikation von Östrogenen. Östriolhaltige Medikamente wirken besonders gut auf Vulva, Vagina und Zervix und nur gering auf die Uterusschleimhaut (Linoladiol N, Ortho-Gynest, Östro-Gynaedron, OeKolp). Ihre Wirkung kann unterstützt werden durch ebenfalls lokale Applikation von Präparaten, die die fehlenden Döderleinschen Stäbchen enthalten (Vagiflor, Döderlein Med).

Bei *rezidivierenden Blutungen aus benigner Ursache* wird gegebenenfalls eine vaginale Totalexstirpation des Uterus oder eine einmalige, intrauterine Radiumeinlage von 2000–3000 mg/el/h Rd zur dauernden Blutstillung führen.

Zeigt die diagnostische Abrasio aber in diesem Alter eine proliferierte Schleimhaut, so muß ein **hormonbildender Tumor** vermutet und meist chirurgisch behandelt werden.

Allerdings kommen in der frühen Menopause auch relativ häufig **östrogenhaltige Medikamente** (zur Therapie der Wallungen angewandt) als Blutungsursache in Betracht. Man sollte sich aber möglichst nie darauf verlassen, daß sie die Ursache sind, sondern zunächst immer Karzinom, Polypen usw. durch Abrasio ausschließen. Deshalb gibt man in dieser Zeit auch gern Östrogen-Gestagen-Präparate, die für den Hormonbedarf dieser Zeit zwar etwas zu hoch dosiert sind, die aber noch regelmäßige Menstruationen auslösen; man vermeidet so die beunruhigenden azyklischen Blutungen (Cyclo-Progynova).

Druckstellen durch Pessare (als Blutungsursache). Sie sind leicht zu erkennen. Nach Ausschluß eines Malignoms und Entfernung des Pessars heilen sie meist rasch unter Lokalbehandlung ab (z. B. alle 1–2 Tage 1 Albotyhl Ovulum).

Verletzungen der Vagina (die zu Blutungen führen). Diese stillt man z. B. durch Betupfen mit Albothylkonzentrat, eine Tamponade oder Naht.

Zum Abschluß noch einige Ergänzungen zu obigen Therapievorschlägen:
• Als Uterotonika kommen die *langwirkenden Sekalealkaloide* in Betracht. Mit Ausnahme der Subinvolution beginnt man mit der Therapie am

2.–3. Blutungstag und dosiert individuell nach Wirkung, d. h. Blutstillung und Kontraktionsschmerzen, und beendet die Therapie ca. 2 Tage nach Sistieren der Blutung (2–3 × 1 Dragee Methergin).

- Da man vor dem 40. Lebensjahr meist mit gutartigen gynäkologischen Ursachen zu rechnen hat, kann man in diesen Fällen die ambulante *Abrasio* in Erwägung ziehen.
- Die *Totalexstirpation* des Uterus sollte möglichst vaginal ausgeführt werden. Sie hat in großen Statistiken eine Mortalität von 0,2–0,1%, z. T. sogar 0%.
- Die *Radiummenolyse* (Zerstörung des Mukosa durch Radiumeinlage) sollte nur für nicht operable Patientinnen reserviert bleiben, da hierbei u. a. der Uterus als potentieller Krankheitsherd erhalten bleibt.
- *Östrogene* gibt man heute überwiegend peroral, entweder über den ganzen Zyklus – in der 2. Hälfte kombiniert mit Gestagenen – oder nur etwa vom 11./12. bis 16./17. Zyklustag zur Therapie der Ovulationsblutung.
- Bei den *Gestagenen* ist das Progesteron in seiner blutstillenden Wirkung bis heute noch nicht übertroffen, meist gibt man aber auch hier die peroral applizierbaren neueren Prägestagene.
- *Androgene* können ebenfalls zur Blutstillung herangezogen werden, sie kommen aber wegen ihrer virilisierenden Wirkung nicht in Betracht (gering dosiert und in Kombination mit den Ovarialhormonen sind sie allerdings zur Behandlung schwerer klimakterischer Ausfallserscheinungen kurzfristig und gut kontrolliert anwendbar).
- Die *zyklusgerechte Hormontherapie*, also vom 5.–14. Tag nur Östrogene, vom 15.–25. Tag eine Mischung aus Östrogenen und Gestagenen, wird heute durch einige Ovulationshemmer sehr erleichtert, die in einer Packung bereits eine entsprechende Kombination enthalten.
- Bei der *Blutstillung durch Injektion eines hochdosierten Östrogen-Gestagen-Gemisches* kommt es praktisch immer nach 5–10 Tagen zu einer *Entzündungsblutung*, die stark ist und lange anhält. Dies beruht auf dem durch die Depotform bewirkten *langsamen* Abfall des Hormonblutspiegels. Man kann sich – und die Patientin – davor schützen, indem man 4–5 Tage nach der Injektion für 2 Tage 1 Tbl., dann 2 Tage 2 Tabl., dann noch 2–3 Tage 3 Tabl. eines Östrogen-Gestagen-Gemisches (Primosiston Tabl.) zuführt und damit den Hormonblutspiegel plateauartig hoch hält. Nach dem raschen Abfall der oral zugeführten Hormone wird eine kürzere und schwächere Entzugsblutung ausgelöst.

Die Blutungsanämie (Hb unter 12 gr%) muß ebenfalls behandelt werden: Hochgradige Anämien (dies sind alle Hb-Werte unterhalb 10(–11) gr% und insbesondere die dekompensierte Anämie unter 8 gr%) erfordern Bluttransfusionen; bei mittelgradiger Anämie hilft i. v., bei leichter Anämie oder beginnender Besserung perorale Eisen- und Folsäurezufuhr (Ferrum Hausmann Amp. bzw. Dragees).

88   5. Gynäkologische Blutungsstörungen

Prüfungsfragen zu Kapitel 5
Es kann immer nur ein Antwortangebot richtig sein

1.–5. Welcher Amenorrhötyp gehört zu Befund 1–5?

1. Postklimakterium
2. Noch keine Blutung mit 19 Jahren
3. Sheehan-Syndrom
4. Hymenalatresie
5. Hypermenorrhö

Antwortangebot für Frage 1–5

a) Physiologische Amenorrhö
b) Pseudoamenorrhö
c) Primäre Amenorrhö
d) Sekundäre Amenorrhö
e) Keine der Antworten ist zutreffend

6. Wann findet man einen biphasischen Basaltemperaturverlauf?

a) Bei uteriner Amenorrhö
b) Bei ovarieller Amenorrhö
c) Bei hypogonadotroper Amenorrhö
d) Bei jeder pathologischen Amenorrhö
e) Keine der Angaben ist richtig

7. Was sind Menorrhagien?

a) Schmierblutungen
b) Periodenunabhängige Blutungen
c) Verstärkte und verlängerte Periodenblutungen
d) Blutung beim Follikelsprung
e) Die in monatlichem Abstand auftretenden Blutungen bei der gesunden Frau

8. Was sind Metrorrhagien?

a) Blutungen in der 2. Zyklushälfte
b) Nicht zyklusabhängige Blutungen
c) Verlängerte Periodenblutungen
d) Verstärkte Periodenblutungen
e) Keine der Angaben stimmt

9.–13. Was verstehen Sie unter folgenden Menorrhöen?

9. Polymenorrhö
10. Hypermenorrhö
11. Oligomenorrhö
12. Hypomenorrhö
13. Eumenorrhö

Antwortangebote für Frage 9–13

a) Regelrechte Menstruationsblutung
b) Zu starke Menstruationsblutung
c) zu schwache Menstruationsblutung
d) Zu häufige Menstruationsblutung
e) Zu seltene Menstruationsblutung

14. Welches ist die erste Behandlungsmethode einer Blutung aus der Gebärmutter in der Menopause?

a) Hysterektomie
b) Kürettage
c) Östrogenbehandlung
d) Das Legen von Radium
e) Keine der Angaben stimmt

15. Bei welchen der folgend aufgezählten Erkrankungen sind Kontaktblutungen zu erwarten?

a) Beim Kollumkarzinom
b) Beim submukösen Fundusmyom
c) Bei Corpus-luteum-Persistenz
d) Beim Sheehan-Syndrom
e) Keine der Angaben stimmt

16. Was ist eine Eumenorrhö?

a) Eine Dauerblutung
b) Eine Abbruchblutung
c) Eine Entzugsblutung
d) Eine klimakterische Blutung
e) Eine regelrechte Menstruationsblutung

6. Gynäkologische Schmerzen

Allgemeines

„Schmerzen" sind nach Blutung und Fluor die *dritthäufigste Klage in der gynäkologischen Sprechstunde*. Sie sind ein subjektives Symptom und daher oft sehr schwer objektivierbar!

Schmerzreiz und seine Ursache (s. u.). Er wird von Rezeptoren (= Empfänger) aufgenommen, die in sehr unterschiedlicher Dichte über den Körper verteilt sind. Für verschiedene Ursachen gibt es verschiedene Rezeptoren. (Der Darm verspürt keinen Stich, wohl aber eine Dehnung; die Nabelschnur enthält keine Schmerzrezeptoren – das Abnabeln ist schmerzlos.)

Der im Rezeptor ausgelöste Impuls geht über Nervenbahnen und über das Rückenmark zum Stammhirn. Diese große „Schaltzentrale" ist verantwortlich für die richtige (oder falsche!) Weiterleitung der Impulse zum Großhirn. Erst hier wird der Schmerz bewußt, wird lokalisiert und in seiner Stärke bewertet.

Auf diesem langen Weg gibt es viele Möglichkeiten, den Schmerzimpuls zu verstärken oder zu reduzieren. Die Empfindlichkeit der Rezeptoren wird z. B. durch Prostaglandine gesteigert bzw. durch deren Fehlen vermindert. Die Hemmung der Prostaglandinsynthese durch Aspirin ist daher eine wirksame Methode der Schmerzbekämpfung. Die Medikation sollte möglichst 1–2 Tage vor Schmerzbeginn (z. B. die erwartete Dysmenorrhö) erfolgen. Die Leitungsbahnen können operativ, durch elektrische Reizung oder durch Lokalanästhetika unterbrochen werden. Psychische Einflüsse können im Hirnstamm den Schmerzimpuls völlig blockieren, so daß das Großhirn keinen Schmerz empfinden kann. Das Großhirn ist durch Narkose auszuschalten und durch Opiate und verschiedene Psychopharmaka so zu beeinflussen, daß der Schmerzimpuls zwar registriert, aber nicht als „Schmerz" empfunden wird usw.

Anamnese. Sie ist sehr wichtig: Alter, Familienstand, Beruf, Menstruations- und Geburtenanamnese. Zeitliche Lokalisierung der Schmerzen: Seit wann, vor, während oder nach der Menstruation, nach dem Aufstehen (Descensus uteri), erst im Laufe des Tages, oder auch während der Bettruhe (Wirbelsäule, Gelenke); örtliche Lokalisierung (Appendizitis, Hernien); treten die Schmerzen beim Wasserlassen (Zystitis), Stuhlgang (Hämorrhoi-

Allgemeines

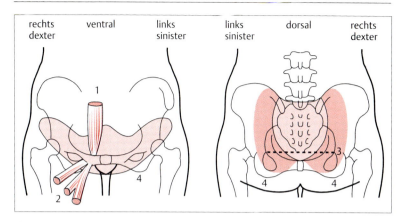

Abb. 6.1 **Gynäkologische Schmerzzonen ventral und dorsal.** 1 = M. rectus abdominis. 2 = M. adductor longus, – – brevis, – – magnus (vgl. S. 19). 3 = Interspinallinie. = Abstand zwischen den Spinae ossis ischii. 4 = Sitzbeinhöcker (vgl. Abb. 1.1). Beachte die Seitenbezeichnungen bei ventraler (= von vorn) und dorsaler (= von hinten) Betrachtung der gegenüberstehenden Frau

den, Analfissuren), Gehen oder Heben (Deszensus, Beckengelenke) auf; regelmäßiger Stuhlgang? Konfliktsituation?

Schmerzursache.
- *Mechanisch* (Pessare, Deszensus, Dehnung infolge Entzündung, Tumoren usw.),
- *chemisch* (ätzende Medikamente, entzündlicher Fluor, O_2-Mangel im Gewebe),
- *nervös:*
  - peripher (Karzinomwachstum ummauert Nerven),
  - zentral (Hirntumor, Überbewertung geringerer Beschwerden),
- *psychogen:*
  - Erwartungsangst vor Menstruations- und Geburtsschmerzen,
  - Dyspareunie (S. 97) aus Angst vor Schwängerung oder wegen Ablehnung des Partners.

Schmerzempfindung. Sie ist unterschiedlich je nach Rasse, Alter, Geschlecht und Temperament sowie Dauer des Schmerzreizes (daher ist bei langdauernden, auch geringeren Schmerzen die symptomatische Therapie indiziert) und gegenwärtiger Stimmungslage (deshalb ist gerade auf der Karzinomstation die menschliche, psychische Betreuung wichtig). Auch je nach dem betroffenen Rezeptionsorgan ist der Schmerz verschieden: So wird z. B. ein gleich starker Druck auf Fußsohle, Mammae oder Ovar sehr verschieden intensiv empfunden.

6. Gynäkologische Schmerzen

Schmerzcharakter. Er wird geschildert als:
- gleichbleibend,
- zunehmend,
- wehenartig-kolikartig,
- stechend,
- bohrend-nagend,
- klopfend,
- „hell",
- „dumpf",
- begrenzt,
- diffus.

Schmerzzonen. Sie sind ein Hilfsmittel zur Erkennung des Schmerzursprungs, die von Head, jedoch bereits schon früher von J. Müller beschrieben worden sind (bestimmte Hautareale schmerzen, wenn die zugehörigen tiefergelegenen Organe erkrankt sind). Die gynäkologischen Schmerzzonen sind in Abb. 6.1 dargestellt (s. auch EUG/Schulterschmerz).

Bauchschmerzen

Oft wird nur ganz vage über „Bauchschmerzen" geklagt.

➤ **Diagnose.** Zunächst wird versucht, die Schmerzen genauer zu lokalisieren: Oberflächlich gelegene Schmerzen können meist exakt lokalisiert und z. B. mit dem Zeigefinger genau angegeben werden. Sie sind häufig hervorgerufen durch Hernien (aufstehen lassen, Bruchpforten suchen), Symphysenlockerung (abwechselnd ein Bein anheben lassen), an der Bauchwand adhärente (Darm-)Prozesse, Bartholinitis, Appendizitis (MacBurneyscher Druckpunkt).

Tiefer gelegene Schmerzen, die z. B. vom inneren Genitale stammen. Sie können meist nur grob lokalisiert werden („Oberbauch" – „Unterbauch", rechts, links, Mitte) und werden oft mit der ganzen Hand, die über einen großen Bereich streichend-drückende Bewegungen ausführt, angezeigt. Hier hilft dann u. a. die vaginale und/oder rektale Untersuchung weiter. Schmerzen oberhalb der Verbindungslinie beider Spinae iliacae ventrales sind meist nicht genitalbedingt.

Drückt man bei der liegenden Frau auf die Bauchdecke über dem Schmerzort, und läßt Kopf und Schultern anheben, so daß die Bauchdecken angespannt werden, vermindert sich der Druckschmerz bei im Bauchraum befindlicher Schmerzursache; er bleibt gleich oder wird stärker bei Schmerzursache in oder unmittelbar unter der Bauchdecke.

➤ **Differentialdiagnose.** Bei akuten Bauchschmerzen kommen ursächlich in Betracht:

Nichtgynäkologische Ursachen.
- Appendizitis,
- perityphlitischer Senkungsabszeß,
- Pneumonie,
- Typhus,
- nephritischer-paranephritischer Abszeß,
- Nierensteine,
- Zystitis,
- Pyelonephritis,
- Hernien,
- Neurome,
- Lipome,
- Muskelrisse,
- Ligamentum-latum-Varizen (S. 13),
- rheumatische Affektionen der Bauchdecke,
- Gefäßschmerzen (organisch: dann oft kombiniert mit Angina pectoris oder intermittierendem Hinken; funktionell: dann oft kombiniert mit Blässe, Schweißausbrüchen, Angstzuständen)

Gynäkologische Ursachen.
- Menstruelle Aszension (auch bei Virgines),
- Stieldrehung von Ovarialzysten oder Myomen,
- Tubarruptur oder -abort (Blut reizt das Peritoneum am Zwerchfell, wodurch Schulterschmerz ausgelöst wird!),
- Degeneration von Myomen,
- Adnexitis (seltener als die Verdachtsdiagnose),
- Parametritis (keine muskuläre Abwehrspannung),
- Retroflexio uteri (wenn nicht fixiert, dann Aufrichtung durch Hodge-Pessar),
- Descensus uteri (Schmerzen lassen im Liegen nach),
- Ovulationsschmerz – Mittelschmerz, Dysmenorrhö.

Eine Vielzahl der Ursachen des „akuten Bauchs" lassen sich laparaskopisch klären und z. T. auch behandeln.

Kreuzschmerzen

Sie werden von etwa einem Drittel aller Frauen in der gynäkologischen Sprechstunde spontan, von einem weiteren Drittel erst auf Befragen angegeben. Bei allen Frauen, die unter Kreuzschmerzen leiden, sind diese *Kreuzschmerzen in der Hälfte der Fälle gynäkologisch bedingt*. Ein Großteil ist durch (Kranken-)Gymnastik und/oder Massage zu behandeln.

Lokalisation der Schmerzen. Kreuzschmerzen im engeren Sinne sind Schmerzen im Iliosakralgelenk und im Kreuzbein. Im weiteren Sinne wer-

94   6. Gynäkologische Schmerzen

den auch Schmerzen im Ansatzbereich der langen Rückenmuskeln und im Bereich der Lendenmuskulatur als Kreuzschmerzen bezeichnet. Nicht mehr dazuzuzählen sind Klopf- oder Spontanschmerzen im Nierenlager bei Pyelonephritis, ausstrahlende Schmerzen bei hochsitzenden Uretersteinen oder Steißbeinschmerzen. Bei genauer Lokalisationsmöglichkeit spricht dies für hautnahe Schmerzursachen. Diffuse Schmerzen weisen auf eine tiefliegende Schmerzursache, z. B. im Genitale, hin.

➤ **Nichtgynäkologische Ursachen** der Kreuzschmerzen können
- orthopädische,
- internistische,
- urologische,
- neurologische und
- psychosomatische Störungen sein.

Gynäkologisch-geburtshilfliche Veränderungen bzw. Erkrankungen. Hier kommen in Frage:
- Überbeanspruchung und Erschlaffung des Aufhängeapparats infolge häufiger Schwangerschaften,
- Hängebauch nach mehreren Geburten,
- zyklische Auflockerung des Bandapparats bereits während des monatlichen Zyklus.

Da der Aufhängeapparat des Uterus nach vorn zu (Blasenpfeiler) unelastischer ist, wird dieser Teil weniger rasch überdehnt und macht seltener Beschwerden. Der hintere und seitliche Anteil (Lig. sacrouterinum, Lig. cardinale) ist dagegen mehr elastisch-muskulär, er kann leichter ausgedehnt werden, was dann Schmerzen verursacht (Abb. 12.**1**).

➤ **Ursache** *gynäkologischer* Kreuzschmerzen:
- Retroversio/Retroflexio uteri,
- Druck eines zu großen Pessars,
- Descensus uteri,
- Entzündungen,
- Einrisse und Narben im Parametrium (Allen-Masters-Syndrom),
- Dysmenorrhö,
- Endometriose,
- Parametropathia spastica (Krampf der glatten Muskulatur des Retinaculum uteri = Haltebänder des Uterus) (= Parametrose),
- Ligamentum-latum-Varizen,
- Ovarialtumoren,
- Myome im kleinen Becken,
- Spinarezidiv eines Genitalkarzinoms (es ist der häufigste Sitz der Rezidive),
- Osteopathia ovaripriva (Follikelhormonmangel nach Kastration bzw. Klimakterium (praecox); bewirkt Entkalkung u. a. auch Kreuzschmerzen),

Zyklische Schmerzen 95

- Hängeleib bei Adipositas, Aszites, Tumoren oder Erschlaffung der Bauchdecken,
- prämenstruelle Wassereinlagerung (bis 4 kg!; kann über die Gewichtszunahme zu vermehrter Belastung und dadurch zu Kreuzschmerzen führen),
- falsches Schuhwerk.

Im Folgenden soll nun auf *einige typische gynäkologische Schmerzen* näher eingegangen werden:

Zyklische Schmerzen

Funktionell ausgelöste Beschwerden

Dysmenorrhö. Damit bezeichnet man eine Menstruation mit deutlich stärkeren Schmerzen als den üblichen Menstruationsbeschwerden, die bei vielen Frauen vorhanden sind. Die oft wehenartigen Schmerzen werden lokalisiert: um den Nabel, in den Leisten, in beiden Darmbeinen, in der Kreuzbeingegend oder im Unterleib. Die Schmerzen strahlen manchmal in die Oberschenkel aus (gynäkologische Schmerzzone!). Hinzu kommen Allgemeinsymptome: Kopfschmerzen, Migräne (s.nächste Seite), Übelkeit, Erbrechen, Irritabilität, allgemeine Unlustgefühle. Alle Symptome sind von variabler Stärke und Dauer; meist treten sie nur kurz vor oder zu Beginn der Blutung auf und dauern nur wenige Stunden. In Einzelfällen kommt es aber auch zu mehrtägiger Arbeitsunfähigkeit. Behandlungsbedürftige Grade treten bei ca. 5–10% aller Frauen auf.

- **Primäre Dysmenorrhö.** Sie beginnt mit dem Auftreten biphasischer Zyklen, – ist also ein Hinweis darauf, daß die Zeit der monophasischen Zyklen zu Ende ist. Meist bessert sie sich „nach dem ersten Kind".

➤ **Ursachen.** Sie können *psychisch* (Überbewertung, falsche Erziehung), *konstitutionell* (Neigung zu Spasmen, leichte Erschöpfbarkeit) oder *organisch* bedingt sein, z.B. durch eine *Hypoplasie des Uterus* oder einen *engen Zervikalkanal* bzw. einen *mangelhaften Zerfall der Uterusschleimhaut*, die in großen Fetzen durch den zu engen Zervikalkanal gepreßt werden muß.

- **Sekundäre Dysmenorrhö.** Diese tritt später auf als die primäre, meist nachdem bereits viele Jahre die Menstruationen normal verlaufen sind. Sie beginnt auch meist nicht plötzlich, sondern steigert sich im Laufe der Zeit. Die Schmerzen müssen nicht immer typisch wehenartig, sie können auch bohrend und anhaltend sein. Ihre Lokalisation ist mehr abhängig von der

➤ **Ursache.** Chronische Unterleibsentzündung, Endometriose, submuköse Myome, Polypen, Zervixstenosen, z.B. nach Probeexzision, Konisation oder Verätzung.

96   6. Gynäkologische Schmerzen

➤ **Therapie.** Heizkissen auf Kreuz oder Unterleib oder ein heißes Vollbad wirken oft spasmolytisch; wirkungsvoller sind Spasmolytika, Analgetika oder die Kombination beider; Psychopharmaka (bereits einige Tage vor Beginn der Menstruation), hormonelle Verhinderung der Ovulation (Pille), (Kranken-)Gymnastik, Massage und (Bett-)Ruhe.

Bei hypoplastischem Uterus kommen eine Pseudogravidität oder die Dilatation des Zervikalkanals in Frage, in ganz schweren Fällen erfolgt die operative Entfernung des Nervengeflechts vor dem Sakrum und dem Promontorium (N. praesacralis), das die Schmerzempfindung des Uterus leitet (Operation nach Cotte).

Bei der Dysmenorrhö aus organischer Ursache wird man möglichst kausal eingreifen.

Prämenstruelles Spannungssyndrom. Es ist kein einheitliches Krankheitsbild. Zu der psychischen Gespanntheit und Gereiztheit kommt die körperliche durch Wasserretention. Brustschmerzen und/oder Leibschmerzen, aber auch ein undefinierbares Unbehagen werden angegeben.

➤ **Ursache.** Ist eine von Fall zu Fall verschiedene Verschiebung im Verhältnis von Östrogenen zu Gestagenen.

➤ **Therapie.** Die Behandlung ist dementsprechend variabel. Salz- und flüssigkeitsarme Ernährung, entwässernde Medikamente, orale Gestagene oder Gestagensalbe auf die Brust, Tranquilizer.

Mittelschmerz (Ovulationsschmerz z. Z. des Follikelsprungs). Dies ist ein weiterer zyklischer gynäkologischer Schmerz. Er kann durch die Dehnung des sprungreifen Follikels – besonders wenn er in Verwachsungen eingebettet ist – oder durch eine leichte peritoneale Reizung verursacht werden, möglicherweise bedingt durch die Follikelsprungblutung. Eine Therapie erübrigt sich meist bzw. besteht in Ovulationshemmung.

Migräne. Sie kommt bei Frauen häufiger als bei Männern vor. Die Anlage hierzu ist vererbt; der Anfall wird ausgelöst u. a. durch den Hormonabfall der im ganzen Körper – nicht nur im Endometrium – zu Gefäßspasmen und -lähmungen führt und u. a. so die Menstruation auslöst.

In derartigen Fällen kann eine Sexualhormontherapie erfolgreich sein; man kann auch hoffen, daß nach den Wechseljahren die Anfälle aufhören oder seltener werden. Weitere Auslöser: Streß, aber auch der Wechsel von Dauerstreß zur Ruhe, Hunger, gewisse Medikamente und Nahrungsmittel, Schlafentzug, Flackerlicht usw.

Hat ein Anfall begonnen, helfen neben Ruhe und Dunkelheit nur noch Schmerz- und gefäßerweiternde Mittel (z. B. Paspertin, Aspirin, Cafergot N).

Organische Ursachen

Endometriose (s. dort). Besonders in Form der Adenomyosis uteri, weist sie eine ganz typische Anamnese auf: Unterleibsschmerzen, die zunächst kurz vor der Menstruation beginnen und mit ihrem Einsetzen – oder schon unmittelbar davor – zu Ende sind. Im Laufe der Jahre werden die Schmerzen heftiger, beginnen immer früher in der 2. Zyklushälfte, und verlieren ihren zyklischen Charakter.

Hypoplastischer Uterus. Dieser antwortet bei den physiologischen Motilitätssteigerungen während Ovulation und Menstruation rascher mit schmerzhaften Kontraktionen als ein normal ausgereifter Uterus.

➤ **Therapie.** In erster Linie wird man versuchen, die fehlenden Wachstumsimpulse zu geben: Pseudogravidität, Moorbäder usw.

Myome, speziell die in die Gebärmutterhöhle hineinreichenden und als Fremdkörper wirkenden submukösen Myome. Diese können in den Zeiten erhöhter Uterusmotilität die Kontraktionen bis zur Schmerzhaftigkeit steigern.

Azyklische Schmerzen

Auch zunächst streng zyklisch auftretende Schmerzen, z. B. infolge einer Endometriose, gehen allmählich in Dauerschmerzen oder azyklische Schmerzen über, wenn es durch die entzündliche Reaktion der Umgebung oder durch Platzen von Endometriosezysten zu zahlreichen Verwachsungen mit allen umgebenden Organen, insbesondere dem Darm, gekommen ist. Das azyklische Auftreten des Schmerzes spricht also nicht gegen die Ursachen, die unter „zyklischen Schmerzen" aufgezählt wurden; wie umgekehrt azyklisch auftretende Schmerzen zyklische Verstärkungen aufweisen können.

Dyspareunie

Mit Dyspareunie (gr. dys = miß, pareunos = Gatte) bezeichnet man die Schmerzhaftigkeit des Sexualverkehrs. Auch hier haben wir funktionelle und organische Ursachen zu unterscheiden.

Funktionelle Ursachen

Frigidität (lat. frigidus = kalt, kühl). Darunter versteht man die andauernde oder zeitweise Unmöglichkeit, beim Verkehr Wollust zu empfinden.

Vaginismus. Die Muskeln des Beckenbodens haben bei der Frau, seitdem der Mensch aufrecht geht, in erster Linie *tragende* Funktionen. In seltenen Fällen kann es aber dazu kommen, daß insbesondere die Mm. bulbocavernosi – die den Scheideneingang umschließen – auf einen Berührungsreiz, ja

98   6. Gynäkologische Schmerzen

sogar schon bei Annäherung des Partners sich spastisch *kontrahieren* und das Durchdringen des Scheideneingangs für beide Teile beschwerlich und schmerzhaft oder unmöglich machen, zumal wenn noch ein Krampf der Adduktoren hinzukommt und beide Oberschenkel aneinander gepreßt werden.

➤ **Ursache.** Sie kann einmal primär in der Angst vor evtl. Schmerzen durch den Sexualverkehr bzw. seiner Ablehnung gesehen werden, oder aber ist es sekundär durch Schmerzen beim Verkehr (vgl. organische Ursachen) zum Vaginismus gekommen.

Organische Ursachen
Es kommen in Betracht:
- Entzündungen,
- Ulzerationen,
- Verletzungen der Vulva (einschl. der Urethralmündung und des Anus) – sind häufiger bei Östrogenmangel –,
- ein zu rigides Hymen,
- ungünstig verlaufende Narben nach Hymenaleinrissen,
- ein angeboren oder durch Operation, auch durch intensive sportliche Betätigung zu hoher und zu derber Damm.

Bei *Scheide* und *Uterus* sind in erster Linie Entzündungen die Schmerzursache.
Als weitere Ursache sind zu nennen:
- Entzündungen des Parametriums,
- in den Douglasschen Raum verlagerte und dort fixierte Ovarien (die von Natur aus, ebenso wie z. B. der Augapfel, sehr (druck-)schmerzempfindlich sind),
- Zysten bzw. Tumoren der Eileiter oder Ovarien.

➤ **Therapie.** Sie besteht in der Beseitigung lokaler Ursachen, Psychotherapie beider(!) Partner und Gabe von Hormonen und Aphrodisiaka (z. B. Alkohol).

Pelvipathie

Pelipathie oder Pelvipathie heißt einfach „Erkrankung des Beckens". Unter dieser Bezeichnung wird eine Vielzahl von Erscheinungsbildern zusammengefaßt, deren Hauptmerkmal Schmerzen im Beckenbereich sind. Weiterhin finden sich allein oder in Gemeinschaft: Hypersekretion der Zervixdrüsen, Blutungsstörungen, Obstipation oder Durchfälle, Schmerzen bei der Defäkation und beim Wasserlassen, Nervosität und Depression. Gelegentlich besteht eine Steigerung der Beschwerden vor Einsetzen der Menstruation, die ebenfalls schmerzhafter sein kann.

Azyklische Schmerzen   99

➤ **Ursache** (funktionell) kann sein:
- Psychopathie,
- Überarbeitung,
- häufiger Coitus interruptus,
- seelische Konflikte
- oder (organisch).
- Tumoren,
- Entzündungen,
- kleine noch nicht tastbare Endometrioseherde,
- Retroflexio uteri (fixata) usw.

Faßbare Befunde fehlen manchmal völlig; doch kann man auch gar nicht selten verkürzte, angespannte und äußerst druckempfindliche Parametrien und/oder Adnexe tasten, deren schmerzhafte Alteration schon z. B. durch die Darmperistaltik oder das Vorbeigleiten der Stuhlsäule bei der Defäkation ausgelöst wird.

Eine Kur mit Spasmolytika/Analgetika, Gleitmitteln (Femilind, Speichel), Cortison lokal (Fortecortin Kristallsusp. in die verhärtete, schmerzende Stelle) sowie Psychotherapie, Diät oder Gymnastik wirken manchmal Wunder, manchmal aber auch gar nichts.

Tumoren, Knochen- und Gelenkerkrankungen. Weitere Ursachen für Schmerzen im Genitalbereich sind Tumoren im Becken und Erkrankungen der Beckenknochen und -gelenke.

Schmerztherapie

Bei der **Schmerztherapie** muß man unterscheiden zwischen
- Gruppe I: gelegentlichen schwachen bis mittelstarken Schmerzen,
- Gruppe II: mittelstarken Dauerschmerzen und
- Gruppe III: sehr starken Dauerschmerzen.

Gruppe I. Hier sollte ein peripher wirkendes Analgetikum gegeben werden wie Aspirin, Eu-Med, Treupel P, Lonarid mono, Baralgin M, Novalgin. Falls erforderlich, eine Zusatzmedikation (Voltaren zum Abschwellen und gegen eine Entzündung, Buscopan oder Spasmo Cibalgin zur Spasmolyse).

Gruppe II. Diese erfordert stärkere Analgetika, die eine zentrale Wirkung (Gehirn) haben und bereits mehr oder weniger die Reaktionsfähigkeit beeinträchtigen, z. B. die in Gruppe I genannten in Kombination mit Codein oder dem $3 \times$ stärkeren und 12 Std. wirksamen DHC 60 Mundipharma, das kein Betäubungsmittelrezept erforderrt.

Gruppe III. Hier sind die Opiate (Temgesic, Dilaudid, Dipidolor, Dolantin, Polamidon, Morphinum hydrochloricum, MST) zu reservieren; gegebenenfalls abwechselnd oder in Kombination mit den peripher wirkenden Präparaten und der o. g. Zusatzmedikation.

100   6. Gynäkologische Schmerzen

Besonders bei Schmerzen, die der Gruppe III zuzuordnen sind (evtl. schon bei Gruppe II), gibt man die Mittel nicht erst, wenn die Schmerzen wieder sehr stark geworden sind, sondern vorher, prophylaktisch! Damit spart man Schmerzmittel ein und erhält dem Patienten eine bessere Lebensqualität, da die Angst vor den Schmerzen und diese selbst wegfallen.

Man läßt die Medikamente zu festgelegten Zeiten („Stundenplan") einnehmen und verordnet gleichzeitig ein Abführmittel, da die Schmerzmittel zur Stuhlverstopfung führen.

Beispiel (aus Hankemeier, U. u. Mitarb: Tumorschmerztherapie. Springer, Berlin 1989):

- 8.00 Uhr: 1 Dragee Voltaren retard, 1 Tabl. MST 30, 3 Tropfen Haldol, 2 Eßlöffel Bifiteralsaft, 1 Tabl. Zantic,
- 14.00 Uhr: 3 Tropfen Haldol,
- 20.00 Uhr: wie 8.00 Uhr,
- zum Einschlafen: 1 Tabl. Noctamid 1,0,
- bei Bedarf zusätzlich bis zu 2 Tabl. Voltaren/tgl.

Weiterhin kommen die Katheter-Periduraldaueranästhesie, Nerven- oder Rückenmarksteildurchtrennung in Frage neben vom Einzelfall abhängigen begleitender Psychotherapie und eingreifenden operativen und/oder medikamentösen Maßnahmen.

Prüfungsfragen zu Kapitel 6
Es kann immer nur ein Antwortangebot richtig sein

1. Was verstehen Sie unter Dysmenorrhö?	a) Eine überstarke Menstruationsblutung b) Unterleibsschmerzen während der Menstruation c) Prämenstruelle Schmerzen in den Mammae d) Synonym für Migräne e) Psychische Verstimmung während der Ovulation
2. Wo liegt die gynäkologische (Headsche) Schmerzzone?	a) Sie liegt ca. handbreit oberhalb beider Leistenbänder sowie auf und neben dem Kreuzbein b) Sie liegt in einem ca. handtellergroßen Bezirk um den Nabel c) Sie liegt in der Haut des Mons veneris d) Sie liegt im Bereich der Haut um den Anulus inguinalis externus sowie beider großen Labien (Ausstrahlung des Lig. teres uteri) e) Sie liegt als handflächengroßer Hautbezirk über den Trochanteren

3. Nennen Sie Ursachen der Dysmenorrhö	a) Uterushypoplasie b) Zervixstenose c) Uterusischämie d) Angebote a, b, c kommen in Frage e) Alle Angebote sind unzutreffend
4. Was verstehen Sie unter Mittelschmerz?	a) Symptome der drohenden Uterusruptur b) Schmerzen während der Periodenblutung c) Kreuzschmerzen in der Mitte der Gravidität d) Schmerzen zum Zeitpunkt der Ovulation e) Schmerzen, die nach Einnahme uteruskontrahierender Mittel auftreten können
5. Bei welcher Patientengruppe findet sich Dysmenorrhö gehäuft?	a) Bei schwangeren Frauen b) Bei Frauen in der Menopause c) Bei jungen Frauen, die noch nicht geboren und biphasische Zyklen haben d) Bei Frauen, die schon geboren haben e) Bei Mädchen mit monophasischem Zyklus
6. Was bezweckt die Resektion des N. praesacralis (nach Cotte)?	a) Die Ausschaltung der Geburtsschmerzen (wenn sie früh in der Eröffnungsphase ausgeführt wird) b) Sie ersetzt die gefährliche Lumbalanästhesie in fast allen ihren Indikationen c) Operative Schmerzausschaltung bei schwerster Dysmenorrhö d) Als Voroperation zur Wertheimschen Radikaloperation schränkt sie die Streuung von Karzinomzellen weitgehend ein e) Durchblutungssteigerung bei schwerster Arteriosklerose der Beckengefäße

7. Ungewollte und gewollte Sterilität bei Frau und Mann

Ungewollte Sterilität

Definition und Häufigkeit

Wenn nach **2 Jahren** Geschlechtsverkehr **mit Kinderwunsch keine Schwangerschaft** eingetreten ist, bezeichnet man das Paar als **steril**. Hat noch nie eine Schwangerschaft bestanden, handelt es sich um eine primäre Sterilität; ist bereits eine Schwangerschaft vorausgegangen, spricht man von einer sekundären Sterilität.

➤ **Ursache der Sterilität.** Sie kann – je nach Untersucher – beim Mann (etwa 30%), bei der Frau (etwa 20–30%) und bei beiden Partnern liegen bzw. unbekannt sein (etwa 30–50%).

Kommt es zwar zur Schwangerschaft, endet diese aber immer wieder mit Fehlgeburten, so spricht man von **Infertilität** (Fertilität = Fähigkeit ein Kind zu gebären; „In" bezeichnet das Gegenteil), deren Ursache ebenfalls sowohl bei der Frau als auch beim Mann (fehlerhafte Keimanlage) zu suchen ist.

Man rechnet, daß etwa 10% aller Ehen ungewollt steril bzw. infertil sind. Zur Zeit sind über 20% aller Ehen in der Bundesrepublik kinderlos. Die Zahl der – gewollt oder ungewollt – kinderlosen in eheähnlichen Verhältnissen zusammenlebenden Paare läßt sich nicht erfassen.

Während der Gravidität (mit nur ganz seltenen Ausnahmen am Anfang), meist zu Beginn der Laktation (aber nicht bei langer Stillzeit!), sowie während der Kindheit und der Postmenopause besteht eine physiologische Sterilität.

Nach Aufnahme des regelmäßigen Geschlechtsverkehrs mit Kinderwunsch tritt bei fertilen Paaren eine Schwangerschaft ein:
- bei 65% innerhalb der ersten 6 Monate,
- bei 80% innerhalb des ersten Jahres,
- bei 90% innerhalb der ersten 2 Jahre.

Die Chance, ein Kind zu empfangen und auszutragen, sinkt mit fortschreitendem Alter der Frau.

Damit eine Gravidität entstehen kann, müssen folgende *Voraussetzungen* erfüllt sein:

Vorhandensein einer normalen Eizelle und normalen Samens. Es muß (normalerweise) Geschlechtsverkehr zum Zeitpunkt der Ovulation stattfinden, die ableitenden Samenwege müssen durchgängig sein und die Spermien am Muttermund deponiert werden können. Uterus und Tuben müssen ebenfalls durchgängig sein.

Die Eizelle ist *höchstens* 4 Stunden befruchtbar, die Spermien sind *höchstens* 48 Stunden befruchtungsfähig. Es ist gut möglich, daß beide Zeiten kürzer sind.

Ursachen der Sterilität der Frau

Hierfür kommen in Frage: Fehlen der Vagina; imperforiertes oder rigides Hymen; narbige Verengung des Scheideneingangs (z. B. nach Operationen); starke (schmerzhafte!) Kolpitis und Bartholinitis; Spermaundurchlässigkeit des Zervixschleims (z. B. Gestagentherapie); entzündlich bedingte Leukozyteninfiltration (Leukozyten phagozytieren die Spermien); mangelhafte Verflüssigung des Zervixschleims um die Zyklusmitte durch Östrogenmangel; Immobilisation der Spermien durch Spermaantikörper im Zervixschleim.

Die Hypoplase des Uterus ist am leichtesten zu diagnostizieren und auch ursächlich wichtig. Sie ist aber auch ein Hinweis auf eine Hypoplasie des ganzen Genitales – also auch der Ovarien –, der häufigsten Ursache einer Sterilität. Weiterhin: Entzündungen des Endometriums, Polypen, Myome, Endometriose, Tubenverschluß (eine ebenfalls sehr häufige Ursache; er kann manchmal spastisch und daher vorübergehend sein), periovarielle Verwachsungen und Endometriose (verhindern, daß das Ei in die Tube bzw. die Spermie zum Ei gelangen kann), ausbleibende Ovulation, Zustand nach Röntgenbestrahlung der Ovarien, Tumoren oder Fehlen der Ovarien. Ferner Intoxikationen mit Nikotin, Alkohol, Medikamenten, Allgemeinerkrankungen (Fettsucht, Anämie, Drüsenerkrankungen, chronische Erkrankungen usw.), körperliche, geistige und seelische Belastung sowie fortgeschrittenes Alter.

➤ **Häufigkeit.** Die Sterilitätsursachen der Frau sind mit einer Häufigkeit von etwa 40% im Ovar, 27% in der Tube (davon 10–15% funktionelle Verschlüsse, Spasmen), 12% im Uterus, 7% in der Zervix, 10% in der Vagina und 0,2% in der Psyche zu suchen sowie mit etwa 13% in unbekannten Ursachen.

Ursachen der Sterilität beim Mann

Ihr können zugrunde liegen die Impotentia coeundi (Unfähigkeit, den Geschlechtsverkehr auszuüben), Ejaculatio praecox (vorzeitiger Samenerguß), Genitalmißbildungen, Verschluß der samenableitenden Kanäle (nach Mumps, Gonorrhö), Fehlen oder mangelhafte Funktion des samenbildenden Gewebes (Aspermie = überhaupt keine Samen vorhanden; Oligospermie = Verminderung der Samenzahl unter 20–30 Mill./ml; Hypospermie = zwischen 20–30 und ca. 60 Mill./ml; normal: ca. 50–150 Mill./ml; Polyspermie [auch eine Ursache der Sub-/Infertilität] = Vermehrung der Samenzahl auf über 150–200 Mill./ml), Tumoren oder Fehlen der Testes (Hoden), ferner Zustand nach Röntgenbestrahlung der Testes. Das Ejakulat besteht aus den Samenzellen und den Sekreten der akzessorischen Geschlechtsdrüsen (Prostata, Samenbläschen und diversen kleinere Drüsen). Auch bei Aspermie kommt es daher zu einem Erguß. Die allgemeinen Ursachen sind die gleichen wie bei der Frau.

➤ **Diagnose.** Sie erfordert *bei beiden Partnern eine genaue* **Anamnese**, eine **gründliche allgemeine Untersuchung** und die **Untersuchung der Genitalien**.

Folgende Fragen sind zunächst zu klären:
- Geschlechtsverkehr zum Empfängnisoptimum? (Wochenendehe?)
- Ovulatorische Zyklen? (Basaltemperaturverlauf!)
- Normale Spermiogenese? (Spermauntersuchung!)
- Zervixschleim zum Zeitpunkt der Ovulation spermadurchlässig? (Sims-Huhner-Test!)
- Samenableitende Wege (Spermiennachweis im Ejakulat!), Uterus und Tuben durchgängig (Hysterosalpingographie! Laparaskopie mit Chromopertubation!)? Endometrium normal? (Probestrich = „Mini"-Abrasio!)

Nachweis der Ovulation. Hier ist strenggenommen nur eine eingetretene Schwangerschaft verwertbar. Die folgend aufgezählten Methoden sind weitgehend, aber *nicht 100%ig sicher*:
- histologische Untersuchung der Gebärmutterschleimhaut,
- Kontrolle der Basaltemperatur,
- Bestimmung der Pregnandiolausscheidung,
- zytologische Untersuchung der abgeschilferten Vaginalhautzellen,
- Beurteilung des Zervixschleims.

Spermauntersuchung. Beim Mann ist diese ein fester Bestandteil der Sterilitätsuntersuchung. Beurteilt werden die Menge der Samenflüssigkeit (normal 2–5 ml), die Spermienzahl (normal zwischen [40–]50–100[–160] Mill./ml; unterschiedliche Angaben verschiedener Untersucher), die Beweglichkeit der Spermien (die möglichst gradlinige Vorwärtsbewegung von 60% oder mehr der Spermien ist am besten) und die Häufigkeit mißgebildeter Spermien (normal sind es unter 20%).

Wenn keine Spermien im Ejakulat (Aspermie) vorhanden sind (z. B. bei Verschluß des Ductus deferens) kann eine Hodenbiopsie (Probeexzision) weitere diagnostische Klärung bringen.

Sims-Huhner-Test. Auch das Ehepaar läßt sich als Einheit untersuchen. Man entnimmt 2–4(–8) Stunden nach dem Koitus, der zur Ovulationszeit stattfinden muß, Scheideninhalt und Zervixschleim. In der Scheide müssen zumindest noch unbewegliche Spermien nachgewiesen werden, sonst ist zweifelhaft, ob überhaupt eine Ejakulation erfolgt ist. Das Ergebnis ist günstig, wenn zahlreiche propulsiv bewegliche Spermien im Zervixschleim gefunden werden.

Prüfung der Tubendurchgängigkeit. Hier gibt es verschiedene Methoden, die man am besten früh in der Follikelphase ausführt (da dann noch keine Schwangerschaft besteht – die durch die Untersuchung gestört werden könnte – und das Endometrium dann noch nicht so hoch proliferiert ist, daß ein Tubenverschluß hierdurch vorgetäuscht werden könnte):

- Druckkontrollierte *Durchblasung* des Uterus und der Eileiter mit Luft, Kohlendioxid oder Lachgas.
- Bei der *Hysterosalpingographie* benutzt man an Stelle des Gases eine röntgenschattengebende Flüssigkeit.
- Außerdem kann man *laparoskopieren* und eine gefärbte Flüssigkeit von unten durch den Uterus spritzen (Chromopertubation).

Therapie der ehelichen Sterilität

Behandlung von Allgemeinerkrankungen. Z. B. einer Hyper- und Hypotonie, antibiotische Allgemein- und/oder Lokaltherapie, z. B. bei Zervizitis oder anderen Entzündungen; Berücksichtigung des Konzeptionsoptimums (z. Z. des Follikelsprungs [Abb. 7.**11**] und in dieser Zeit jeden 2. Tag Verkehr haben; Hormongaben (tgl. 1 Ovestin-Ovulum, tief in die Scheide eingeführt, verbessert die Qualität des Zervixschleims, ohne die Ovulation zu unterdrücken), Auslösung einer (oder mehrerer) Ovulation(en) durch Gonadotropine, hormonähnliche Medikamente (Moorbäder) und Insemination, d. i. künstliche Einführung von Spermien in den Zervikalkanal.

➤ **Operative Therapie.** Sie hat gewisse Erfolgschancen:
- Myomektomie: 30–40%,
- Entfernung von Endometrioseherden: 30–40%,
- Lösung von Verwachsungen: 30–50%,
- Tubenplastiken: 10–25%, (Mikrochirurgisch jetzt bessere Ergebnisse!)

Allerdings ist nach den Operationen die Zahl der Aborte oder Extrauteringraviditäten höher!

Extrakorporale Befruchtung (In-vitro-Fertilisation). Hier werden Eizellen einer Frau (mit undurchgängigen oder fehlenden Eileitern) laparoskopisch oder mittels ultraschallkontrollierter Follikelpunktion abgesaugt, außerhalb des Körpers der Frau (= extrakorpiral) in einem Reagenzglas (= in vitro) mit Spermien zusammengebracht. Die Spermien können vom Ehemann, aber auch von einem Spender kommen. (In letzterem Fall kann es in der Bundesrepublik Deutschland zu juristischen Problemen kommen.) Wenn die Eizellen durch Teilungen anzeigen, daß sie befruchtet, also Zygoten sind, werden sie in den entsprechend hormonell vorbereiteten Uterus der Frau eingebracht. In Deutschland gibt es strenge gesetzliche Regelungen: es dürfen in einem Zyklus nicht mehr als 3 unbefruchtete Eizellen (Gamete) bzw. nicht mehr als 3 befruchtete Eizellen (Embryo / Zygote) in Tube / Uterus verbracht werden. Alles darf nur unternommen werden mit dem Ziel eine Schwangerschaft zu bewirken; Experimente mit menschlichen Embryonen sind verboten!

Leihmutterschaft. Fehlt einer Frau die Gebärmutter, hat sie aber noch die Ovarien, so kann mit ihren Eizellen die gleiche In-vitro-Fertilisation mit Samen ihres Ehemannes wie oben geschildert erfolgen. Die Zygote muß aber in den – hormonell entsprechend vorbereiteten – Uterus einer anderen Frau, oder „Leihmutter", verbracht und dort ausgetragen werden.

Sowohl die In-vitro-Fertilisation und mehr noch die Leihmutterschaft haben viele Diskussionen ausgelöst, die u. a. bis ins Erbrecht hineinreichen. Die Frage „wem gehört bei der Leihmutterschaft das Kind?" wird von Juristen verschiedener Länder verschieden beurteilt, so daß je nach Staatsangehörigkeit, einmal die „Eizellenspenderin" und ein andermal die „Gebärmutterverleiherin" als Mutter mit allen Pflichten und Rechten zählt.

In der Bundesrepublik Deutschland ist Leihmutterschaft nicht erlaubt, ein – wie auch manche Entscheidung zur Gentechnologie – schwer verständliches Verbot.

➤ Prophylaxe der Sterilität durch:

Vermeidung von Genitalentzündungen (Berücksichtigung der Infektanfälligkeit in der ganzen Zeit(!) der Adoleszenz und während der Menstruation, Vermeidung von Scheidenspülungen) und **sofortige** Therapie (Antibiotikum und Cortison gemeinsam, um Verklebungen zu vermeiden), wenn eine Infektion erfolgt ist; zeitgerechte Aufklärung (zur Vermeidung psychischer Fertilitätsstörungen); nicht zu späte Verwirklichung eines Kinderwunschs (da die Fertilität mit dem Alter sinkt), rechtzeitige Therapie einer Ovarialinsuffizienz usw.

Gewollte Sterilität – Konzeptionsverhütung

Die Frage „darf man Empfängnisverhütung betreiben?" muß jeder Mensch für sich alleine beantworten. Die Auswirkungen der Verhütung treffen zunächst ihn selbst – er sollte dann aber auch die Verantwortung alleine tragen, z. B. hinsichtlich der Finanzierung seiner Kranken-, Pflege- und Altersversorgung.

Die Verhütung ist nicht strafbar, die Abtreibung nur unter bestimmten Voraussetzungen erlaubt.

Vom ärztlichen Standpunkt ist gegen eine richtig und **sinnvoll** durchgeführte Empfängnisregelung grundsätzlich nichts einzuwenden. Es ist ja etwas ganz anderes, die Entstehung einer Schwangerschaft zu verhindern, als eine bestehende Schwangerschaft abzutreiben.

Auch die *katholische Kirche* steht der Empfängsniverhütung nicht völlig ablehnend gegenüber. Erlaubt ist, daß Ehepaare die fruchtbaren und unfruchtbaren Tage der Frau ermitteln und sich beim Verkehr danach richten. Ebenso wird die eheliche Enthaltsamkeit empfohlen, um eine weitere, mit großen Belastungen verbundene Vergrößerung der Familie zu verhindern.

Die *evangelische Kirche* hat ihre Zustimmung zu allen Methoden der Empfängnisverhütung gegeben, wenn die angewandten Mittel für beide Gatten vom christlichen Gewissen her annehmbar sind und nach bester wissenschaftlicher Erkenntnis weder physischen noch seelischen Schaden verursachen.

Medizinische Gründe für die Empfängnisverhütung

Schwere, chronisch verlaufende Krankheiten der Frau, die durch Schwangerschaft und Wochenbett, durch Stillen und die Pflege des Neugeborenen in ihrem Verlauf verlängert oder sogar verschlimmert werden. Hierzu gehören besonders diejenigen Erkrankungen, die zu einer Unterbrechung der Schwangerschaft führen würden. Viele andere Leiden, die aus medizinischer Sicht nicht unbedingt schwerer Natur sind, verschlimmern sich durch die körperliche Belastung in einer Schwangerschaft und stellen deshalb eine ausreichende Begründung für eine Empfängnisverhütung dar, zumal, wenn bei einer Patientin mehrere Krankheiten dieser Art bestehen.

Neuere Untersuchungen zeigen, daß bei der Mutter (Fehlgeburt, Frühgeburt usw.) und dem zukünftigen Kind (Mißbildung, Anpassung und gemeinsame Entwicklung der Geschwister usw.) dann die wenigsten Schäden zu erwarten sind, wenn der Abstand zwischen zwei Geburten ca. 2 Jahre beträgt.

Verschiedene Methoden zur Empfängnisverhütung

Coitus interruptus

Das *Aufpassen* besteht darin, daß der Mann, wenn er merkt, daß der Samenerguß bald erfolgen wird, den Geschlechtsverkehr unterbricht, so daß die Samenflüssigkeit nicht in die Scheide (bzw. sogar den Muttermund) gelangt. Die Methode ist unsicher infolge der unterschiedlichen Fähigkeit, sich zu beherrschen, und liefert die Frau völlig dem Willen/Können des Mannes aus.

Zeitwahl – Methode nach Knaus-Ogino

Sie beruht auf der Berechnung der sicheren Phase. Die zweite Zyklusphase (Corpus-luteum-Phase) ist ziemlich genau 14 Tage lang, d. h. der Eisprung erfolgt nahezu exakt 14 Tage vor dem Einsetzen der nächsten Menstruation. Besser ist es, 12–16 Tage anzunehmen. Die Dauer der 1. Zyklushälfte schwankt häufiger.

108   7. Ungewollte und gewollte Sterilität bei Frau und Mann

Wenn man über 1 Jahr oder möglichst noch länger die Dauer der Zyklen (Abstand vom 1. Tag der Blutung bis zum 1. Tag der nächsten Blutung) registriert, dann kann man mit recht großer Sicherheit vorhersagen, daß jeder folgende Zyklus nicht länger als der längste und nicht kürzer als der kürzeste der in der Beobachtungszeit abgelaufenen Zyklen sein wird, beispielsweise nicht länger als 32 und nicht kürzer als 24 Tage (Abb. 7.1). Der Eisprung ist in diesem Beispiel zwischen dem 10. und 18. Zyklustag zu erwarten. Berücksichtigt man ferner die Lebensdauer von Ei und Samenzelle, so darf zwischen dem 8.–19. Tag (einschließlich) kein Verkehr erfolgen. Die Sicherheit wird weiterhin erhöht, wenn man berücksichtigt, daß der Eisprung nicht immer genau 14 Tage, sondern auch 12–16 Tage vor der nächsten Menstruation erfolgen kann, d. h., daß man nochmals 1–2 Tage zu Beginn und am Ende der „gefährlichen Zeit" hinzugibt. Im Beispiel wäre dann die „gefährliche Zeit" zwischen dem 6. und 21. Tag anzusetzen.

Eine ganze Reihe von Einflüssen (z. B. Schreck, Arbeit, Freude, Klimawechsel) kann jedoch die bisherige Zykluslänge plötzlich (!) verändern, die Verschiebung des Eisprungs merkt man aber erst beim Eintreten oder Ausbleiben der nächsten Menstruation!

Basaltemperaturmessungen

Sie erlaubt, den Ovulationszeitpunkt zu bestimmen.

Es sollte jeden Morgen *vor* dem 1. Aufstehen und *zur selben Zeit* im Mund oder After gemessen werden. Nach der Ovulation wird vermehrt Progesteron vom Corpus luteum gebildet, unter seinem Einfluß steigt die Temperatur an. Danach beginnt die sicherste Zeit während des ganzen Zyklus.

Die Methode ist umständlich – aber sehr sicher, besonders für die postovulatorische Phase. Der Temperaturanstieg kann allerdings auch durch eine leichte Erkältung usw. ausgelöst werden, und die Ovulation kann erst später erfolgen wenn man nicht mehr mit ihr rechnet.

Chemische Substanzen

Bei der Verhütung mit chemischen Substanzen bringt man spermaabtötende Substanzen möglichst tief in die Scheide. Sie werden als Tabletten, Zäpfchen, Gelees, Pasten, Salben oder als Schaum angeboten. Der Geschlechtsverkehr sollte im allgemeinen nicht früher als 10 Minuten und nicht später als 2 Stunden nach Anwendung dieser Mittel erfolgen.

Die Versager bei alleiniger Anwendung spermizider Substanzen beruhen in erster Linie darauf, daß der Abstand von Penisspitze zum äußeren Muttermund im Moment der Ejakulation (Samenerguß) der Spermien aus der Urethra in den Zervixschleim zu gering ist und nicht alle Spermien in dieser Zeit mit dem Spermizid in Berührung kommen und immobilisiert werden können. Die Verteilung des Spermizids – und damit seine Wirkungsmöglichkeit – ist je nach Trägermasse verschieden.

Damit alle Spermien im Ejakulat (Samenflüssigkeit, die ausgeschleudert wird) auch sicher durch die spermizide Substanz abgetötet werden, müs-

Gewollte Sterilität – Konzeptionsverhütung

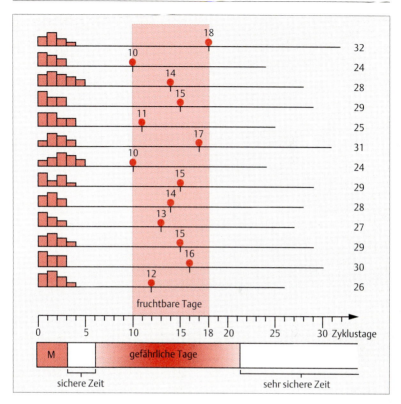

Abb. 7.1 Berechnung des Konzeptionsoptimus. Die Berechnung der „fruchtbaren Tage". Die verschieden langen horizontalen Striche symbolisieren verschieden lange Monatszyklen, deren Dauer auch durch die Zahlen am rechten Bildrand angegeben wird. Die Kreise sind an dem Tag eingezeichnet, an dem die Eizelle freigegeben wird. Man errechnet die „fruchtbaren Tage" auf folgende Weise: man zählt von der kürzesten Zykluslänge 16–18 Tage ab und erhält den Beginn der gefährlichen Tage; das Ende erhält man, indem man von der längsten Zykluslänge 11–13 Tage abzählt. Zwischen beiden Terminen kann es besonders leicht zur Empfängnis kommen (weitere Erklärungen im Text)

sen im Moment des Samenergusses zwischen Penisspitze und äußerem Muttermund einige Zentimeter Abstand sein. Darauf sollte man die Verwender hinweisen. Nur durch die extreme Mißachtung dieser Regel sind die – wenigen – Versager zu erklären.

Durch Sicherheit und Anwenderfreundlichkeit ist inzwischen a-gen 53 an die erste Stelle der verwendeten Spermizide gerückt.

7. Ungewollte und gewollte Sterilität bei Frau und Mann

Mechanische Verhütungsmittel
Diese gibt es für Mann und Frau.

Kondom oder **Präservativ.** Es dient als Männerschutz. Es ist leicht anzuwenden, sehr sicher, zumal wenn es noch Spermizide enthält und bietet zusätzlich einen gewissen Schutz vor Ansteckung mit Geschlechtskrankheiten. Deshalb wird es heutzutage auch sehr zur AIDS-Prophylaxe propagiert.

Scheidendiaphragmen. Diese müssen vom Arzt bei der Frau eingepaßt werden; sie reichen vom hinteren Scheidengewölbe bis hinter die Symphyse, liegen schräg in der Scheide und teilen sie in 2 Hälften. Sie verhindern das unmittelbare Eindringen der Spermien in den Muttermund. *Ein völlig dichter Spermaverschluß ist nicht möglich*, deshalb ist die gleichzeitige Anwendung eines chemischen Verhütungsmittels erforderlich.

Merke. Die Kombination einer chemischen und einer mechanischen Methode gibt bei den lokalen Verhütungsmethoden die größte Sicherheit.

Portiokappen. Sie werden wie ein Fingerhut über die Portio gestülpt. Diese Methode wird nur noch sehr selten angewandt.

Intrauterinpessare
(IUP; engl. intrauterine contraceptive device = IUCD)
Es gibt eine ganze Reihe verschieden geformter Geräte, die alle in die Gebärmutterhöhle eingebracht werden. Sie sind nicht zu verwechseln mit den – abzulehnenden – Zervixspreizpessaren, die Entzündungen usw. bewirken, sowie den Pessaren zur Lageverbesserung des Uterus (Abb. 12.3). Die Wirkungsweise der IUP ist noch nicht völlig geklärt. Vermutlich beschleunigen sie den Transport des Eies durch Tube und Uterus, so daß es, bevor es seine Implantationsreife (Fähigkeit, sich in die Gebärmutterschleimhaut einzunisten) erreicht hat, schon aus dem Uterus herausbefördert ist. Außerdem verändert es das Endometrium in seiner nächsten Umgebung derart, daß sich die Eizelle nicht implantieren kann. Das Intrauterinpessar ist besonders während der Menstruation leicht einzusetzen, ist billig und kann – wenn es nur aus Kunststoff besteht – auf Dauer liegenbleiben. Seine Nachteile sind, daß es bei manchen Frauen stärkere Blutungen oder Schmerzen erzeugt und daher entfernt werden muß, oder daß es vom Uterus ausgestoßen wird. Allerdings wurde auch schon von einigen Schwangerschaften bei liegendem Pessar berichtet. Die neuen mit Kupferdraht umwickelten oder progesteronhaltigen Pessare (meist in T-Form) weisen nur noch eine geringe mechanische Alteration auf. Sie beeinflussen vielmehr die Gebärmutterschleimhaut derart, daß sich die Eizelle nicht einnisten kann. Progesteron-Pessare müssen nach 1 Jahr, Kupferpessare nach 2 bis max. 3 Jahren ausgewechselt werden, da dann ihre Wirkung nachläßt und der Kupferdraht brüchig wird.

Gewollte Sterilität – Konzeptionsverhütung **111**

IUP und Pille beeinflussen die Dauer der Menstruation:

- unbeeinflußt: 3–4 Tage,
- mit Pille: 2–3 Tage,
- mit IUP: 4–6 Tage (S. 125).

Antibabypille

Sie besteht aus einem Gemisch von Östrogenen und Gestagenen. Es gibt Ein-, Zwei- und Dreiphasenpräparate, je nachdem wie sich die Mischungsverhältnisse der beiden Komponenten während eines Pillenzyklus verhalten. Reine Gestagenpillen werden seltener angewandt; sie sind in niedriger Dosierung recht unsicher, in höherer Dosierung verursachen sie leicht Blutungsstörungen bis zur Amenorrhö. Bei ausreichender Dosierung macht die Pille den Zervixschleim undurchlässig für Spermien, verändert die Gebärmutterschleimhaut so, daß sich keine Eizelle implantieren könnte, verhindert – im Ovar – die Freigabe einer Eizelle und bewirkt, daß keine Gonadotropine (die eine Eiabgabe bewirken) gebildet werden. Durch diese Vielfalt von Angriffspunkten ist die hormonelle Konzeptionsverhütung praktisch 100%ig sicher. **Versager** können vorkommen: bei Erbrechen der Pille, Durchfall (so daß sie nicht resorbiert wird), bei der Einnahme mancher Medikamente (die meist einen raschen Abbau der Hormone bewirken (wie Barbiturate, Psychopharmaka, (Breitspektrum-)Antibiotika), sowie durch „vergessen"; dies kann auch absichtlich sein. Damit werden bei der Pillenkontrazeption die Verhältnisse umgekehrt, und der Mann dem Wollen der Frau ausgeliefert! (Vgl. Coitus interruptus!).

Mit der erstmaligen Einnahme beginnt man am 5. Zyklustag und nimmt dann täglich 1 Tablette. Wenn die Packung zu Ende ist, legt man eine Pause von 6–7 Tagen – je nachdem ob die Packung 22 oder 21 Pillen enthält – ein (auch in dieser Zeit kann keine Empfängnis eintreten) und beginnt dann mit der nächsten Packung, ohne sich in der Folgezeit um die (Entzugs-)Blutungstermine zu kümmern. In der Pause erfolgt meist die Hormonentzugsblutung.

Sollte zu einem bestimmten Termin eine besonders gute Kondition erwünscht sein (sportlicher Wettkampf/S. 57) oder einfach keine Menstruation erfolgen (Badeurlaub), kann man den Menstruationstermin vor- oder zurückverlegen, indem man rechtzeitig (d. h. Monate vorher beginnend) den Pilleneinnahmezyklus um jeweils 2–3 Pillen (= Einnahmetage) verkürzt oder verlängert, und dies so oft wiederholt bis die gewünschte Verschiebung erreicht ist.

Ein langjähriger ununterbrochener Gebrauch ist, wie millionenfach bewiesen, ohne Gesundheitsschädigung möglich! (Beim Mann ist ebenfalls eine hormonelle Unterdrückung der Spermiogenese möglich! Aber: es kommt nach einiger Zeit zur irreversiblen Schädigung des samen- und des hormonbildenden Epithels, so daß hiermit eine Kastration bewirkt würde.) Es sind bei der Frau regelmäßige Kontrolluntersuchungen notwendig, um evtl.

7. Ungewollte und gewollte Sterilität bei Frau und Mann

Tabelle 7.1 Durchschnittliche Sicherheit verschiedener Empfängnisverhütungsmethoden

Methode	Durchschnittliche Schwangerschaftsrate bei 100 Frauenjahren
Normale Schwangerschaftsrate (ohne Verhütung)	85 – 95
Spülungen	31
Chemisches Mittel allein	22
Aufpassen (Coitus interruptus)	21
Ogino-Knaus	19
Kondom (Männerschutz)	14
Kombination: chemische und mechanische Methode	13,5
Portiokappe	7
Intrauterinpessar	3,5
Basaltemperatur	1 (–7)
Patentex oval	0,5 – 0,8
Antibabypille	0,9 – 0,02 – 0,003 (je nach Präparat und Zuverlässigkeit der Frauen)
Tubensterilisation (verschiedene Methoden)	0,03 – 0,1 (bei einer 10jährigen Nachkontrolle)

auftretende Erkrankungen, die eine Kontraindikation zur Pille darstellen, frühzeitig zu erkennen und zu behandeln und evtl. die Pille abzusetzen.

Die **Sicherheit** der verschiedenen Methoden zur Empfängnisverhütung gibt man mit der Zahl der Versager (Schwangerschaften) an, die bei 100 Frauen in einjähriger Anwendung = in **100 Frauenjahren** eintreten. Ebenso kommt man auf 100 Frauenjahre, wenn 200 Frauen $1/2$ Jahr, oder 50 Frauen 2 Jahre beobachtet werden. Strenggenommen sind die so ermittelten jeweils 100 Frauenjahre nicht miteinander vergleichbar, da z. B. späte Versager nur bei langer Kontrolle registriert werden können.

Verschiedene Angaben aus der Literatur sind in Tab. 7.1 zusammengefaßt.

Eine **bleibende Sterilisierung** wird durch (Teil-)Resektion, Unterbindung oder Verschorfung der Eileiter oder der Samenleiter bewirkt.

Weitere Methoden sind im Versuchsstadium, wie z. B. die Erzeugung einer reversiblen immunologischen Sterilität.

Die sicheren und unschädlichen Methoden der Empfängnisverhütung haben den wesentlichen Anteil zur Gleichstellung der Frau mit dem Mann beigetragen. Sie sind – gemeinsam mit der verbesserten Schwangerschaftsbetreuung und Geburtsleitung – auch die wesentliche Ursache dafür, daß die durchschnittliche Lebensdauer der Frauen, die früher deutlich geringer als die der Männer war, heute um ca. 5 Jahre über der der Männer liegt.

Prüfungsfragen zu Kapitel 7
Es kann immer nur ein Antwortangebot richtig sein

1. – 4. Was verstehen Sie unter folgenden Begriffen?

1. Oligospermie
2. Ejaculatio praecox
3. Aspermie
4. Hypospermie

Antwortangebot für Fragen 1 – 4

a) Die Spermien sind nicht ausgereift
b) Die Spermien fehlen im Ejakulat
c) Ca. 15 Millionen Spermien sind im Ejakulat vorhanden (pro ml)
d) Ca. 45 Millionen Spermien sind im Ejakulat vorhanden (pro ml)
e) Keines der Antwortangebote ist zutreffend

5. Wann ist eine Frau infertil?

a) Wenn sie unfähig ist, zu konzipieren
b) Wenn sie unfähig ist, eine Gravidität auszutragen
c) Wenn sie nicht verheiratet ist
d) Wenn sie steril ist
e) Wenn sie keinen Orgasmus bekommt

6. Wie lautet die Definition für die künstliche Befruchtung?

a) Die künstliche Übertragung von Sperma irgendeines Mannes in das Genitale der Frau
b) Wenn statt vom Ehemann der Samen eines anderen Mannes in das Genitale der Frau eingebracht wird
c) Wenn statt mit menschlichem Sperma die Befruchtung mittels Desoxyribonukleinsäure (DNS) vorgenommen wird
d) Wenn es trotz der Benutzung von Schutzmitteln zu einer Konzeption gekommen ist
e) Keines der Antwortangebote ist richtig

7. Wann erfolgt normalerweise in einem regelmäßigen Zyklus von 34 Tagen die Ovulation?

a) Ca. 6 Wochen vor Einsetzen der Periodenblutung
b) Ca. 2 Wochen nach dem Ende der letzten Periodenblutung
c) Genau in der Mitte des Zyklus
d) Zur Zeit der maximalen Progesteronproduktion
e) Etwa am 20. Zyklustag

8. Als untere Normgrenze wird welche Spermienzahl/ml Ejakulat angesehen?

a) 100 Millionen
b) 50 – 60 Millionen
c) 10 Millionen
d) 400 000
e) 16 000

7. Ungewollte und gewollte Sterilität bei Frau und Mann

9. In ca. wieviel % der Fälle beruht die Sterilität einer Ehe auf der des männlichen Partners?

a) In 5% der Fälle
b) In 20% der Fälle
c) In 33% der Fälle
d) In 50% der Fälle
e) In 75% der Fälle

10. Was sind die „gefährlichen Tage" im Zyklus der Frau?

a) Die prämenstruelle Zeit der körperlichen und psychischen Gespanntheit
b) Die mittels der Knaus-Ogino-Regel errechnete Zeit des Empfängnisoptimums
c) Die Zeit der Menstruation, da es hier am häufigsten zur aufsteigenden Entzündung kommt
d) Die perimenstruelle Zeit, wegen der häufig anzutreffenden Konzentrationsschwäche
e) Keines der Angebote trifft zu

8. Gutartige Erkrankungen des äußeren Genitales

Das äußere Genitale reicht von der Vulva bis zum **inneren** Muttermund. Diese Grenze wurde wegen der oft sehr verschiedenen Therapie und Prognose der Erkrankungen ober- und unterhalb des inneren Muttermunds festgelegt.

Pruritus vulvae

Das Jucken wird von den Schmerzrezeptoren in der Haut wahrgenommen. Es stellt einen „unterschwelligen" Schmerz dar. Innerhalb gewisser Grenzen wird es als angenehm empfunden und daher oft willkürlich ausgelöst. Hinzu kommt, daß im Genitalbereich die Haut zu den erogenen Zonen gehört, deren Reizung besonders lustvoll empfunden wird.

Die Grenze zwischen „noch normal" und „krankhaft" ist hier deshalb besonders fließend. Die völlige Ausschaltung der Hautempfindung im Bereich des Genitales zur Therapie eines Pruritus, der die Patientin in ärztliche Behandlung trieb, ist daher manchmal gar nicht erwünscht.

Der Juckreiz am äußeren Genitale kann gelegentlich und leicht auftreten, sich aber auch unerträglich heftig äußern. Die durch Kratzen bewirkten Hautverletzungen vermögen ihn auszulösen, zu verstärken bzw. zu unterhalten.

Ursächlich kommen lokale und allgemeine Faktoren in Frage. Lokale Faktoren sind: chemische (Waschmittel, Deodorante, Wäsche) und mechanische Reizung, atrophische Veränderungen (Hormonmangel, Altersinvolution), urologische Erkrankungen, Scheiden- und Gebärmuttersenkung, beginnendes Karzinom und Unsauberkeit.

Allgemeine Faktoren sind u. a.: Östrogenmangel, Diabetes mellitus, Ikterus, Arzneimittelunverträglichkeit, konsumierende Erkrankungen, regionalnervöse und zentralnervöse Störungen.

➤ **Therapie.** Schlafmittel (da der Pruritus oft zu Schlaflosigkeit führt); Kratzen vermeiden; peinlichste Sauberkeit; kalte Kompressen, Salben, die Östrogen, männliche und/oder NNR-Hormone, Oberflächenanästhetika, auch Antibiotika oder Chemotherapeutika enthalten. Weiterhin Lokalanästhetika, Röntgenbestrahlung, Unterschneidung des betroffenen Bezirks (die Hautnerven werden durchtrennt) oder Vulvektomie.

Vulvitis

➤ **Ursachen** können sein: mangelnde Reinlichkeit, Ausfluß (aus höheren Abschnitten), reibende Menstruationsbinden, Infektion (Streptokokken, Staphylokokken, Trichomonaden, Monilien usw.), Chemikalien (Desinfizienzien), Urin, Fluor, Schweiß, Allgemeinerkrankungen (z. B. Diabetes).

Stärkere Grade können zu Allgemeinreaktionen wie Fieber usw. führen.

➤ **Diagnose.** Sie wird durch Anamnese, Inspektion und mikroskopische (evtl. kulturelle) Untersuchung des Fluors gestellt. Auch eine Probeexzision kann notwendig werden.

➤ **Therapie.** Die Behandlung sollte möglichst kausal sein! Als unterstützende *zusätzliche Therapie* kommen die beim Pruritus vulvae aufgezählten Maßnahmen ebenfalls in Frage.

Bartholinitis

➤ **Ursache** können *alle* Infektionserreger sein, die es gibt. Sie ist kein Zeichen einer Gonorrhö!

Neben der entzündlichen und sehr schmerzhaften Schwellung der Drüse kommt es zum Verschluß des Ausführungsgangs (ebenfalls durch entzündliche Schwellung seiner Wand) in der Nähe seiner Mündung auf der Innenseite der kleinen Labien. Wenn der Eiter nicht abfließen kann, kommt es durch seine Stauung in den Ausführungs- und Drüsengängen zum „Bartholinschen Abszeß" – strenggenommen ist es ein Empyem. Die Erkrankte hat oft Fieber, starke Schmerzen und kann, wenn die Schwellung über hühnerei- bis kokosnußgroß ist, kaum laufen; zumindest ist der Gang ganz breitbeinig. Auf der Höhe der Schwellung sitzt die kleine Labie „wie ein Reiter auf dem Pferd". Dieses „Reiten" ist typisch für die Bartholinitis.

Das Drüsenparenchym sitzt noch längere Zeit als derber, knapp kastaniengroßer Knoten dem ballonartig angeschwollenen Ausführungsgang auf, ehe es eingeschmolzen, d. h. zerstört wird.

➤ **Therapie.** Zu Beginn der Erkrankung kann die Behandlung mit Bettruhe und Sulfonamiden oder Antibiotika versucht werden. Ist es zum „Abszeß" gekommen, eröffnet man ihn breit – möglichst im Bereich der Mündung des Ausführungsganges – und vernäht seine Wand mit der Haut (Marsupialisation). Dieses Vorgehen hat gegenüber der Exstirpation (s. u.) oder Koagulation den Vorteil, daß noch erhaltene Drüsenreste weiterfunktionieren können und man nicht Gefahr läuft, durch den Eingriff den Darm zu beeinträchtigen.

Kolpitis 117

Wird nicht chirurgisch eingegriffen, erfolgt meist die Spontanperforation, meist nach außen, seltener in das Rektum.

Verklebt diese Öffnung vor der völligen Ausheilung, kann eine **chronische Bartholinitis** entstehen, die gelegentlich exazerbiert (aufflackert). Zwischen den akuten Stadien macht die Erkrankung meist wenig oder keine Beschwerden; man tastet lediglich im unteren bis mittleren Drittel der großen Labien eine Zyste unterschiedlicher Größe und Konsistenz.

➤ **Therapie.** Exstirpation im chronischen Stadium oder Marsupialisation.

Hämorrhoiden

Bei der Inspektion der Vulva darf der Anus nicht übersehen werden: Hämorrhoiden verursachen Schmerzen, die gelegentlich von der Patientin als Genitalbeschwerden empfunden werden. Der von ihnen unterhaltene Ausfluß aus dem Darm mazeriert die Haut der Umgebung und bewirkt Entzündung und Schmerzen. Hier sind Tampositorien B sehr hilfreich! Es sind dies Zäpfchen (Suppositorien), aus denen ein Gazestreifen (Tampon) heraushängt. Das Zäpfchen wirkt im Rektum; durch den aus dem Anus herausreichenden Tamponstreifen wird das Medikament des Zäpfchens auch an den Anus und die angrenzende (ebenfalls erkrankte) Haut geleitet.

Solange noch stärkere Schmerzen bestehen, kann man das Tampositorium noch mit Anästhesinsalbe bestreichen.

Stärkere Grade der Hämorrhoiden bedürfen des Eingreifens eines Spezialisten, da einfaches „radikales Abschneiden" zu Störungen im gas-, flüssigkeits- und stuhldichtem Verschluß und dem Gefühl hierfür führen kann.

Kolpitis

➤ **Ursachen.** Infektion, Östrogenmangel, chemische oder mechanische Alterationen, allein oder in Kombination.

Unspezifische Infektion. Das heißt eine Infektion mit unspezifischen Bakterien, ist meist eine Mischinfektion. Sie ist häufiger bei abwehrschwacher Vagina, also in der Kindheit, in der Menopause, bei Patientinnen mit Dammrissen, Pessarträgerinnen oder Patienten mit anderen Genitalerkrankungen. Frauen, die Geschlechtsverkehr ausüben, sind infektionsgefährdeter als solche, die keinen Verkehr haben wie beispielsweise Virgines.

Unter dem Begriff „Aminkolpitis", korrekter „bakterielle Vaginose", sind Keimbesiedelungen der Scheide und Entzündungen durch verschiedene Keimarten – häufig Gardnerella vaginalis – zusammengefaßt. Der meist vorhandene Ausfluß hat einen typischen, fischartigen Geruch, der sich besonders nach dem Verkehr störend bemerkbar macht (Therapie s. u.).

118   8. Gutartige Erkrankungen des äußeren Genitales

➤ **Diagnose.** Sie ergibt sich meist durch
- Inspektion,
- Koloskopie,
- mikroskopische Untersuchung des Scheideninhalts (S. 209):
  - im Nativpräparat,
  - nach spezieller Färbung (z. B. nach Gram, bei Verdacht auf Gonorrhö),
  - mittels Immunfluoreszenz,
- durch Züchtung der Erreger auf speziellen Nährboden.

Immer sollte man auch nach möglichen Ursachen außerhalb der Vagina fahnden, wie z. B. einem Zervixkarzinom. Das kolposkopische Bild oder das Aussehen des Fluors können zwar auf gewisse Ursachen hinweisen, sie aber nicht beweisen!

➤ **Therapie.** Zuallermeist Lokalbehandlung mit Betaisodona Vaginalsupp. oder – gerbend – mit Albothyl-Ovula. Erst wenn dies erfolglos ist, mit Sulfonamiden oder Antibiotika (lokal!), anschließend z. B. lokal Östrogene (Ovestin-Ovula) und Unterstützung der Wiederbesiedelung mit Döderleinbakterien (Döderlein Med) (= Zweiphasentherapie).

Die Trichomonadeninfektion erfordert dagegen eine systemische Therapie, da die Trichomonaden z. B. in den Zervixdrüsen von den Lokaltherapeutika nicht erreicht werden (S. 132 f).

Östrogenmangel. Das normale gesunde Scheidenepithel wächst unter dem Einfluß der Östrogene. Sinken die Östrogene im Blut ab, so wird die Scheidenhaut dünn und verletzlich. Es können z. B. beim Geschlechtsverkehr Einrisse entstehen, die dann mit einer aseptischen Entzündung abheilen. Meist wird es allerdings zu einer *Superinfektion* kommen.

➤ **Diagnose.** Inspektion. Mikroskopische Untersuchungen der abgeschabten Scheidenwandzellen. Der direkte Nachweis der Östrogene ist ebenfalls möglich, jedoch zur Diagnosestellung meist nicht nötig.

➤ **Therapie.** Lokal (oder peroral) Östrogene, evtl. auch lokal Androgene (männliches Hormon). Die sog. *Zweiphasentherapie* berücksichtigt die beiden Hauptursachen der Kolpitis: Zunächst (lokale) Chemotherapie gegen die Infektion, daran anschließend (lokale) Hormongabe zum Scheidenhautaufbau.

Auch ein zu reichliches Östrogenangebot kann zu vermehrtem Nachwachsen (und dann Abschilfern!) der Scheidenwandepithelzellen führen. Damit kommt es zu einem erhöhten Nahrungsangebot an die Döderleinschen Stäbchen, die sich dann überstark vermehren. Die von ihnen dann ebenfalls vermehrt gebildete Milchsäure kann zur kolpitischen Reizung führen, dies besonders bei Adoleszenten mit noch empfindlicherem Scheidenepithel.

➤ **Therapie.** Beruhigen und Abwarten – nach Ausschluß anderer Ursachen.

Zervizitis 119

Spezifische Infektionen. Siehe Kap. 9.

Chemische Alterationen. Sie können schon durch Scheidenspülungen mit klarem, abgekochtem Wasser bewirkt werden, da hierdurch das saure Scheidenmilieu zerstört wird. Weiter kommen stärkere alkalische oder saure Spülungen und jede Ätzung in Betracht, ebenso die lokal anwendbaren chemischen Mittel zur Empfängnisverhütung, wenn sie sehr häufig gebraucht werden. Jede unnötige Scheidenspülung ist deshalb zu unterlassen.

➤ **Therapie.** Lebertrankugeln, Milchsäurespülung bzw. Einlagen von Döderleinschen Scheidenbakterien (s. o.).

Mechanische Alterationen. Werden die „Scheidenringe" nicht regelmäßig gewechselt, d. h. gesäubert, so reizen sie. Sind sie zu groß – entweder weil eine falsche Größe verschrieben wurde, oder weil die Scheide geschrumpft ist –, so drücken sie. Eine regelmäßige Kontrolle in ca. 8wöchigen Abständen, eine gute Pflege der Scheidenhaut durch den behandelnden Arzt, evtl. auch die vorübergehende oder bleibende Entfernung des Pessars können schwere Schäden vermeiden. Häufiger Geschlechtsverkehr oder Onanie sind weitere mechanische Ursachen einer Kolpitis.

Zervizitis

Akute Form. Sie tritt oft nach einer Fehlgeburt auf. Auch bei der gonorrhoischen Infektion manifestiert sich die Cervicitis gonorrhoica frühzeitig. Es geht eitriger Zervixschleim ab, und es bestehen Unterleibsschmerzen, die durch Berührung und Bewegung verstärkt werden.

➤ **Therapie.** Gabe von Antibiotika oder Chemotherapeutika.

Chronische Zervizitis. Diese folgt der akuten, wenn diese nicht ausheilt. Häufig findet man ursächlich eine Verletzung der Zervix infolge Geburt, Fehlgeburt oder fehlerhafter, zu rigoroser Zervixdilatation bei einer Abrasio, besonders häufig bei Interruptio einer fortgeschritteneren Schwangerschaft mit schon recht großer Frucht. Das Epithel des klaffenden Zervikalkanals (Ektropion) wird durch das saure Scheidenmilieu chronisch gereizt (das Zervixmilieu ist ja alkalisch), und es antwortet mit einer verstärkten Schleimsekretion. Früher oder später kommt eine bakterielle Infektion hinzu. Die chronische Zervizitis kann Ursache einer Sterilität sein. Sie ist meist eine Quelle chronischen Fluors und dumpfer Unterleibsbeschwerden.

➤ **Therapie.** Antibiotika, Elektrokoagulation, Exzision, Konisation oder Zervixamputation. Technisch schwieriger ist die Vernähung eines Zervixrisses (Operation nach Emmet).

Rückbildungserscheinungen (Involutionserscheinungen)

Während der Wechseljahre wird die Östrogenproduktion verringert. Alle vom Östrogenspiegel abhängigen Gewebe atrophieren. Vulva, Vagina und Uterus bilden sich zurück. Die kleinen Labien schrumpfen und können fast völlig verschwinden. Die großen Labien werden aufgrund schwindenden Fettgewebes welk. Die Haut schrumpft, wird dünner und leichter verletzlich. Es schilfern in der Vagina weniger Epithelzellen ab, die Zahl der Döderleinschen Stäbchen (s. Physiologie des Scheideninhalts) verringert sich, das saure Scheiden-pH wird neutraler, evtl. alkalisch; insgesamt kommt es zur Minderung der Abwehrkraft der Scheide gegen Keimaszension, und durch Schrumpfung zu einer Erschwerung der Kohabitation, die Schmerzen und Blutungen hervorrufen kann.

Eine übersteigerte Rückbildung (mit Pruritus, Rhagaden, weißlich glänzender Haut, Leukoplakie) wird als Craurosis vulvae bezeichnet und **kann** Ca.-Vorläufer sein.

➤ **Therapie** und **Prophylaxe.** Östrogenhaltige Einlagen und Salben oder als Gleitmittel: Femilind bzw. Gleitgelen, welches kein evtl. reizendes Konservierungsmittel enthält.

Zysten und gutartige Tumoren

Retentionszysten. Sie kommen an der Vulva zumeist in dieser Form vor (Talg- oder Schweißdrüsen).

Ovula Nabothi (s. Kolposkopie). Sie finden sich an der Portio.
Schleimgefüllte Reste der embryonalen Gänge (Wolffscher oder Müllerscher Gang) werden selten beobachtet und als **Gartner-Gang-Zysten** bezeichnet. Sie sind zu beiden Seiten der Vagina zu finden und reichen gelegentlich bis hoch ins Paragewebe hinein.

Fibrome oder Lipome. Sie sind selten an der Vulva, noch seltener in der Vagina zu finden.

Papillome. Diese findet man dagegen etwas häufiger, besonders bei chronischem Fluor als *Condylomata accuminata* (spitze Feigwarzen). (Zwischen den z. T. haarfeinen Kondylomen sammeln sich abgeschilferte Epithelien an, die – von Bakterien besiedelt – Quelle rezidivierender Infektionen sein können.) Die *Condylomata lata* gehören zum zweiten Stadium der Lues.

➤ **Therapie.** Man entfernt die spitzen Kondylome durch Betupfen mit Podophylin, oder in Narkose durch Elektrokauterisation, oder man bringt sie mit Hilfe eines Chloräthylsprays zum Gefrieren und kratzt sie dann mit einer scharfen Kürette ab.

Eine Behandlung der übrigen Zysten und Tumoren ist nur von Fall zu Fall notwendig – wenn sie zu Beschwerden führen – und wird meist in ihrer operativen Entfernung bestehen, oder, wenn die Zystenausschälung nicht möglich, da zu schwierig und/oder zu gefährlich wäre, in ihrer Marsupialisation.

Fluor

Fluor ist keine Krankheit, sondern ein Symptom!

Als Fluor bezeichnet man jede Absonderung aus der Vagina mit Ausnahme der Blutungen. Der Scheiden*inhalt* ist noch kein Fluor! Subjektives Fluorgefühl und objektivierbarer Fluor sind nicht identisch (S. 64).

➤ **Ursache.** Fluor kann entstehen durch **vermehrte Transsudation** durch die Vulva- oder Scheidenhaut (Gravidität), durch **vermehrte Sekretion** der Vulva-(Nervosität) oder der Zervixdrüsen (Ektopie, Zervixriß), durch **Entzündungen** (Kolpitis) oder durch **Zerfall** von Neubildungen (Zervixpolyp, Portiokarzinom).

Man unterscheidet den Fluor

* nach seiner *Herkunft:* vulvarer Fluor – vaginaler Fluor – zervikaler Fluor (wohl am häufigsten) – korporaler Fluor (Eiterflöckchen im evtl. klaren Zervixschleim) – tubarer Fluor (sehr selten),
* nach seiner *Konsistenz:* dick-, dünnflüssig, schleimig, krümelig, schaumig, zäh-fadenziehend,
* nach seiner *Farbe:* glasklar, farblos, weißlich, gelblich-eitrig, rötlich, bräunlich, schwärzlich (blutig).

Erkrankungen des unteren harnableitenden Systems

Durch die engen topographischen und entwicklungsgeschichtlichen Beziehungen kommen **häufig gemeinsame Erkrankungen** des Genitales und harnableitenden Apparates vor. Bei alleiniger Lokalbehandlung nur des einen Systems (z. B. einer Trichomonadenkolpitis) kann es deshalb leicht zu einer Reinfektion vom anderen – ebenfalls befallenen – System her kommen. Wegen der Gefahr der Nephritis ist jede Affektion auch der unteren Abschnitte (Urethra, Blase) energisch zu behandeln.

Der Blasenverschluß wird nur zu einem Teil durch den Blasenschließmuskel bewirkt. Gerade für einen hohen Druck in der Blase ist es wesentlich, daß die Harnröhre – durch den intravesikalen Druck – gegen den Beckenboden gepreßt und damit „zugequetscht" wird. Bei Scheidensenkungen infolge Verletzungen (z. B. durch eine Geburt) oder Überdehnungen des Stützapparates findet sich deshalb meist auch eine **Harninkontinenz.**

➤ **Therapie.** Siehe Kap. 12.

122 8. Gutartige Erkrankungen des äußeren Genitales

Prüfungsfragen zu Kapitel 8
Es kann immer nur ein Antwortangebot richtig sein

1. Welche Behauptung trifft zu?

a) Eine Bartholinitis ist immer ein Beweis für Gonorrhö (Macula gonorrhoica)
b) Eine Bartholinitis tritt sehr häufig im Gefolge von Adnexitiden auf
c) Eine Bartholinitis wird gewöhnlich durch Staphylo- oder Gonokokken hervorgerufen
d) Eine Bartholinitis läßt sich durch das Reiten der kleinen Labien leicht diagnostizieren
e) Behauptungen c und d sind richtig

2. Was verstehen Sie unter Zweiphasentherapie?

a) Eine Behandlung, die sich über Follikel- und Corpus-luteum-Phase erstreckt
b) Eine Behandlungsmethode der chronischen Adnexitis mit 2phasigem Wechselstrom
c) Die Behandlung der bakteriellen Kolpitis, wobei zunächst die pathogene Keimflora vernichtet und dann für eine Normalisierung der Döderlein-Besiedlung gesorgt wird
d) Die Behandlung der Wochenbettpsychose mittels LSD-Rausch
e) Parenterale oder perorale Gestagensubstitution zwischen etwa dem 15.–25. Zyklustag bei monophasischem Zyklus

3. Woran muß man bei einer schmerzhaften entzündlichen Rötung und Schwellung im Bereich der großen Labien bei der geschlechtsreifen Frau denken?

a) Adnexitis
b) Parametritis
c) Bartholinitis
d) Urethritis
e) Vulvovaginitis gonorrhoica

4. Was ist der Fluor genitalis, kurz „Fluor" genannt?

a) Jede Absonderung aus dem Genitale, sofern es keine Blutung ist
b) Eine Erkrankung der Scheide
c) Ein Gas, das zur Pertubation benutzt wird
d) Eine individuell sehr verschiedene Feuchtigkeitsempfindung an der Vulva ohne nachweisbares Substrat
e) Eine sehr schwache, mehr wäßrige als blutige Menstruationsblutung

Prüfungsfragen   123

5. – 8. Kombinieren Sie die Satzanfänge mit den richtigen Satzenden.

5. Ein Ovulum Nabothi (s. Kap. 16)...
6. Eine Bartholin-Zyste...
7. Eine glandulärzystische Hyperplasie...
8. Die Mastopathia chronica cystica (s. Kap. 15)...

Antwortangebote für die Fragen 5 – 8

a) ... ist eine angeschwollene Zervixdrüse mit durch Plattenepithel verschlossenem Ausführungsgang
b) ... ist oft die Folge einer Entzündung
c) ... findet sich bei der Mehrzahl der Frauen über 60 Jahren
d) ... ist aus Resten der Wolffschen Gänge entstanden
e) Keines der Angebote a – d trifft zu

9. Welcher Keim läßt sich bereits im Nativpräparat aus der Vagina mikroskopisch nachweisen?

a) Döderleinsches Stäbchen
b) Trichomonas vaginalis
c) Monilia albicans
d) Keiner der unter a – c angegebenen Keime
e) Jeder der unter a – c angegebenen Keime

9. Spezifische Infektionskrankheiten des Genitales

Schutzmechanismen gegen das Eindringen bzw. gegen bereits eingedrungene Krankheitserreger

Es gibt unspezifische (d.h. gegen alle Erreger gerichtete) und spezifische (d.h. nur gegen den eingedrungenen Erreger wirkende) Abwehrmechanismen.

Einige seien aufgeführt, auf die im folgenden eingegangen werden soll.

Unspezifische Abwehrmechanismen des Menschen:
- Haut und Schleimhäute (mechanische Barriere gegen die Erreger),
- saure bzw. alkalische Beläge/Schleim auf Haut und Schleimhaut (chemische Zerstörung der Erreger),
- Entzündungsreaktion mit Leukozyteneinwanderung (Phagozytose der Erreger),
- Interferone (schützen die Körperzellen gegen einen Virusbefall).

Spezifische Abwehrmechanismen des Körpers:
- humorale Immunität,
- zelluläre Immunität.

Spezielle Schutzmechanismen des weiblichen Genitales

Das weibliche Genitale bildet einen durch Haut bzw. Schleimhaut ausgekleideten Kanal, der die Bauchhöhle mit der Außenwelt verbindet. Damit es trotzdem nicht sofort zu einer Peritonitis durch eindringende Keime kommt, gibt es verschiedene Schutzmechanismen (Abb. 9.**1**):
- Schambehaarung,
- große Labien,
- kleine Labien, } liegen aneinander.
- Scheidenwände,

Diese 4 Schutzmechanismen stellen einen mechanischen Schutz dar. Schlecht verheilte Verletzungen des Beckenbodens oder Senkungszustände, die zum Klaffen der Vulva oder Vagina oder sogar zum Freilegen des Muttermunds führen, machen diesen Schutz zunichte.

- Das saure pH des Scheideninhalts (pH ~ 4,5),
- das alkalische pH des Zervixschleims (pH ~ 8),
- die Zähigkeit des Zervixschleims.

Schutzmechanismen gegen das Eindringen   **125**

Während Menstruation, Geburt und Wochenbett, aber auch z. T. beim Geschlechtsverkehr und während der Ovulationszeit sind die 3 oben genannten Schutzmechanismen ganz oder teilweise aufgehoben. (So ist z. B. durch die Verlängerung der Menstruation das erhöhte Entzündungsrisiko beim IUP bedingt!)

- Flüssigkeitsströmung in Tuben- und Uteruskavum zum Muttermund hin, infolge des Flimmerschlags der Epithelzellen,
- Leukozytenimigration in den Zervixschleim (bzw. in alle anderen Abschnitte des Genitalschlauchs), wenn eine Entzündung entstanden ist. Die Zerstörung des Zervikalkanals (Riß, Karzinom) ist häufig mit Endometriden usw. vergesellschaftet.

- Peristaltische Wellen der glatten Muskulatur, die von den Tuben über Uterus und Vagina bis zur Vulva laufen. Retroperistaltik (rückwärts gerichtete Peristaltik, wie sie auch beim Erbrechen vorkommt) kann z. B. abgelöste Endometriumspartikel bis in die Bauchhöhle transportieren und eine Endometriose auslösen.

- Die Fähigkeit des ampullären Tubenendes, sich einzukrempeln und zu verkleben, sobald eine Entzündung in der Tube abläuft.

Allgemeine Schutzmechanismen

- Wenn trotz allem eine Infektion ins kleine Becken durchgebrochen ist, so sind noch nicht alle Abwehrmöglichkeiten erschöpft! Das **Peritoneum** hat eine große Abwehrkraft. Außerdem legen sich die **Darmschlingen** und das **große Netz** über die entzündete Region. Sie verbacken durch Fibrinausschwitzung sehr rasch miteinander und kapseln damit den Krankheitsherd von der übrigen Bauchhöhle ab.
Die Verklebungen können sich völlig zurückbilden, wenn die Entzündung abgeklungen ist – sie können sich aber auch in derbe und schmerzhafte Verwachsungen verwandeln.

- Überschreitet die Infektion das bisher beschriebene Hohlraumsystem und dringt in Körpergewebe ein, werden weitere Schutzmechanismen wirksam. Bei den **körpereigenen Abwehrmaßnahmen** kennen wir 2 wesentliche Möglichkeiten: die **humorale Abwehr** und die **zelluläre Abwehr.** Verantwortlich für beide Abwehrarten sind verschiedene Lymphozytengruppen: Die T-Lymphozyten (die sich noch in weitere Untergruppen aufteilen) bewirken die zelluläre Abwehr, indem sie eingedrungene Krankheitserreger phagozytieren (fressen).
Die B-Lymphozyten produzieren – von Antigenen (das sind in diesem Fall die oben erwähnten Krankheitserreger) angeregt – Antikörper (Abwehrstoffe), die ganz gezielt gegen dasjenige Antigen vorgehen, das ihre Bildung angeregt hat. Die Antikörper schwimmen im Blut; deshalb wird ihre Abwehrtätigkeit als humorale Abwehr bezeichnet (lat. humor = Flüssigkeit). Die Antikörper können die Antigene auflösen, miteinander

9. Spezifische Infektionskrankheiten des Genitales

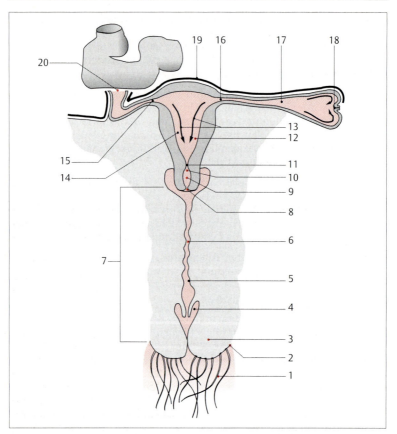

Abb. 9.**1** **Natürliche Schutzmöglichkeiten gegen eine Infektion der Bauchhöhle durch den Genitalkanal hindurch.** 1 = Schamhaare. 2 = besondere lokale Resistenz der Haut der Genitalregion gegen Infektionserreger. 3 = aneinanderliegende große Labien. 4 = aneinanderliegende kleine Labien. 5 = aneinanderliegende Scheidenwände. 6 = pH 4,5. 7 = weiter Weg in baktzerizidem Milieu. 8 = Zähigkeit des Zervixschleims. 9 = Leukozytenimigration. 10 = pH 8. 11 = innerer Muttermund besonders eng. 12 = Flüssigkeitsstrom in Richtung zum Muttermund. 13 = Peristaltik in Richtung zum Muttermund. 14 = Abstoßung infizierter Schleimhaut während der Menstruation. 15 = Bakterien ohne Rheotaxis „finden die weit entfernte und kleine Tubenmündung" schwer im großen Uteruskavum. 16 = Verschluß durch Kontraktion. 17 = zahlreiche Falten, die verkleben können sowie Flimmerschlag in Richtung Uterus. 18 = Verschluß durch Einkrempelung. 19 = Peritoneum besitzt hohe Abwehrkraft gegenüber Bakterien. 20 = bei drohender Keiminvasion decken Darmschlingen die gefährdete Stelle ab

verklumpen und damit unbeweglich machen oder sie auf andere Art zerstören (s. aktive/passive Impfung S. 311 u. S. 533).

Allgemeines zu den Geschlechtskrankheiten

Alle Krankheiten, die *ein Geschlecht* bevorzugen, könnte man als „Geschlechtskrankheiten" bezeichnen, wie z. B. das Mammakarzinom, Gallensteine (weibl.), Bronchialkarzinom (männlich) usw. Ebenso wäre es gerechtfertigt, *alle Erkrankungen der Genitalien* so zu bezeichnen, wie z. B. auch eine Hodentuberkulose, oder doch zumindest die Krankheiten, die *vorwiegend durch den Geschlechtsverkehr übertragen* werden und/oder sich ausschließlich oder *weitgehend nur an den Genitalien manifestieren*, wie z. B. die Trichomoniasis.

Das **Gesetz zur Bekämpfung der Geschlechtskrankheiten** nennt aber nur die **Gonorrhö** (Tripper), die **Syphilis** (Lues, das **Ulcus molle** (weicher Schanker) und das **Lymphogranuloma inguinale** (venerische Lymphknotenentzündung).

Zahlenmäßig fallen bei uns die „Go" und die „L" ins Gewicht. Beide können auch durch extragenitalen Kontakt, ja auch z. B. durch infizierte Waschlappen übertragen werden. Die Erkrankung manifestiert sich im ganzen Körper, man denke nur an die Neurolues, die meist einseitige, sehr schmerzhafte, gonorrhoische Gelenkentzündung oder die Bindehautentzündung (Gonoblenorrhö) der Neugeborenen.

Um die Ausbreitung der Geschlechtskrankheiten verhindern oder zumindest eindämmen zu können, und auch um evtl. eine Behandlung einzuleiten, besteht eine **bedingte Meldepflicht**. Jeder Arzt, der eine Geschlechtskrankheit diagnostiziert, ist verpflichtet, den Kranken zu behandeln bzw. die Behandlung zu veranlassen und eine besondere **Karteikarte** (sog. Stammblatt) anzulegen. Erfolgt eine Behandlung, so meldet der Arzt nur jedes Vierteljahr die Anzahl der Patienten mit einer Geschlechtskrankheit (nur Anzahl, nicht die Namen!).

Wird die Behandlung vom Patienten verweigert oder unterbrochen, oder besteht gar eine Gefahr der Weiterverbreitung der Geschlechtskrankheit, so müssen Name und Adresse des Patienten an das Gesundheitsamt gemeldet und evtl. sogar eine zwangsweise Behandlung eingeleitet werden. Die **Geschlechtskrankheiten sind mit Penicillin heilbar!** Nicht jedoch z. B. der zur Sterilität führende Tubenverschluß nach zu spät behandelter Adnexgonorrhö!

Allgemeine Pflegehinweise. Je nach Gefährlichkeit (u. a. Behandelbarkeit/Heilbarkeit), Infektiosität (u. a. Widerstandsfähigkeit der Krankheitserreger außerhalb des Erkrankten), Eintrittspforten für Keime beim Pflegenden (offene Wunde, intakte [!] Schleimhaut/Haut) und notwendige Intensität des Kontaktes mit dem Erkrankten (Essenbringen, Verbandswech-

128   9. Spezifische Infektionskrankheiten des Genitales

sel, Heben und Tragen, Operieren) sind besondere Vorsicht (Händedesinfektion *nach* dem Kontakt, (doppelte) Handschuhe, Mundschutz, Schutzkleidung, (Einmal-)Instrumente, sowie gesonderte Entsorgung aller Abfälle, Impfschutz) notwendig. Nach Beginn einer kurativen (zur Heilung führenden) Therapie schwindet die Infektiosität erst nach Tagen bis Wochen! (Bei HIV-Infektion ist bisher nur symptomatische (nur das Symptom bessernde, nicht die Krankheit heilende) Therapie möglich.)

AIDS

Die jüngste bekanntgewordene Geschlechtskrankheit ist AIDS bzw. ihr sehr lange dauerndes Vorstadium: der positive Ausfall der HIV-Teste. Die Inkubationszeit dauert 2,3 bis 14,2 Jahre/im Mittel 4,5 Jahre. Der Name ist durch die Aneinanderreihung der Anfangsbuchstaben der engl. Krankheitsbezeichnung entstanden: *a*cquired *i*mmun *d*eficiency *s*yndrome = erworbenes Immunabwehrschwächesyndrom.

Die Erkrankung ist z. Z. noch unheilbar und früher oder später tödlich! Die Letalität von AIDS ist also 100%. Wenn andere niedrigere Zahlen genannt werden, liegt dies entweder an noch zu kurzer Nachbeobachtungsdauer oder daran, daß die Patienten an anderen Ursachen (z. B. Autounfall) vorzeitig verstorben sind. Man kann der Krankheit nur durch Verhütung der Ansteckung entgehen – also den engeren Kontakt mit Erkrankten meiden.

AIDS ist nicht nur nicht meldepflichtig, eine entsprechende Blutuntersuchung darf – auch bei größtem Verdacht – nur mit Erlaubnis des Patienten vorgenommen werden.

Man hofft mit dieser Entscheidung, die auf den ersten Blick widersinnig erscheinen mag, zu erreichen, daß sich Erkrankte freiwillig schneller zur Kontrolle des Krankheitsverlaufs und mildernder – nicht heilender – Behandlung entschließen und daß sie sofort auf ihre Krankheit aufmerksam machen, wenn z. B. eine medizinische Behandlung erforderlich wird. Bei Meldezwang, fürchtet man, könnten sie sich verstecken, um Isolationsmaßnahmen, Diskriminierung, Zwangsbehandlung usw. zu entgehen, und somit die Krankheit noch rascher weiterverbreiten.

Es gibt rasch und einfach durchzuführende Suchteste (ELISA-Test), die aber auch falsch-positiv ausfallen können! Deshalb muß bei positivem Ausfall des **Suchtests** ein **Bestätigungstest** (Western-Blot) ausgeführt werden. Erst wenn dieser Test positiv ausfällt, ist der Mensch „HIV-positiv" und damit ansteckungsfähig – aber noch nicht an AIDS erkrankt.

Die Erkrankung ist ein durch ein Virus – das HIV (*h*uman *i*mmunodeficiency *v*irus) – hervorgerufener Immundefekt, also eine Abwehrschwäche gegen alle anderen Krankheitserreger. Möglicherweise gibt es sogar zwei verwandte Viren. Die Viren lassen sich nachweisen in Blut, Sperma, Speichel, Tränenflüssigkeit, Stuhl und Scheideninhalt.

Die Infektion erfolgt in erster Linie durch homo- oder heterosexuelle Kontakte mit Infizierten, ist aber auch intrauterin (diaplazentar) oder durch Verletzungen mit Nadeln oder Messern, an denen kontaminiertes Material haftet, möglich. Ebenso sind Infektionen durch virusbefallene Blutkonserven bekannt. Seit Sommer 1985 werden daher in der Bundesrepublik Deutschland alle Blutkonserven auf HIV-Antikörper untersucht, da die Viren in der Blutkonserve nicht nachweisbar sind (Restrisiko).

Das Virus hat eine Vorliebe für T-Lymphozyten als Wirtszelle. Es dringt in die Zelle ein und schmuggelt seine Erbsubstanz (Gen) in die der Wirtszelle derart ein, daß diese statt eigener Tochterzellen nur noch AIDS-Viren produzieren kann.

Die B-Lymphozyten werden durch die eingedrungenen AIDS-Viren angeregt, Antikörper zu bilden, die durch die entsprechenden Suchteste nachgewiesen werden können. Der Mensch ist jetzt HIV-positiv und bereits infektiös, aber noch nicht an AIDS erkrankt.

Wann der befallene T-Lymphozyt mit der Virusproduktion beginnt und den Körper damit überschwemmt, hängt von uns noch unbekannten Auslösern ab.

Wenn die Viren intrazellulär vermehrt sind, den dann zugrundegehenden Lymphozyten verlassen, neue T-Lymphozyten befallen und „umfunktionieren", können diese sich nicht nur nicht mehr artgemäß vermehren, sondern – da sie vollauf mit der ihnen aufgezwungenen Produktion neuer Viren beschäftigt sind – ihre eigentliche Aufgabe, die Infektionsabwehr, nicht mehr erfüllen.

Der befallene Mensch wird jetzt Opfer sog. opportunistischer (eine günstige Situation ausnützender) Keime und maligner Erkrankungen; er ist jetzt an AIDS erkrankt! Häufig findet sich eine Lungenentzündung (Erreger: Pneumocystis carinii), das Kaposi-Sarkom (multiple, bösartige Hauttumoren, die auch in innere Organe metastasieren können) und Soor des ganzen Intestinaltrakts.

Die Suche nach einem Medikament oder einer Methode zur Vernichtung der AIDS-Viren oder zur Verzögerung des Ausbruchs der Erkrankung – also der Verlängerung der Zeit guter Lebensqualität, zeigt mehrere vielversprechende Anfangsergebnisse (Interferon), aber noch keine endgültigen Erfolge. Wie schwierig diese Arbeit ist, möge ein Beispiel zeigen: der Versuch, die körpereigene Abwehr zu stimulieren, kann bei HIV-Befall ins Gegenteil umschlagen, da auch die mit HIV befallenen Lymphozyten stimuliert werden und sich dann besonders rasch vermehren.

Es gibt z. Z. nur eine Überlebensmöglichkeit: Vermeidung der Infektion!

Chlamydieninfektion

Chlamydien sind in den Industrienationen zu den am häufigsten sexuell übertragenen Bakterien geworden. Dies liegt auch an der in den letzten Jah-

130　9. Spezifische Infektionskrankheiten des Genitales

ren leichter und sicherer gewordenen Diagnostizierbarkeit der Erreger und nicht nur an einer in der Zwischenzeit exzessiv häufiger gewordenen Neuinfektionsrate. Viele früheren Fälle von „unspezifischen" oder „abakteriellem" Fluor werden heute als durch Chlamydien bedingt, entlarvt. Die Übertragung erfolgt durch Geschlechtsverkehr, durch Tröpfchen- und als Schmierinfektion.

Chlamydien wurden früher als „große Viren" angesehen. Heute weiß man, daß sie „besonders kleine, gramnegative Bakterien, mit obligat (zwingend/unbedingt erforderlich) intrazellulärem Wachstum" sind. Man kann sie mit dem normalen (Licht-)Mikroskop nicht sehen. Sie treten in mehreren Unterarten auf, die – beim Menschen – Erkrankungen des Urogenitalsystems, des Respirationstraktes und der Augenbindehäute auslösen. Bei den Ursachen des Zervixkarzinoms wird ihre Mitbeteiligung diskutiert. Auch das Lymphogranuloma inguinale/venerum wird durch eine Chlamidienuntergruppe hervorgerufen. Die Chlamidien lassen sich aus den Sekreten/Exkreten der erkrankten Organe nachweisen (Kultur, Serologie, Antigen-Antikörper-Reaktion; mikroskopisch mittels Immunfluoreszenz). Bei der Frau kommt es am häufigsten zur Zervizitis – eine Aszension führt zur Salpingitis und evtl. Sterilität; oder es kommt zur Urethritis/Zystitis. Der unter dem Einfluß der Östrogene glasig-durchsichtige Zervixschleim wird bei der Zervizitis grau-trüb, evtl. sogar eitrig, und wird reichlicher gebildet, so daß er abtropft.

Beim Mann kommt es zur „unspezifischen" Urethritis, Prostatitis, Epidydimitis. Seltener kommt es (bei Frau und Mann) zur Konjunktivitis („Schwimmbadkonjunktivitis") oder Pneumonie. Wird die Frau schwanger, kann es über eine von der Zervix aufsteigende Amnionitis zum vorzeitigen Blasensprung und Frühgeburt kommen. Das Neugeborene kann – durch Infektion beim Durchtritt durch den infizierten Geburtskanal – an Konjunktivitis und/oder Pneumonie erkranken.

Die Antibabypille reduziert zwar die Infektionshäufigkeit der höheren Abschnitte des Genitale, verhindert aber nicht die Infektion mit Chlamidien und deren evtl. Aszension in die Tuben! Da eine Chlamidieninfektion keine oder nur geringe Beschwerden (Schmerzen) macht, ist zu befürchten, daß oft Diagnose und Therapie unterbleiben und eine Sterilität die Folge sein kann. (Dies ist möglicherweise einer der Gründe dafür, daß ehemalige Pillenverwenderinnen, die durch häufigeren Partnerwechsel her eine Chlamidien-Infektion „erwischen" konnten, eine *etwas* geringere Fertilität als Nichtverwenderinnen haben.)

➤ **Diagnose.** Immunologische Untersuchung von Sekreten.

➤ **Therapie.** Bei der Chlamidieninfektion besteht diese in der ausreichend hoch und lang dosierten Gabe von Erythromycin (z. B. 4 × 400–500 mg über 7 Tage). In der Gravidität aber erst nach der Phase der Organogenese!

Gonorrhö (Tripper)

Die Gonokokken leben auf und in Schleimhäuten. Die Infektion erfolgt durch Kontakt mit Gonokokken, die an Waschlappen, Unterwäsche, ja sogar an Sand in Spielkästen haften und hier kurzfristig überleben können, hauptsächlich jedoch durch den Geschlechtsverkehr. Im Organismus breiten sich die Erreger in erster Linie kanalikulär, aber auch auf dem Lymph- und Blutweg aus. Beim weiblichen Genitale werden befallen: die Urethra und die Skeneschen Gänge, die Bartholinschen Drüsen; auch an das Rektum muß man denken, besonders als Ursache einer chronischen Reinfektion. Das Vaginalepithel wird nur bei Abwehrschwäche infolge Östrogenmangels angegriffen, also bei Kindern, Greisinnen und Ovarektomierten.

Die *Zervix wird am häufigsten befallen* und ist durch die tiefen Drüsengänge ein Schlupfwinkel für die Gonokokken (wie auch für viele andere Keime). Das Uteruskavum erkrankt im allgemeinen nur passager, dagegen verursacht der Befall von Tuben und Ovarien ganz schwere allgemeine Krankheitssymptome. Von einer zunächst sich meist in wenigen Tagen entwickelnden lokalen Entzündung erfolgt die weitere Ausbreitung oft während der Menstruation. Bei kanalikulärer Ausbreitung, wie dies bei der Gonorrhö der Fall ist, erkrankt zunächst die Tubenschleimhaut – die Endosalpinx, während bei den meisten anderen Keimen die Infektion von der Zervix aus über die Lymphbahnen des Lig. latum erfolgt und zunächst die Perisalpinx und die Muskelschicht befallen werden.

Im **akuten Stadium** wird reichlich Eiter gebildet. Meist kommt es sehr rasch zum Verschluß des isthmischen und des ampullären Tubenendes und es entsteht eine *Pyosalpinx*. Das Auslaufen des Eiters bzw. die Ausbreitung der Keime auf dem Lymphweg führt zur *Oophoritis* (Eierstockentzündung) und *Peritonitis* im kleinen Becken (Pelveoperitonitis).

➤ **Diagnose.** Mikroskopisch lassen sich gramnegative intrazellulär gelegene, brötchenförmige Gonokokken (Diplokokken) erkennen. Bei chronischen Erkrankungen sind die Kokken oft erst mittels Fluoreszenzmikroskopie und/oder Vermehrung in entsprechenden Nährmedien (Kultur nach Provokation) nachweisbar.

➤ **Therapie.** Die Gonorrhö wird mit Penicillin (Dosis: 4–6mal 1–2 Millionen E.) behandelt. Die Behandlung der akuten Adnexitis oder Pelveoperitonitis ist konservativ, d. h. es wird *nicht operiert* (im Gegensatz z. B. zur akuten Appendizitis).

Aus Asien (Bangkok) werden jedoch inzwischen bereits penicillin-resistente Gonokokkenstämme importiert.

Wird die **Adnexerkrankung chronisch** und rezidiviert gelegentlich, so wird die operative, radikale Entfernung des Krankheitsherdes notwendig werden.

9. Spezifische Infektionskrankheiten des Genitales

Syphilis (Lues)

➤ **Infektion.** Sie wird durch das **Treponema pallidum**, zuallermeist beim Geschlechtsverkehr, übertragen. An der Stelle, an der die Erreger in die Haut eingedrungen sind, bildet sich nach 2–3 Wochen ein derbrandiges Ulkus – der *Primäraffekt* –, von dem recht leicht der Erregernachweis (Dunkelfelduntersuchung) gelingt. Besonders dann, wenn es auf der Portio vaginalis uteri lokalisiert ist, kann es zu Verwechslungen mit einem beginnenden Karzinom kommen. *Die regionalen Lymphknoten schwellen an.* Die **Wassermann-Reaktion wird erst 6 bis 8 Wochen nach der Infektion positiv** (allerdings ergibt auch die Frambösie, eine tropische Infektionskrankheit, eine positive Wassermann-Reaktion!).

Der **Primäraffekt (1. Stadium der Lues)** heilt auch unbehandelt ab. Etwa 2–3 Monate nach der Infektion kommt es zum **Sekundärstadium** der Lues, in dem am häufisten ein makulopapulöses Exanthem an Rumpf und Extremitäten auftritt. An den Genitalien können sich flache, breite Papeln bilden, die Condylomata lata. Zum **3. Stadium der Lues** kommt es heute selten (weniger als 3%) und meist erst nach Jahrzehnten; es führt zu Gehirnerweichung (Paralyse), Rückenmarkschwindsucht (Tabes dorsalis) usw.

➤ **Therapie.** Heutzutage ist Penicillin das Mittel der Wahl (Dosis: täglich 1 Mega Depotpenicillin während 12–20 Tagen, je nachdem ob es sich um eine frische oder schon länger bestehende Infektion handelt). Wird eine früher schon einmal behandelte Frau schwanger, dann sollte in der Schwangerschaft eine Penicillinsicherheitskur (Dosis: täglich 1 Mega über 12 Tage) durchgeführt und später auch das Neugeborene sicherheitshalber behandelt werden (Dosis: z.B. alle 3 Stunden [Tag und Nacht!] 12500 E wäßriges Penicllin/kg per os über 14 Tage). Zeigt das Neugeborene jedoch Zeichen einer Lues, so muß man mit der Behandlung einschleichend beginnen.

Weicher Schanker (Ulcus molle) und die venerische Lymphknotenentzündung (Lymphogranuloma venereum) sind bei uns selten.

Trichomoniasis

Der Befall mit **Trichomonas vaginalis** (neuerdings häufiger **Trichomonas urogenitalis** genannt) wird von manchen Autoren ebenfalls zu den Geschlechtskrankheiten gezählt, da ihr Manifestationsort das Urogenitalsystem, ihr häufigster Übertragungsmodus der Geschlechtsverkehr ist. Jedoch sind auch andere Übertragungsmöglichkeiten sicher nachgewiesen. So können Trichomonaden in Schwimmbadwasser (allerdings sehr kurzfristig) vermehrungsfähig überleben, ebenso in Fluortröpfchen auf Toiletten-brillen. Von Kulturmedien abgesehen, ist außer dem menschlichen Körper kein Ort bekannt, an dem Trichomonas vaginalis für längere Zeit überleben kann.

Befallen werden bei der Frau: Vulva, Urethra, Blase (es können Bakterien mit hochgeschleppt werden!), paraurethrale Krypten, Vagina und die laze-rierte (eingerissene) Zervix. (Durch die Leukozytenimmigration in den Zer-vixschleim kann es zur Sterilität kommen, die durch Behandlung der Trichomoniasis heilbar ist!).

Beim Mann sind Prostata und Samenblase Stätten chronischer Infektion, von wo aus immer wieder neue Ansteckung erfolgen kann.

➤ **Symptome.** Im **akuten Stadium** der Infektion ist die Vagina hochrot ent-zündet, ödematös geschwollen, juckt oder brennt und schmerzt beim Verkehr. Der Ausfluß ist eher dünnflüssig und gelblich, evtl. rötlich durch Erythrozytenbeimengung. Sollten Gasblasen beobachtet werden – der Fluor also schaumig sein – besteht eine Mischinfektion mit gasbil-denden Bakterien! *Schaumiger Fluor ist kein Hinweis auf Trichomonadenin-fektion!*

Im **chronischen Stadium** zeigt das obere Scheidendrittel entweder eine fleckige Rötung, oder es ist im Aussehen völlig normal. Diese Symptomar-mut ist typisch für das chronische Stadium der Trichomoniasis. Meist be-stehen außer Fluor keine Beschwerden. Selbstverständlich können diese Frauen jederzeit ihren Partner anstecken und bei Verringerung der Ab-wehrkraft wieder akut erkranken. Hierauf muß man die Patienten auf-merksam machen, damit nicht evtl. falsche Schlüsse bezüglich der „Treue" des Partners gezogen werden.

➤ **Diagnose.** Mikroskopische Betrachtung eines in 0,9%iger NaCl-Lösung verrührten Fluortropfens. Man erkennt die Trichomonaden durch ihre lebhafte Bewegung sowie den Schlag ihrer 4 freien Geißeln. Die 5. Geißel ist mit einer undulierenden (Wellenbewegungen machenden) Membran verbunden.

➤ **Therapie.** Man verordnet Metronidazol (Clont, Simplotan, Metronid-azol, Artesan), das sowohl per os als auch lokal wirksam ist. Unbedingt notwendig ist die *gleichzeitige Partnerbehandlung*.

Pilzbefall – Soor

Soor ist der häufigste Pilzbefall der Scheide, er wird durch Hefepilze, meist **Monilia albicans**, hervorgerufen. Besonders *Gravide* sind von der Infektion häufig befallen, ebenso *Diabetikerinnen*. Beide Male ist die lokale Abwehr geschwächt und der „Nährboden" (Scheideninhalt) besonders günstig. Seit der Antibiotikaära hat die Soorkolpitis an Häufigkeit zugenommen. Mögli-

134   9. Spezifische Infektionskrankheiten des Genitales

cherweise treten auch bei Anwendung östrogenarmer Antibabypillen, sowie reichlichem Zuckergenuß, die Pilzinfektionen zahl- bzw. symptomenreicher auf.

➤ **Ursache** des chronischen Fluors ist oft Soor.

➤ **Infektion.** Sie kann durch den Geschlechtsverkehr, aber auch ebensogut auf extragenitalem Wege erfolgen, da die Sporen widerstandsfähig sind. Häufigere (Re-)Infektionsquellen sind *Interdigital- und Nabelmykosen*, der praktisch immer mit Pilzen besiedelte *Darmtrakt* sowie *nicht kochbare Wäsche und Schuhe*. Auch der Besuch öffentlicher Whirlpools und Thermalbäder ist hier zu nennen.

Die befallene Vagina, ebenso Portio und Vulva, sind gerötet und mit weißen, abwischbaren Belägen bedeckt (Pilzgeflecht). Nach Abwischen der Beläge mitsamt den anhaftenden Oberflächenepithelien entstehen öfters Blutungen. Der Fluor ist wäßrig, dünn und enthält weißliche Krümel aus abgeschilferten Pilzbelägen; sein Geruch ist süß-faulig-aromatisch. Es kann ein quälender Pruritus vulvae auftreten.

➤ **Verdacht** auf Pilzerkrankung wird bereits durch die weißlichen Beläge geweckt.

➤ **Diagnose.** Sie wird durch mikroskopische Betrachtung einer Aufschwemmung der Beläge bzw. des Fluors in verdünnter Kalilauge und durch kulturelle Untersuchungen gestellt. Häufig stellt auch der Zytologe beim Durchmustern der Krebsvorsorgeabstriche die Diagnose.

➤ **Therapie.** Pinselungen mit (1%ig wäßriger) Gentianaviolettlösung oder Boraxglyzerin, Auftragen von Batafren, Canesten oder Moronal. Letzteres kann auch per os verabfolgt werden und dient dann aber nur der Darmsanierung, wodurch eine Reinfektionsquelle ausgeschaltet wird. Beim Pilzbefall ist immer auch der Partner mitzubehandeln. Neuinfektionen bzw. Rezidive sind häufig, deshalb mehrmals postmenstruelle Kontrollen. Manche Teppichböden oder saisonweise getragenes infiziertes Schuhwerk (Skistiefel) können Ursachen „ungeklärter (Re-)Infektionen" sein. Hier hilft Bestreuen der betreffenden Gegenstände mit Pulvern der o. g. Präparate.

Genitaltuberkulose

Sie ist insgesamt selten. Doch findet man sie öfter (ca. 10%) bei *sterilen Frauen* in gebärfähigem Alter und bei *Virgines mit Adnexitis*. Am häufigsten sind die Tuben befallen, dann das Endometrium uteri und die Ovarien. Zervix, Vagina und Vulva zeigen selten eine Tbc-Infektion.

> **Infektion.** Sie erfolgt meist von einem an anderer Stelle im Körper gelegenen Primärherd (90% in den Lungen) über den Blutweg. Seltener ist eine lymphogene (Darm-Tbc) und sehr selten eine kanalikuläre (Nieren-Tbc; Genital-Tbc des Ehemannes) Infektion. Bei peritonealer Infektion kann auch einmal die Ansteckung des Genitales durch direkten Kontakt erfolgen. Es ist immer nach dem Primärherd zu suchen (Lunge, Magen-Darm-Kanal, uropoetisches System). Die Tuben verlieren rasch ihre Durchgängigkeit (Sterilität) durch Verschluß des ampullären Tubenendes. Bei Verdacht auf Genital-Tbc kann man das Menstrualblut auffangen und die Tuberkelbazillen kulturell oder im Tierversuch nachweisen.

Bei Befall der Ovarien ist meist die Umgebung (Tube, Peritoneum) mitbeteiligt. Es finden sich hierbei außergewöhnlich häufig besonders schwere Verwachsungen.

> **Symptome** und **Diagnose.** Sterilität, unklare Unterleibsschmerzen, Dysmenorrhö, Meno- oder Metrorrhagien und Fluor sind die häufigsten genitalen Symptome. An Allgemeinerscheinungen weisen Müdigkeit, Appetitlosigkeit, Gewichtsverlust und leichte Temperaturerhöhung auf die Erkrankung hin. Aber: keines der Symptome ist beweisend! Positive Endometriumshistologie oder kulturelle Untersuchung, Hysterosalpingographie oder schließlich die (Probe-)Laparatomie, -skopie mit Probeexzision bringen die endgültige Klärung.

> **Therapie.** Langdauernde Chemotherapie, evtl. in einer Heilstätte (Klima, Schonung, gute Ernährung). Zu Beginn kommen zusätzlich Bettruhe und in ganz resistenten Fällen evtl. auch ein operativer Eingriff in Frage. Solange im Menstrualblut Tuberkelbazillen nachgewiesen werden, handelt es sich um eine „offene – also infektiöse – Tbc" (s. S. 406).

Prüfungsfragen zu Kapitel 9
Es kann immer nur ein Antwortangebot richtig sein

1. Wann wird bei bekannter früherer Lues eine Sicherheitskur mit Penicillin während der Schwangerschaft durchgeführt?

a) Nur bei positivem Ausfall einer serologischen Reaktion
b) Auch bei negativem Ausfall einer serologischen Reaktion
c) Auch, wenn die letzte Kur länger als 5 Monate zurückliegt
d) Nur wenn die letzte Kur länger als 10 Jahre zurückliegt
e) Wenn die Gefahr besteht, daß die Mutter nach der Entbindung das Kind nicht regelmäßig zur Kontrolle bringen wird

9. Spezifische Infektionskrankheiten des Genitales

2. Womit behandelt man einen Trichomonadenfluor?

a) Progesteron-Östrogen-Gemisch
b) Progesteron
c) Clont
d) Methergin
e) Moronal

3. Wie kann man u. a. eine Endometritis tuberculosa nachweisen?

a) Durch Basaltemperaturmessung
b) Durch Menstrualblutuntersuchung
c) Mit der Schillerschen Jodprobe
d) Durch die Kolposkopie
e) Antwortangebote a – d sind richtig

4. Warum kommt es nur in der Kindheit zu einer gonorrhoischen Kolpitis?

a) Die Frage ist insofern nicht ganz richtig, als es auch im Senium zur Go-Kolpitis kommen kann. Beide Male ist die durch den Östrogenmangel bedingte Abwehrschwäche der Scheidenepithelien die Ursache
b) Durch entzündliche Verquellung des intakten Hymens kommt es zur Eiterrückstauung (besondere Kennzeichen; kleine Labie reitet), dadurch wird die Keiminvasion begünstigt
c) Da die kindliche Vagina noch kurz und eng ist, also einen guten Schlupfwinkel für Gonokokken darstellt
d) Da die Infektion beim Kind meist indirekt erfolgt und dabei nur besonders resistente Keime übertragen werden
e) Antwortangebote a und d sind richtig

5. Welche der aufgezählten Genitalregionen der Frau von 30 Jahren erkranken bei Gonokokkeninfektion am seltensten?

a) Das Corpus uteri
b) Die Bartholinschen Drüsen
c) Die Urethra
d) Der Zervikalkanal
e) Die Vagina

6. Wann und wie kann man einen luischen Primäraffekt am frühesten diagnostizieren?

a) Eine Woche nach der Infektion durch die Wassermann-Reaktion
b) Ca. 6 Wochen nach der Infektion durch die Wassermann-Reaktion
c) Sofort durch Inspektion, da Condylomata lata spezifisch für die Lues sind
d) Sofort durch mikroskopischen Nachweis der Spirochäten
e) Kein Angebot stimmt

7. Weißliche, trockene, abwischbare Beläge in der Vagina lassen eine Infektion durch welchen Erreger vermuten?

a) Gonokokken
b) Trichomonaden
c) Spirochäten
d) Soorpilz
e) Staphylokokken

8. Wodurch wird eine Soorinfektion des Genitales begünstigt?

a) Arbeiten in der Landwirtschaft
b) Längerdauernde Antibiotikabehandlung
c) Pruritus vulvae
d) Antwortangebote a und b sind richtig
e) Antwortangebote a, b und c sind richtig

10. Unterleibsentzündungen und Parametropathie

Adnexitis

Die Keime erreichen die Adnexe (Uterusanhänge) meist auf dem Lymphweg durch die Wand der Zervix bzw. des Cavum uteri über das Lig. latum. Ausnahmen sind einmal die Gonokokken, die über das Kanalsystem bzw. die das Kanalsystem auskleidenden Schleimhäute kommen, zum anderen die Tuberkelbakterien (s. Kap. 9), die meist vom Blut herangeschwemmt werden. Die Erkrankung tritt ein- oder (häufig) beidseitig auf.

Die Ovarien können von der Entzündung verschont bleiben, aber auch sofort bzw. sekundär von der entzündeten Tube aus angesteckt werden.

➤ **Symptome.** Die akute Entzündung bewirkt hohes Fieber. Die Patientinnen sind schwer krank, haben starke Unterleibsschmerzen und eine Bauchdeckenspannung *unterhalb* des Nabels, solange die Entzündung auf das kleine Becken beschränkt ist.

Bei der vaginalen Untersuchung kann man die verdickte *äußerst* schmerzempfindliche Tube tasten und im Ultraschallbild auch sehen.

➤ **Differentialdiagnose.** In Frage kommen Appendizitis, Extrauteringravidität, Stieldrehung, die jedoch alle eine Laparaskopie/Laparatomie erfordern.

➤ **Therapie.** Die Behandlung der akuten Adnexitis ist streng konservativ und besteht in Bettruhe, Verabreichung von Breitbandantibiotika zunächst ungezielt, später evtl. spezifisch, wenn das Ergebnis der Untersuchung vom *Zervixabstrich* (der **vor** Therapiebeginn abgenommen werden muß) vorhanden ist. Ferner verabreicht man zusätzlich Kortikosteroide, um die entzündliche Verklebung der Tubenschleimhaut zu verhindern, was zu Sterilität oder Extrauteringravidität (EUG) führen könnte, Infusionen, schmerzlindernde Mittel usw. Die „Eisblase" ist in erster Linie ein Zwang zur strikten Bettruhe, da die Kälte bereits in der Haut vom fließenden Blut abgeleitet wird. Später gibt man feuchte Wärme. Eine strenge Kontrolle ist notwendig, da die Gefahr besteht, daß die Entzündung auf die Bauchhöhle (Pelveoperitonitis) oder das Beckenbindegewebe (Parametritis) übergreift. Dann wird evtl. eine Operation notwendig. Die akute Entzündung kann völlig ausheilen.

Weitere Verlaufsmöglichkeiten

- Nach Verschluß des ampullären und uterinen Endes des Eileiters entwickelt sich eine Eiteransammlung. Die aufgetriebene, zu einem Eitersack umgewandelte Tube bezeichnet man als **Pyosalpinx**. Die Tubenwände werden derb und dick und weisen zahlreiche Verwachsungen mit der Nachbarschaft auf. Außerdem geht die Schleimhaut mehr oder weniger vollständig zugrunde. Die Patienten sind chronisch krank und haben spontan oder bei Bewegung (u. a. bei Verkehr oder Defäkation usw.) Schmerzen. Nach längerer oder kürzerer Zeit verschwinden die Keime, der Eiter klärt sich, so daß schließlich eine *Hydrosalpinx* (Tube mit wäßrigem Inhalt) entsteht.
- Das entzündete Ovar verbäckt ebenfalls mit der Nachbarschaft (Sterilitätsursache). Sitzt die Entzündung in seiner Tiefe, kann sich ein **Ovarialabszeß** ausbilden, der auch mit der entzündeten Tube zu einem großen Hohlraum – dem **Tuboovarialabszeß** – zusammenfließen kann. Vom hormonell aktiven Ovarialgewebe geht mehr oder weniger viel zugrunde. Weiterer Verlauf s. erster Stichpunkt oben.
- Schließlich kann eine **chronische Adnexitis** mit lebensfähigen Keimen im Gewebe entstehen, die von Zeit zu Zeit (nach Überanstrengung, Unterkühlung, anderweitigen Erkrankungen usw.) akute Krankheitsschübe hervorrufen (Abb. 10.**1**).

➤ **Therapie.** Antibiotika, Ruhe, Wärmezufuhr (Kurzwelle). Allgemeinroborierende Maßnahmen über Wochen und Monate, um die körpereigene Abwehr zu steigern, evtl. vorübergehende Ruhigstellung der Ovarialfunktion (früher durch Röntgenbestrahlung) durch die Antibabypille. Nützt alles nichts, dann evtl. operative Entfernung der befallenen Tube, möglichst unter Zurücklassung von ausreichend ernährtem Ovarialgewebe.

Parametritis

➤ **Ursache.** Die akute Entzündung des Beckenbindegewebes ist oft Folge einer Zervizitis nach einer Fehlgeburt, seltener einer Geburt. Man muß auch daran denken, daß bei der Zervixdilatation vor einer Abrasio *Zervixeinrisse* oder Uterusperforationen entstehen können, durch die dann Keime ins lockere parametrane Bindegewebe vordringen. Besonders Frühgeburten verursachen häufig tiefe Einrisse in die noch geburtsunreife Zervix, durch die noch nach Monaten und Jahren Keime eindringen können. Auch von entzündlichen Adnextumoren ist ein Überwandern der Keime möglich, ebenso von einer hochgradigen Endometritis. Weiterhin wird die Abwehrkraft der Zervix durch ein *Zervixkarzinom* durchbrochen, so daß eine Begleitparametritis häufig die Folge ist.

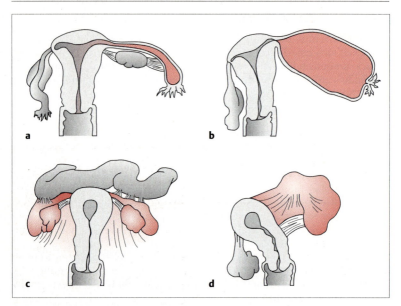

Abb. 10.1a–d **Adnexitis und ihre Folgen.** (**a**) Tubenkatarrh. (**b**) Saktosalpinx (eitergefüllt = Pyosalpinx; blutgefüllt = Hämatosalpinx; wassergefüllt = Hydrosalpinx). (**c**) Pelveoperitonitis bei Salpingo-Oophoritis. (**d**) Alter entzündlicher Adnextumor

▶ **Symptome.** Bei ausgeprägter Parametritis ist das ganze Beckenbindegewebe schmerzhaft prall oder teigig-derb angeschwollen (Abb. 10.2), behindert hinten den Darm in seiner Beweglichkeit und evtl. Durchgängigkeit, fixiert den Uterus starr und kann – besonders bei narbiger Schrumpfung – die Ureteren abklemmen. Auch von der Bauchdecke her ist es als teigig-derbe, quer von Beckenwand zu Beckenwand ziehende Masse zu tasten. Es bestehen die Allgemeinsymptome der Entzündung (u. a. Fieber, erhöhte BSG, Leukozytose). Der Allgemeinzustand ist reduziert. Harn- und Stuhlverhaltung können das Bild akut verschlechtern.

▶ **Therapie.** Die Behandlung ist konservativ und entspricht derjenigen der akuten, danach der der chronischen Adnexitis. Der Prozeß kann völlig ausheilen, doch bleiben häufiger Narben zurück.

Selten kommt es heute zur Abszedierung. Je nach Lokalisation wird der Abszeß durch Bauchdecken oder Vagina drainiert.

Chronische Parametritis. Sie geht häufig aus einer (meist unzureichend behandelten) akuten Parametritis hervor. Sie ist deshalb noch seltener als die an sich schon seltene akute Form. Die Keime überleben dann in den *derben,*

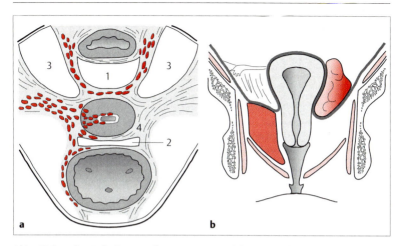

Abb. 10.**2a u. b** **Lokalisation der Parametritis.** (**a**) Die „Bänder" sind die häufigsten Ausbreitungswege; außerdem sind zu erkennen: 1 = Excavatio rectouterina (Douglasscher Raum). 2 = Excavatio vesicouterina. 3 = rechte und linke Fossa pararectalis. 4 = Applikationsort der Parazervikalanästhesie. (**b**) Differentialdiagnose: Parametritis (rechts) – Adnexitis (links) **(Bezeichnet wird immer die Seite der Patientin; für den Beschauer ist es also umgekehrt!)** (s. Abb. 6.1)

knotigen und schmerzhaften Infiltrationen bzw. in den sich in ihrem Inneren befindlichen *Abszeßhöhlen*. Infolge der schlechten lokalen Blutversorgung sind sie für die körpereigenen Abwehrstoffe, wie auch für die modernen Antibiotika, sehr schwer zu erreichen!

Eine chronische Parametritis kann auch vorgetäuscht werden durch eine fortgeschrittene Endometriose oder durch bindegewebig organisierte Blutkoagel, die nach einer nicht erkannten Extrauteringravidität zurückgeblieben sind.

▶ **Therapie.** Durchblutung verbessern (Wärme, Kurzwellen, Moorbadkuren, heiße Sitzbäder usw.)! Da hierdurch auch die derben Schwarten – vorübergehend (!) – weicher werden, lassen auch die durch sie bedingten Schmerzen nach. Zu Beginn der Therapie kommt es oft zunächst zu einer Schmerzsteigerung. Solange kein Fieber auftritt, hat dies nichts zu sagen. Fieber läßt dagegen auf eine Reaktivierung des Prozesses schließen und erfordert dann die Therapie der akuten Parametritis.

Parametrose (Parametropathie)

Sie verläuft ohne Fieber, Leukozytose oder Senkungserhöhung. Gelegentlich finden sich schmerzhafte dünne, elastische bis dicke, derbe Stränge im Parametrium.

➤ **Ursache.** Meist kommen in Frage: anlagemäßige Schwäche (Hypoplasie), Überlastung (chronischer Husten, häufiges schweres Heben), häufiger Coitus interruptus und erworbene Insuffizienz des Beckenbodens (Schwund der Fettpolster im Senium, Verletzungen bei Geburten). Die Folge ist eine reaktive Hypertrophie des kollagenen Bindegewebes. Je nach Ursache entwickelt sich das Leiden schon in der Jugend, nach Geburten oder erst in der Menopause.

➤ **Verlauf.** Die Parametrose äußert sich in dumpfen Schmerzen „im Kreuz" oder „im Unterleib" infolge des Zuges des Uterus an den primär oder sekundär verkürzten Bändern. Kalte Füße, Unterkühlung, Aufregung, Anstrengung, Geschlechtsverkehr, hormonelle Durchblutungssteigerung und an sich leichtere Entzündungen lösen die Schmerzen aus. Besonders bei entsprechender Disposition führen die chronischen Schmerzen zu Allgemeinerscheinungen wie Nervosität, neurovegetative Dystonie, Obstipation, Schwindel, Herzbeschwerden, Migräne usw. Lokal finden sich häufig Hypermenorrhö, zervikaler Fluor, Völlegefühl.

Verwechslungen mit Extrauteringravidität, Adnexitis oder Appendizitis können vorkommen.

➤ **Prophylaxe** und **Therapie.** Sie bestehen in Beckenbodengymnastik, Wärmezufuhr, Vermeidung von Überanstrengung, Vermeidung von Verletzungen des Halteapparats unter der Geburt u. a. durch rechtzeitige Episiotomie, operative Beseitigung von Senkungen, evtl. Uterusexstirpation, Hormonbehandlung einer Hypoplasie und antiphlogistische Behandlung, besonders zu Beginn der Erkrankung.

Pelveoperitonitis

Hierunter versteht man die Entzündung des Peritoneums im kleinen Becken.

➤ **Ursache.** Aus erkrankten Organen des kleinen Beckens wandern die Keime auf das Bauchfell über. Als auslösende Krankheiten werden angesehen: die Adnexitis, Appendizitis, Endomyometritis, aber auch Perforation des Uterus (instrumentell oder karzinomatös), der Blase oder des Darms. Die Pelveoperitonitis ist praktisch immer eine ernste Komplikation einer vorbestehenden Krankheit.

Zur Abwehr der Keime entstehen zahlreiche Verwachsungen um den In-

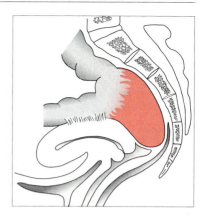

Abb. 10.**3** **Douglas-Abszeß**

fektionsherd herum. Steigt die Entzündung aus dem kleinen Becken auch in das große Becken hinauf, so ist auch die Bauchdecke oberhalb des Nabels gespannt.

▶ **Therapie.** Sie ist die gleiche wie bei der akuten Adnexitis und dort schon geschildert. Kommt es zur Eiterbildung, so sammelt er sich meist im Douglasschen Raum (oder den anderen Tiefstellen des kleinen Beckens) (Abb. 10.**2a**) an – es bildet sich ein **„Douglas-Abszeß"** (der nach oben, d. h. zum großen Becken hin, durch Darmschlingen und Fibrinschwarten abgedeckt ist) (Abb. 10.**3**). Damit sich der Eiter keinen unerwünschten Weg sucht (meistens ins Rektum), muß der Abszeß durch das hintere Scheidengewölbe eröffnet und drainiert werden. Die Fibrinschwarten können nach Monaten wieder völlig schwinden und das Peritoneum kann wieder spiegelglatt werden.

Prüfungsfragen zu Kapitel 10
Es kann immer nur ein Antwortangebot richtig sein

1. Was sind *nicht seltene* Folgen von Adnexentzündungen?

a) Extrauteringraviditäten
b) Sterilität
c) Tubenkarzinome
d) Antwortangebote a und b sind richtig
e) Antwortangebote a, b und c sind richtig

2. Welche(s) Symptom(e) kommt/kommen vor bei akuter Parametritis?

a) Unterbauchschmerzen
b) Druckempfindlichkeit
c) Fieber
d) Antwortangebote a und c sind richtig
e) Antwortangebote a, b und c sind richtig

10. Unterleibsentzündungen und Parametropathie

3. Was versteht man unter Sactosalpinx haemorrhagica?

a) Tuboovarialabszeß
b) Verschlossene Tube mit blutigem Inhalt
c) Eiteransammlung in der Tube (Tubarabszeß)
d) Verschlossene Tube mit serösem Inhalt
e) Keines der Angebote ist zutreffend

4. Was versteht man unter Pyosalpinx?

a) Tuboovarialabszeß
b) Verschlossene Tube mit blutigem Inhalt
c) Eiteransammlung in der Tube
d) Ansammlung seröser Flüssigkeit in der Tube
e) Keines der Antwortangebote trifft zu

5. Was versteht man unter Saktosalpinx?

a) Kolbenförmiger, dünnwandiger Tubensack mit seröser Flüssigkeit
b) Verschlossene Tube mit blutigem Inhalt
c) Eiteransammlung in der Tube
d) Tuboovarialabszeß
e) Keines der Antwortangebote trifft zu

6. Was versteht man unter Hydrosalpinx?

a) Verschlossene Tube mit blutigem Inhalt
b) Einen Douglas-Abszeß
c) Eiteransammlung in der Tube
d) Tuboovarialabszeß
e) Ansammlung seröser Flüssigkeit im Eileiter

7. Ist die zusätzliche Behandlung mit einem Cortisonpräparat bei der akuten Adnexitis sinnvoll?

a) Nein, denn Cortison hemmt die zur Heilng führenden entzündlichen Reaktionen
b) Ja, da eine Vielzahl von Keimen hierdurch abgetötet werden
c) Nein, da es die Therapie verlängert und verteuert
d) Ja, bei Frauen mit Kinderwunsch nimmt man die Hemmung der Entzündungsreaktion in Kauf, um so die Gefahr von Verwachsungen zu reduzieren
e) Alle Antwortangebote sind falsch

11. Gutartige Erkrankungen des inneren Genitales

Endometritis

Die Endometritis ist die Entzündung der Gebärmutterinnenhaut. Die Keime wandern meist durch den Zervikalkanal aufwärts (Ausnahme: Tbc, hämatogen bedingt). Es handelt sich hierbei in der Mehrheit um eine Mischinfektion. Zervizitis, Kolpitis, Portiokarzinom und (Geburts-)Verletzungen des Muttermunds begünstigen die Entstehung der Endometritis. Bei der Menstruation fehlt der Zervixschleimpfropf, so daß zu diesem Zeitpunkt ebenfalls erhöhte Infektionsgefahr besteht (deshalb in dieser Zeit keine körperliche Überanstrengung, keine Scheidenspülung, kein Geschlechtsverkehr!). Da die Antibabypille die Menstruation meist verkürzt, ist die Zeit dieser Infektionsmöglichkeit kürzer und daher auch die Zahl der Endometritiden usw. bei Einnahme der Antibabypille geringer! (s. IUP). Im Wochenbett, nach Abort oder Frühgeburt bilden die zerfallenen Deziduareste einen guten Nährboden. Ähnlich ist es bei zerfallenden Polypen oder beim Korpuskarzinom.

Da das Endometrium allmonatlich abgestoßen wird, kommt es seltener zur chronischen Infektion – es sei denn, daß die Basalis befallen ist. Fremdkörper im Kavum, z. B. Intrauterinpessare oder Plazentareste können die Ursache einer chronischen Entzündung sein. Häufiger ist die *chronische Reinfektion*, z. B. von einer chronischen Zervizitis ausgehend.

Blutiger uteriner Fluor oder unregelmäßige (Schmier-)Blutungen sind die häufigsten Symptome der Endometritis. Falls keine Zervizitis besteht, kann man evtl. im klaren Zervixschleim suspendierte Eiterflöckchen sehen. Unklare Unterleibsschmerzen oder Kreuzschmerzen und Fieber können, müssen aber nicht, dazukommen. Häufig besteht gleichzeitig eine Adnexitis, die mit ihren starken Schmerzen die ganze Aufmerksamkeit auf sich zieht.

➤ **Therapie.** Konservative Behandlung mit Antibiotika, Chemotherapeutika und Östrogenen.

Polypen

Als „Polyp" bezeichnet man eine mehr oder weniger deutlich gestielte Schleimhautwucherung, die allseits von Epithel bedeckt ist. Später kann es

146   11. Gutartige Erkrankungen des inneren Genitales

an der Kuppe zur teilweisen Zerstörung des Epithels kommen, was zu geschwürigem Zerfall des Polypen und blutigem Ausfluß führt.

- Die vom **Zervixepithel** ausgehenden **Schleimhautpolypen** treten einzeln oder in Mehrzahl auf, sind – solange sie klein sind – meist symptomlos und werden zufällig bei einer gynäkologischen Untersuchung gesehen. Sind sie größer, entstehen leichter einmal Exulzerationen ihrer Spitze, wodurch es zu Kontaktblutungen (Blutung durch Verkehr), Blutungen bei großen Anstrengungen oder Spontanblutungen, z. B. bei Hypertonie, kommen kann. Die Polypen sind meist gutartig. Man sollte sie aber entfernen (durch Abdrehen **und Abrasio**) und besonders den Ansatzpunkt des Stiels (Ausgangspunkt des Polypen) **stets histologisch untersuchen**, um kein Karzinom zu übersehen.

- Die vom **Endometrium** ausgehenden **Korpuspolypen** treten ebenfalls einzeln oder multipel auf. Sie können klein sein, aber auch so groß, daß sie aus dem Os externum herausragen. Dann neigen sie zum Zerfall, der durch Ernährungsstörungen bedingt ist. Es entsteht dann ein jauchiger, blutiger korporealer Ausfluß, der ebensogut von einem Korpuskarzinom stammen könnte. Sie sind in 0,36–1,12% maligne, besonders wenn sie rezidivieren oder postklimakterisch auftreten. Deshalb sind auch hier Abdrehen mit der Polypenfaßzange, Abrasio und histologische Klärung unbedingt erforderlich. Korpuspolypen können zur Verlängerung der Menstruationsblutung führen.

- Die **Endometriumshyperplasie** ist die Folge einer kontinuierlichen Östrogenproduktion, die zur allgemeinen Endometriumswucherung und dann zur (Dauer-)Blutung führt.

- Die **Polyposis endometrii** entsteht durch uns noch unbekannte, wohl lokale Einflüsse, die an einer, mehreren oder vielen Stellen des Endometriums zu einer Verstärkung des hormonellen Wachstumsreizes führen. Sowohl die Polyposis endometrii als auch die Endometriumshyperplasie sind **keine Karzinomvorläufer**.

➤ **Therapie.** Abrasio, wenn die uterine Dauerblutung darauf hingewiesen hat, daß irgendeine(!) Schleimhautveränderung besteht.

➤ **Prophylaxe.** Man kann zyklusgerecht Gestagene geben, um die aufgebaute Schleimhaut immer wieder zum Abbluten zu bringen.

Fibromyom (Myom, Fibrom)

Die Myome des Uterus treten meist multipel auf. Sie bestehen immer aus glatten Muskelfasern **und** Bindegewebe. Diese beiden Gewebearten sind in wechselndem Ausmaß an der Gesamtmasse des Myoms beteiligt, so daß die im deutschen Sprachgebrauch übliche Bezeichnung „Myom" strenggenommen ebenso wenig korrekt ist, wie die anglo-amerikanische Bezeichnung „Fibroid" (Fibrom) für das gleiche Gebilde.

Zum Wachstum der Myome ist Follikelhormon notwendig. Ihre Ursache ist noch unbekannt. Sie treten am häufigsten um etwa das 40. Lebensjahr und darüber auf, bei kinderlosen Frauen häufiger als bei solchen, die geboren haben.

Nach ihrem Sitz unterscheidet man *korporeale* (90–95%), *zervikale* und Tubeneckenmyome (Sterilitätsursache).

Je nach Wachstumsrichtung kennen wir *intramurale* (in der [Gebärmutter-]Wand), *subseröse* (unter der Serosa [Peritonäum]), *submuköse* (unter der Schleimhaut) und *intraligamentäre* (im Ligamentum [latum]) Myome (Abb. 11.**1**). Letztere können bei der operativen Entfernung besondere Schwierigkeiten bereiten (Ureter, A. uterina).

➤ **Klinik.** Die submukösen Myome dehnen das Uteruskavum und sind in der Lage, „Wehen" auszulösen, die zur Verlängerung des „Myomstiels" und „Geburt" des Myoms führen. Gestielte **subseröse Myome** können durch Stieldrehung akute Unterleibsschmerzen hervorrufen, da sie durch die Behinderung des venösen Rückflusses plötzlich gedehnt werden.

Während der **Gravidität** kann es zu besonders raschem Myomwachstum kommen, im Wochenbett ebenso zur raschen Rückbildung, aber auch zur **Myomnekrose!**

Dadurch, daß sich das Myom im Muskelgewebe entwickelt und größer wird, verdrängt es die es umgebenden normalen Muskelfasern, die plattgedrückt eine *Kapsel* um das Myom bilden.

➤ **Komplikationen.** Bei größeren Myomen treten *Ernährungsstörungen im Zentrum* auf, die zu hyaliner Degeneration, schleimiger oder wäßriger Verflüssigung, zur Kalkeinlagerung oder zur Blutung ins Myom führen. Besonders im Wochenbett droht die Infektion des untergegangenen Gewebes.

Die **sarkomatöse Entartung** stellt eine ganz besondere Gefahr dar. Zu dieser malignen Entartung kommt es in **etwa 1% aller Myome!** Da die Operationsletalität (s. Fußnote) heute weit niedriger ist, sollte man schon aus diesem Grunde alle Myome ab etwa Tennisballgröße entfernen!

Mortalität = Sterblichkeit; Letalität = Tödlichkeit.

Die Mortalität gibt an, wieviel Todesfälle sich in einer **bestimmten Menschengruppe**, z. B. während eines Jahres ereignet haben. (Beispiel: die perinatale Mortalität ist die Anzahl der über 500 g schweren Kinder, die vor, unter oder bis zu 7 Tage nach der Geburt verstorben sind, bezogen auf die Gesamtzahl der z. B. in einer Klinik während eines Jahres geborenen Kinder. Man drückt sie in Promille aus.)

Die Letalität gibt an, wieviel Menschen verstorben sind, die alle an einer **bestimmten Krankheit** erkrankt waren oder die alle einer **bestimmten Operation** unterzogen wurden. (Beispiel: Wenn von 2 Frauen, denen beiden der Uterus auf

148   11. Gutartige Erkrankungen des inneren Genitales

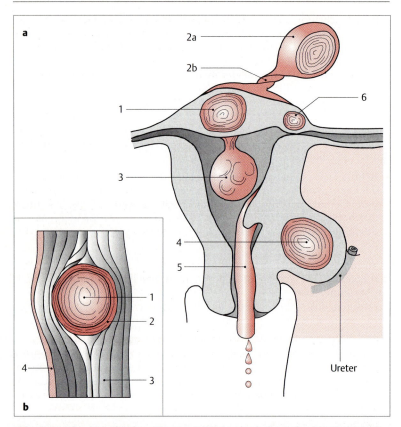

Abb. 11.**1a** u. **b**   **Verschiedene Myome.** (**a**) Makroskopischer Befund. 1 = intramurales Myom. 2a = subseröses Myom. 2b = Myomstiel. 3 = submuköses Myom. 4 = intraligamentäres Myom. 5 = Myom in statu nascendi (submuköses Myom, das gerade geboren wird) mit blutendem Ulkus an der Spitze. 6 = Tubeneckenmyom. (**b**) Lupenvergrößerung. 1 = faseriges Myom. 2 = „Myomkapsel". 3 = normale Uterusmuskulatur. 4 = Endometrium

---

vaginalem Weg entfernt worden ist, eine infolge der Operation stirbt, so beträgt die Letalität besagter Operation 50%).

Im täglichen Sprachgebrauch wird häufig für beide Begriffe nur das Wort Mortalität verwendet. Man muß dann aus dem Zusammenhang erkennen, ob Mortalität oder Letalität gemeint ist.

Myome können zu Blutungsstörungen (verstärkte und verlängerte Menstruation) führen (s. Kap. 5). Da es sich um chronisch rezidivierende Blutungen handelt, ist eine *sekundäre Anämie* häufig anzutreffen.

Größere Myome – oder kleinere bei besonderer Lage – können *Druckerscheinungen* verursachen an Blase (Pollakisurie, Dysurie), Ureter (Hydrureter, Hydronephrose), Rektum (Obstipation), Venen (venöse Rückstauung, Ödeme) und Nerven, z. B. Plexus sacralis (Schmerzen). Sterilität bzw. Neigung zu Aborten oder Frühgeburten treten bei Myomen zahlreicher auf.

➤ **Diagnose.** Von einer gewissen Größe an lassen sich die Myome palpatorisch diagnostizieren. Verwechslungen mit Ovarialzysten (bei erweichtem Myom) und Gravidität (bei gleichmäßig vergrößertem Uterus) sind möglich. Kleine submuköse Myome kann man röntgenologisch durch Hysterographie darstellen oder mit dem Hysteroskop sehen.

➤ **Therapie.** Sie hängt ab vom Alter der Patientin und ihrem Kinderwunsch, der Größe und dem Sitz der Myome, dem Ausmaß der Beschwerden usw. Bei kleineren Myomen, besonders bei Frauen nahe der Menopause, genügt meist die gelegentliche Kontrolle, evtl. die Gabe von Gestagenen, welche die Rückbildung fördern und mögliche Schleimhautblutungen zum Stehen bringen. Von Androgengaben ist man weitgehend abgekommen. Die Myome werden sich in der Menopause zurückbilden.

Die sicherste Therapie ist die Totalexstirpation des Uterus (ohne Adnexe).

Bei Enukleation der Myomknoten und Zurücklassung des Uterus (z. B. bei jungen Frauen mit Kinderwunsch) muß man mit Rezidiven rechnen, da die Myomanlagen zumeist multipel sind und zu verschiedenen Zeiten zu wachsen beginnen.

Endometriose

Unter Endometriose versteht man das Vorkommen von Endometrium samt dem dazugehörigen Stroma an Stellen außerhalb der Gebärmutterhöhle. Es gelangt dorthin entweder durch *direktes Tiefenwachstum* (Endometriosis genitalis interna), durch *Verschleppung lebender Mukosa* bei der Menstruation mittels uteriner und tubaler Retroperistaltik, durch Verschleppung auf Lymph- oder Blutweg oder durch *Zellmetaplasie*. Die Endometriose reagiert auf die Ovarialhormone. Da die bei menstruellem Zerfall entstehenden Schleimhautfetzchen und das Blut nicht abfließen können, bilden sich Hohlräume mit dunkelbraunem, meist dickflüssigem Inhalt, die man **„Schokoladenzysten"** nennt.

➤ **Symptome** machen sich je nach Lokalisation meist erst mit einer gewissen Größe bzw. einer gewissen Vielzahl kleinerer Zysten bemerkbar, nehmen im Laufe der Jahre zu und sind zu Anfang typisch zyklusabhängig.

150   11. Gutartige Erkrankungen des inneren Genitales

Bei der am häufigsten vorkommenden **Endometriosis genitalis interna (Adenomyosis uteri)** finden sich – meist multipel – Schleimhautherde in der Tiefe der Uterusmuskulatur ohne Zusammenhang mit dem normalen Endometrium.

Der Uterus ist entweder gleichmäßig oder knotig vergrößert – je nach Zahl, Größe und Sitz der Herde. Die Vergrößerung schwankt zyklisch. Der Uterus ist besonders prämenstruell druckschmerzhaft. Es bestehen Dyspareunie, Dysmenorrhö, evtl. Hypermenorrhö. Die mehr oder weniger großen Ansammlungen von altem Blut befinden sich wohlgemerkt innerhalb der Uteruswand – die sich kapselartig um die Endometrioseherde herum myomatös verdickt – und nicht in der Uterushöhle. Blutansammlung in der Uterushöhle (z. B. bei narbigem Verschluß des Zervikalkanals) nennt man Hämatometra.

Im Zusammenhang mit der Retroperistaltik als Entstehungsursache ist der häufige Befall des isthmischen Tubenanteils gut zu verstehen. Man bezeichnet dieses Krankheitsbild als *Salpingitis isthmica nodosa*, die – wenn beidseitig – zur Sterilität führt.

Bei der **Endometriosis genitalis externa** sind die Schleimhautherde außerhalb des Uterus, aber noch im Genitalbereich zu finden. In abnehmender Häufigkeit: Ovarien, Lig. latum und Tuben, Douglas-Peritoneum, Septum rectovaginale, Vagina.

Im Vordergrund der Symptomatik stehen die zahlreichen ausgedehnten Verwachsungen, die durch das Blut und das zerfallende Endometrium mit dem Peritonäum der jeweiligen Nachbarorgane ausgelöst werden (vgl. Schutzmechanismen) und die durch sie verursachten Beschwerden. Die Konglomerattumoren lassen sich palpatorisch oft nicht, z. B. von einem Ovarialkarzinom oder einem retrozervikal wachsenden Zervixkarzinom, unterscheiden. Die hochgradigen Verwachsungen führen fast immer zur Sterilität und zu Schmerzen, die dann nicht mehr zyklusabhängig sein müssen.

Findet sich eine Endometriose im übrigen Körper, bezeichnet man dies – seltenere – Vorkommen als **Endometriosis extragenitalis** (z. B. Wand des Sigma, der Blase, Bauchdecken, Nabel, Lunge usw.). Bei Lokalisation in Blase, Rektum oder Bronchien sind monatliche Blutabgänge aus diesen Organen möglich.

Hier sei auch erinnert an die künstliche Verpflanzung von Endometrium in die vordere Augenkammer von Affen, wo die monatlichen Veränderungen der Schleimhaut erstmals unter Sicht genauestens studiert wurden.

➤ **Therapie.** Die Behandlung der Endometriose besteht heute in erster Linie in der Gabe von reinen *Gestagenen* oder – weniger wirksam, aber sicherer und einfacher – in Form der gestagenbetonten Antibabypille. Hierdurch wird die Produktion der Östrogene in den Ovarien unterdrückt. Neuerdings ist es gelungen, bereits die Bildung der Gonadotropine – die ihrerseits die Östrogenproduktion in Gang setzen – medikamentös zu verhindern. Mit dieser – teuren – Therapie werden die Nebenwirkungen der Gestagene umgangen.

Je nach Lage des Falles kommt auch einmal eine *chirurgische Entfernung* der Endometrioseherde in Betracht, oder die laparaskopische Verschorfung, oder die Totalexstirpation des Uterus bei der Endometriosis uteri interna.

Die *Ausschaltung der Ovarien* durch operative Entfernung oder durch Röntgenstrahlen wird heute nur noch selten ausgeführt.

➤ **Prophylaxe.** Bei Frauen, die sich später noch Kinder wünschen, und bei denen man eine Endometriose vermutet oder sogar sicher nachgewiesen hat, ist eine Prophylaxe insofern möglich, als man das weitere Wachstum der Endometriose (das früher oder später meist zur Sterilität führt) durch Gestagengabe (Antibabypille) abstoppen oder z. T. sogar reduzieren kann. Bei länger dauernder Unterdrückung der Östrogenproduktion – besonders bei zentraler Hemmung – und ohne geringe Mengen an Östrogenen zuzuführen, droht bei den zumeist noch jungen Frauen eine vorzeitige und gesteigerte Entkalkung der Knochen; insbesondere bei erblich belasteten Frauen, bei denen z. B. Mutter, Vater oder weitere Verwandte an Osteoporose leiden und beispielsweise einen Rundrücken entwickelt haben. (Prophylaxe/Therapie: Antibabypille, reichlich Bewegung, Gymnastik, Schwimmen; Kalkzufuhr; evtl. Knochendichtemessung/s. S. 73)

Stieldrehung von Anhängen des Uterus

➤ **Symptomatik.** Wegen der meist akuten und oft bedrohlichen Krankheitszeichen sei die Stieldrehung von Ovarialzysten oder -tumoren, von gestielten subserösen Myomen, Saktosalpingen, ja auch der normalen Tuben (sehr selten) gemeinsam erwähnt.

Selten gelingt primär die richtige Diagnosestellung. Meist wird unter der Diagnose „akuter Bauch" laparotomiert. (Wegen des tastbaren Tumors und der starken Schmerzen erübrigt sich meist die vorherige diagnostische Laparoskopie.) Die Patientin hat plötzlich auftretende starke Schmerzen im (Unter-)Leib; sie können so stark sein, daß ein Kollaps eintritt bzw. eine Untersuchung ohne Narkose unmöglich ist. Es besteht eine Abwehrspannung der Bauchdecken, evtl. ist ein schmerzhafter Tumor zu tasten.

Die Torsion verursacht die *Abklemmung der dünnwandigen Venen* und damit einen plötzlichen Blutrückstau. Durch die dickerwandigen Arterien fließt jedoch neues Blut zu, was die *Überdehnung* und damit die **Schmerzen** verstärkt. Sekundär kann es zur *Nekrose* und/oder *Ruptur* des hochgradig gestauten, blutig imbibierten (durchtränkten) Gebildes kommen, was dann zu einer *Peritonitis* führt.

➤ **Therapie.** Das torquierte (gedrehte) Gebilde wird abgesetzt. Meist ist es schon höhergradig geschädigt. Eine erhaltenswerte Tube wird man evtl. so fixieren, daß sie sich nicht wieder drehen kann.

11. Gutartige Erkrankungen des inneren Genitales

Die Überdrehung von gestielten Gebilden kann schon durch Tanzen oder rhythmische Drehungen, Venenstauung oder arterielle Pulsation ausgelöst werden. Einseitige Wachstumsrichtung des Stiels oder ein dünner langer Stiel bei schweren glattwandigen Tumoren begünstigen den Vorgang.

Prüfungsfragen zu Kapitel 11
Es kann immer nur ein Antwortangebot richtig sein

1. Was versteht man unter konservativer Myomoperation?
- a) Röntgenbestrahlung des Uterus
- b) Radiumbestrahlung des Uterus
- c) Enukleation der Myome
- d) Hohe Portioamputation
- e) Vaginale Hysterektomie

2. Welche Aussagen sind richtig?
- a) Follikelhormon fördert Myomwachstum
- b) Ohne Östrogene kein Wachstums eines Myoma uteri
- c) Gestagene fördern das Myomwachstum nicht
- d) Antwortangebote a, b und c sind richtig
- e) Antwortangebote a und c sind richtig

3. Was versteht man unter „Hämatometra"?
- a) Beschwerden während der Menstruation
- b) Erhöhtes Blutvolumen während der Schwangerschaft
- c) Eine Vaginalatresie
- d) Eine Ovarialzyste
- e) Eine Blutstauung im Uteruskavum

4. Was ist eine Endometriose?
- a) Ansammlung von Blut in der Gebärmutterhöhle
- b) Durch zu lange Einnahme von gestagenbetonten Pillen hervorgerufene Endometriumatrophie (Silent menstruation)
- c) Oberbegriff für alle gutartigen und nichtentzündlichen Uteruserkrankungen
- d) Reaktion der Gebärmutterschleimhaut um ein IUP herum
- e) Gebärmutterschleimhaut außerhalb der Gebärmutterhöhle

12. Lageveränderung des Genitales und gynäkologische Urologie

Allgemeines

Fixiert ist die Vagina an ihrem unteren Ende am Perineum und dem M. levator ani, am oberen Ende am Beckenbindegewebe, insbesondere über die Zervix an den Ligg. cardinalia und sacrouterina.

Der Uterus hängt bei der stehenden Frau vermittels der nun fast senkrecht nach oben ziehenden Ligg. sacrouterina am Sakrum. Für seine mittelständige Lage sorgen die Ligg. cardinalia. Zur Aufrechterhaltung der Anteversio tragen neben den sakralwärts ziehenden Ligg. sacrouterina auch die ventralwärts ziehenden Ligg. teres uteri bei.

Die Achse des Corpus uteri bildet mit der Scheidenlängsachse einen etwa rechten Winkel, der nach ventral offen ist. Die Scheidenachse bildet ihrerseits mit dem Beckenboden, speziell dem Damm, einen nach dorsal offenen spitzen Winkel, so daß durch die drei Längsachsen ein Z gebildet wird. Die beiden „Ecken" des Z werden durch den Zug der Ligg. sacrouterina nach hinten und der Levatorschenkel nach vorn aufrechterhalten (Abb. 12.**1**). Bei Erhöhung des intraabdominellen Drucks wird das Z ziehharmonikaähnlich zusammengedrückt und die schwächste Stelle des Verschlusses, das Scheidenlumen, vom Uterus gegen den Damm gepreßt, also zugequetscht.

Sind die Ligg. sacrouterina und die Levatorschenkel erschlafft oder eingerissen, und ist der Damm ebenfalls defekt oder von Natur aus schwach oder es besteht eine Retroversio uteri (s. dort), so funktioniert der *Ziehharmonikamechanismus* nicht mehr, und die Vaginalwände und der Uterus werden aus dem Introitus herausgepreßt.

Lageveränderungen

Die Lageveränderungen der verschiedenen Genitalabschnitte, die meist gemeinsam auftreten, gehören zu den sehr oft vorkommenden Erkrankungen der Frau. Häufigste Kombination: Zystozele und Descensus uteri. Es überwiegt nur im Einzelfall einmal die eine, einmal die andere Komponente.

➤ **Ursache.** Atrophie und Erschlaffung der Stütz- und Muskelgewebe infolge Östrogenmangels in der Menopause,

12. Lageveränderungen des Genitales

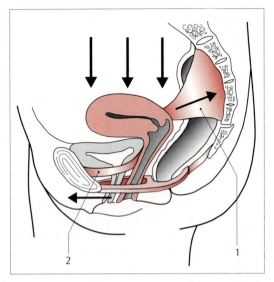

Abb. 12.**1** **Verschlußmechanismus des Beckenbodens.** Der Uterus ist „hochgezogen" dargestellt. Sinkt er tiefer, verlaufen die Vagina mehr der Horizontalen, die Ligg. sacrouterina mehr der Vertikalen genähert. 1 = Lig. sacrouterinum. 2 = Blasenpfeiler, bestehend aus Lig. cervicovesicale und dem Lig. pubovesicale

- Verletzung und Überdehnung durch Geburten (häufigste Ursache),
- anlagebedingte Gewebsschwäche,
- häufige (Husten, Heben) oder dauernde (Tumor, Aszites) Erhöhung des intraabdominellen Drucks.

➤**Prophylaxe.** Bei der Geburt führt man – wenn notwendig – eine frühzeitige und ausreichend große Episiotomie aus, die, ebenso wie alle Rißverletzungen, sofort post partum sorgfältig genäht wird; weiterhin Östrogengaben im Klimakterium und der Postmenopause, Verringerung der körperlichen Beanspruchung, u. a. Vermeidung des Raucherhustens und rechtzeitige Behandlung disponierender Faktoren (Gymnastik).

Descensus vaginae

Descensus vaginae anterior, Urethrozystozele

Klafft die Scheidenöffnung und ist auch der Damm defekt, so hat die vordere Scheidenwand kein Widerlager mehr. Ist die festere Bindegewebsschicht, die zwischen Schambein und Zervix verläuft (Fascia pubovesicocervicalis),

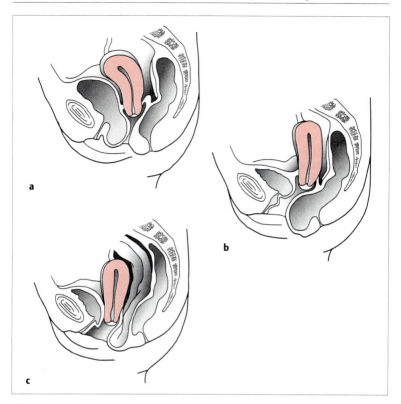

Abb. 12.**2a – c** **Descensus vaginae.** Durch (**a**) Zystozele. (**b**) Urethrocele und Rektozele. (**c**) Enterozele

schlaff (anlagemäßig oder durch Überdehnung bzw. Einrisse bei Geburten), kann sich der untere Scheidenwandanteil mitsamt der mit ihr verwachsenen Urethra senken (**Urethrozele**); ebenso ist dies mit dem oberen Scheidenanteil und dem Blasenboden (**Zystozele**) oder der ganzen vorderen Scheidenwand (**Urehtrozystozele**) möglich (Abb. 12.**2a** und **2b**). Da hierdurch auch der Verschluß der Blase insuffizient wird, kommt es zur **Harninkontinenz** (s. Abb. 12.**4**).

Descensus vaginae posterior, Rektozele

Erschlafft besonders die hintere Scheidenwand, so kann sie aus der Vulva herausgleiten. Sie nimmt dann die mit ihr durch das Septum rectovaginale verbundene vordere Rektumwand mit, wodurch eine Aussackung des Rektums entsteht (**Rektozele**). Hierin können sich Stuhlmassen ansam-

156   12. Lageveränderungen des Genitales

meln und eindicken, also fester werden, was u. U. zur Behinderung der Stuhlentleerung führt (Abb. 12.**2b**).

Enterozele

Wenn die Scheidenwände gut an den Ligg. cardinalia aufgehängt sind, die Wand des hinteren Scheidengewölbes jedoch schlaff-dehnbar ist, kann sie mitsamt dem ihr anhaftenden Douglas-Peritoneum mehr oder weniger weit in die Scheide vorgleiten, oder aber der Douglas-Bruch entwickelt sich in das Septum rectovaginale hinein und drängt die ganze hintere Scheidenwand vor. In dem entstehenden „Bruchsack" können in beiden Fällen Darmschlingen oder Netz liegen.

Um die Enterozele von der Rektozele unterscheiden zu können, muß man kombiniert rektal und vaginal untersuchen. Bei der Rektozele fühlt man nur das dünne Septum rectovaginale (mit Darm- und Scheidenwand) zwischen den Fingerspitzen (Abb. 12.**2b**), bei der Enterozele dagegen den ganzen Eingeweidebruch (Abb. 12.**2c**).

Totalprolaps der Scheide

Hierzu kann es kommen, wenn alle Verankerungen fehlen. In dem von ihr gebildeten Sack liegen dann der Uterus (wurde er vorher schon herausoperiert, ohne daß das Vaginalende entsprechend fixiert wurde, so ist das dem Totalprolaps der Scheide förderlich), Blasen- und Rektumteile sowie Dünndarmschlingen und Netz.

➤ **Therapie.** Zur Behandlung aller Formen der Scheidensenkung dienen verschiedene „Ringe" (Abb. 12.**3**). Wenn bei der Scheidensenkung der Beckenboden noch einigermaßen tragfähig ist, legt man ein **Ringpessar** in die Scheide, das die Scheidenwand *innerhalb* des kleinen Beckens derart dehnt, daß sie nicht mehr aus dem Scheideneingang heraustreten kann. Durch den Ring werden sowohl die Blase angehoben als auch deren Verschluß verbessert, so daß der Harninkontinenz entgegengewirkt werden kann. Wenn der Befund noch nicht sehr ausgeprägt ist, bringt auch **Beckenbodengymnastik** eine Besserung.

Einen Ring wird man heute bei vorübergehenden Senkungen post partum oder bei Frauen in sehr schlechtem Allgemeinzustand empfehlen. Im allgemeinen ist die **Operation** (s. Kap. 17) vorzuziehen. Höheres Alter alleine ist dank der modernen Narkose mitsamt entsprechender Vor- und Nachbehandlung keine Kontraindikation mehr.

Descensus uteri

Wenn die Sakrouterinligamente und die Ligg. cardinalia erschlafft, überdehnt oder verletzt wird, tritt der Uterus tiefer und wird gleichzeitig durch

Descensus uteri

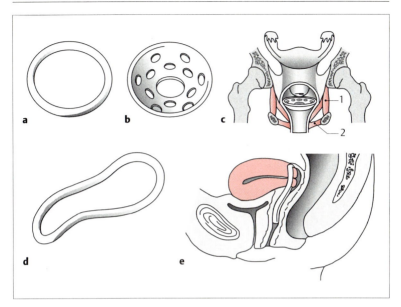

Abb. 12.**3a–e** **Verschiedene Ringe**. (**a**) Ringpessar. (**b**) Schalenpessar. (**c**) Schalenpessar, das den Levatorschenkeln aufsitzt. 1 = M. levator ani. 2 = Diaphragma urogenitale. (**d**) Hodge-Pessar. (**e**) Hodge-Pessar in situ

die oft nur weniger erschlafften Blasenpfeiler bogenförmig nach vorn zum Scheideneingang geleitet.

Man unterscheidet **3 Grade der Senkung:**

- *1. Grad:* Der Uterus tritt innerhalb des kleinen Beckens tiefer, er befindet sich aber noch in der Scheide. Die Portio „steht" noch auf dem Beckenboden, also auf der hinteren Scheidenwand, auf der sie, je tiefer sie tritt, um so mehr nach vorn – zum Scheideneingang – rutscht.
- *2. Grad:* Das Collum uteri tritt aus dem Scheideneingang heraus.
- *3. Grad:* (Extremfall) Der Uterus liegt in toto (insgesamt) vor der Vulva (Totalprolaps des Uterus). Dabei wird auch die Scheidenwand nach außen gestülpt – wie beim „Linksmachen" eines Handschuhs. Man sieht also vom prolabierten Uterus nur die Portio, alles andere ist Scheidenwand, die den Uterus bedeckt.

Die vor die Vulva tretenden Teile sind nicht mehr geschützt. Es entstehen zunächst hypertrophische Veränderungen an der Portio- und Scheidenhaut, Entzündungen und schließlich Ulzerationen.

Elongatio colli

Eine Sonderform der Senkung des Uterus ist die Verlängerung der Zervix, die Elongatio colli, bei der der Halteapparat intakt sein kann, so daß das Corpus uteri einigermaßen in normaler Höhe liegt.

➤ **Beschwerden einer „Senkung"** sind Druck nach unten, Kreuzschmerzen durch die Überdehnung der Sakrouterinligamente, Harninkontinenz, Restharnbildung, Zystitis, Obstipation, Fluor durch die Reizung und Hyperämie der Scheidenwände sowie die meist infizierte Zervix, Hypermenorrhö, Metrorrhagie. Bei stärkeren Graden kommen dann noch die Folgen der Ulzerationen und die Gehbehinderung durch den Fremdkörper zwischen den Beinen hinzu. Die Beschwerden vermehren sich im Laufe des Tages (Arbeit usw.) und lassen im Liegen nach.

➤ **Therapie.** Falls beim Descensus uteri die Levatorschenkel noch einigermaßen tragfähig sind und die Scheide weit genug ist, kann man bei der Gebärmuttersenkung eine Schale einlegen, auf die der Uterus zu sitzen kommt. Solch ein Fremdkörper in der Scheide reizt natürlich. Sein guter Sitz muß deshalb oft kontrolliert und die Scheidenwand behandelt werden. Besser ist auch hier die **Operation**.

Bei weiterem Kinderwunsch und entsprechend eingeschränkter Operation wird das Operationsergebnis in Frage gestellt, da durch eine nochmalige Schwangerschaft und Geburt der postoperativ mehr oder weniger narbig/unelastischere Halteapparat erneut verletzt oder überdehnt und damit das Operationsergebnis zunichte gemacht werden kann. Bei Frauen, die keine Kinder mehr wollen, wird man die Gebärmutter entfernen, dann die von der Gebärmutter abgetrennten Bänder und Adnexe raffen und sie miteinander und mit dem Scheidenende vernähen.

Retroversio und Retroflexio uteri; Hyperanteflexio uteri

Der Uterus ist bei der Mehrzahl der gesunden geschlechtsreifen Frauen nach der Pubertät in sich leicht nach vorn geknickt – anteflektiert. (Korpus- und Zervixlängsachse bilden einen nach vorn offenen, stumpfen Winkel miteinander.) Als Ganzes ist der Uterus außerdem nach vorn gekippt = antevertiert (wobei die Uteruskorpuslängsachse ungefähr senkrecht zur Körperlängsache steht).

Flexion und Version finden sich praktisch immer in gleicher Richtung. Die Flexion entsteht erst während der Pubertät, vorher ist der Uterus meist gestreckt und leicht retrovertiert.

Bei knapp $1/5$ aller Frauen, die noch keine Schwangerschaft bzw. Unterleibsentzündung hatten, findet sich der Uterus retroflektiert und retroverticrt; d. h. die Portio ist ins vordere Scheidengewölbe gerichtet und das Korpus wird im Douglasschen Raum getastet. Da diese Frauen keine Beschwerden haben, muß man annehmen, daß für sie diese Position „normal" ist. Eine Behandlung erübrigt sich.

Eine Retroflexio-Retroversio kann auch erworben sein und ist dann meist mit Schmerzen verbunden. Sie entsteht durch Verwachsungen, die zum Sakrum hin fixiert sind und, wenn sie schrumpfen, das Corpus uteri nach hinten ziehen.

➤ **Ursache.** Unterleibsentzündungen nach Geburt, Fehlgeburt, Endometrioseherde im Douglasschen Raum usw. Deshalb sollen sich Frauen im Wochenbett mehrmals tgl. für einige Minuten auf den Bauch legen, damit das schwere Corpus uteri wieder nach vorn fällt.

➤ **Beschwerden** wie Kreuzschmerzen, diffuse Unterleibsschmerzen, Defäkationsschmerzen, Dyspareunie, Sterilität *entstehen in erster Linie durch Verwachsungen*. Der Uterus ist oft vergrößert und „prall-weich" infolge einer Blutstauung, die Menstruation entsprechend verstärkt, verlängert und schmerzhaft.

➤ **Schmerzursache** bei beiden Formen der Retroflexio: Die *Dyspareunie* bzw. auch Schmerzen bei der Defäkation treten durch die aufgrund der Retroflexion *in den Douglasschen Raum hängenden Ovarien auf*. Diese sind ja normalerweise sehr druckempfindlich. Sind sie durch Verwachsungen fixiert, ist die Schmerzhaftigkeit noch stärker.

Da die Portio nicht wie normal ins hintere Scheidengewölbe, sondern nach vorn gerichtet ist, können während des Geschlechtsverkehrs die Spermien nicht unmittelbar in den Zervikalkanal geschleudert werden, sondern sie gelangen ins hintere Scheidengewölbe. Ehe sie nun in den Muttermund wandern, besteht die Gefahr ihrer Schädigung durch den sauren Scheideninhalt, so daß evtl. eine **Sterilität resultiert**, besonders wenn beim Partner nur wenig gesunde Spermien vorhanden sind.

➤ **Therapie** s. Ursache. Falls Beschwerden vorhanden sind, kann man versuchen, den Uterus aufzurichten und ein *Hodge-Pessar* einzulegen. Schwinden durch die Aufrichtung die Beschwerden, läßt man den „Ring" für 3–6 Monate liegen; während dieser Zeit gewöhnt sich der Uterus meist an die neue Lage. Lassen die Beschwerden trotz der Aufrichtung nicht nach, so beruhen sie auf einer anderen Ursache und sind nicht durch die Knickung bedingt.

Wenn der Uterus fixiert ist und starke Beschwerden bestehen, wird man laparotomieren und die Verwachsungen lösen. Man kennt *verschiedene Operationsmethoden*, um den Uterus in Anteflexion zu bringen und zu halten.

Bestehen keine Verwachsungen und befindet sich der Uterus in Streckstellung – also zwischen Ante- und Retroflexio, -versio – oder sogar in Retroflexio, -versio, so steht er in Verlängerung des Scheidenlumens! Er kann dann vom intraabdominellen Druck in die Vagina gepreßt werden, ähnlich wie ein Stempel in die Spritze. Dies erleichtert die Entstehung einer Gebärmuttersenkung.

Hyperanteflexion. Hier steht die überstarke Knickung des Zervixkanals gegen das Uteruskavum im Vordergrund. Man findet diese Flexion öfter bei hypoplastischen Uteri. Sie kann Dysmenorrhö verursachen, evtl. durch Abflußbehinderung des Menstrualbluts. Auch Sterilität wird in Zusammenhang mit einer Hyperanteflexion häufiger beobachtet.

➤ **Therapie.** Falls eine Behandlung notwendig oder gewünscht ist, gibt man *Ovarialhormone* in höherer Dosierung (Pseudogravidität); auch eine vorsichtige *Zervixdilatation* kann Knickung und Hypoplasie günstig beeinflussen.

Gynäkologische Urologie

Allgemeines

Durch die engen entwicklungsgeschichtlichen und topographischen Zusammenhänge ist es ganz verständlich, daß der Gynäkologe recht oft auch mit urologischen Problemen konfrontiert wird (Abb. 1.**1**, 1.**2**, 10.**2a**). Erinnert sei nur an die *kurze Harnröhre der Frau,* die die Keimaszension wesentlich schlechter verhindert als dies beim Mann der Fall ist. Etwa 10% der Patientinnen in der gynäkologischen Sprechstunde klagen spontan über Harninkontinenz. Auf gezieltes Befragen sind es noch erheblich mehr.

Bekannt ist die Gefahr von *Nebenverletzungen bei gynäkologischen* Operationen sowie das *Übergreifen von Karzinomen und Entzündungen* des Genitales auf die Nachbarorgane. Besonders häufig sind im Zuammenhang mit gynäkologischen Leiden der pelvine Ureteranteil, Blase und Harnröhre befallen.

Nach gynäkologischen Operationen treten entzündliche Komplikationen des harnbereitenden und -ableitenden Systems (Zystitis, Zystopyelitis, Pyelonephritis) häufig auf. Nach abdominaler Exstirpation des Uterus betragen sie etwa 3,5–8%, nach vaginaler Exstirpation des Uterus 5–9%, nach vorderer (und hinterer) Scheidenplastik 19–27% und nach Wertheimscher Radikaloperation etwa 33,5–49%. Hinzu kommt noch die Infektionsgefährdung durch den Dauerkatheter; deshalb immer: Infektionsprophylaxe!

Nach Röntgenbestrahlungen eines Karzinoms des weiblichen Genitales ließen sich bei 150 Obduktionen in 72% krankhafte Veränderungen von Ureter und Nieren nachweisen. Bei wiederum 34% dieser Frauen waren sogar *diese Erkrankungen* (Stauung, Entzündung, Nephrose) die *alleinige Todesursache.*

Hier, wie *auf allen Grenzgebieten, ist es ratsam, im Interesse der Patientin den entsprechenden Facharzt, in diesem Fall also den Urologen, frühzeitig zu Rate zu*

Gynäkologische Urologie   **161**

ziehen. Deshalb wird hier auch nur eine Auswahl urologischer Leiden angesprochen.

Die häufigsten Krankheitsursachen sind lokale Entzündungen, Krampfzustände der Blasenmuskulatur oder abnorme Erschlaffungen derselben (und des Stützapparats), Verletzungen, Tumoren, narbige Schrumpfungen und lokale oder zentrale Störungen der Innervation.

➤ **Diagnose.** Zu ihrer Klärung kommen in Betracht: Anamnese, Inspektion, Palpation, gynäkologische Untersuchung, klinische, chemische, mikroskopische und bakteriologische Untersuchung der mittleren Portion des Strahlurins: Ultraschalluntersuchung der Blase vor und nach dem Wasserlassen; Zystoskopie, Ureteroskopie, Messung der Verschlußkraft des Blasenverschlußapparats (Sphinkterotonometrie), Messung der Blasenkapazität und des Blaseninnendrucks, der bei Blasenfüllung entsteht (Zystotonometrie), Röntgenuntersuchung der luft- oder kontrastmittelgefüllten Blase im Stehen ohne und mit Betätigung der Bauchpresse, i. v. Pyelogramm; neurologische Untersuchung und Röntgenaufnahme der Wirbelsäule.

➤ **Differentialdiagnose.** Auf Grund der engen räumlichen Verhältnisse und der entsprechenden Lage der einzelnen Organe zueinander entstehen gelegentlich differentialdiagnostische Schwierigkeiten. Uretersteinkoliken können zur Verwechslung mit einer geplatzten Bauchhöhlenschwangerschaft Anlaß geben (Urinsediment, Gonadotropinausscheidung). Eine tiefliegende Senkniere kann einen Ovarialtumor vortäuschen (i. v. Pyelogramm). Dagegen sind „Unterleibsschmerzen", die von der Blase ausgehen, bei der gynäkologischen Untersuchung leicht zu differenzieren.

Große Gefahr beim Katheterisieren. Sie besteht darin, Keime von der Vulva oder tieferen Abschnitten der Urethra in die Blase hochzuschieben (der Anfangsteil der Harnröhre ist praktisch immer von Keimen besiedelt). Von der Infektionsgefahr durch unsterile Katheter soll ganz geschwiegen werden! Eine ausreichende Desinfektion der Urethralmündung und des Vestibulums (einmal mit dem Tupfer von vorn nach hinten!) ist heute selbstverständlich. Die Instillation eines Desinfektionsmittels in die Blase nach jedem Katheterismus *nach Abfluß des Urins* beginnt sich durchzusetzen. Zur Uringewinnung um diesen auf seine Bestandteile zu untersuchen, genügt praktisch immer der *richtig gewonnene* **Mittelstrahlurin**: Spreizen der kleinen und großen Labien, Auffangen der mittleren Portion des frei fließenden Urins in einem weithalsigen, sterilen oder zumindest keimarmen Gefäß.

Das Legen eines transurethralen Dauerkatheters in einem tief durchgelegenen Bett, bei einer Patientin, die vor Schmerzen unruhig ist und ein Hohlkreuz macht – das Ganze noch ohne Assistenz und bei schlechter Beleuchtung im Nachtdienst –, sollte der Vergangenheit angehören. Bei guter Lage-

162   12. Lageveränderungen des Genitales

rung und Beleuchtung der Patientin und sorgfältigem, vorherigem Richten aller benötigten Gerätschaften ist ein/eine Assistent/-in nicht notwendig.

Nach Scheidenplastiken muß für einige Tage ein Dauerkatheter eingelegt werden. Zur Verringerung der Infektionsgefahr durch an der Katheteraußenwand aufsteigende Keime legen wir in solchen Fällen gern einen suprapubischen Katheter, der durch die Bauchdecken in die vorher aufgefüllte Blase eingestochen wird. Hierdurch werden außerdem die Urethra und der Blasenverschlußapparat nicht gereizt, und es kann – sowie die postoperative Schwellung abgeklungen ist – per vias naturales (auf natürlichen Wegen) Wasser gelassen werden. Damit der für die Entleerung notwendige Füllungszustand entstehen kann, muß vorher der suprapubische Katheter abgeklemmt werden. Gelingt das Wasserlassen nicht, genügt es, die Klemme zu öffnen. Man gibt – falls nicht schon vorher geschehen – Voltaren (postop. am besten i. m.) und versucht es nach 1–2 Tagen erneut.

Ist das Einlegen eines suprapubischen Katheters nicht indiziert, reizt der „Conformcath"-Dauerkatheter besonders wenig die Urethralschleimhaut, da er im Bereich der Urethra besonders schmal gehalten ist.

Auch beim suprapubischen Katheter kann es zu postoperativen Zystitiden kommen. Es sind dies aber in erster Linie diejenigen Patientinnen, bei denen schon vorher eine asymptomatische Keimbesiedelung der Blase bestand.

Bei Dauerkathetern, die nach gynäkologischen Operationen eingelegt wurden – gleichgültig ob suprapubisch oder transurethral –, muß man immer daran denken, daß es – auch ohne chirurgische Blasenverletzung – zu Blasenblutungen kommen kann. Die entstehenden Koagel können den Katheter verstopfen! Zunehmende Unterleibsschmerzen dürfen dann nicht sofort als „postoperativ bedingt" mit Schmerzmitteln „behandelt" werden, sondern **es muß der Urinbeutel** kurzfristig auf ausreichende Ausscheidung kontrolliert werden! Ein nicht erkannter Katheterverschluß bewirkt grauenhafte Schmerzen (S. 231).

Topographie und Physiologie des Blasenverschlusses und des Entleerungsmechanismus / Harninkontinenz

Die häufigste urologische Erkrankung im Zusammenhang mit einer gynäkologischen Erkrankung ist die Harninkontinenz beim Deszensus der Scheide. Zum besseren Verständnis werden deshalb kurz der Blasenverschluß (Abb. 12.**4**) und der Entleerungsmechanismus rekapituliert.

Blasenverschluß. Er wird bewirkt sowohl

- von glatten Muskeln, die den Blasenhals und den Harnröhrenanfangsteil umgreifen als auch
- von quergestreiften Muskeln, die oberes und mittleres Drittel der Harnröhre umgreifen.

Gynäkologische Urologie

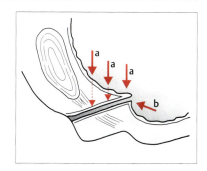

Abb. 12.**4** **Blasenverschluß-mechanismus**

Erstere stammen aus der Muskelschicht der Blasenwand (nach neueren Untersuchungen gibt es einen isolierten M. sphincter vesicae internus), letztere aus dem Beckenboden.
- Gleichzeitig kommt es (durch den Schluß der Sphinkteren) zur Anschwellung von zahlreichen Venen in der Harnröhrenwand, die das Lumen völlig zuschwellen lassen.
- Weiterhin drückt der angespannte M. levator ani die Harnröhre mit den sie umgebenden Geweben zusammen.
- Sodann ist zu erwähnen, daß mit zunehmender Blasenfüllung die Harnröhre mehr und mehr tangential zur Blasenwand gerichtet wird, was bei erhöhtem Innendruck zum Abquetschen der Urethra führt (Pfeile a in Abb. 12.**4**).
- Alle Strukturen des Beckenbodens, die die Urethra unterstützen und – bei der stehenden Frau – nach oben (in Richtung Symphyse) ziehen, bewirken, daß der Blasenboden hinter der Urethra nach unten „abfällt" (in Richtung Scheide).

Durch diese Abknickung des Blasenbodens wird bei steigendem Blaseninnendruck die Harnröhre ebenfalls verschlossen (Pfeil b in Abb. 12.**4**).

Dieser Verschlußmechanismus wird durch die Operation nach Marshall-Marchetti-Hirsch unterstützt (Fixation des rechts bzw. links der Harnröhre gelegenen paraurethralen und paravaginalen Gewebes an der rechten bzw. linken Obturatoriusfaszie durch nichtresorbierbare Fäden).

Der rein muskuläre Verschluß der Blase (Blasenschließmuskel) ist nur bis zum Blaseninnendruck von ca. 60 mmHg wirksam (der Anteil der einzelnen Verschlußmechanismen·ist jedoch nicht genau abzutrennen).

Eine zusätzliche und willkürliche – und sozusagen letzte – Verschlußmöglichkeit wird durch das feste Überkreuzen der Oberschenkel bewirkt. Hierbei quetschen die angespannten Adduktorenmuskeln beider Oberschenkel die Harnröhre zu.

Das willkürliche Verhindern der Harnentleerung – „das Einhalten" – ist uns erst anerzogen. Normalerweise setzt bei einer gewissen Füllung der Blase (beim Erwachsenen bei ca. 300 ml (bis 600–700 ml)) ein Entleerungsme-

164　　12. Lageveränderungen des Genitales

chanismus ein: Die Verschlußmuskeln werden geöffnet (entspannt) und gleichzeitig der Entleerungsmuskel (M. detrusor vesicae) angespannt. Normalerweise wird die Blase völlig entleert – es bleibt kein „Restharn" zurück.

Mißbildungen. Sie sind oft im uropoetischen System *und* im Genitalsystem gemeinsam zu finden. Sie sind überhaupt im Bereich des Urogenitalsystems am häufigsten.

Erkrankungen der Harnröhrenmündung

Normalerweise geht die Schleimhaut der Harnröhre an deren schlitzförmiger äußerer Mündung scharfrandig in das Epithel des Vestibulums über.

- *Erweiterungen* sind nicht selten mit Genitalmißbildungen gekoppelt und können Ursache von Reizungen der dann ja offenliegenden Urethralschleimhaut sein.
- *Verengerungen* sind häufiger bei der senilen Involution des Genitales zu finden. Behindern sie den Harnabfluß, genügt oft eine Dehnung durch einen Katheter („Aufbougieren").
- *Verlagerungen und Verdickungen* der Urethralschleimhaut kommen in verschiedenem Ausmaß vor, zuallermeist erst während und nach den Wechseljahren, da der Östrogenmangel oft maßgebliche Ursache ist.
  - Als **Ektropium** (oder Ektropion) bezeichnet man die Urethralschleimhaut, die beim Klaffen des Orificium urethrae externum (äußere Harnröhrenmündung) sichtbar ist. Reiben der Wäsche kann zu schmerzhaften Reizungen und Blutungen führen.
  - Durch chronische Reiz- und Entzündungsvorgänge kann es zur Wucherung des ektropionierten Gewebes kommen. Es bildet sich eine Verdickung – ein **Urethralkarunkel**.
  - Wird die Verankerung der Urethralschleimhaut zu locker, so kann die Schleimhaut teilweise oder in der ganzen Zirkumferenz aus der Harnröhrenmündung vorfallen. Mann nennt das **Prolaps der Harnröhrenschleimhaut.**
  - Schließlich gibt es noch **Harnröhrenpolypen**, das sind gestielte Schleimhautwucherungen.
    Die karzinomatöse Degeneration vorbestehender obengenannter Gebilde ist wohl selten. Dagegen sind *4–9% aller tumorösen Veränderungen an der Harnröhrenmündung bösartig.* Man sollte also unbedingt eine Klärung (Zytologie, Probeexzision) anstreben.
- *Gutartige Tumoren* können erbs- bis kirschgroß sein, selten sind sie noch größer.
- Die *bösartigen Tumoren* – meist Karzinome, selten Sarkome – werden heute nach z. B. elektrokaustischer Tumorabtragung in erster Linie der Strahlentherapie zugeführt, da hiermit noch am ehesten der Blasenverschluß erhalten werden kann, während dies bei der Radikaloperation meist nicht der Fall ist. Die Radikaloperation ist allerdings bei fortgeschrittenen Fällen notwendig.

Harnentleerungsstörungen

Man unterscheidet verschiedene Arten der Harnentleerungsstörungen.
- Die **Pollakisurie** ist eine zu häufige Entleerung von meist nur wenigen ml Urin.
- Die **Dysurie** ist eine schmerzhafte Harnentleerung. (Schmerzen *während* des Wasserlassens: Urethritis; Schmerzen *nach* dem Wasserlassen: **Zystitis** (durch Aneinanderliegen der entzündeten Blasenwände).) Beide Arten sind meist durch entzündliche Reizungen oder nervös bedingt und erfordern urologische Behandlung.
  Da oft die genaue Ursache nicht bekannt ist und ebenfalls oft mehrere Faktoren mitspielen, wird man – nach Ausschluß erkennbarer Ursachen – mit Dysurgal behandeln.
- Als **Anurie** bezeichnet man die Harnverhaltung, die z. B. durch den Druck eines Myoms auf die Harnröhre bedingt sein kann oder nach gynäkologischen Operationen oder Entbindungen auftritt. (Anurie = in 24 Stunden weniger als 100 ml Urinausscheidung.)

➤ **Therapie.** Je nach Lage des Falles Operation, Verabreichung von Spasmolytika, Einlegen eines Dauerkatheters. (Bei höherliegender Ursache der Anurie (Ureter, Nieren!) kommen selbstverständlich noch andere Maßnahmen in Betracht.)

- Der Verschluß der Urethra und die Erschlaffung der Blasenwand führen zur Überfüllung der Blase, aus der dann der Harn abträufelt, ein Zustand, den man als **Ischuria paradoxa** bezeichnet.

- Die **Harninkontinenz** ist die Unfähigkeit, den Urin zurückzuhalten. Es seien hier die beiden häufigsten und wichtigsten Formen genannt:
  – die Dranginkontinenz (= Urgeinkontinenz),
  – die Belastungsinkontinenz (= Streßinkontinenz).

Dranginkontinenz. Sie beruht auf einem „imperativen" (= unwiderstehlichen) Harndrang, der durch eine Blasenentzündung (Sedimentbefund!), aber auch durch „Nervosität" (in erster Linie gesteigerter Parasympathikotonus) hervorgerufen wird. Die Entzündung ist z. B. mit Deblaston zu behandeln. Der gesteigerte Parasympathikotonus ist zu regulieren.

Belastungsinkontinenz. Diese beruht auf einer Schwäche der unmittelbaren sowie der mittelbaren Verschlußmechanismen der Blase, die durch Beckenbodengymnastik oder häufiger – und erfolgversprechender – durch verschiedene Operationen behogen wird. Leichtere Formen lassen sich durch „umgekehrte" Einlage eines Hodge-Pessars gelegentlich bessern.

Eine ganz spezielle und dosiert steigerbare Beckenbodenkräftigung ist mit Femcon-Vaginal Konen möglich:

Von 5 jeweils gleichgroßen, etwa tamponförmigen Körpern, die aber ein unterschiedliches Gewicht haben, wird zunächst der leichteste „Kegel" tgl. 2–3mal für je 10–15 min in die Vagina oberhalb des Beckenbodens eingeführt. Durch bewußtes/unbewußtes Anspannen der Beckenbodenmuskulatur wird der Kegel in der Vagina zurückgehalten und am Herausrutschen gehindert. Später wird die Belastung durch Gehen und Hüpfen, dann durch Einführen der nächst schwereren Kegel gesteigert. Diese Übungen können zur Vermeidung von, und zur Vor- und Nachbehandlung bei Senkungsoperationen eingesetzt werden.

Wir unterscheiden – nach den Klagen der Patientinnen – 3 Stadien der Streßharninkontinenz:

Stadium I: Urinabgang bei Husten, Niesen, schwerem Heben.
Stadium II: Urinabgang beim Laufen.
Stadium III: Urinabgang schon ohne jede Belastung.

Diese 3 Stadien decken sich meist mit den durch Sphinkterometrie objektiv feststellbaren 3 Inkontinenzgraden.

Normal: Blasenverschluß (muskulärer) wird ab Druck über 55–65 mmHg überwunden (kurzfristig kann ein Druck bis 120 mmHg ausgehalten werden).

Inkontinenzstadium I: Blasenverschluß wird ab Drücken über 40–55 mmHg überwunden.

Inkontinenzstadium II: Blasenverschluß wird ab Drücken über 20–40 mmHg überwunden.

Inkontinenzstadium III. Blasenverschluß wird ab Drücken unter 20 mmHg überwunden.

Eine Sonderform stellt die **nächtliche Harninkontinenz (Enuresis nocturna)** dar.

➤ **Ursache.** Entzündliche Reizungen im Genitalbereich, übergroße Harnausscheidung, Störungen des Wasserhaushalts, zentralnervöse und periphernervöse Erkrankungen, Nasen-Rachen-Polypen und schließlich die gestörte Affektivität (Psychotherapie).

In der *Schwangerschaft* wird die Blase vom höhersteigenden Uterus mit nach oben gezogen und kompromiert, was eine Harninkontinenz zur Folge haben kann.

Umgekehrt kann es aber auch im *Wochenbett* zur Inkontinenz kommen aufgrund einer Schädigung des Verschlußapparats durch langes Einstehen des kindlichen Kopfes. Sofern keine organischen Schädigungen aufgetreten sind, ist dieser Zustand reversibel.

● Nach Geburten und gynäkologischen Operationen kommt es ebenfalls häufiger zu einem Sphinkterkrampf und damit zur schmerzhaften **Harnverhaltung**. Der muskuläre Blasenverschluß wird in erster Linie durch vegetativ versorgte glatte Muskelfasern und zentralnervös versorgte quergestreifte Muskulatur bewirkt. *Cholinesterasehemmer* können daher mit Aussicht auf Erfolg *sowohl bei Entleerungsstörungen* infolge Insuffizienz des M. detrusor vesicae als auch bei *leichteren Graden der Harninkontinenz* (durch Insuffizienz des Sphincter vesicae) eingesetzt werden. Beim

Krampf der Blasenverschlußmuskulatur wird man dagegen eher ein *Sympathikolytikum* anwenden.

- **Restharnbildung.** Bei der Senkung der vorderen Scheidenwand kommt es zur mehr oder weniger starken Harninkontinenz. Schon bei geringstem Blasendruck entleert sich dann der Urin, der Blasenentleerungsmuskel erschlafft daher und kann schließlich die Blase nicht mehr vollständig entleeren. Es bleibt eine gewisse Menge Urin in der Blase zurück = Restharn.

Im Harntrakt sind immer einige Bakterien vorhanden, die sich auch immer im Urin vermehren. Sie werden normalerweise bei der nächsten Blasentleerung wieder ausgeschieden. Bleibt aber Restharn zurück, vermehren sich die Bakterien rasch weiter und infizieren sofort den durch die Ureteren herunterkommenden neuen Urin. Hierdurch kommt es zu rezidivierenden Zystitiden und früher oder später zur aufsteigenden Pyelonephritis!

➤ **Therapie.** Die korrekte Behandlung ist die sofortige operative Beseitigung der Scheidensenkung, wodurch der Blasenboden angehoben wird, sowie die Kräftigung des Blasenentleerungsmuskels (Ubretid Tabl.), so daß kein Restharn mehr zurückbleiben kann.
„Viel Trinken" führt zur rascheren Entleerung und Verdünnung der Keime im Restharn.

Einige weitere den Urogenitaltrakt betreffende Erkrankungen

Adnexitis und Parametritis führen meist lymphogen zur **Cystitis trigoni**. *Fremdkörper* (z. B. eingewandertes Nahtmaterial nach gynäkologischen Operationen) sind heute nur noch selten Ursache von Blasenreizungen, da man meist resorbierbares Nahtmaterial verwendet (Ausnahme: Operation nach Marshall-Marchetti-Hirsch/S. 163). Bei der modernen Therapie der Zystitis gerät die **„Schaukeldiät"** mehr und mehr in Vergessenheit, die den Urin abwechselnd sauer und alkalisch macht und damit die Lebensbedingungen der Entzündungserreger verschlechtert. Auf Grund der *Stoffwechselumstellung während der Schwangerschaft* wird die **Steinbildung** begünstigt. Durch *Weitstellung* der Nierenbecken und Ureteren gehen kleine Steine leichter ab; größere Steine können erst aus dem Nierenbecken in den Ureter rutschen und dort hängenbleiben. Es stellt dies eine sehr ernste Komplikation für die Schwangerschaft dar, wie umgekehrt der große gravide Uterus dem Urologen die Operation sehr erschwert. Man sollte zunächst versuchen durch viel (Bier-)Trinken und Einnahme von Urol (nicht im ersten Trimenon) den Stein herauszuspülen.

Eine **Endometriose der Harnblase** verursacht Dysurie, Pollakisurie, Hämaturie. Heute ist die operative oder Strahlenbehandlung durch die Gestagentherapie in den Hintergrund gedrängt.

Die **„Kaltfußdysurie"** findet sich bei beiden Geschlechtern, aber häufiger bei der Frau. Es ist dies ein reflektorisch ausgelöster Harnzwang durch

12. Lageveränderungen des Genitales

Abkühlung der Füße, verbunden oft mit Spasmen der Blasenschließmuskulatur (Dysurie) und der glatten Muskeln des Halteapparats des Genitales (Pelvipathie).

Mit Erkrankungen des Nierenbeckens und -parenchyms kommt der Gynäkologe seltener in Berührung, z. B. als Begleiterkrankung einer Schwangerschaft.

Intraligamentär entwickelte Myome, Karzinome, Zysten und Narben nach Entzündungen des Parametriums führen zur Stenosierung der Ureteren, ebenso entzündliche Konglomerattumoren.

In der Schwangerschaft kommt es häufiger zur Harnwegsinfektion bzw. zur Reaktivierung chronischer Prozesse. Die Pyelonephritis ist an sich schon eine sehr ernst zu nehmende Erkrankung – der Geburtshelfer fürchtet sie als Ursache von Früh- und Fehlgeburten.

Prüfungsfragen zu Kapitel 12
Es kann immer nur ein Antwortangebot richtig sein

1.–5. Was verstehen Sie unter folgenden Begriffen?	1. Zystozele 2. Urethrozele 3. Enterozele 4. Descensus uteri II. Grades 5. Descensus uteri III. Grades
Antwortangebote zu Frage 1–5	a) Tiefertreten eines Teils der vorderen Vaginalwand b) Tiefertreten der hinteren Vaginalwand c) Darmbruch in das Septum rectovaginale d) Austreten des Collum uteri aus der Vulva e) Totalprolaps des Uterus
6. Was ist eine Rektozele?	a) Das Auseinanderweichen des M. rectus abdominis b) Ein Rektumdivertikel c) Ein Hodenbruch d) Eine Zystenbildung zwischen Rektum und Uterus e) Eine Aussackung der hinteren Scheidenwand
7. Welche Behandlung ist bei der Retroflexio uteri, die keine Beschwerden verursacht, angezeigt?	a) In jedem Falle Antefixationsoperation b) Antefixationsoperation vor Eintritt einer möglichen Gravidität c) Einlegen eines Hodge-Pessars routinemäßig d) Gewöhnlich keine e) Erst ein Versuch mit der unter c vorgeschlagenen Therapie, dann evtl. Anwendung der unter a vorgeschlagenen Behandlung

Prüfungsfragen 169

8. Welche Bedeutung hat die Retroflexio uteri mobilis?

a) Häufigste Ursache der Kreuzschmerzen der Frau
b) Eine der häufigsten Ursachen der Sterilität
c) Ein deutlicher Hinweis auf eine abgelaufene Adnexitis
d) Sie ist meist ein bedeutungsloser Befund
e) Keines der Antwortangebote stimmt

9. Zu welcher Behandlung dient ein Hodge-Pessar?

a) Zur Behandlung des Descensus vaginae
b) Zur Behandlung des Descensus uteri
c) Zur Behandlung der Retroflexio uteri
d) Zur Behandlung des Descensus uteri und zur Konzeptionsverhütung
e) Antwortangebote a und b sind richtig

10. Welche Behauptung ist richtig?

a) Eine Ureterstenose, die nach Bestrahlungen auftritt (Portio-Ca. III. Grades), kann Strahlenfolge und muß nicht durch Metastasen bedingt sein
b) Die Erweiterung der Ureteren in der Schwangerschaft ist eine Folge der Abdrosselung durch den zu großen Uterus
c) Die Ureteren lassen sich (allerdings nur einseitig) aus Kunststoff ersetzen
d) Antwortangebote a und c sind richtig
e) Kein Antwortangebot ist richtig

11. Welches sind die Ursachen des unwillkürlichen Harnabganges?

a) Psychische Alterationen
b) Denervierung der Blase bei Wertheimscher Operation
c) Östrogenmangel
d) Alle Ursachen unter den Angeboten a–c kommen in Frage
e) Nur Antwortangebote a und b kommen in Frage

13. Neubildungen der Eierstöcke und deren Umgebung

Allgemeines

Wir haben hier die Retentionszysten/funktionellen Zysten von den eigentlichen Neubildungen zu unterscheiden, d. h. Zellwucherungen, die ihrerseits entweder ebenfalls zystisch oder solide sein können.

Jede tastbare Gewebsverdichtung wird klinisch als „Tumor" bezeichnet, auch wenn sich nachher eine „Zyste" oder eine „entzündliche Schwellung" herausstellt! Nicht erschrecken! Tumor heißt nicht Krebs! Auch nach einer Ovarektomie kann auf der gleichen Seite nochmals ein Ovarialtumor entstehen (S. 12)!

➤ **Differentialdiagnose.** Bei „Tumoren im Unterbauch" kommen in Betracht: Gravidität, Extrauteringravidität, entzündliche Prozesse (besonders der Adnexe), Lateralflexion des Uterus, Endometriose, Myome (besonders gestielte subseröse oder intraligamentäre), Mißbildungen des Genitales, Narben, Senkniere, Hydronephrose, Aszites, Urachuszysten, überfüllte Blase, vom Darm oder Retroperitonealraum ausgehende Tumoren, Volvulus (Verdrehen von Darmschlingen mit längerem Gekröse), Karzinome, Appendizitis und schließlich Ovarialzysten und -tumoren.

Kleine Ovarialtumoren liegen meist *hinter* dem Uterus. Sind sie aber über mannsfaustgroß, rutschen sie oft aus dem Douglasschen Raum heraus und drängen dann den Uterus hinter sich.

Retentionszysten

Follikelzysten

Sie entstehen, wenn der Eisprung ausbleibt, werden gewöhnlich nicht größer als 5 cm im Durchmesser, produzieren meist Östrogene und bilden sich oft innerhalb weniger Wochen wieder zurück. Während Pubertät und Klimakterium besteht die Gefahr, daß sie wiederholt auftreten. Sie führen meist zu *Blutungsstörungen*.

Corpus-luteum-Zysten

Wenn der Follikel nicht platzt, seine Wand aber „luteinisiert", d. h. in ein Corpus luteum umgewandelt wird, oder wenn es nach der Follikelruptur sehr stark in die Follikelhöhle blutet, so daß das Blutkoagel nicht resorbiert werden kann, sondern verflüssigt wird, entstehen die Corpus-luteum-Zysten.

Häufig findet man sie multipel bei *Blasenmole* und *Chorionepitheliom* unter dem Einfluß der in großer Menge gebildeten Choriongonadotropine (vergleichbar der Aschheim-Zondek-Reaktion bei Mäusen, S. 334). Diese Zysten produzieren Östrogene *und* Gestagene, können bis faustgroß werden und *Blutungsstörungen* hervorrufen.
Weiterhin sind zu nennen:
- *symptomlose Einschlußzysten,*
- *Endometriosezysten im Ovar* (s. Endometriose) sowie die
- *kleinzystische Degeneration der Ovarien* (s. Stein-Leventhal-Syndrom).

Die *Parovarialzysten* gehen von Resten der Urnierenanlage aus. Sie liegen in der Mesosalpinx und stellen ca. 10% aller zystischen Tumoren. Ferner *Gartner-Gang-Zysten*, die von Resten der Wolffschen Gänge abstammen (S. 34).

➤ **Therapie.** Sind die Resistenzen über tennisballgroß, muß man operieren/laparaskopieren (s. Abschnitt Tumoren), da palpatorisch oder mittels Ultraschall die Dignität (Bedeutung) nicht absolut sicher festgestellt werden kann. Beschwerden verursachen die kleineren Zysten meist nicht, man kann sie daher in zunächst 3–4wöchigem Abstand kontrollieren. Follikel- und Corpus-luteum-Zysten bilden sich meist zurück. Gegebenenfalls wird eine Hormontherapie wegen der zusätzlichen Blutungsstörung notwendig.

Echte Neubildungen

Die echten Neubildungen (Tumoren) gehen vom Epithel, vom Bindegewebe oder von embryonalen Zellen des Ovars aus, sind solide, zystisch oder gemischt. Sie *können gutartig oder bösartig sein bzw. sekundär maligne degenerieren.* Ein Teil der Tumoren ist hormonell aktiv und kann Östrogene, Androgene oder Thyroxin bilden und dann die entsprechenden Störungen hervorrufen.

➤ **Komplikationsmöglichkeiten.** Dies sind Ruptur, Stieldrehung und Vereiterung. Von Ausnahmen abgesehen, wachsen alle Ovarialtumoren kontinuierlich, sie unterscheiden sich nur durch die Wachstumsgeschwindigkeit.

Die „Grob"-Diagnose wird durch Palpation, Ultraschall, Laparoskopie oder Laparotomie gestellt. Eine genaue Diagnose – insbesondere hinsichtlich des Malignitätsgrades – ist meist erst histologisch möglich. Gelegentlich kann man sogar nicht einmal histologisch die Grenze zwischen Gut- und Bösartigkeit ziehen. Bei den hormonbildenden Tumoren sind Blutungsstörungen weitere Hinweise.

➤ **Therapie.** Sie wird am Schluß gemeinsam besprochen.

Ovarialfibrom

Das Ovarialfibrom tritt gelegentlich multipel auf. Die Knötchen bleiben meist klein und sind klinisch ohne Bedeutung. Das solitäre große Fibrom kann das Ovarialgewebe völlig verdrängen. Gelegentlich degenerieren sie zentral und schmelzen dann ein. Das Ovarialfibrom kommt in 3–5% der soliden Ovarialtumoren vor. Hiervon treten wiederum etwa 5% doppelseitig auf. Bringen sie beiderseits das Ovarialgewebe zur Atrophie, kommt es zu den Erscheinungen des Hypoöstrogenismus. Ansonsten wirken sie durch ihre Verdrängung. 25% der fibromatösen Ovarialtumoren sind mit Aszites vergesellschaftet, ein Teil hiervon zeigt gleichzeitig auch einen Hydrothorax (Flüssigkeitsansammlung im Pleuraspalt/Meigs-Syndrom). Die Aszitesflüssigkeit scheint ein Transsudat des ödematösen, evtl. stielgedrehten Tumors zu sein, die Pleuraflüssigkeit ist vermutlich das Resorptionsprodukt des Peritoneums, das über Lymphbahnen, die das Diaphragma durchdringen, den Thoraxraum erreicht.

➤ **Prognose.** Dieser „Ovarialtumor" ist (nach Ausschluß malignen Wachstums durch histologische Untersuchung!) gutartig.

Cystadenoma serosum

Die **Flimmerepithelzyste des Ovars** kann ganz enorme Größen erreichen, je nach Indolenz der Patientin. Der Zysteninhalt ist normalerweise eine klare, gering fadenziehende seröse Flüssigkeit, die jedoch bei Blutungen rot, braun oder gelb aussehen kann. Auf diese Zysten entfallen 10–15% aller Ovarialtumoren. Von diesen treten wiederum ca. 50% *doppelseitig* auf. Der spiegelglatten Innenwand der Zyste sitzen mehr oder weniger viele Papillen aus Flimmerepithel auf. *Etwa 20% der Fälle führen zu maligner Entartung!*

Pseudomuzinzystom

Das Pseudomuzinzystom kommt in ca. 25% der Ovarialtumoren vor und ist ein mehrkammriger, zystischer Tumor mit schleimigem Inhalt. *In 10% der Fälle entartet es karzinomatös.* Die Zystenwand platzt leicht. Der Zysteninhalt kann nicht resorbiert werden, sondern wird bindegewebig organisiert, was die völlige Verdrängung und Fixation aller Därme zur Folge haben kann (ca. 1%). Die anderen – weiterwachsenden – Zysten klemmen dann Därme, Gefäße usw. ab.

> **Prognose.** Wenn der Tumor operativ völlig entfernt werden kann, ist sie gut; platzt hierbei jedoch auch nur eine Zyste, wird die Prognose zweifelhaft.

Dermoidzyste

Sie wird auch als **gutartiges Teratoma adultum** bezeichnet oder – mehr spaßhaft – als *„rudimentärer Zwilling"*, der die verschiedensten Gewebe in unterschiedlicher Menge aufweist. Wenn er Zähne und Knochen enthält, kann er röntgenologisch diagnostiziert werden. Es wird auch diskutiert, daß es sich möglicherweise um eine unvollkommene Entwicklung aus einem unbefruchteten Ei handeln könnte. *In etwa 3% entartet die Dermoidzyste maligne.* Ihre Häufigkeit beträgt 10–15%, die klinische Bedeutung ist gering.

Struma ovarii. So bezeichnet man eine teratoide Geschwulst, die nur oder vorwiegend Schilddrüsengewebe enthält. Durch Thyroxinproduktion entsteht gelegentlich das Bild eines Morbus Basedow, bei der operativen Entfernung kann es umgekehrt zu Thyroxinentzugserscheinungen kommen.

Ovarialkarzinome

> **Die Ovarialkarzinome stellen 25–35% aller Ovarialtumoren! Deshalb ist jeder Ovarialtumor operativ zu entfernen,** schon um ihn auf seine Malignität hin zu untersuchen. Das Ovarialkarzinom kann sekundär aus einem zunächst gutartigen Ovarialtumor entstanden sein (s. Kap. 14).

Seltene Ovarialtumoren

Hormonal inaktive Tumoren

Ovarialsarkom. Es kommt in einer Häufigkeit von 1–2% vor. Es handelt sich meist um weiche, markige Tumoren, die rasch wachsen und mit Vorliebe zentral zerfallen. Sie treten am häufigsten zwischen dem 20. und 30. Lebensjahr auf.

> **Therapie** und **Prognose** entsprechend der des Ovarialkarzinoms.

Disgerminom (Seminom). Es ist sehr selten. Es entwickelt sich häufiger in nicht deszendierten Hoden. Der Gynäkologe sieht es bei „Patientinnen" mit Klinefelter-Syndrom.

> **Prognose.** Sie ist schlecht, da das Seminom meist sehr maligne ist.

Brenner-Tumor. So bezeichnet man einen derben Tumor, dessen Zellen plattenepithelähnlich sind. Er ist gutartig und stammt aus den sog. Walthardschen Epithelnestern (liegengebliebene embryonale Zellen).

Teratoma embryonale. Es enthält neben ausgereiften Gewebsverbänden (dann wäre es ein Dermoid oder Teratoma adultum) noch undifferenzierte

Partien, die sich wie ein Karzinom oder Sarkom verhalten. Sie sind ausgesprochen bösartig und metastasieren früh. Nur die frühzeitige Operation und/oder eine intensive Strahlentherapie und/oder eine Zytostatikatherapie geben einige Aussicht auf Heilung.

Hormonal aktive Eierstockstumoren
Diese Tumoren sind in etwa $1/4$ aller Fälle maligne.

Granulosazelltumor. (S. 11f.) Dieser stellt 2% aller Ovarialtumoren (und 10% der soliden Ovarialtumoren). Er ist *nur bedingt gutartig*, da in 20–25% der Fälle Metastasen auftreten. Der Tumor bildet **Östrogene**. In der Zeit der Geschlechtsreife kommt es deshalb zunächst zum Ausbleiben der Regelblutung und nach einigen Wochen zu Dauerblutungen. Vor der Pubertät führt der Tumor zur Pubertas praecox, in der Menopause kommt es erneut zu unregelmäßigen und lang anhaltenden Blutungen. Bei der diagnostischen Abrasio findet man eine glandulärzystische Schleimhauthyperplasie.

Thekazelltumoren. (S. 11f.) Sie sind derb wie Fibrome. Sie gehen von der Thekaschicht des Follikels aus und produzieren ebenfalls *Östrogene*. Die klinische Folge ist daher die gleiche wie beim Granulosazelltumor.

Arrhenoblastom. Es ist sehr selten und meist gutartig. Es tritt bei jungen Frauen auf. Im mikroskopischen Bild erinnert es an embryonale Hodenzellen. Seine Herkunft ist nicht ganz klar. Durch *Androgenbildung* wird über Bremsung des Zwischenhirn-Hypophysen-Ovar-Regelkreises die Östrogenproduktion unterdrückt und die betroffene Frau *entferminisiert und vermännlicht*.

Hypernephrome des Ovars. Diese stammen wahrscheinlich von Nebennierenkeimen ab, die ins kleine Becken versprengt worden sind. Sie sind sehr selten, häufig bösartig und bewirken ebenfalls eine *Vermännlichung* mit besonders ausgeprägter Zunahme der männlichen Behaarung.

Struma ovarii (schilddrüsenhormonbildend). Es wurde bereits beim Teratom erwähnt.

➤**Komplikationen** aller eben besprochenen Neubildungen:
Bei der Geburt stellt ein vorliegender Ovarialtumor u. U. ein Geburtshindernis dar. Außerdem kann es zu Verwachsungen, Darmverschluß oder auch zu einer Stieldrehung kommen.

➤**Therapie.** Da etwa $1/3$ der Ovarialtumoren bösartig sind oder werden, sollte man sie immer operativ entfernen. Nur bei Tumoren, die kleiner als ein Tennisball und nicht mit der Umgebung verbacken sind, könnte es sich eher um Retentionszysten handeln. Hier ist eine Kontrolle über wenige Wochen oder Monate möglich. Schwindet der Tumor nicht, wird spätestens nach ca. 3 Monaten meist operiert. Evtl. muß zusätzlich noch bestrahlt oder es müssen noch Zytostatika gegeben werden.

Prüfungsfragen zu Kapitel 13
Es kann immer nur ein Antwortangebot richtig sein

1. Welches ist der häufigste Ovarialtumor
a) Zystadenom
b) Dermoidzyste
c) Brenner-Tumor
d) Fibrom
e) Ovarialkarzinom

2. Welches sind einfache, nicht neoplastische Zysten des Ovars?
a) Follikelzyste
b) Corpus-luteum-Zyste
c) Zystadenome
d) Antwortangebote a und b treffen zu
e) Keine der Angaben stimmt

3. In wieviel Prozent der Fälle entarten Dermoidzysten maligne?
a) Niemals
b) In 1 – 5%
c) In 10%
d) In 20%
e) In 50%

4. Was findet man beim Meigs-Syndrom?
a) Einen benignen fibromartigen Tumor des Ovars
b) Flüssigkeit im Bauchraum
c) Flüssigkeit im Pleuraraum
d) Antwortangebote a und b sind richtig
e) Antwortangebote a, b und c sind richtig

5. Worauf kann die iatrogene Ursache von Follikelretentionszysten an beiden Ovarien beruhen?
a) Auf Gestagentherapie
b) Auf Östrogentherapie
c) Auf Gabe von Ovulationshemmern
d) Auf Gonadotropintherapie
e) Es gibt keine iatrogenen Follikelretentionszysten

6. Wobei findet man öfter große und multiple Corpus-luteum-Zysten an beiden Ovarien?
a) Bei Corpus-luteum-Persistenz
b) Beim Stein-Leventhal-Syndrom
c) Bei Mehrlingsschwangerschaft
d) Bei Gestagentherapie
e) Bei Blasenmole

13. Neubildungen der Eierstöcke und deren Umgebung

7. Welcher Tumor ist nicht hormonaktiv?

a) Struma ovarii
b) Granulosazelltumor
c) Arrhenoblastom
d) Thekazelltumor
e) Brenner-Tumor

8. Wieviel Prozent aller Ovarialtumoren sind bösartig?

a) Ca. 1–5%
b) Ca. 10–20%
c) Ca. 30–50%
d) Ca. 60–80%
e) Ca. 85–95%

9. Was muß man bei einem Ovarialtumor über Tennisballgröße tun?

a) Abradieren
b) Salpingographieren
c) Zytotests in kurzen Abständen
d) Laparoskopieren, dann, je nachdem,
e) Den Tumor entfernen

10. Welcher Tumor produziert Östrogene?

a) Arrhenoblastom
b) Brenner-Tumor
c) Pseudomuzinzystom
d) Dermoidzyste
e) Granulosazelltumor

14. Bösartige Geschwülste des Genitales, ihre (Früh-)Diagnose und Therapie

Allgemeines

Das Karzinom manifestiert sich zwar meist nur an einer Stelle (erst später kommt es zur Metastasenbildung), trotzdem ist es als **Allgemeinkrankheit** aufzufassen. Bei manchen Formen des Kollumkarzinoms ist man sicher, daß Viren, wenn schon nicht die Ursache, so doch zumindest ein Auslöser des Karzinoms sind. Über der lokalen Diagnostik und Therapie darf nicht der Gesamtorganismus vergessen werden. Allgemeinzustand, Ernährung, körperliche und psychische Belastungen müssen in die therapeutischen und prognostischen Überlegungen miteinbezogen werden!

Neben der **allgemein-klinischen internistischen Untersuchung** sollen **vor**, evtl. auch **während** und **nach** *Abschluß der Behandlung noch folgende weitere Befunde erhoben werden:* EKG, Erythrozyten, Leukozyten, Thrombozyten, Hämoglobin-, Hämatokritwerte, BSG, Gesamteiweiß, Elektrophorese, Leberfunktionsproben, Ionogramm einschließlich Serumkupfer, Säure-Basen-Haushalt, Blutzucker, Rest-N, Kreatinin, Gerinnungsstatus, Blutgruppe, Wassermannsche Reaktion, Urinstatus, Röntgenaufnahme des Thorax. Dazu kommen dann noch die – weiter unten aufgeführten – speziellen Untersuchungen.

Ganz besonders wichtig ist die Berücksichtigung der *psychischen Verfassung* und der Art, wie die Patientin die Diagnose, die Krankheits- und Therapiefolgen verarbeitet. Man kann ihr hierbei wesentlich helfen, z. B. durch gleichbleibende Geduld, Güte und Freundlichkeit. Es liegt in der Natur der Krankheit und der spezifischen Therapie, daß man mit langen Zeiträumen rechnen muß. Keineswegs sollte man die Patientin hinsichtlich der Schwere der Erkrankung zu täuschen versuchen, denn wie sollte sie sonst Verständnis und Geduld für die Therapie aufbringen! Dagegen werden histologischer Befund und Stadium der Erkrankung meist von der Mehrzahl der Patientinnen doch nicht verstanden, deshalb wird man sie damit nicht belasten.

> Von äußerster Wichtigkeit ist aber, daß die Unterhaltung über die Erkrankung nur von **ein- und derselben Person** geführt wird! Alle anderen sollten – ja müssen sich nach deren Angaben richten, oder sich heraushalten!

Je nachdem, wie lange nach der Entstehung des Karzinoms (Ca.) die Diagnose gestellt wird, wie rasch das Ca. wächst und metastasiert sowie in welcher Körperregion es sich entwickelt, ist das Stadium, in dem sich das

178   14. Bösartige Geschwülste des Genitales

Karzinom befindet (= wie der Befund ist), unterschiedlich; ebenso unterschiedlich sind die notwendige Therapie und die Prognose.

Um die beste Therapie zu finden, muß man die Ergebnisse unterschiedlicher Behandlung gleicher (!) Karzinomstadien miteinander vergleichen können! Man muß daher – vor Therapiebeginn – mit der Diagnose „Krebs" auch genau das Stadium der Erkrankung festlegen. Diese einmal festgelegte Diagnose mit dem dazugehörigen Stadium begleitet die Patientin für die ganze Dauer der Behandlung und der Nachkontrolle. Es wird nichts mehr geändert, auch wenn sich – z. B. anläßlich einer Operation – herausstellt, daß man eine andere Stadieneinteilung hätte treffen müssen. Nur so ist ein Vergleich mit anderen Patientinnen möglich, da man annehmen kann, daß sich fälschlich zu gute und fälschlich zu schlechte Einordnungen in ein bestimmtes Stadium die Waage halten. Selbstverständlich richtet sich die Therapie nach dem tatsächlichen, jeweiligen Befund!

Es gibt verschiedene Definitionen für die Stadieneinteilung der Karzinome. So wird in Deutschland für das Unterleibskarzinom der Frau die Einteilung nach den Definitionen der FIGO (Fédération internationale de Gynécologie et Obstétrique) vorgenommen (Stadium I–IV).

Für das Mammakarzinom wird dagegen bei uns die TNM-Klassifikation (Tumor = Primärgeschwulst, Nodulus = Lymphknoten, Metastase = Tochtergeschwulst) der UICC (Union Internationalis Contra Cancrum) verwandt.

Da nicht alle Arztpraxen und Krankenhäuser gleichmäßig mit diagnostischem Instrumentarium ausgerüstet sind, unterscheidet man (bei der UICC-Einteilung) noch 3 Wertigkeitsgrade = Zuverlässigkeitsgrade der Stadieneinteilung und bezeichnet sie mit C1, C2, C3:

- C1: Stadieneinteilung erfolgte nur mittels klinischer Untersuchungsmethoden (Palpation, Inspektion);
- C2: zusätzliche Sicherung des Stadiums mit relativ häufigen Diagnostikgeräten (Röntgen);
- C3: zusätzliche explorativ-chirurgische Diagnostik (Abrasio. Probeexzision).

Wurde noch nicht einmal die unter C1 genannte Diagnostik betrieben, wird das Zeichen x der TNM-Angabe zugefügt. Der Pathologe sieht nur das Operationspräparat (Tumor und Lymphknoten = T und N), nicht den ganzen Patienten. Er kann daher keine Aussage über das Fehlen oder Vorhandensein von Metastasen machen und muß daher in *seiner* Diagnose hinter das M ein x schreiben. Der behandelnde Arzt darf dies nicht!

Nähere Angaben zur Tumorgröße zum Lymphknotenbefall und zum Vorhandensein von Metastasen werden verschlüsselt als Zahlen den Buchstaben T, N, M zugefügt. Der Schlüssel ist in der „TNM-Klassifikation" nachzulesen (S. 198).

Hat man Zweifel über das Stadium, so sollte immer das bessere angenommen werden, da oft eine Begleitentzündung vorliegt, die ja ebenfalls eine tastbare Infiltration verursacht (s. Therapie).

Eine weitere für die Prognose und Therapieplanung wichtige Einstufung ergibt sich aus dem histologischen Ausreifungsgrad der Ca.-Zellen, der durch die Zahlen 1–3 angegeben wird (sog. Grading). Die Zahlen bedeuten:

1 = weitgehend ausgereifte, dem Ursprungsgewebe ähnliche Zellen; dies entspricht meist einer geringeren Malignität, langsamerem Fortschreiten des Prozesses. 3 = völlig unreife Zellen; entspricht meist einer hochgradigen Malignität, früher Metastasierung und schnellem Wachstum.

Symptome fehlen anfangs meist völlig! Daher sind die regelmäßigen Vorsorgeuntersuchungen so wichtig. Später kommt es dann leicht zu geschwürigem Zerfall und Infektion des Geschwürs, zu blutigem *„fleischwasserfarbenem Ausfluß"*, der zunächst oft nur nach Verkehr oder Anstrengungen beobachtet wird.

Viel später erst treten Schmerzen infolge einer fortschreitenden Entzündung (Parametritis) oder Ummauerung und Kompression von Nerven auf.

➤ **Diagnostische Maßnahmen:** Die endgültige Diagnose „Karzinom" erfolgt histologisch! Bei geringstem Karzinomverdacht muß deshalb eine Gewebsprobe entnommen werden.

Als weitere diagnostische Maßnahmen sind notwendig: *Ausscheidungs- und Isotopennephrogramm vor und nach der Therapie,* um evtl. Befallensein des harnableitenden Systems zu erkennen bzw. Therapiefolgen absehen zu können, die dann ganz andere therapeutische Konsequenzen erfordern. Einen Überblick über die ganze befallene Region gibt die Computertomographie (CT).

Ist eine Strahlentherapie (Radium und Röntgen) bei Befallensein auch des Korpus vorgesehen, so ist eine *Hysterographie* indiziert, da z. B. submuköse Myomknoten eine intrakavitäre Radiumbehandlung verbieten. Bei unklaren Adnexbefunden sollte eine *Laparoskopie* oder *Phlebographie* erfolgen.

Bei Darmbeteiligung (ebenso immer beim Ovarialkarzinom) muß eine *Irrigoskopie* (Kolonkontrasteinlauf) ausgeführt werden, evtl. eine Magen-Darm-Passage.

Wenn möglich, sollte auch immer eine *Lymphographie* vorgenommen werden, um zu erkennen, ob, und wenn ja, welche Lymphknoten befallen sind. Bei urologischen Komplikationen sowie bei Rezidivverdacht führe man neben den urologischen Untersuchungen möglichst eine *Phlebo- und/oder Arteriographie* sowie eine CT durch.

➤ **Therapie.** Die Behandlung hängt vom Karzinomstadium ab und muß, obwohl sie weitgehend standardisiert ist, doch für jede Patientin neu festgelegt werden.

Es stehen zur **„großen Karzinomtherapie"** *Operation* (s. Kap. 17), *Bestrahlung* und die *Kombination beider* zur Verfügung. Hinzu kommen die *Zytostatika,* verschiedene *Sulfonamide und Antibiotika, Hormone,* Antihormone (gegen ein Hormon bzw. dessen Wirkung gerichtete Substanzen die, an-

180   14. Bösartige Geschwülste des Genitales

stelle des Hormons die für dieses bestimmte Rezeptoren besetzen und so das Wirksamwerden des Hormons verhindern), sowie unter dem Begriff *Bindegewebsaktivatoren* folgende Medikamente: Plenosol und Echinacin (Madaus), Esberitox (Schaper und Brümmer) und Iscador (Weleda). Sie stehen als Tabletten, Tropfen, Suppositorien, Lösung und in Ampullen zur Injektion zur Verfügung. Eine kurmäßige – also längerdauernde – Anwendung vorausgesetzt, lassen sie bei vielen Patientinnen zumindest eine Verbesserung der Lebensqualität erwarten. Weiterhin wichtig sind *allgemeinroborierende Maßnahmen* zur Steigerung der Abwehrkraft des Organismus (Diät, Bluttransfusion, körperliche Ruhe, psychische Sedierung usw.). In fortgeschrittenen Fällen muß für ausreichende Schmerzstillung gesorgt werden. Eine – evtl. vorübergehende – Berentung (cave: es gibt weniger Geld als bei Bezug von Krankengeld!) wegen Berufs- oder Arbeitsunfähigkeit sollte ebenso wie die Möglichkeit von Kuraufenthalten mit der Patientin besprochen werden (Krankenhausfürsorgerin). In der Rentenversicherung bedeutet „Berufsunfähigkeit", daß man seinen erlernten Beruf nicht mehr – wohl aber eine andere Erwerbsarbeit – ausüben kann; „Arbeitsunfähigkeit", daß man zu keinerlei Erwerbsarbeit fähig ist.

Die einzelnen Medizinschulen gehen in der Therapie etwas verschieden vor, da man auf verschiedenen Wegen zum **gleichen Ziel** gelangen kann. Hier spielen örtliche Gegebenheiten, Tradition, Ausbildungsgang usw. eine Rolle (vgl. Tab. 14.**1**).

Auch die Therapie hat ihre mehr oder weniger schlimmen Folgen! Die Letalität einer einfachen Uterusexstirpation beträgt je nach Klinik (0–)0,2–0,5(–1)% und die Morbidität (Erkrankungen infolge der Operation) etwa 33%, und dies sind zumeist leichtere Erkrankungen. Die Letalität der Wertheimschen Radikaloperation beträgt 1% und deren Morbidität etwa 80%, darunter allein 1% Darm- oder Blasenfisteln!

Beim Mikrokarzinom der Portio wäre die Radikaloperation bei 98–99% der Frauen eine riskante Übertherapie, da bei diesem Befund nur in höchstens 1–2% der Fälle karzinompositive Beckenlymphknoten vorhanden sein können (die außerdem – sollten sie bei einer weniger radikalen Operation gefunden werden – dann nachbestrahlt werden können).

Einige Bemerkungen zur medikamentösen Krebstherapie

Auch Krebszellen des Menschen sind menschliche Zellen! Man kann nicht blindlings mit der „chemischen Keule" auf sie einschlagen – es würden dann auch gesunde, lebensnotwendige Zellen des menschlichen Körpers vernichtet. Aber: in gewissen Erscheinungen unterscheiden sie sich von den gesunden Zellen. Diesen Unterschied nutzen wir bei der medikamentösen Therapie aus – ebenso auch bei der Strahlentherapie. In erster Linie unterscheiden sie sich durch ihr schnelleres Wachstum: in bestimmten Teilungsphasen ist die Zelle empfindlicher als im Ruhezustand; außerdem haben rasch wachsende Zellen einen höheren Stoffwechsel. Hierauf beruht

Tabelle 14.1 Übersicht über „Beispiele zur Therapie der Genitalkarzinome"

Operation	Radium- oder Kobalt-bestrahlung	Perkutan-bestrahlung	Zytostatika	Östrogene	Gestagene oder Anti-östrogene	Cortison und/oder Androgene	Ca-Stadium
+							Oberfl.-Ca.
+/++	(+)						Zervix-Ca. I a
+++	(+)						Zervix-Ca. I b
	+	+					Zervix-Ca. II
	+	+					Zervix-Ca. III
	+	+					Zervix-Ca. IV
(++)	+	+	(+)	+	+ (Adeno-karzinom)	+	Rezidiv und Progredienz
++	++				+		Korpus-Ca. I
+++	+	+			+		Korpus-Ca. II
	+	+	+	(+)	+		Korpus-Ca. III und IV
(+)	+	+	+	(+)	+	+	Rezidiv und Progredienz
+		+	++		(+)	(+)	Ovarial-Ca.
+	+	+	(+) (lokal)		(+)	(+)	Vulva-Ca.
+		+	(+)		(+)	(+)	Tuben-Ca.
(+)		(+)				(+)	Vaginal-Ca.
+		+	+++			(+)	Chorion-Ca.
+		+	+	(+)	++	+	Mamma-Ca.
+	+		+	+ oder	+	+	Rezidiv und Progredienz

die Wirkmöglichkeit der Sulfonamide, der Antibiotika, der Hormone und der Zytostatika.

Damit ist aber auch die Grenze der Therapiemöglichkeit aufgezeigt: sobald das am schnellsten wachsende unter den gesunden Körpergeweben – das blutbildende Knochenmark – deutliche Schädigungszeichen erkennen läßt, muß man die Therapie beenden, um – nach einer Erholungspause – weiterzumachen, bis beim Knochenmark keine Erholung mehr zu erwarten ist. Spezielle zusätzlich schädigende Nebenwirkungen finden sich bei manchen Präparaten gegen das Gewebe des Herzens, der Leber, der Niere, der Lunge und des Gerinnungssystems. Dies muß außerdem beachtet werden.

Alle aus der Behandlung entlassenen Frauen müssen in *regelmäßigen Abständen nachuntersucht* werden, damit man Rezidive frühzeitig erkennen und behandeln kann. Die sog. „Karzinom-Suchteste" (AFP, CEA usw.) dienen in erster Linie der Kontrolle des Therapieerfolgs und nicht zur Suche nach einem noch nicht bekannten Ca. Sinken ihre Werte nach einer Therapie ab und bleiben sie während der Nachkontrollzeit im Normbereich, ist dies ein günstiges Zeichen; steigen die Werte an, muß intensiv nach Metastasen oder Zeichen der Progredienz gefahndet werden. Bei Verdacht auf ein Rezidiv wird versucht, durch **Punktionsbiopsie** zumindest zytologisch, wenn möglich histologisch, diesen Verdacht zu bekräftigen. Gelingt dies nicht, sollte man eine **Laparotomie** vornehmen, da keine Rezidivtherapie auf bloßen Verdacht hin erfolgen sollte! Im Gegenteil, man soll „Rezidivtumoren" solange als Therapiefolgen ansehen, bis histologisch der Beweis des Karzinomrezidivs erbracht ist, da eine dann erforderliche Strahlentherapie sehr riskant wird und mit Verbrennungen und Fisteln zu rechnen ist.

➤ **Prognose.** Eine Heilung des Karzinoms nimmt man an, wenn 5 Jahre nach der Behandlung kein Anhalt dafür besteht, daß das Karzinom noch weiter wächst (Begriff der **„5-Jahres-Heilung"**) (Ausnahme: Mamma-Ca.: 10 Jahre).

Diesen Zeitpunkt überleben beim Kollumkarzinom gut $3/4$ aller Patientinnen, die im Stadium I, ca. $2/4$ aller Patientinnen, die im Stadium II und ca. $1/4$ aller Patientinnen, die im Stadium III in Behandlung kamen. Häufigste Todesursache von an Kollumkarzinomfolgen gestorbenen Patientinnen sind Erkrankungen des uropoetischen Systems.

Auch die Metastasenbehandlung kann sinnvoll sein! Wenn auch die Prognose quoad vitam (was das [Über-]Leben anbelangt) jetzt schlechter geworden ist, kann man damit die „Überlebenszeit mit guter/ausreichender Lebensqualität" verlängern.

In letzter Zeit mehren sich die Stimmen, die eine zu intensive Nachkontrolle (zum Aufspüren von weiterem Wachstum oder Metastasenbildung) ablehnen, da sie keine besseren Spätergebnisse gewährleiste, als die einfachen – und wesentlich billigeren und weniger belastenden – klinischen Untersuchungsmethoden (vgl. Tumormarker S. 220).

Carcinoma in situ

➤ Synonyma:

- **Karzinom des Stadiums 0,**
- **nichtinvasives Karzinom,**
- **intraepitheliales Karzinom.**

Die beiden letzten Bezeichnungen erklären den Zustand deutlich: In der Haut (von der ein Karzinom ja immer ausgeht), z. B. der Portio, finden sich Zellkomplexe, die alle Zeichen der Malignität aufweisen, aber es fehlt (noch) der letzte Schritt zur Malignität: Die Invasion in benachbarte Gewebe. *Der Durchbruch der Basalmembran hat noch nicht stattgefunden.* Es handelt sich demgemäß um ein Karzinomvorstadium. Nur etwa die Hälfte dieser Vorstadien geht innerhalb von 5–10 Jahren in ein Karzinom über. Die andere Hälfte bildet sich wieder zurück. Da man im Einzelfall nicht weiß, wie die Entwicklung gehen wird, soll immer eine Behandlung erfolgen! Kontrollen in kurzen Zeitabständen sind möglich – z. B. um zunächst noch ein Kind zu bekommen –, aber wegen ihrer erheblichen psychischen Belastung auf die Dauer nicht durchführbar. Auch droht die Gefahr, daß sich die Patientin früher oder später den Kontrollen entzieht.

➤ **Diagnose.** Durch *Kolposkopie* und *Zytologie* (gemeinsame Treffsicherheit weit über 90%) bei der **Vorsorgeuntersuchung** wird man auf Abweichungen vom Normalbefund aufmerksam gemacht, und es folgt dann die *histologische Abklärung* durch *gezielte Probeexzision* oder getrennte *Abrasio* des Korpus und der Zervix. Beim Portiokarzinom bevorzugt man zunehmend die *Konisation* (die mehr als eine kleine „Ringbiopsie" sein muß, um aussagekräftig zu sein).

➤ **Therapie.** Bei noch bestehendem Kinderwunsch begnügt man sich meist mit **Amputation** oder **Konisation** (die also Diagnose und Therapie zugleich darstellen). Besteht kein Kinderwunsch, wird man eher den ganzen Uterus entfernen, aber die Ovarien belassen.

Besteht außer einem suspekten Kolposkopie- und/oder Zytotestbefund noch eine deutliche Unterleibssenkung, und ist man sich klinisch sicher, daß es sich höchstens um ein Stadium I a (s. später) handeln könnte, so kann man auch ohne Konisation sofort die vaginale Totalexstirpation + Plastiken machen und hat dann nicht nur ein evtl. vorhandenes „Ca. in situ" oder ein „Mikrokarzinom" (s. später) fachgerecht behandelt, sondern der Patientin, die ja meist noch einen Haushalt zu versorgen hat, die Zweitoperation und damit einige Wochen Krankheit bzw. Rekonvaleszenz und Krankenhausaufenthalt erspart.

Man muß jedoch mit der Patientin vor der Operation besprechen, daß in sehr seltenen Fällen das Ca. weiter fortgeschritten sein könnte und daß in diesem Fall mit der einfachen Uterusexstirpation eine Unterbehandlung er-

184   14. Bösartige Geschwülste des Genitales

folgt wäre, der dann eine Röntgenstrahlennachbehandlung (mit evtl. etwas schlechterer Prognose) zu folgen hätte.

Auch bei Lokalisation an anderen Körperstellen genügt die Exzision weit im Gesunden (vgl. Mammakarzinom!).

Zervixkarzinom = Kollumkarzinom

Ca. 70% aller Uteruskarzinome sind in der Zervix lokalisiert (in den letzten Jahren nimmt das Korpuskarzinom an Häufigkeit zu). Hiervon sind 95% Plattenepithelkarzinome, der Rest Adenokarzinome. Am häufigsten entstehen sie an der Grenzzone zwischen dem Zylinderepithel des Zervixkanals und dem Plattenepithel der Portio. Der Häufigkeitsgipfel liegt bei 45–46 Jahren. Bei Frauen, die Geschlechtsverkehr ausüben (besonders bei denen, welche sehr jung damit begonnen haben und viele Partner hatten) und bei denjenigen, die Kinder geboren haben (und zwar um so deutlicher, je mehr Kinder sie haben), hat man häufiger ein Zervixkarzinom beobachtet als bei solchen, die keinen Verkehr ausüben. Vermutlich spielen hier häufigere Verletzungen der Portio und rezidivierende Infektionen sowie chronische Entzündungen eine begünstigende Rolle.

Auffällig häufig finden sich im Zervixkarzinomgewebe bestimmte Papillomaviren, die sich auch am Penis befinden und durch den Geschlechtsverkehr übertragen werden können. (Ursache oder Auslöser der Entartung?)

Ausbreitung

Die Ausbreitung des Karzinoms erfolgt durch **direktes Weiterwachsen** (in Parametrien, Vagina, Korpus, Blase) sowie durch **Verschleppung** mit dem Lymph- (regionale Lymphknoten) oder Blutstrom. Letzteres ist selten und erfolgt meist spät. Die Metastasen sind dann oft weit entfernt (Lunge, Knochen usw.).

Stadien des Kollumkarzinoms

- Stadium 0: Carcinoma in situ (s. dort). Intraepitheliales Karzinom, d. h. nichtinvasives Karzinom.
- Stadium I: Das Karzinom ist auf die Zervix begrenzt.
- Stadium Ia: Durchmesser des karzinomatösen Bezirks ist kleiner als 0,5 cm. Es wird auch als präklinisches Karzinom oder „frühe Stromainvasion" bezeichnet, da es in der Mehrzahl keine Symptome verursacht und bei der gewöhnlichen Untersuchung leicht übersehen werden kann. Nur 1%, höchstens 2% der Patientinnen mit einem klinisch diagnostizierten Portiokarzinom der Gruppe Ia haben doch schon vom Karzinom befallene Beckenlymphknoten und damit eine schlechtere Prognose.

- Stadium I b: Alle größeren Karzinome des Stadiums I, die nicht zum Stadium I a gehören (15% dieser Patientinnen haben schon [allerdings nicht palpable und damit nicht diagnostizierbare] Lymphknotenmetastasen!).
- Stadium II: Ausbreitung in die oberen $^2/_3$ der Vagina (Stadium II a) und/oder Ausbreitung in ein oder beide Parametrien, ohne die Beckenwand zu erreichen (Stadium II b).
  (Eine evtl. Ausbreitung in das Korpus bleibt unberücksichtigt.)

Wenn man die (in Klammern eingetragenen) Untergliederungen benutzt, muß man bei Ausbreitung in mehrere Richtungen immer das prognostisch ungünstigere Stadium angeben, d. h.
– bei Befall von Korpus und Vagina: Stadium II a,
– bei Befall von Vagina und Parametrium: Stadium II b.

- Stadium III: Ausbreitung bis in das untere Drittel der Vagina (= Stadium 3_{Vag}) oder 3 a) und/oder
  Ausbreitung bis an die Beckenwand (ein- oder beidseitig) (Stadium 3_P oder 3 b).
- Stadium IV: Ausbreitung bis in die Blase (= Stadium 4_{Bl}) und/oder Rektum (= Stadium 4_{Re}) (Stadium 4_{Bl} und/oder 4_{Re} wird zusammengefaßt als 4 a bezeichnet) und/oder
  Ausbreitung außerhalb des kleinen Beckens (= Stadium 4_F oder 4 b). Der Befall anderer Organe muß histologisch gesichert werden („bullöses Ödem" genügt als Diagnose bei der Zystoskopie nicht!), um die dann ja wesentlich eingreifendere Therapie zu rechtfertigen.

Für Zweifelsfälle wurde – der jeweils größeren Wahrscheinlichkeit wegen – folgende Regelung vorgeschlagen:

Stellt man den Befall von Korpus *und* Zervix fest, richtet man sich nach dem histologischen Befund. Handelt es sich um ein Plattenpithelkarzinom, wird der Befund als Kollumkarzinom Stadium II eingestuft; ist es ein Adenokarzinom, so wird der Befund als Korpuskarzinom Stadium II eingestuft, da das Adenokarzinom der Zervix selten ist.

Den Befall von Zervix und Vagina stuft man als Zervixkarzinom des Stadiums II bzw. III ein.

Korpuskarzinom

Die älteren **Häufigkeitsangaben** (Verhältnis Zervixkarzinom – Korpuskarzinom = 3:1) sind heute nicht mehr gültig. Das Korpuskarzinom nimmt an Häufigkeit zu! Der Häufigkeitsgipfel liegt im 6. Lebensjahrzehnt. **Bevorzugt** befallen werden Frauen mit *spätem Menopausebeginn*, ebenso Frauen mit *Bluthochdruck, Fettleibigkeit* und *Diabetes*.

14. Bösartige Geschwülste des Genitales

Histologisch handelt es sich **zumeist um ein Adenokarzinom**. Infolge der relativ dicken Muskelwand des Uterus bleibt es gewöhnlich lange auf den Uterus beschränkt. Wenn es in die Zervix hinuntergewachsen ist, kann es sich wie ein Zervixkarzinom ausbreiten. Andere Ausbreitungsmöglichkeiten bieten sich entlang den Lymphgefäßen der Ligg. teres uteri in die Leistenbeuge (!) oder entlang den Lymphgefäßen der Adnexe. Direktes Weiterwachsen ist möglich in die Blase, in das große Netz (das sich vor dem Karzinomdurchbruch auf den Uterus abdeckend legt) oder in die Darmschlingen.

Da es sich um eine Erkrankung der Uterusschleimhaut handelt, kommt es **relativ früh zu Blutungen**, d. h. während der Geschlechtsreife zu „azyklischen" Blutungen, später zu „Blutungen in der Menopause".

➤ **Ursache.** Die Herkunft derartiger Blutungen sollte immer durch eine Abrasio geklärt werden.

➤ **Allgemeindiagnostik.** Ergänzend kommt beim Korpuskarzinom das CT und – wenn eine Strahlentherapie geplant ist – die Hysterographie hinzu.

Stadieneinteilung

- Stadium I: Das Karzinom ist auf das Korpus beschränkt. Man unterscheidet hinsichtlich der Prognose und der Therapie, ob nur das innere Drittel der Korpuswand oder bereits das mittlere oder sogar das äußere Drittel der Wand vom Ca. befallen ist.
- Stadium II: Korpus und Zervix sind befallen.
- Stadium III: Etwa wie Carcinoma colli II. Grades.
- Stadium IV: Etwa wie Carcinoma colli IV. Grades.

➤ **Therapie.** Sie ist aus Tab. 14.**1** ersichtlich.

➤ **Heilungsaussichten.** Bei Stadium I sind sie recht gut, nach entsprechenden Angaben liegen sie zwischen 70 und 80%; bei Befall nur des inneren Drittels der Korpuswand sind sie sogar noch besser.

Ovarialkarzinom

Am häufigsten sind es Zystadenome, die maligne degenerieren (etwa 80%), seltener (etwa 15%) tritt das solide Ovarialkarzinom auf, der Rest entfällt auf die malignen Teratome. Bei Patientinnen *über 45 Jahren ist etwa die Hälfte aller neudiagnostizierten Ovarialtumoren maligne.*

Umgefähr 20% der „Karzinome am Ovar" sind nicht ursprünglich am Ovar entstanden (gleichgültig ob primär oder sekundär). Sie sind Metastasen von Karzinomen anderer Organe – meist des Magen-Darm-Kanals.

Man muß also, wenn man bei der Operation ein Ovarialkarzinom diagnostiziert, den Bauchraum sowohl nach Metastasen als auch nach einem möglichen Primärtumor absuchen.

Sehr rasch kommt es zu Absiedlungen auf das Peritoneum der Bauchhöhle (Netz), dann auch bald in die Leber, Lunge und Wirbelsäule.

Frühsymptome fehlen völlig, später bilden sich ein Aszites, ein palpabler Tumor bzw. multiple Tumoren; es kommt zur Auftreibung des Leibes, zu Schmerzen und Kachexie.

Bei Verdacht auf Ovarialkarzinom muß laparotomiert/laparoskopiert werden, schon um die Diagnose zu sichern, denn die Therapie ist ja – wie jede Karzinomtherapie – sehr eingreifend.

Stadieneinteilung
(Größe der Geschwulst und Aszitesbildung sind unwichtig)

- Stadium I: Ein- oder beidseitige, **gut bewegliche** Karzinomknoten, die die Ovarialgrenzen nicht überschreiten.
- Stadium II: Karzinom ist in die Umgebung vorgedrungen.
- Stadium III: Auf dem Peritoneum der **Bauchhöhle** finden sich Metastasen (Knoten *an* der Leber).
- Stadium IV: Es finden sich Metastasen **außerhalb des Bauchraums** (Knoten *in* der Leber/Pleura usw.).

➤ **Prognose.** Weiteren Aufschluß über den zu erwartenden Verlauf gibt die Histologie. Relativ günstig ist das maligne degenerierte Zystadenom.

➤ **Therapie.** Die Behandlung des Ovarialkarzinoms besteht in der **Primäroperation** (beide Adnexe + Uterus + Netz + zugehörige Lymphdrüsen), dann der **Nachbestrahlung** und **zytostatischen Therapie**. Hierauf folgt die **„Second-look-Operation"**, um evtl. vorher nicht entfernbare Tumormassen jetzt möglichst in toto zu beseitigen und um den bisherigen Erfolg der Therapie zu erfahren, da nur dann, wenn das bisherige Behandlungsergebnis schlecht ist, eine Fortsetzung der Intensivtherapie (die die Patientin sehr angreift) gerechtfertigt ist.

➤ **Prognose.** Sie ist schlecht. Die 5-Jahres-Heilung wird von höchstens 15% der Patientinnen erreicht. Die „Kurzzeitüberlebenschance" ist durch die Zytostatika allerdings um 1–2 Jahre verlängert worden.

Vulvakarzinom

Es ist nach Uteruskarzinom (Zervix und Korpus) und Ovarialkarzinom das dritthäufigste Genitalkarzinom (ca. 5%). Es tritt *meist in der Menopause* auf, in über der Hälfte der Fälle bei kraurotisch veränderter Vulva, und bleibt oft lange Zeit auf die Vulva beschränkt; bei Ausbreitung auf dem Lymphweg sind die oberflächlichen und tiefen Inguinallymphknoten die erste Station.

188 14. Bösartige Geschwülste des Genitales

Früh kommt es zur Ulzeration. Die Infektion des Ulkus führt zu blutig-eitrigem, stinkendem Fluor und Schmerzen. Gelegentlich geben die Symptome Anlaß zu Verwechslungen mit dem luischen Primäraffekt bzw. umgekehrt.

Stadieneinteilung

- Stadium I: Karzinomatöses Geschwür, das einen Durchmesser bis zu höchstens 2 cm und keine palpablen suspekten Lymphknoten hat.
- Stadium II: Das Geschwür ist größer als 2 cm, es sind aber keine suspekten Lymphknoten in den Leisten palpabel.
- Stadium III: Das Geschwür ist größer als 2 cm, es bestehen Lymphknoten in den Leisten, und/oder das Karzinom ist auf die Vagina, die Urethra oder den Anus übergegangen.
- Stadium IV: Wie Stadium III, zusätzlich Befall von Blase und/oder Rektum und/oder Fernmetastasen.

➤ **Behandlung.** Sie besteht, wenn irgend möglich, in der chirurgischen Entfernung der Vulva und der Leistendrüsen. Der Erfolg der alleinigen Bestrahlung (Vulva und Leistendrüsen) ist geringer. Eine Hormontherapie ist wenig aussichtsreich, ebensowenig die zytostatische Therapie. Als letzte Möglichkeit kommen Kortikoide und Zytostatika lokal oder intraarteriell in Frage.

Der *Morbus Bowen* ist ein intraepitheliales Karzinom der Vulvahaut, zu dessen Behandlung man bei der jungen Frau „weit im Gesunden exstirpiert"; bei der älteren wird man die Vulvektomie vorziehen.

Tubenkarzinom

Man findet es meist sekundär als Folge eines primären Korpus- oder Ovarialkarzinoms. In den wenigen primären Fällen handelt es sich um ein Adenokarzinom. Gelegentlich kann ein „Hydros tubae profluens" (gelegentlicher, schwallartiger wäßriger Ausfluß [meist bei älteren Frauen]) ein Hinweissymptom sein.

➤ **Diagnose.** Sie wird meist erst spät gestellt. Die Frühdiagnose erfolgt oft zufällig, wenn aus anderen Gründen laparotomiert wurde.

➤ **Therapie.** Da in etwa $1/3$ der Fälle die Erkrankung beidseitig auftritt, müssen bei der Operation immer auch das andere Adnex und der Uterus entfernt werden. Die weitere Behandlung besteht in Bestrahlung und den schon genannten Zusatzmaßnahmen.

Vaginalkarzinom

Das Vaginalkarzinom ist selten (ca. 2%). Meist findet es sich sekundär durch Herunterwachsen eines Kollumkarzinoms oder Hinaufwachsen eines Vulvakarzinoms.

➤ **Prognose.** Sie ist schlecht, da das Plattenepithelkarzinom meist rasch die dünne Vaginalwand durchwachsen hat und sich dann schnell im lockeren paravaginalen Bindegewebe ausbreitet.

➤ **Therapie.** Die Behandlungsprinzipien sind die gleichen wie bei den anderen eben besprochenen Karzinomen: Operation und/oder Bestrahlung sowie Allgemeinbehandlung.

Sarkom

Das Sarkom ist ein vom Bindegewebe (Mesenchym) ausgehender Tumor, der im Genitalbereich viel seltener als ein Karzinom vorkommt. Ausgangsort kann z. B. ein Myom des Corpus uteri sein. Gelegentlich entpuppt sich ein als Ovarialkarzinom vermuteter Tumor bei der Operation als ein retroperitoneales Sarkom, etwa aus dem Lig. cardinale wachsend.

➤ **Therapie.** Sie entspricht in ihren Grundzügen der beim Karzinom angegebenen Behandlung.

➤ **Prognose.** Sie ist schlechter als beim Karzinom.

Chorionkarzinom

Es hat zumeist im Uterus seinen Ursprung, metastasiert früh in die Vagina und in die Lunge. Häufig tritt es im Gefolge einer Schwangerschaft auf (Ausgangsgewebe ist der Zyto- und der Synzytiotrophoblast der Plazenta).

➤ **Ursache.** Der Hälfte der Chorionkarzinomfälle ist eine *Blasenmole* vorausgegangen, aber auch ein *Abort* oder eine normale *Gravidität* können auslösend wirken. Das Karzinom kann auch z. B. im *Hoden* entstehen. Die Schwangerschaftsreaktion ist oft positiv! Interessant ist, daß das Chorionkarzinom nicht aus Zellen der erkrankten Frau, sondern aus kindlichem (Plazenta-)Gewebe entsteht.

➤ **Prognose.** Sie war schlecht, da das Chorionkarzinom sehr früh metastasiert und Operation und Bestrahlung allein meist zu spät kommen. Hier ist eine Domäne der Zytostatika!

➤ **Therapie.** Der röntgenologischen oder chirurgischen Behandlung sind Grenzen gesetzt. Die moderne **Chemotherapie** eröffnete neue Wege; das Chorionkarzinom ist durch Chemotherapie heilbar, hier kann sie wirklich „kurativ" eingesetzt werden.

Mammakarzinom

Siehe Kap. 15.

Prüfungsfragen zu Kapitel 14
Es kann immer nur ein Antwortangebot richtig sein

1. Wie groß sind im Durchschnitt die Heilungsaussichten eines Kollumkarzinoms der Gruppe I?	a) Unter 50% b) Etwa 50% c) Zwischen 50 und 70% d) Zwischen 70 und 90% e) Fast 100%
2. Welches ist das häufigste Karzinom des weiblichen Genitales?	a) Korpuskarzinom b) Vaginalkarzinom c) Kollumkarzinom d) Ovarialkarzinom e) Vulvakarzinom
3. Was ist ein Kollumkarzinom der Gruppe II?	a) Karzinom befindet sich an zwei verschiedenen Stellen des Collum uteri b) Karzinom ist gerade noch auf das Collum uteri beschränkt c) Beide Parametrien sind bis zur Beckenwand infiltriert d) Nur ein Parametrium ist bis zur Beckenwand infiltriert e) Karzinom hat auf den oberen Abschnitt der Vagina oder das zervixnahe Parametrium übergegriffen
4. An welchen Folgen stirbt die Frau im letzten Stadium des Gebärmutterhalskarzinoms am häufigsten?	a) Infektion b) Kachexie c) Darmverschluß d) Fernmetastasen e) Befall des uropoetischen Systems (Pyelonephritis, Hydronephrose)

5. Welche bösartige Geschwulst hat ihren Häufigkeitsgipfel bei 55jährigen Frauen?

a) Korpuskarzinom
b) Kollumkarzinom
c) Ovarialkarzinom
d) Vaginalkarzinom
e) Vulvakarzinom

6. Wodurch wird die Diagnose Portiokarzinom sichergestellt?

a) Kolposkopie
b) Spiegeluntersuchung
c) Zytologie
d) Histologie
e) Schillersche Jodprobe

7. Wie hoch liegt die ungefähre gemeinsame Treffsicherheit von Zytotests und Kolposkopie beim Zervixkarzinom bzw. dessen Vorstufen?

a) 50% – 59%
b) 60% – 69%
c) 70% – 79%
d) 80% – 89%
e) 90% und mehr

8. Wodurch ist das Carcinoma in situ der Cervix uteri charakterisiert?

a) Evtl. Ausbreitung in die Zervixdrüsenlumina
b) Keine Invasion
c) Die Epithelzellen haben die Charakteristika von Krebszellen
d) Antwortangebote a–c sind richtig
e) Alle Antwortangebote sind falsch

9. Welche der angeführten Krankheiten finden sich bei Frauen mit einem Korpuskarzinom häufiger als normal?

a) Diabetes
b) Hypertonie
c) Adipositas
d) Antwortangebote a, b und c treffen zu
e) Antwortangebote b und c treffen zu

10. In wieviel Prozent der Fälle hängt eine Blutung in der Menopause mit einem Malignom zusammen?

a) 10% – 20%
b) 30% – 40%
c) 55% – 65%
d) 75% – 85%
e) 90% – 100%

14. Bösartige Geschwülste des Genitales

11. Wie häufig entwickelt sich ein Sarkom in einem Myom?

a) 0,02%
b) 0,1%
c) 0,5 – 1%
d) Ca. 6 – 8%
e) Ca. 12%

12. Welcher Tumor kann eine positive Schwangerschaftsreaktion auslösen?

a) Granulosazelltumor
b) Chorionepitheliom
c) Arrhenoblastom
d) Thekazelltumor
e) Endotheliom

15. Milchdrüse

Mißbildungen und Formfehler der Brust

➤ **Ursachen:**
- Familiäre, konstitutionelle, rasseneigentümliche Erbfaktoren,
- endokrine Störungen. Ovarialinsuffizienz (Hypoplasie),
- fehlende Ansprechbarkeit (Hypoplasie) oder Überempfindlichkeit (Hyperplasie) des Mammagewebes auf die Sexualhormone,
- Atavismus (Polythelie und Polymastie),
- Thoraxoperationen, Schädigung des Zentralnervensystems, Bestrahlungen und Entzündungen im Kindesalter (Anisomastie – Amastie).

Amastie (völliges Fehlen der Brust). Sie ist – angeboren – sehr selten.

Infantilismus – Hypoplasie (vgl. Kap. 3)

Daß eine Brust zu klein sei, wird heute zu häufig angenommen, da unser Gefühl für die „Norm" durch die häufigen Abbildungen von „Kurvenstars" verschoben ist. Deren „Fülle" ist meist durch Fettgewebe oder innere bzw. äußere Prothesen hervorgerufen. Bei einem Busen, der etwa „eine Handvoll" groß ist, kann man annehmen, daß genügend Drüsengewebe angelegt ist, um eine ausreichende Stillfunktion zu gewährleisten. Die endgültige Ausreifung der Drüse erfolgt erst während einer Schwangerschaft unter dem Einfluß der Plazentahormone.

➤ **Therapie.** Bei einer echten Hypoplasie kann man einen Versuch mit Hormonen machen, die dann aber in ausreichender Menge und unter ärztlicher Kontrolle zugeführt werden müssen. Die sog. **Busencremes, die es frei zu kaufen gibt, sind in dieser Hinsicht völlig unwirksam**. Mit Massage, Gymnastik und physikalischer Therapie (Saugglocken) kann man gelegentlich leichte Erfolge erzielen, wohl durch – vorübergehende – Steigerung der Durchblutung. Schaumgummieinlagen in den Büstenhalter sind empfehlenswert. Eine Operation sollte nur von Spezialisten auf diesem Gebiet vorgenommen werden. Um die Implantate können sich sehr derbe Bindegewebskapseln bilden, die zu sehr häßlichen und schmerzhaften Verformungen führen.

Hohl- oder Flachwarzen

Sie können durch eine entwicklungsgeschichtlich zu erklärende Wachstumshemmung bedingt sein (Beutel des Känguruhs). Aber auch enge Büstenhalter drücken die Warze (wie einen Klingelknopf) in die Tiefe.

➤ **Therapie.** Zur Behandlung werden Milchpumpen angelegt, um die Warze herauszusaugen. Ab der 20. Woche kann man auch in den Büstenhalter bds. Avent Brusthütchen einlegen, wodurch in etwa der Hälfte der Fälle die Warzen allmählich hervorgesaugt werden sollen. Durch Schwangerschaft und Stillzeit tritt häufig eine Spontanheilung ein (S. 493 ff.).

Anisomastie

Die ungleiche Größe der beiden Brüste ist bis zu einem gewissen Maße normal (auch unsere beiden Gesichtshälften sind nicht völlig spiegelbildlich). Während der Thelarche (Kap. 3) kann das Größenwachstum der einen Brust dem der anderen Seite um bis zu 2 Monate vorauseilen. Stärkere Grade können durch Tumoren oder Zysten, durch teilweise oder völlige Zerstörung des Drüsengewebes einer Brust, z. B. durch eine Mastitis während der Kindheit oder ein überschießendes Wachstum der anderen Seite (partieller Riesenwuchs), bedingt sein.

➤ **Therapie.** Bei einem „Zuwenig" wird man meist mit den sich sehr natürlich anfühlenden Schaumgummieinlagen im Büstenhalter auskommen. Eine plastische Operation ist schwierig. Tumoren oder Zysten wird man selbstverständlich entfernen müssen. Eine echte Hypertrophie, wenn sie extreme Ausmaße angenommen hat, wird operiert.

Polythelie und Polymastie (s. Kap. 1, 41)

Hypertrophie der Mamma

Sie kann ein- oder beidseitig vorkommen. Meist handelt es sich um eine **Pseudohypertrophie** aufgrund reichlicher Ansammlung von Fettgewebe. Die echte Hyperplasie, mit Vermehrung des Drüsenparenchyms, beginnt meist während der Pubertät.

➤ **Therapie.** Behandlungsversuchen mit männlichem Hormon stehen die erheblichen Nebenwirkungen entgegen. Extreme Grade werden operiert, da sie neben der körperlichen auch eine erhebliche seelische Belastung darstellen. Die Kosten solcher Operationen übernimmt die Krankenkasse. Die *Kostenübernahmeerklärung* der jeweiligen Krankenkasse muß – wie in allen Zweifelsfällen – *vor* der Operation eingeholt werden, damit evtl. der Vertrauensarzt sein Urteil abgeben kann.

Nach derartigen Operationen ist späteres Stillen zu unterlassen, da es zu Milchstauungen kommt, wenn die zu einem Drüsengebiet gehörenden Ausführungsgänge entfernt wurden.

Verletzungen

Meist während der Laktation bilden sich **Rhagaden** (oberflächliche Hautverletzungen) und **Fissuren** (Durchtrennung der ganzen Haut). Sie sind sehr schmerzhaft und stellen Eintrittspforten für Keime dar.

➤ **Therapie.** Stillpause, Trockenhalten der Brust, Warzenhütchen, Tanninglyzerin usw.

Entzündungen

Sie treten meist während der Laktation **(Mastitis puerperalis)** auf (s. Kap. 40, 41).

Die – seltene – **Mastitis nonpuerperalis** erweckt den Verdacht auf Tuberkulose, ist oft sehr langwierig und neigt zu Rezidiven. Manchmal hilft nur die Exzision des ganzen entzündeten Bezirks.

Mastodynie

Die überstarke Schmerzhaftigkeit der Brust (spontaner [Spannungs-] Schmerz, Berührungsschmerz, Druckschmerz) bzw. der Mamillen kann eine Folge von Hormongaben, aber auch Folge einer hormonellen „Dysbalance" (Ungleichgewichtigkeit) sein. Weiterhin kommen Hyperplasien, Makromastie (überschweres Gewicht), Tumoren, Narben (die auf Nervenbahnen drücken), Entzündung, aber auch Gefäßspasmen („Migräne der Brust") in Betracht. Die Mastodynie findet sich prämenstruell häufiger. Scheinbare Brustschmerzen werden verursacht durch: Interkostalneuralgie, Periostitis, Spondylitis im Brustkorbbereich, Pneumonie, Neuritis, Herzkrankheiten (z. B. Angina pectoris). Zur Klärung hilft die Frage: Schmerzen über/vor oder unter/hinter den Rippen?

➤ **Therapie.** Die Behandlung richtet sich nach der Ursache (gut sitzender Büstenhalter, Wärme, Entwässern, Hormone [Progestogel auf die Brüste auftragen!] usw.).

Absonderungen aus der Brust

Außerhalb der Laktationszeit sind sie als pathognomonisches (= auf eine Krankheit hinweisendes) Symptom aufzufassen. Die Sekretion kann milchig, serös, eitrig oder blutig aussehen. Auch die Menge kann sehr unterschiedlich sein. Eine blutige Absonderung ist auf ein Karzinom verdächtig, ohne es zu beweisen!

196   15. Milchdrüse

➤ **Ursachen** der sezernierenden Brust:
- *mechanische Reize,*
- *Mammaerkrankungen,*
- *Operationen* im Bereich des Brustkorbes,
- *verschiedene Medikamente,*
- *psychische Erkrankungen,*
- *Hirntraumen,*
- *Ovarialerkrankungen,*
- *Erkrankungen der Hypophyse,* (s. auch „Hexenmilch" S. 519).

➤ **Therapie.** Eine kausale Behandlung der sezernierenden Mamma muß angestrebt werden. Wichtig ist dabei, immer mit allen Mitteln (s. u.) zuerst ein Karzinom auszuschließen. Sofern die Sekretion durch Prolaktin(-überproduktion) ausgelöst ist (oft Kombination mit Amenorrhö und/oder Sterilität), helfen Pravidel oder Dopergin, sog. Prolaktinhemmer; ein prolaktinbildender Hypophysentumor muß jedoch ausgeschlossen werden. (Prolaktintest: 2 ml Paspertin i. v.; hierdurch wird normalerweise die Prolaktinproduktion nach 30 min auf das 2–3000fache gesteigert. Fehlt der Anstieg, ist ein Prolaktinom zu befürchten.)

Sedativa, Diuretika und – als Ultima ratio (letzte Möglichkeit) – eine schwache Röntgenbestrahlung können Erfolg bringen.

Mastopathia chronica cystica

Sie ist eine *Veränderung* des Drüsengewebes, die bei der Mehrzahl der Frauen in der Postmenopause zu finden ist. Zu frühes und zu ausgedehntes Auftreten ist behandlungsbedürftig und kommt bei kinderlosen Frauen häufiger vor.

➤ **Ursache.** Man diskutiert u. a. eine Verschiebung im Verhältnis Östrogene-Gestagene sowie eine unterschiedliche Empfindlichkeit des Brustdrüsengewebes auf die Ovarialhormone.

Es lassen sich zahlreiche – teils isolierte, teils zusammenhängende – Knoten in einer oder beiden Brüsten tasten, die im oberen äußeren Quadraten meist stärker befallen sind. Die Knoten sind verschieblich und bestehen aus bindegewebigen oder epithelialen Wucherungen und Zysten. Die Mastopathie wird heute in verschiedene histologische Gruppen unterteilt: solche Gewebsveränderungen, die sicher gutartig sind, und solche, die mit einer gewissen Wahrscheinlichkeit maligne entarten *können* (Präkanzerosen). Palpatorisch läßt es sich oft nicht entscheiden, ob ein Knoten gut- oder bösartigen Ursprungs ist. Man wird deshalb häufig eine Probeexzision ausführen müssen. (Regelmäßige Kontrolluntersuchungen!)

> **Therapie.** Gestagene und/oder Androgene können besonders zu Beginn die Erkrankung stoppen oder verlangsamen.

Besonders bei älteren Patientinnen mit Schmerzen und nach mehreren vorausgegangenen Probeexzisionen kann man – und bei Präkanzerosen sollte man – beiderseits das gesamte Drüsengewebe (auch das makroskopisch noch nicht veränderte) herausoperieren (subkutane Mastektomie) und evtl. durch Prothesen ersetzen.

Tumoren

Unter den gutartigen Tumoren finden sich die **Fibroadenome** am häufigsten. In den Milchgängen kommen **Papillome** vor, die sehr leicht zerfallen. Dann sondert sich Blut aus der Mamille ab. Auch Restzustände nach einer Entzündung oder Blutergüsse nach stumpfen Traumen können als Tumor imponieren. Exzision zur histologischen Klärung!

Das – bösartige – **Mammakarzinom ist sehr häufig**. *Etwa $1/10$ aller malignen Geschwülste bei der Frau sind Mammakarzinome, und etwa die Hälfte führt heute noch zum Tod*, weil die Behandlung zu spät einsetzt. Deshalb ist *jeder Tumor jenseits des 30. Lebensjahres solange als Karzinom anzusehen, bis seine Gutartigkeit erwiesen ist* (u. a. histologische Untersuchung). Frauen, deren Mutter eine Mamma-Ca. hatte (besonders wenn es vor der Menopause und/oder doppelseitig aufgetreten war), haben ein erhöhtes Risiko, ebenfalls an einem Mamma-Ca. zu erkranken.

Es sind *meist einzelne Tumoren*, die derb und unscharf gegenüber der Umgebung abgegrenzt sind. Es gibt jedoch auch primär multilokuläre (von Anfang an an vielen Stellen gleichzeitig vorhandene) Mammakarzinome, ebenso ist gleichzeitiger Befall beider Brüste möglich. Ist das Karzinom mit der Brusthaut in Verbindung, so kann es zahlreiche kleine Einziehungen hervorrufen, die der Haut ein *apfelsinenschalenähnliches Aussehen* verleihen. Die Brustwarze kann eingezogen werden. Ist das Karzinom mit der Pektoralisfaszie verbacken, so ist der Tumor unverschieblich, besonders wenn der M. pectoralis angespannt wird.

Wenn die axillären Lymphdrüsen befallen sind, werden sie derb und palpabel; später verbacken sie miteinander und mit der Umgebung und werden dann unbeweglich.

> **Diagnostik** zur Erkennung (und evtl. auch Differenzierung) von Mammatumoren:

Palpation, Durchleuchtung der Brust, Punktion von Zysten und Tumoren und zytologische Untersuchung des Punktats, Mammographie ohne und mit Einspritzung von Kontrastmittel in die Milchgänge oder in die Zy-

198   15. Milchdrüse

sten, Thermo-(photo-)graphie und Ultraschalldarstellung der Bruststrukturen. Ergänzend und zur Verlaufskontrolle: Prolaktingehalt des Blutes, AFP (Alphafetoprotein), CEA (karzinoembryonales Antigen) und weitere Teste. Die Probeexzision gibt die endgültige Sicherung!

Für die Einteilung der Mammakarzinome wird heute das sog. TNM-System (Tumor, Nodulus, Metastase) verwandt:

- T = tastbarer Tumor in der Brust,
- T_1 = Tumor unter 2 cm im $\varnothing$,
- T_2 = Tumordurchmesser 2–5 cm, usw.,
- N = Achsellymphknoten,
- M = Fernmetastasen.

➤ **Therapie.** Operation! Die befallene Brust evtl. mit dem darunterliegenden M. pectoralis major (und M. pectoralis minor) sowie das dazugehörige Achselfett mitsamt den darin befindlichen Lymphknoten werden operativ entfernt. In den letzten Jahren werden immer weiter eingeschränkte Operationsverfahren angegeben: von der großzügigen Quadrantenresektion bis zur einfachen Entfernung des Tumors, was der Probeexzision (PE) entspricht. (Man darf bei der PE nie nur eine Probe des Tumors entnehmen, sondern muß diesen immer völlig [in toto] entfernen). Seriöse Operateure entfernen aber immer noch zusätzlich von einem zweiten Einschnitt aus das **Axillargewebe, da vom Befallensein oder Nichtbefallensein der Lymphknoten die weitere Therapie abhängig** gemacht werden muß. Das Ausmaß der Operation und das jeweilige Risiko muß vorher genau mit der Patientin besprochen werden – denn sie hat letztlich zu entscheiden. Zusätzlich wird das ganze Gebiet **röntgenbestrahlt**. Die **Chemotherapie** ist neben der besser verträglichen **Hormontherapie** eine weitere etablierte Behandlungsmöglichkeit. Sie wird angewandt entweder in Form der „adjuvanten Chemotherapie" (nach der Operation und evtl. zusätzlich zur Bestrahlung werden ca. 6 Zytostatika-„Stöße" etwa im Abstand von 4 Wochen gegeben), obwohl bei der mikroskopischen Durchmusterung des Operationspräparates keine Karzinomabsiedelungen erkennbar waren, in der Annahme, Mikrometastasen könnten schon in den Körper gelangt sein, die dann vernichtet würden, oder als „kurative Chemotherapie" (bei Rezidiven und/oder Metastasen, solange es nötig bzw. möglich ist). (Makaber ist die Verwendung des Wortes „kurativ" bei inkurablen Patientinnen, um die höhere Dosierung des Zytostatikums zu begründen.) Es gibt verschiedene Chemotherapeutika, die in unterschiedlicher Kombination und Dosierung angewandt werden.

Als weitere zusätzliche Behandlungsmethoden kommen Hormongaben (Androgene, Gestagene, Östrogene, Antiöstrogene, Kortikoide) und/oder Ausschaltung von Hormondrüsen (Ovar, Nebennieren sowie der übergeordneten Hypophyse) in Frage. Bei Patientinnen mit Mammakarzinom findet man deutlich häufiger als bei der Durchschnittsbevölkerung erhöhte

Prolaktinwerte im Blut. Prolaktin fördert das Wachstum des Brustdrüsengewebes – auch des Brustkarzinoms! Die zusätzliche Gabe von Prolaktinhemmern (S. 196) ist daher erfolgversprechend. Besonders erfolgreich ist die Hormontherapie, wenn der Tumor **Hormonrezeptoren** enthält (= Bindeglieder, die Östrogene bzw. Gestagene an die Tumorzellen binden). Je nach Rezeptorstatus, Lymphknotenbefall, Alter usw. wird man sogar die Antiöstrogentherapie an die erste Stelle setzen, da sie – bei gleicher oder besserer Wirksamkeit – viel weniger Nebenwirkungen hat als die Zytostase.

Die Verstümmelung der Brust schockiert die meisten Frauen viel mehr als z.B. die Entfernung der Gebärmutter. Zur psychischen Betreuung gehört daher auch der Hinweis auf evtl. sofort oder später mögliche plastische Operationen und die Spezialbüstenhalter mit entsprechenden Büstenhaltereinlagen sowie ausgesprochen modische Badeanzüge usw. Ein komplettes Programm aller erwähnten Artikel mit „Modeheften" und (Laien-) Literatur bietet z.B. die Firma „Anita" an.

Prüfungsfragen zu Kapitel 15
Es kann immer nur ein Antwortangebot richtig sein

1. Welches ist der häufigste gutartige Tumor der weiblichen Brust?
a) Lipom
b) Fibrom
c) Adenom
d) Fibroadenom
e) Lipoadenom

2. Was ist eine Mastopathia chronica cystica?
a) Eine bei Fettsüchtigen chronische Blasenentzündung
b) Ein obligates Vorstadium des Mammakarzinoms
c) Mit fortschreitendem Alter häufiger zu findende knotig-zystische Veränderung des Brustdrüsengewebes
d) Meist durch mangelhafte Entleerung beim Stillen hervorgerufene chronische Brustdrüsenentzündung
e) Synonym für: Dickdarmdivertikulose (kleine zystische Ausstülpungen des Mastdarms, die Ursache chronischer Entzündungen sind)

3. Wie ist die Therapie bei einer Mastopathia chronica cystica?
a) Hochdosiert und ausreichend lange Antibiotika
b) Die Ablatio mammae ist obligat
c) Gabe von Sexualhormonen
d) Oxytocin (als Spritze oder Nasenspray) und Sulfonamide
e) Desinfizienzien, Antibiotika, evtl. Resektion aller befallenen Abschnitte

4. Welche Maßnahmen kommen bei erheblicher Mammahypertrophie in Betracht?

a) Verwendung von Schaumgummieinlagen, die sich sehr natürlich anfühlen
b) Einnahme von männlichem Hormon über so lange Zeit, bis die Hypertrophie zurückgegangen ist und nach Absetzen des Hormons kein neues Wachstum mehr einsetzt
c) Resektion des überflüssigen Gewebes unter möglichster Schonung der Milchausführungsgänge und der Brustwarze
d) Alle Antwortangebote kommen in Betracht
e) Keines der Antwortangebote kommt in Betracht

5. Wodurch wird die Entstehung einer Mastitis puerperalis gefördert?

a) Milchstauung
b) Verletzungen der Brustwarze und des Warzenhofs
c) Unsauberkeit, z. B. wenn zum Stillen das Nachthemd bis oberhalb der Brust hochgezogen wird
d) Unvollständige Leerung der Brust
e) Alle Antwortangebote kommen in Betracht

16. Gynäkologische Untersuchungsmethoden

(s. auch Kap. 26 „Geburtshilfe Untersuchungsmethoden")

Anamnese

Man kann nicht alle im folgenden aufgeführten Untersuchungsmethoden wie einen Schrotschuß auf die Patientin abfeuern, sondern man wird versuchen, sich **zunächst** *eine allgemeine Übersicht* zu verschaffen, um **dann** *gezielt die notwendigen Untersuchungen* auszuführen. Hierzu verhelfen die Angaben, Klagen und Befürchtungen der Patientin, die ergänzt (und manchmal abgestoppt!) werden müssen durch eine ausführliche Befragung. Zusätzlich sollte man allerdings bestimmte Untersuchungen, wie z. B. den Zellabstrich vom Muttermund, auch ohne diesbezügliche Klagen prophylaktisch ausführen oder, wenn die Angaben der Patientin auf vielerlei Ursachen hinweisen, auch einmal mehrere Untersuchungen relativ ungezielt vornehmen, in der Hoffnung, daß das eine oder andere Ergebnis dann den richtigen weiteren Weg, der diagnostisch und therapeutisch einzuschlagen ist, anzeigt.

Gerade auf dem Gebiet der Frauenheilkunde sollte man *die Unterhaltung mit der Patientin ohne Anwesenheit einer dritten Person* führen, da sehr häufig Fragen des Intimbereichs berührt werden. Obwohl dieses Gespräch mit jeder Frau anders sein wird, empfiehlt es sich doch, ein gewisses **Schema** einzuhalten, das aus der Erfahrung heraus entstanden ist:

- **Familiengeschichte** (Eltern, Großeltern, Geschwister):
  - *Erb-* und andere (auch *ansteckende*) *Krankheiten* (Karzinom, Tbc usw.),
  - *Gesundheitszustand von Mann und Kindern*,
  - *Alter*, erlernter Beruf und derzeitige Tätigkeit sowie *Familienstand der Patientin* und Belastung durch den Haushalt.
- **Frühere Krankheiten** (Jugend, Entwicklungsjahre, später), **Operationen** (nicht nur gynäkologische!).
- **Menstruationsverhältnisse** (Menarchealter, Zyklusdauer, Regelmäßigkeit, Dauer und Stärke der Blutung, Begleiterscheinungen der Menstruation, Schmerzen, Allgemeinreaktionen), **letzte regelmäßige Periodenblutung**.
- **Geburten** (wann, wo, Wochenbettverlauf), Gewicht, Größe, Geschlecht **der Kinder** und **derzeitiges Befinden**.
- **Fehlgeburten** (Zeitpunkt, Schwangerschaftsalter, fieberfrei, fieberhaft, Ursache).
- **Erkrankungen mit Einfluß auf das Genitale** (z. B. rezidivierende Appendiziditen).

202   16. Gynäkologische Untersuchungsmethoden

- **Jetzige Beschwerden:**
  - *Schmerzen, Blutungen* (die im Gegensatz zur Menstruation unregelmäßig, schwächer, stärker oder länger sind),
  - *Fluor* (Menge, Aussehen, Geruch usw.),
  - *Mitbeteiligung von Nachbarorganen* (Blase, Darm),
  - *Allgemeinbefinden* (Temperatur, Gewicht, Appetit, Stimmungslage).

Gynäkologische Untersuchung

Soweit sich die Patientin für die Untersuchung entkleiden und evtl. sogar auf den Untersuchungsstuhl steigen muß, der ihr eine sehr peinliche Lagerung aufzwingt, sollte so gut wie möglich dafür gesorgt werden, daß Tücher zum Bedecken vorhanden sind, daß unbeteiligte Dritte nicht zusehen können und daß man selbst in seinem ganzen Tun die Peinlichkeit der Situation erleichtert. *Nie sollte allerdings der Untersucher mit der Patientin allein gelassen werden.*

Inspektion

Anläßlich einer gynäkologischen Untersuchung ist der ganze Mensch schon beim Gang zum Untersuchungsstuhl zu betrachten. So erhält man oft wesentliche Hinweise auf Allgemeinzustand, Durchblutung (Hämoglobin), biologisches Alter und außerhalb des Genitalbereichs gelegene Krankheiten. Es werden weiter beachtet: Narben, Striae, Tumorvorwölbungen der Bauchdecken; an der Vulva Kratzspuren (Pruritus), Ulzeration, Kraurosis, Ungeziefer, Ekzem, Fluor, Blutung; Klaffen der Vulva und evtl. tiefergetretene Scheiden- und Uterusteile bei Senkung; Varizen, Hämorrhoiden, Mißbildungen. Pilzbefall z. B. zwischen den Zehen.

Äußere Palpation

Das Abtasten des Leibes gibt einen Anhalt über den Zustand der Bauchdecken (Fett, Bruchpforten, Tonus, Abwehrspannung, Druckschmerz), der Nierenlager (Klopfempfindlichkeit), der Milz- und Lebergröße und ihrer Konsistenz, über Blinddarmdruckschmerz, Zysten und Tumoren. Gleichzeitig erhält man einen Eindruck von der Beschaffenheit der Haut (welk, schweißig, heiß usw.).

Prüfung der Fluktuation

(Fluktuation = Auf- und Abwogen). Bei Drcuk auf die Wand eines flüssigkeitsgefüllten Hohlraums wölbt sich die Umgebung der Druckstelle vor. Bei schnellem Druck (Klopfen) entsteht in der Umgebung eine wellenförmige Bewegung (Undulation).

Perkussion

Durch das Beklopfen der Bauchdecke kann aus den verschiedenen Schall-qualitäten geschlossen werden, ob darunter gasgefüllte Därme (Schachtel-schall), Aszites oder solide Tumoren (Schenkelschall) liegen. Wichtig ist auch, ob sich die Grenzen eines Gebiets mit einer bestimmten Schallqualität beim Lagewechsel der Patientin ändern (z. B. Aszites) oder nicht (z. B. soli-der, unbeweglicher Tumor).

Auskultation

Die Kontrolle der kindlichen Herztöne ist in Kap. 26 besprochen. Das Feh-len oder Vorhandensein von Darmgeräuschen und – wenn vorhanden – ih-re Qualität ist ein ganz wichtiges Diagnostikum bei Verdacht auf Darmver-schluß (Ileus). Ebenso wie bei der Rippenfellentzündung verursachen auch Fibrinauflagerungen auf Peritoneum und Darmschlingen ein rauhes Reibe-geräusch, wenn sie gegeneinander verschoben werden.

Vaginale Tastuntersuchung (Touchieren)

Wichtig ist, den Handschuhfinger mit einer Gleitmasse (Traganth) zu ver-sehen, da sonst das Einführen des Fingers sehr schmerzhaft sein kann. Zunächst überzeugt man sich sehr vorsichtig, ob der Scheideneingang noch durch das Hymen verschlossen ist. Die Frage „Haben Sie schon/noch Ver-kehr?" berührt manche Patientin peinlich. Unverfänglicher ist die Frage „Haben Sie immer oder gelegentlich Schmerzen beim Verkehr?". Wird die Frage bejaht, kann man annehmen, daß das Hymen nicht mehr intakt ist. Die Verneinung kann allerdings auch heißen, daß die Patientin noch keinen Verkehr hatte. Untersucht wird wenn möglich mit 2 Fingern in der Scheide: Damm bzw. Beckenboden (Erschlaffung, Verletzungen), Scheide (Länge, Weite, Dicke und Elastizität der Wände) und Portio (Größe, Form, Narben, Zervikalkanal).

Durch Kombination der äußeren mit der vaginalen Tastuntersuchung kann man auch den Uterus (Lage im kleinen Becken, Größe, Form, Konsi-stenz, Beweglichkeit), die Adnexe (Schmerzhaftigkeit, Verdickung), das pa-rametrane Bindegewebe (Narben, entzündliche Anschwellungen) und den Douglasschen Raum (Blutgerinnsel, Verwachsungsstränge) beurteilen (Abb. 16.**1**).

Rektovaginale Untersuchung

Wenn man mit dem Zeigefinger in die Vagina und mit dem Mittelfinger (evtl. zusätzlicher Fingerling) in das Rektum eingeht, lassen sich der Damm, das Septum rectovaginale und insbesondere die höheren Abschnit-te des Parametriums (Karzinomausbreitung, Karzinomrezidive) besonders gut untersuchen (Abb. 16.**1**).

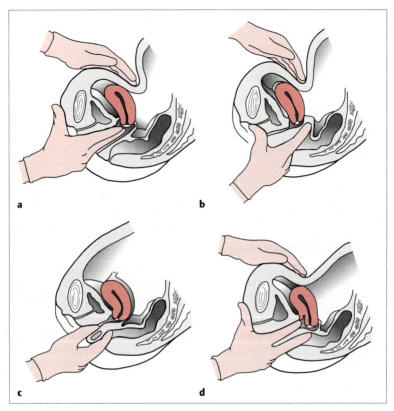

Abb. 16.**1a–d** **Gynäkologische Untersuchungsmethoden.** (**a**) Vaginale und äußere Untersuchung durch die Bauchdecken. (**b**) Rektale Untersuchung. (**c** u. **d**) Rektovaginale Untersuchung

Gynäkologische Narkoseuntersuchung

Sie ist die übliche, oben geschilderte Tastuntersuchung – jedoch in einer kurzen Narkose. Hierdurch werden Schmerzempfindung und Abwehrspannung ausgeschaltet, wodurch sich oftmals ein **wesentlich besserer Tasteindruck** ermitteln läßt.

Auch bei Durchführung einer nur kurzen Narkose sollte die Patientin mindestens 6 Stunden vorher nichts mehr zu sich genommen haben, sollten Blase und Darm entleert und Zahnprothesen, Ketten, Ringe sowie beengende Kleidungsstücke abgelegt worden sein. Da Prämedikation und Narkotikum unterschiedlich lange nachwirken können, muß anschließend für

Gynäkologische Untersuchung

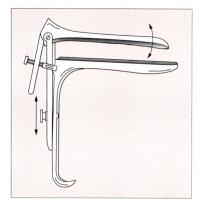

Abb. 16.**2** **Entenschnabelspekulum**

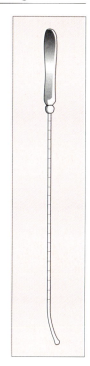

Abb. 16.**3** **Knopf- oder Uterussonde oder Hysterometer**

eine Ausschlaf- und Ruhemöglichkeit sowie für eine Begleitperson für den Nachhauseweg gesorgt werden. Die Patientin darf an diesem Tag kein Auto mehr steuern, aber selbstverständlich im Auto gefahren werden.

Da während der Einschlaf- und der Aufwachphase (sexuelle) Halluzinationen auftreten können, sollten bei Narkosen immer mindestens 2 Personen bei der Patientin sein.

Spekulumuntersuchung

Spekulum bedeutet „Gerät zum Sehen" und nicht „Spiegel"; in diesem Falle versteht man darunter ein Gerät zum Hineinsehen. Das einfachste Spekulum ist eine an beiden Enden offene Röhre, durch die die Scheidenwände auseinandergedrängt und die Portio besichtigt werden kann. Am gebräuchlichsten ist das sog. **Entenschnabelspekulum** (Abb. 16.**2**), dessen beide Hälften eine plattgedrückte Röhre bilden, wodurch es leichter (hochkant!) durch den spaltförmigen Scheideneingang eingeführt werden kann. Durch sinnvolle Schraubmechanismen können die beiden Hälften mit einer

Hand sowohl gespreizt als auch parallel voneinander entfernt werden. Hierdurch kann man bequem die Scheidengewölbe und -wände übersehen und das Instrument in der Vagina so fixieren, daß beide Hände frei sind, z. B. zur Entnahme von Fluor oder Gewebsmaterial zur mikroskopischen Untersuchung.

Brustuntersuchung

Inspektion. Größenunterschiede, Vorbuckelungen, Einziehungen usw. geben Hinweise für weitere Untersuchungen.

Palpation. Sie kann sowohl an der vor dem (sitzenden) Arzt stehenden als auch an der auf dem Rücken liegenden Patientin vorgenommen werden. Schließlich ist noch an die sog. *„Ballnetzhängelage"* (nach Lönne) zu erinnern, bei der die Patientin vornübergeneigt sitzt, der Arzt hinter ihr steht und jeweils eine Hand unter dem locker herabhängenden Arm der Patientin durchführt und mit der anderen über die Schulter zur Brust greift. Außerdem kann sich die Patientin auf den gynäkologischen Untersuchungsstuhl setzen (nicht legen!) und ihre Arme in die Beinschalen legen. Dadurch ist sie besonders gut entspannt.

Besonders schlaffere Knoten lassen sich deutlicher palpieren, wenn man die Brust an der Basis mit 2 Fingern oder beiden Händen komprimiert und dann zur Brustwarze hin ausstreicht. Hierdurch werden flüssigkeitsgefüllte Zysten und nur gering in der Konsistenz veränderte Gewebe praller angespannt und besser fühlbar.

Mit der gleichen Methode kann man auch *Flüssigkeiten aus den Milchgängen auspressen* (Milch, Blut, Eiter usw.) und evtl. untersuchen. Sehr bewährt hat sich auch die *Punktion* von verdächtigen Gewebsbezirken. Sie ist eher weniger schmerzhaft als die Entnahme einer Blutsenkung aus der Vene in der Ellenbeuge.

Man kann aus der Konsistenz des durchstochenen Gewebes gewisse Rückschlüsse ziehen. Aus Zysten und weicheren Tumoren läßt sich der Inhalt aspirieren (zur zytologischen Untersuchung). Am besten injiziert man dann sofort in die Zysten *Luft* oder ein *Kontrastmittel* und schließt die **Mammographie** an. Findet sich innerhalb der Zyste ein Hinweis auf einen Polypen, muß unbedingt eine Probeexzision des ganzen Bezirks erfolgen. Auch die Milchkanälchen können mit Kontrastmittel gefüllt werden (Duktographie).

Infrarotphotographie (s. Thermographie).

Nur noch selten angewandt wird die *Durchleuchtung der Brust* mit einem starken Lichtstrahl (in verdunkeltem Zimmer). Gewebsverdichtungen wirken schattengebend.

Die **Ultraschalluntersuchung** der Brust mit hochfrequenten Schallköpfen gewinnt immer mehr an Bedeutung, zumal sie vom untersuchenden

Gynäkologen selbst – entsprechend seinem Tastbefund – eingesetzt werden kann (S. 330 f).

Erweiterte gynäkologische Untersuchung mit Hilfe von Chemikalien und Instrumenten

Schillerscher Jodtest

Man betupft hierzu die Portio mit einem in **Lugolscher Lösung** getränkten Tupfer.

Reife Plattenepithelzellen enthalten Glykogen, das sich mit dem Jod der Lugolschen Lösung braun färbt. Unreife Plattenepithelien und Karzinomzellen, aber auch Zylinderepithel, das aus dem Zervikalkanal herausgewachsen sein kann, enthalten kein Glykogen und bleiben daher rosa. *Alles, was an der Portio rosa bleibt, muß weiter abgeklärt werden.*

Kolposkopie

Das von Hinselmann eingeführte Kolposkop gestattet es, die Portio mit einem sehr hellen Licht anzustrahlen und gleichzeitig mit einem Vergrößerungsglas zu betrachten. Die Vergrößerung ist, je nach Gerät, 5–40fach. Meist kann man unter mehreren Vergrößerungen wählen. Noch stärkere Vergrößerungen sind mit Spezialgeräten (Kolpomikroskop) möglich. Der zur Kolpomikroskopie erforderliche Mehraufwand schränkt aber ihren Anwendungsbereich erheblich ein. Die Kolposkopie dient u. a. der Karzinomfrüherkennung und darf bei keiner gynäkologischen Untersuchung fehlen.

➤ **Häufige Diagnosen** sind:

- **O = originäres Epithel.** Normales, mehrschichtiges Plattenepithel, das bis an den äußeren Muttermund heranreicht.
- **E = Ektopie.** Die einschichtige Zervixschleimhaut ist auf die Portio herausgewachsen und hat das mehrschichtige Plattenepithel verdrängt. Sie bedeckt einen mehr oder weniger großen Bezirk der Portio, der dadurch stärker rot aussieht. Makroskopisch ist dieser *rote Fleck* als „Erythroplakie" anzusprechen. Die (alte) Bezeichnung „Erosion" ist falsch, da ja kein Epitheldefekt besteht!
- **U = Umwandlungszone.** Wenn die Ursache, die zur Bildung der Ektopie geführt hat, geschwunden ist, wächst das Plattenepithel wieder vor (Zeichen der Heilung). Meist geschieht dies nicht gleichförmig, sondern zungenförmig. In die Tiefe des Portiogewebes eingewachsene Zervixdrüsenschläuche können durch das Plattenepithel ausgefüllt werden, dieses wird an dieser Stelle dann besonders dick und undurchsichtig sein. Es entsteht ein kleiner weißer Fleck (Leukoplakie, s. dort), oder der Drüsengang wird nur oben überwachsen und damit verschlossen. Es bildet sich eine *Zyste (Ovulum Nabothi.* Von Naboth als Ei des Menschen angesehen)

16. Gynäkologische Untersuchungsmethoden

Da die Drüsen multipel sind, kommt es meist zu einer Vielzahl der oben beschriebenen Möglichkeiten.

- **Kolpitis.** Fleckige oder diffuse Rötung.
- **Leukoplakie.** Weißer Fleck (gr. leukos = weiß). Verdickung des Plattenepithels durch verschiedene Ursachen, u. a. auch durch ein beginnendes Karzinom! **Muß weiter geklärt werden.**
- **Grund** oder **Leukoplakiegrund.** Die Zellen, die eine Leukoplakie bilden, hängen inniger miteinander zusammen. Sie lösen sich nicht einzeln, sondern gelegentlich, z. B. beim Verkehr oder beim Darüberwischen vor der Inspektion, *in größerem Verband* ab. Dadurch wird das darunterliegende Gewebe frei. Man sieht nun in einer mehr oder weniger rosa Umgebung rote Punkte. Dies sind die Spitzen der Kapillaren, die in den Hautpapillen verlaufen. **Dieser Befund muß weiter geklärt werden.**
- **Felderung.** Vermehrtes Hautwachstum zur Oberfläche hin bewirkt die Leukoplakie. Ebenso kann das vermehrte Wachstum aber auch in die Tiefe gerichtet sein. Im Gegensatz zur Leukoplakie, die großflächig ist, wächst dann das Epithel meist in nebeneinanderliegenden Zapfen in die Tiefe. Dazwischen liegt noch normal durchblutetes (also rotes) Bindegewebe. In der Aufsicht sieht man polygonale weiße Felder mit umgebender roter Begrenzung. *Je unregelmäßiger die einzelnen Felder und ihre Grenzlinien sind, um so größer ist der Verdacht auf Bösartigkeit.* **Muß weiter geklärt werden!**
- **Erosion.** Epitheldefekt (z. B. durch eine Verletzung, aber auch durch karzinomatösen Zerfall). **Muß weiter geklärt werden!**
- **Karzinomverdächtige Veränderung.** U. a. wirre Gefäße (Korkenzieherarterien), Gewebszerfall usw. **Müssen weiter geklärt werden,** z. B. durch Probeexzision.

Zytologie

Mit einem feuchten (nicht nassen!) Wattestäbchen werden von der Scheidenwand (Hormondiagnostik) bzw. von karzinomverdächtigen Stellen oder – wenn kein Verdacht besteht – bei der Vorsorgeuntersuchung von der Portio **und** aus dem Zervikalkanal vorsichtig oberflächliche Zellen entnommen, auf einen mit Namen bzw. Kennummer versehenen Objektträger ausgestrichen und *sofort* fixiert. Später wird mit verschiedenen Spezialverfahren gefärbt. Papanicolaou hat als einer der ersten diese Methode angewandt und auch eine besondere Färbung angegeben.

Man kann feststellen, ob der Organismus ausreichend mit Östrogenen versorgt ist oder nicht; auch ein Androgen- oder Gestageneffekt läßt sich erkennen. Ebenso kann die Zyklusphase ermittelt werden, ferner ob die Zellen aus einem normalen oder aus einem evtl. karzinomatös veränderten Zellverband stammen. Auch Bakterien, Trichomonaden und Pilze lassen sich mehr oder minder sicher erkennen. Die Untersuchung der abgeschilferten Epithelzellen ist z. Zt. der wichtigste und am weitesten verbreitete

Test zur Karzinomfrüherkennung, da – im Gegensatz zur Kolposkopie – zur Entnahme keine besonderen Vorkenntnisse erforderlich sind.

Die Zytotestergebnisse – die in speziell eingerichteten Labors erarbeitet werden – werden in Gruppen eingeteilt und die Gruppennummer dem einsendenden Arzt mitgeteilt.

Bedeutung der Zytotestgruppen:
- *Gruppe I:* Abstrich enthält normale Zellen und evtl. Döderleinsche Stäbchen. Bedeutung: kein Karzinomverdacht; normale Routinekontrollen.
- *Gruppe II:* Abstrich enthält normale Epithelien sowie geringere Beimengungen von Leukozyten, Bakterien und dergleichen. Bedeutung: kein Karzinomverdacht; normale Routinekontrollen.
- *Gruppe II W:* Abstrich enthält normale Epithelien, aber mit Entzündungs- oder Alterungszeichen, sowie starke Verunreinigung mit Leukozyten, Bakterien, Trichomonaden oder Pilzen. Bedeutung: kein Karzinomverdacht, aber: Kontrollzytotest nach entsprechender Behandlung!
- *Gruppe III:* Abstrich enthält Epithelzellen mit leichteren Veränderungen, die sich nicht mehr sicher als gutartig einstufen lassen (weiterer Inhalt von untergeordneter Bedeutung). Bedeutung: geringer Karzinomverdacht, deshalb Kontrollen, evtl. vorher Therapie. Bei wiederholtem Ergebnis Gruppe III: histologische Klärung.
- *Gruppe IV:* Abstrich enthält wenige pathologische Zellen. Bedeutung: histologische Klärung!
- *Gruppe V:* Abstrich enthält massenhaft pathologische Zellen. Bedeutung: histologische Klärung!

Die histologische Klärung erfolgt durch gezielte(!) evtl. multiple Probeexzisionen, Konisation + Abrasio (evtl. vag. TE). Bei der Ringbiopsie – dies ist eine Minikonisation – ist die Gefahr größer, am verdächtigen Bezirk vorbei zuschneiden.

Mikroskopische Untersuchung des Scheideninhalts

Ein Tropfen Scheideninhalt – meist aus dem hinteren Scheidengewölbe – wird auf dem Objektträger (rechteckige, ca. 1 mm dicke Glasplatte) mit einem Tropfen physiologischer Kochsalzlösung verrührt, mit einem *fest aufzudrückenden* Deckglas bedeckt und bei verschiedenen Vergrößerungen betrachtet. Man kann die Scheidenwandzellen, Bakterien usw. noch besser erkennen durch Zufügen von z. B. Löffler-Methylenblau zur Kochsalzlösung (ca. 1 ml der Lösung auf 1 ml physiologische Kochsalzlösung). Nur selten wird eine Vergrößerung von mehr als 1:300–360 benötigt, oft kommt man sogar mit einer geringeren Vergrößerung aus.

Die Epithelzellen (Hormoneinfluß), Döderleinsche Stäbchen, *Pilzfäden, Bakterien* und besonders die sich lebhaft bewegenden *Trichomonaden* und *Spirochäten* (Dunkelfeld) sind gut zu erkennen; besonders deutliche Bilder liefert ein **Phasenkontrastmikroskop**. Auch **Färbungen** sind möglich, z. B.

210   16. Gynäkologische Untersuchungsmethoden

Gram-Färbungen bei Verdacht auf Gonorrhö. Da hierzu der Abstrich zunächst an der Luft trocknen muß (sonst würde die Färbeflüssigkeit die Zellen und Bakterien wegspülen), verrührt man in solchen Fällen vorher nicht mit physiologischer Kochsalzlösung. Ein negatives Ergebnis – d. h. wenn keine Krankheitserreger zu sehen sind – ist durch Kontrollen zu sichern. Verrührt man mit 10%iger Kalilauge, verschwinden die Epithelzellen zu schattenhaften Gebilden; Pilzsporen und -fäden bleiben dagegen erhalten und sind dann besonders gut zu erkennen.

Die Untersuchung mit Hilfe der Immunfluoreszenz (fluoreszierende Stoffe strahlen bei Beleuchtung mit UV-Licht besonders hell; werden sie mit Antikörpern gekoppelt, setzen sie sich nur an die speziellen Antigene, z. B. Gonokokken) wird immer häufiger angewandt. Man kann hiermit das Vorhandensein und die genaue Lauge von Stoffen nachweisen, die normalerweise nicht (Hormone, Fermente) oder nur sehr schwer (ganz vereinzelt vorkommende Bakterien) mit dem Mikroskop erkennbar wären. Von Vorteil ist bei dieser Methode, daß sich gewisse Bakterien (z. B. Gonokokken) genau markieren lassen. Auf diese Weise kann eine Verwechslung mit ähnlich aussehenden Keimen ausgeschlossen werden.

Untersuchung des Zervixschleims

Menge, Farbe, Konsistenz usw. ändern sich mit der Zyklusphase. Läßt man den Schleim auf einem Objektträger eintrocknen, so bildet er in der Follikelphase typische **„Eisblumen"** (Farnblattstruktur), Arborisationen genannt, die sofort verschwinden, wenn vom Gelbkörper Progesteron gebildet wird. Aber auch „Verunreinigungen" (Blut, Leukozyten usw.) verhindern die Arborisation. Nach einem Verkehr um die Zeit des Follikelsprungs sind bei fertilen Partnern über mehrere Stunden zahlreiche *bewegliche Spermien* im Zervixschleim nachweisbar **(Sims-Huhner-Test, Postkoitaltest)**.

Untersuchungen des Urins

Die Urinuntersuchung auf Eiweiß und Zucker, evtl. auf Blut sowie weitere krankheitsanzeigende Ausscheidungsprodukte im Urin und Nitrit (Hinweis auf Kolibakterien) mit Hilfe eines Teststreifens (Combur-Test) ist eine einfache und meist ausreichende Untersuchung; sie gehört z. B. routinemäßig zur Schwangerenkontrolle. Etwas aufwendiger ist die mikroskopische Untersuchung des Urinsediments (Bakterien, Leukozyten, Erythrozyten, Zylinder). Der Urin sollte möglichst frisch untersucht werden, da sich sonst harmlose Bakterien derart vermehren, daß man zu falschen Schlüssen kommen könnte. Um vergleichbare Ergebnisse zu bekommen, muß immer die gleiche Urinmenge (Zentrifugenröhrchen), die gleiche Zentrifugierdauer und die gleiche Zentrifugengeschwindigkeit (Drehzahl) verwendet werden.

Weitere Untersuchungen (Kultur, Gonadotropine und andere) sind an anderer Stelle erwähnt.

Untersuchung des Stuhlgangs

Die Untersuchung des Stuhlgangs auf Blutspuren ist zu einem *Teil der gynäkologischen Krebsvorsorgeuntersuchung* geworden. Auf präparierte Testkarten werden von der Patientin zu Hause kleine Stuhlmengen gegeben und diese dann in der Praxis untersucht. Fällt der Test positiv aus, muß die Blutungsursache abgeklärt (und behandelt) werden. Blutendes Zahnfleisch, blutende Hämorrhoiden oder Menstrualblut lassen den Test ebenfalls positiv werden! In 20–30% der Fälle mit positivem Blutnachweis lassen sich keine Blutungsursachen finden, z. B. da sie zwischenzeitlich schon abgeheilt sind.

Basaltemperatur

Die Basaltemperatur wird ermittelt, indem man **jeden Tag**, immer **genau zur gleichen Zeit, vor dem ersten Aufstehen** (nach dem Aufwachen), **im After oder im Mund** die Temperatur mißt. Sie ist in der Follikelphase etwa 36,3 bis 36,5 °C und steigt um die Zeit des Follikelsprungs an, sobald Progesteron gebildet wird. Der Anstieg beträgt nur etwa 3–5 Zehntelgrade, deshalb die strengen Bestimmungen bezüglich der Zeit der Temperaturmessung, da im Laufe des Tages und auch durch Körperbewegung die Körperwärme ansteigt. Während der Menstruation sinkt die Temperatur wieder ab. Die axillare Messung ist zu ungenau, eine Messung in der Scheide ist nicht notwendig.

➤ **Ursache** des Temperaturanstiegs ist eine durch Progesteron ausgelöste Veränderung der Einstellung des Temperaturzentrums im Zwischenhirn, das Wärmeerzeugung und -abgabe regelt.

Zusätzliche Untersuchungen

Sondierung des Uteruskavums

Die Sondierung (Abb. 16.**3**) des Uteruskavums gibt Auskunft über dessen Größe und Verlaufsrichtung sowie über Myome oder Polypen, die hineinragen. Eine Narkose ist hierzu nicht notwendig. Die Sondierung muß jedoch *wie eine Operation nach Desinfektion aseptisch vorgenommen werden.* Um nicht so leicht damit zu perforieren, hat die Uterussonde vorn eine Verdickung (Knopfsonde).

Gelegentlich ist die **Sondierung von Fistelgängen** notwendig.

Probeexzision – Konisation

Bei Verdacht auf einen malignen Prozeß an der **Portio** kann man entweder einen apfelsinenscheibenförmigen Gewebsbezirk herausschneiden und die Wunde anschließend vernähen *(Probeexzision),* oder man schneidet einen

212   16. Gynäkologische Untersuchungsmethoden

Kegel aus der Zervix heraus (*Konisation*), dessen Basis einen mehr oder weniger großen Anteil der Portiooberfläche mit dem Muttermund umfaßt und dessen Spitze mehr oder weniger weit oben im Zervikalkanal liegt. Da die Grenze zwischen dem Zervix- und dem Portioepithel – die karzinomgefährdete Zone – bei jungen Frauen mehr auf der Portio, bei älteren dagegen mehr im Zervikalkanal liegt, wird man bei jungen Frauen einen breiten, flachen Konus, bei älteren dagegen einen schmalen, hohen Konus schneiden. Damit kann der ganze Übergang vom Zylinderepithel der Zervix zum Plattenepithel der Portio histologisch untersucht werden. Die Wundfläche wird koaguliert und/oder mittels spezieller Nahttechnik verschlossen.

Die Probeexzision (PE) kann ambulant vorgenommen werden, die Konisation möglichst nicht. Letztere erfordert auch mindestens 10 Tage Schonung (nicht Krankenhausaufenthalt!) und Kontrolle, da es gerade um den 8.–10. Tag herum zu erheblichen Nachblutungen kommen kann.

Probeexzisionen aus der Mamma zeigen insofern eine Besonderheit, als sich kleine verdächtige Gewebsbezirke – besonders solche, die nur röntgenologisch verdächtig sind – in dem lockeren Gewebe der Umgebung während des diagnostischen Eingriffes derart verschieben können, daß man sie nicht findet oder irrtümlich falsches – nicht verändertes – Gewebe exzidiert. Die lokale Umspritzung zur Lokalanästhesie setzt künstliche Gewebsverdichtungen, von denen dann palpatorisch der ursprüngliche verdächtige Bezirk nicht mehr abzugrenzen ist. Deshalb sollte die Mamma-PE in Narkose ausgeführt werden. Befunde, die nur röntgenologisch verdächtig sind, werden vorher durch Einspritzung von Röntgenkontrastmittel + Farbstoff lokalisiert.

Die Haut soll zirkulär – entsprechend den Hautspaltlinien – und das Drüsengewebe radiär – entsprechend dem Verlauf der Milchgänge – inzidiert werden.

Nadelbiopsie

Darunter ist eine Probeentnahme aus verdächtigen Knoten, z.B. in der Brust, der Leiste oder im Parametrium, mit Hilfe von Hohlnadeln zu verstehen. Gelegentlich sind Narkose, immer strenge Asepsis erforderlich.

(Gr. bios = Leben, opsis = sehen, Betrachtung [mikroskopische Betrachtung von Gewebsmaterial, das einem Lebenden entnommen wurde.])

Abrasio

Die Ausschabung dient dazu, Gebärmutter- und Zervixschleimhaut für die histologische Untersuchung zu gewinnen. Genügt eine kleine Probe (z.B. zur Zyklusdiagnostik), so kann man ohne Erweiterung (Dilatation) des Zervikalkanals mit einer ganz schmalen Kürette eingehen und das Gewebe abschaben (*Probestrich*). Meist muß aber mit den von Hegar angegebenen Metallstiften der Zervikalkanal bis auf mindestens 8–9 mm Durchmesser gedehnt werden, um mit etwas größeren Küretten möglichst die gesamte

Schleimhaut entfernen zu können, z. B. bei Verdacht auf ein Karzinom (Abb. 17.2).

Bei Uterusblutungen (Abort, Polyp) kann die Abrasio auch als therapeutischer Eingriff ausgeführt werden: Man entfernt besonders sorgfältig den Uterusinhalt bis auf die Basalis des Endometriums, von wo die Regeneration der Schleimhaut erfolgt.

Die Kürette „springt von Wellenberg zu Wellenberg" (vgl. Abb. 4.3 A). Dadurch entsteht das typische „Karottenschabegeräusch". In den „Wellentälern" bleibt genügend Basalis zurück.

Vom Probestrich abgesehen, wird die Abrasio entweder in *Kurznarkose* oder in *Parazervikalanästhesie* ausgeführt. Es ist zu verantworten, daß die Patientin $1/2$–3 Std. nach der Abrasio in häusliche Pflege entlassen wird; sie kann dann – anfangs unter Kontrolle – zur Toilette gehen und später ein leichtes Essen einnehmen.

Menstrualblutuntersuchung

Besonders bei Verdacht auf eine Genitaltuberkulose ist der Erregernachweis sehr schwierig. Ein Abstrich führt praktisch nie, eine Abrasio nur selten zum Erfolg. Aussichtsreicher ist das Auffangen von Menstrualblut mit Hilfe einer Portiokappe, von der ein dünner Schlauch den menstruellen Abgang in ein an der Innenseite des Oberschenkels festgeklebtes Reagenzglas leitet. Die Patientin kann während des Sammelns sitzen und herumgehen. Je nach Stärke der Menstruation dauert es oft einige Stunden, bis das Röhrchen ausreichend gefüllt ist. Das Menstrualblut wird dann

- mikroskopisch auf Tuberkelbakterien untersucht,
- auf eine Tbc-Kultur gegeben und beobachtet, ob Tuberkelbakterien wachsen und
- einem Tier injiziert, das nach mehreren Wochen daraufhin untersucht wird, ob Tuberkelknötchen entstanden sind.

Da die Untersuchung wenig eingreifend ist, kann sie öfter wiederholt werden.

Douglas-Punktion

Das hintere Scheidengewölbe wird mit einer dicken Nadel durchstochen und dann der Inhalt des Douglasschen Raumes abgesaugt. Bei Verdacht auf eine geplatzte Bauchhöhlenschwangerschaft sichert flüssiges **und geronnenes** Blut die Diagnose weitgehend (man muß sich allerdings sicher sein, daß kein Darm im Douglas festgewachsen ist, sonst: s. Laparoskopie!).

➤ **Differentialdiagnose.** Es kommt u. a. ein perforiertes Magenulkus oder auch eine Milzvenenruptur in Betracht. Bei Verdacht auf ein Ovarialkarzinom oder ein anderes Karzinom der Bauchhöhle kann der Douglassche Raum punktiert werden, anschließend wird physiologische Kochsalzlösung zur **„Spülung der Bauchhöhle"** injiziert und sofort wieder abgesaugt. Die Spülflüssigkeit zentrifugiert man und untersucht das Zentrifugat auf Tumorzellen.

Rektoskopie

Die Besichtigung der Schleimhaut des Anus, Rektums und untersten Anteils des Sigmas ist leicht, für die Patientin zumeist wenig beschwerlich und für den Gynäkologen oft aufschlußreich (Entzündung, Blutung, Ulzeration, Karzinom, Fistel usw.). Der Darm muß entleert sein (wenn die Patientin bis zu 2–3 Stunden vorher Stuhlgang hatte, ist dies anzunehmen; sonst Miniklysma [Pfrimmer, Fresenius]); er wird mit Luft etwas aufgeblasen, dann kann die entfaltete Schleimhaut gut besichtigt werden. Aus verdächtigen Bezirken entnimmt man durch Probeexzisionen Gewebe.

Zystoskopie

Unter aseptischen Vorsichtsmaßnahmen wird der Urin abgelassen und dann die Blase mit *körperwarmer* physiologischer Kochsalzlösung soweit aufgefüllt, bis die Patientin einen rasch unangenehm werdenden Füllungsdruck verspürt. Normalerweise werden hierzu 300–500 ml benötigt. Bei der normalen Blase sieht die Schleimhaut etwa wie die Haut des Gaumens aus, lediglich die Gegend des Trigonums ist ein wenig stärker gerötet. Eine Röntgenstrahlenreizung, eine Blutung aus einem rupturierten Gefäß, eine Zystitis (evtl. deren Ursache und Lokalisation) oder Einbuchtungen durch Genitaltumoren geben dem Gynäkologen wichtige diagnostische Hinweise.

Die beiden Ureterenostien sind schmale Schlitze, aus denen abwechselnd der Urin ausgespritzt wird. Hat man kurz vorher einen **Farbstoff** (Methylenblau) i. v. gespritzt, wird der Urin normalerweise nach spätestens 8–10 Minuten blau aus den Ureterenostien ausgeschieden. Man kann damit prüfen, wie lange dieser Vorgang dauert und ob überhaupt die rechte und linke Niere Stoffe aus dem Blut ausscheiden. Kommt kein Blau, arbeitet die Niere nicht, oder der Ureter ist kompromiert, z. B. durch narbige oder karzinomatöse Ummauerung, die von Genitalprozessen ausgehen können. Weiteres s. Lehrbücher der Urologie.

Mit besonderen Instrumenten kann man auch die **Urethra besichtigen** (Polypen, Fisteln usw.), ebenso die Vagina kleiner Mädchen mit nur enger Hymenalöffnung (Urethro-, Vaginoskop).

Spezielle Untersuchungen

Isotopennephrogramm

Substanzen, die von der Niere ausgeschieden werden können, werden mit radioaktivem Material gekoppelt und i. v. gespritzt. An der Haut über beiden Nieren werden Zähler angebracht, die die Menge der Radioaktivität messen, die sich nun – innerhalb bestimmter Zeitabschnitte – in der Niere ansammelt und dann mit dem Urin durch die Ureteren zur Blase abfließt.

Man kann damit sehr genau Einschränkungen der Funktion *jeder* Niere sowie Abflußbehinderungen feststellen.

Probeheizen

Bei unklaren **chronischen** Unterleibsbeschwerden läßt sich oft nicht sicher beurteilen, ob tastbare Resistenzen reine schmerzhafte Narben sind oder ob sie in ihrem Innern noch Entzündungsprozesse enthalten. Dies genau zu wissen, ist, z. B. vor geplanten Operationen oder Hysterosalpingographien usw., sehr wichtig.

Es werden die **Leukozyten** im Blut gezählt. Sofort danach erhält die Patientin 20 Min. Kurzwellenbestrahlung des ganzen Unterleibs oder speziell der verdächtigen Stelle. Danach muß sie ruhen (Bewegung erhöht die Leukozytenzahl). Zwei Stunden nach der Kurzwelle werden erneut die Leukozyten gezählt. Liegt kein Entzündungsprozeß vor, so ist die Leukozytenzahl gleich oder meist um ca. 500 niedriger. Bei einer Entzündung schnellt die Zahl der Leukozyten in die Höhe. Durch die Kurzwellenbestrahlung können bei Narben wie auch bei Entzündungen **Unterleibsschmerzen** auftreten. Sie sind deshalb differentialdiagnostisch nicht verwertbar.

Pertubation

Die Pertubation ist eine Untersuchung, mit deren Hilfe man die Durchgängigkeit der Tuben prüft. Nach entsprechender Abdichtung am Muttermund wird Luft, Stickstoff oder Lachgas in das Uteruskavum eingeblasen.

Man bevorzugt heute Stickstoff oder Lachgas, da beide viel besser als Luft wieder resorbiert werden. Vom Kavum gelangt das Gas durch die Tuben in die Bauchhöhle. Mit Hilfe eines Stethoskops, das auf die Bauchdecke aufgesetzt wird, hört man die Gasblasen in die Bauchhöhle perlen.

Ein Druck von 150 mmHg **sollte** möglichst nicht und ein Druck von 250 mmHg **darf** nicht überschritten werden, da es dann bei verschlossenen Tuben zur Ruptur kommen kann (vgl. u.).

Setzt sich die Patientin anschließend auf, so steigt das insufflierte Gas in die Zwerchfellkuppeln und reizt hier das Peritoneum. Es kommt zu Schmerzen in den zugehörigen Headschen Zonen auf beiden Schultern.

Weiterhin kann man den Druck aufzeichnen, der beim Einblasen in der Gebärmutterhöhle entsteht. Der Druckverlauf gibt Hinweise auf Verschluß, Einengung oder Durchlässigkeit der Tuben (Pertubation mit gefärbter Flüssigkeit, s. Laparoskopie).

216 16. Gynäkologische Untersuchungsmethoden

Hysterosalpingographie

Bei all den Methoden, bei denen irgendwelche Substanzen durch den Zervikalkanal hindurch in das Cavum uteri und die Tuben gelangen, besteht die Gefahr, daß Keime mit hochgeschleppt werden. Entsprechende Untersuchungen (z. B. auf Keimfreiheit des Zervischleims) müssen daher dem Eingriff vorausgehen, und es muß strenge Asepsis gewährleistet sein.

Man spritzt eine röntgenschattengebende Flüssigkeit in das Uterus- und Tubenkavum, anschließend wird durchleuchtet oder eine Röntgenaufnahme gemacht. Es lassen sich dann sowohl die **Umrisse des Hohlystems** als auch **in die Bauchhöhle ausgetretene Kontrastmittelschlieren** erkennen.

Wesentlichste Untersuchungsergebnisse: *Größe* (Hypoplasie) und *Form* (Verziehung durch Myome) des Kavums, Defekte im Strahlenschatten durch Polypen, subseröse Myome oder Verklebungen der Uteruswände miteinander (Synechie). *Fehlen des Tubenschattens* (isthmischer Tubenverschluß oder Fehlen der Tube), *Form der Tube* (fadendünn = normal, fingerdick oder gar ballonartig – Saktosalpinx), Abszesse (Tbc), Nebentube, *Kontrastmittelstopp am ampullären Tubenende – keine Kontrastmittelschlieren* in der Bauchhöhle (Verschluß des Tubenendes – Sterilität, wenn doppelseitig), *atypische Form der Schlieren* in der Bauchhöhle (peritubare Verwachsungen).

Bei der Hysterosalpingographie ist gleichzeitig auch eine **Fehlermöglichkeit der einfachen Pertubation** zu erkennen: Bei einem höheren Pertubationsdruck kann es bei ampullärem Tubenverschluß plötzlich zu einer Ruptur der Tubenwand an irgendeiner Stelle kommen. Auskultatorisch, wie auch aus dem Absinken des Drucks, wäre auf eine „Durchgängigkeit der Tube nach Lösung von Verwachsungen" zu schließen. Diese *Öffnung an falscher Stelle* verklebt aber rasch wieder. Leichtere intra- und peritubare *Verwachsungen* können durch Pertubation oder Hysa dauerhaft gelöst werden.

Gelegentlich können aufgrund einer Reizung des Peritoneums durch das Kontrastmittel erhebliche Unterleibsschmerzen und Schulterschmerzen auftreten. Bettruhe, schmerzlindernde Mittel und Eisblase überbrücken bzw. verkürzen die Zeit bis zu ihrem Abklingen. Manchmal läßt sich 2–3 Tage nach einer CO_2-Insufflation noch „freie Luft" röntgenologisch in der Bauchhöhle nachweisen, ohne daß eine Darmperforation vorliegt.

Mammographie

Die Röntgenaufnahme der weiblichen Brust bringt mit Hilfe besonders weicher Strahlen Strukturen des Stütz-, Fett- und Drüsengewebes zur Darstellung. Außerdem kann man Kontrastmittel in die Milchgänge oder Zysten injizieren und aus deren Schattenbild (Verschluß, Aussparung, abnormer Verlauf) entsprechende diagnostische Schlüsse ziehen. Diese Methode hat sich bei der **Karzinomfrüherkennung** bewährt. So gibt es z. B. Palpationsbefunde, die für sich allein nicht oder nur so gering verdächtig sind, daß sie eine Probeexzision nicht unbedingt rechtfertigen. Die Mammographie erleichtert dann die Entscheidung: Ist sie ebenfalls unverdächtig, kann man auf die PE verzichten; ist ihr Ergebnis jedoch auch zweifelhaft oder sogar suspekt, so wird man die PE ausführen.

Thermographie

Auch Infrarotphotographie genannt, zeigt oberflächennäher gelegene, stärker durchblutete bzw. nicht durchblutete Bezirke an. Hier schien die „Plattenthermographie" in Verbindung mit dem Tastbefund und evtl. der Mammographie ein wichtiges Hilfsmittel zur Früherkennung des Brustkrebses in der Hand des geübten Gynäkologen zu werden. Krankhafte Veränderungen wie Karzinome, aber auch Entzündungen verändern die Durchblutung der Gefäße und geben zu Gefäßneubildungen Anlaß. Die Blutgefäße sind etwas wärmer als ihre Umgebung. Mittels geeigneter Geräte kann man die Wärme und damit den Gefäßverlauf „aufschreiben" (= Thermographie). Aus der Art des Gefäßverlaufs, insbesondere der Reaktion der Gefäße auf Abkühlung durch einen kühlen Luftstrom, kann man auf krankhafte Veränderungen schließen.

Die breite Anwendung in der Praxis hat aufgrund der Vieldeutigkeit der Befunde jedoch enttäuschende Ergebnisse gezeigt, so daß die Thermographie nicht mehr zu empfehlen ist.

Sonographie/Ultraschalluntersuchung von Genitale oder Brust (S. 322 f)

Kontrastmitteldarstellung der Nachbarorgane des Genitales

Beim retrograden oder intravenösen Pyelogramm und beim Kolonkontrasteinlauf bzw. der Magen-Darm-Passage werden die dem Genitale benachbarten Hohlraumsysteme durch Kontrastmittel dargestellt. Aus Lage- und Formveränderungen des Kontrastschattens kann u. a. auf krankhafte Prozesse im Genitalbereich geschlossen werden (Senkung, Tumor, Stenose, Ulzeration, Verwachsung).

Computertomographie (CT)

Die unterschiedliche Abschwächung von Röntgenstrahlen beim Durchgang durch eine (oder mehrere) Körperschicht(en) bedingt die unterschiedliche Schwärzung eines Röntgenfilms. Werden diese Röntgenstrahlen nicht auf einen Film, sondern in einen Computer geleitet, kann dieser viel geringere Unterschiede in der Abschwächung erkennen als dies ein menschliches Auge vermag. Rechnerisch werden dann die Unterschiede so verstärkt, daß sie vom Menschen auf einem Monitor (Fernsehschirm) als unterschiedliche Schwärzung erkannt werden können.

Je nachdem welches Gewebe durchstrahlt wird, erfolgt die stärkste Abschwächung im Bereich der helleren oder dunkleren Grautöne. Der Röntgenologe muß daher entscheiden, welchen Bereich der Grautöne (wird als

218   16. Gynäkologische Untersuchungsmethoden

„Fenster" bezeichnet) er besonders verstärkt haben möchte. (Bei Betrachtung eines Gemäldes mit einem starken Vergrößerungsglas kann man auch nicht mehr das ganze Bild sehen; man muß auch hier entscheiden, welchen Bildausschnitt man vergrößert haben möchte.)
Die CT verringert keineswegs immer die Röntgen-Strahlenbelastung!

Kernspintomographie

Die zu untersuchende Körperregion wird einem sehr starken Magnetfeld ausgesetzt, das die Atomkerne (*nicht* die Zellkerne) einiger Elemente die in den Körpergeweben vorhanden sind unterschiedlich stark aus ihrer Normallage abweichen läßt. Die Orte, an denen die unterschiedliche Abweichung erfolgt, können sichtbar gemacht und bildlich dargestellt werden.
Hierbei werden keine Röntgenstrahlen benutzt!
Da noch keine gesicherten Langzeiterkenntnisse vorliegen, sollte in der Schwangerschaft diese Untersuchungsmethode nur bei sehr strenger Indikation angewandt werden.

Vasographie/Lymphographie

Tiefgelegene weiche Organe oder Tumoren, wie z. B. Lymphknoten, entziehen sich leicht der Palpation.
Durch Injektion von Kontrastmitteln in die zuführenden Lymphgefäße (Lymphographie) oder Blutgefäße (Arterio-, Venographie) und anschließende Röntgenaufnahme kann aus der normalen Gefäßzeichnung oder dem anormalen Gefäßverlauf, aus Kontrastmittelaussparungen oder Kontrastmittelstopps auf den Zustand dieser Organe rückgeschlossen werden. Man kann z. B. hiermit etwas sicherer unterscheiden, ob die zum Genitale gehörenden Lymphknoten schon karzinomatös befallen sind oder nicht.

Laparoskopie/Endoskopie

(Besichtigung der Bauchhöhle), **Pelviskopie** (Besichtigung des Beckenraumes) und **Douglasskopie**, auch **Kuldoskopie** (Besichtigung des hinter dem Uterus gelegenen Teils des kleinen Beckens) genannt, erfordern im gynäkologischen Bereich eine Vollnarkose, da diese Eingriffe – wenn in Lokalanästhesie vorgenommen – oft eine erhebliche psychische und auch körperliche Belastung (Schmerzen) darstellen; schon deshalb, weil der Kopf der Patientin weit nach unten gekippt wird, damit die Därme aus dem kleinen Becken heraus in Richtung Zwerchfell rutschen. Nur so sind Uterus, Adnexe, Blase und Douglas-Raum zu sehen. Die erforderlichen Geräte sind verschieden dicke Röhren, die spezielle Optiken enthalten, die es gestatten, Licht hindurchzuschicken und hindurchzusehen.

➤ **Technik.** Zunächst wird ein ca. 1 cm langer Schnitt möglichst tief in die untere Zirkumferenz der Nabelhaut gemacht, hier mit einer dünnen Nadel (Verres-Nadel) durch die Bauchdecke gestochen und CO_2, Luft, Stickstoff oder Lachgas eingeblasen. Dadurch werden die Bauchdecken von den Därmen abgehoben. Dann wird die Verres-Nadel entfernt und durch dieselbe Inzision mit einem Trokar die Bauchdecke durchstoßen. Anschließend wird durch die Trokarhülse das Laparoskop hindurchgeschoben.

Die Suche nach den Ursachen einer *Sterilität*, einer *Amenorrhö*, einer *hormonellen Entgleisung* usw., die Diagnose bzw. der Ausschluß einer Extrauteringravidität, sowie die Ursachenklärung eines „akuten Bauchs" sind die Hauptindikationen zur diagnostischen **Laparoskopie**.

Über die Erkenntnisse der Pertubation und der Hysterosalpingographie hinausgehend, kann man die Außenwand der Tuben, die Ovarien, die ganze Umgebung der Adnexe und des Uterus besichtigen und davon eine eventuelle Operation abhängig machen.

Mit einem Operationslaparoskop bzw. durch einen zweiten oder evtl. sogar dritten Einstich lassen sich unter Sicht auch **Punktionen von Zysten, Probeexzisionen, Durchtrennung von Verwachsungssträngen** und **Tubensterilisierungen** sowie größere Operationen (Myom-, Uterus-, Adnex-, Appendix-, Gallenblasenentfernung) vornehmen.

Wird das Laparoskop in Knie-Brust-Lage durch das hintere Scheidengewölbe in die Bauchhöhle eingeführt, so bezeichnet man den Eingriff als **Kuldo- oder Douglasskopie.** Es ist dies bei sehr adipösen Frauen manchmal der einzig mögliche Zugang.

Die Laparoskopie erfordert meist einen 1–2tägigen stationären Aufenthalt mit Bettruhe und anschließend für 3–5 Tage Schonung.

Die laparoskopischen Operationen erübrigen die Laparotomie, vermeidet deren Schmerzen und ersparen Krankenhauskosten, da sie die Liegedauer wesentlich reduzieren.

Hysteroskopie

Man führt in das Uteruskavum ein Rohr ein, das sich nach außen konisch verdickt und dadurch den Muttermund abdichtet. Durch das Rohr wird CO_2-Gas in das Cavum uteri eingeblasen und dieses damit etwas gebläht. Durch das gleiche Rohr wird dann eine Optik geführt, die Licht in das Cavum uteri bringt und dessen Besichtigung erlaubt. Unter Sicht kann man dann z. B. gezielte Probenentnahmen machen oder die Tubenabgänge besichtigen und erkennen, ob das CO_2 durch die Tuben abfließen kann. Weiterhin erkennt man Korpuskarzinome, Polypen, Myome, Kavumdeformierungen u. dgl. Die – ambulante(!) – Tubensterilisierung auf diesem Weg hat leider nicht gehalten, was man sich davon versprochen hat.

220   16. Gynäkologische Untersuchungsmethoden

Chromosomenuntersuchungen

Chromosomenuntersuchungen (Barrsche Körperchen, Trommelschlegel, Zellzüchtung [z. B. embryonaler Zellen aus dem Fruchtwasser] mit Chromosomenanalyse) sind in Kap. 2 und auf S. 338 f. geschildert.

Kultur und Tierversuch

Zum Nachweis von nur in geringer Anzahl vorkommenden Bakterien oder wenn Bakterien genauer differenziert werden sollen, überimpft man Körperflüssigkeiten auf spezielle Nährböden, Nährflüssigkeiten oder in Tiere. Anhand von Größe, Form, Farbe usw. der entstehenden Bakterienkolonien bzw. der Reaktion des Organismus auf die Bakterien kann man diese genau erkennen und – ebenfalls im Laboratorium – das die Bakterien am besten bekämpfende Arzneimittel austesten (Resistenzaustestung).

Es ist sehr wichtig, daß die Entnahme der Probe, die untersucht werden soll, *vor* Beginn einer antibiotischen oder sonstigen Therapie erfolgt und daß das angezüchtete Material ohne Gefährdung von Personal und Umwelt beseitigt wird!

Hormonnachweise

Sie sind für manche gynäkologisch-geburtshilflichen Fragestellungen von sehr großer Wichtigkeit. Der Nachweis erfolgt meist aus Urin oder Blut. Ist die zu erwartende Abweichung vom Normalwert sehr groß (wie z. B. beim Schwangerschaftstest), genügt zur Untersuchung irgendeine Menge Urin oder Blut, die zu beliebiger Tageszeit gewonnen werden kann. Ist dagegen nur eine kleine Abweichung zu erwarten, kommt es auf ganz exakte Gewinnung des Untersuchungsmaterials an (s. Methoden im Kap. 4, 18, 21, 23), da dann z. B. tageszeitliche Schwankungen der Hormonproduktion und Ausscheidung berücksichtigt werden müssen.

Tumormarker

- Es gibt bestimmte Farbstoffe oder strahlende Stoffe, die sich besonders gut an tumorspezifische Strukturen anlagern und so die Erkennung/Lokalisation von Tumoren/Metastasen erlauben.
- Karzinomzellen enthalten Antigene, die für sie **mehr oder weniger** spezifisch sind. Je mehr Tumormasse vorhanden ist, um so mehr Antigene lassen sich immunologisch (Abb. 6.5) nachweisen. Wird durch die Therapie die Tumormasse verkleinert, sinkt die Zahl der Antigene ab. Ihr Wiederanstieg ist ein Hinweis (kein Beweis!), daß der Tumor wieder größer wird.
- Weiterhin ist es möglich, Substanzen immunologisch nachzuweisen, die nur während der Zellteilung (Proliferation) freigesetzt werden. Zellteilungen gibt es aber auch im gesunden Gewebe; sie bestimmen den „Basalwert" der „zellteilungsspezifischen Substanz". Werte darüber und

Absinken bzw. Nicht-Absinken im Verlauf (und danach) einer Behandlung, lassen Rückschlüsse auf Erfolg oder Mißerfolg einer Therapie zu.

Tumormarker sind – teure – Kontrollmöglichkeiten während einer Karzinomtherapie. Sie sind nicht zur Krebsvorsorge geeignet. Es ist fraglich, ob die bei der Nachsorge durch sie entdeckten Metastasen oder erneutes Tumorwachstum erfolgreicher behandelt werden können, als wenn diese eine gewisse Zeit später klinisch entdeckt worden wären.

Prüfungsfragen zu Kapitel 16
Es kann immer nur ein Antwortangebot richtig sein

1. Welches Kriterium zeigt am sichersten, daß eine Ovulation stattgefunden hat?
a) Spannungsgefühl in den Brüsten
b) Basaltemperaturverlauf
c) Sekretorische Umwandlung des Endometriums
d) Mittelschmerz
e) Gravidität

2. Wozu dient der Sims-Huhner-Test?
a) Der Prüfung der Spermienbeweglichkeit
b) Der Frühdiagnostik einer Gravidität
c) Der Prüfung der Tubendurchgängigkeit
d) Der Frühdiagnose des Portiokarzinoms
e) Zur Untersuchung, ob im Zervixschleim bewegliche Spermien vorhanden sind

3. Was zeigt das Vaginalepithel kurz vor der Ovulation?
a) Keine Veränderungen
b) Große Epithelzellen mit kleinen Kernen
c) Einzelstehende, azidophile Zellen
d) Kleine Epithelienzellen mit großen Kernen
e) Antwortangebote b und c sind richtig

4. Was besagt der Schillersche Jodtest?
a) Bei jodpositiver Reaktion ist die Portio krebsverdächtig
b) Bei jodpositiver Reaktion ist die Portio nicht krebsverdächtig
c) Bei jodnegativer Reaktion ist ein Zervixkarzinom in höchstem Maße sicher vorhanden
d) Bei jodnegativer Reaktion ist sicher kein Zervixkarzinom vorhanden
e) Ein jodpositiver Test zeigt mit Sicherheit an, daß das werdende Kind ein Knabe ist. Bei negativem Ausfall kann es ein Knabe oder ein Mädchen sein

16. Gynäkologische Untersuchungsmethoden

5. Was versteht man unter einer Konisation?

a) Spezialfärbung nach Kon auf karzinomatöses Gewebe
b) Das erste Entwicklungsstadium der Brustdrüse nach Beginn der Pubertät
c) Ein Frühschwangerschaftszeichen
d) Kegelförmiges Herausschneiden des Zervixinneren mit dem größten Teil des Zervixkanals
e) Kurzfristige Vorwölbung der Bauchdecken durch heftige Kindsbewegungen

6. Was versteht man unter Pertubation?

a) Luftdurchblasung der Tuben
b) Die äußere Überwanderung der Eizelle
c) Die beschleunigte Tubenpassage der Eizelle nach Einlegen eines Intrauterinpessars
d) Die Stieldrehung einer Saktosalpinx
e) Die Tubensterilisierung

7. Unter dem Einfluß welchen Hormons zeigt der Zervikalschleim das Farnmuster?

a) Unter dem Einfluß von Östrogenen
b) Unter dem Einfluß von Östrogenen und Progesteron
c) Unter dem Einfluß von Choriongonadotropin
d) Unter dem Einfluß von Progesteron
e) Keine der obigen Substanzen löst das Farnkrautphänomen aus

8. Wodurch wird die Erhöhung der Basaltemperatur hervorgerufen?

a) Durch peritoneale Reizung beim Eisprung
b) Durch Ausschüttung von Hypophysenhormonen
c) Durch zentrale Wirkung der Progesterone auf das Temperaturzentrum
d) Durch reflektorische Nebenschilddrüsenstimulation
e) Durch keines von allen

17. Operative Gynäkologie

Allgemeine Vorbereitung der Patientin

Vor einer Operation befindet sich die Patientin in einer **psychischen Streß-situation**, denn wer läßt sich schon gern operieren! Gerade für die erfahrene Pflegekraft, die mit dem Ablauf von Vorbereitung, Operation und anschließender pflegerischer Betreuung vertraut ist, eröffnet sich hier ein weites Betätigungsgebiet. Da sie durch ihre Arbeit engen Kontakt mit der Patientin bekommt, wird sie leicht zur Vertrauensperson. Hieraus erwachsen ihr viele **Aufgaben:** Erklärung der Notwendigkeit der Operation; die Grundtatsachen über die Operation (bleiben die Gebärmutter bzw. die Eierstöcke zurück; wenn nicht, was ist die Folge davon); Beratung zur Regelung noch schwebender familiärer Schwierigkeiten; auch Hinweise, wie die finanzielle Belastung infolge der Krankheit zu überwinden ist (Verhalten der Kasse gegenüber, Zuschüsse vom Arbeitgeber usw., evtl. Einschaltung der Krankenhausfürsorgerin); Auskunft über Besuchszeiten und günstige Verkehrsverbindungen zum Krankenhaus; Unterbringungsmöglichkeiten für die Kinder und vieles mehr.

Solange alle diese Probleme ungelöst sind, können sie den Seelenzustand einer Patientin derart niederdrücken, daß Operations- und Heilungsverlauf deutlich beeinträchtigt werden. Auch der Kontakt zu den Angehörigen (nicht zu viele!!) ist wichtig; z. B. ist eine kurze Nachricht sofort nach der Operation oftmals für alle Beteiligten eine große Beruhigung. Ein ganz wesentliches Kapitel ist die **Operationseinwilligung**, die die Patientin zu erteilen hat. Sie muß über das Ausmaß der Operation, auch über eine *vielleicht notwendige Erweiterung des operativen Eingriffs sowie über evtl. Schädigungen* (z. B. Verletzung von Blase und Darm bei gynäkologischen Operationen mit der Gefahr von Fistelbildungen und der – evtl. vorübergehenden – Anlage eines Anus praeter), *Blutungen, Thrombose, Embolie* usw., informiert werden. Die Bestätigung, daß eine ausreichende Aufklärung erfolgte (mit Aufzählung[!] der besprochenen Gebiete) sowie die OP-Einwilligung muß **schriftlich** vorliegen. Ist die Patientin dazu nicht in der Lage (minderjährig, bewußtlos usw.), sollten möglichst Angehörige die Einwilligung geben, da sie am ehesten abschätzen können, was der Wunsch der Patientin wäre. Jeder für die präoperative Aufklärung und Einholung der OP-Einwilligung verantwortliche Arzt wird es dankbar begrüßen, wenn am Vorabend der Operation bei der „Gute-Nacht-Visite" der Stationsschwester nachgefragt wird,

224   17. Operative Gynäkologie

ob sich die Patientin ausreichend aufgeklärt fühle oder noch zusätzliche Fragen habe!

Vor einer **Sterilisierung** sollte im Interesse der Patientin (der Arzt ist rechtlich durch die Einwilligung der Patientin gedeckt) auch die *Unterschrift des Ehemannes* miteingeholt werden, da eine solche Operation **ohne** oder gar **gegen** den Willen des Ehepartners ein *Scheidungsgrund* sein könnte.

Es ist unwahrscheinlich, daß eine Krankenkasse die Kosten für eine Re-fertilisierungsoperation (= OP zur Wiederfruchtbarmachung nach vorheriger Sterilisationsoperation) übernimmt!

Selbst in akuten Fällen kann man während der unmittelbaren Vorbereitung (nächster Abschnitt) der Patientin einige **beruhigende und aufklärende Worte** widmen, ebenso den oftmals noch mehr aufgeregten Angehörigen.

Spätestens am Vortag muß der Anästhesist Kontakt mit der Patientin aufnehmen und ebenfalls – aber von seinem Standpunkt aus – die Operabilität beurteilen (Zustand der Patientin, Art der geplanten OP und deren voraussichtliche Dauer, Indikation der OP usw.). Notfalls muß ein Internist oder anderer Spezialist zugezogen werden.

Eine Operation sollte lieber verschoben werden, als daß ein vermeidbares Risiko eingegangen wird. *Die Gründe für die Verschiebung müssen der Patientin sofort und verständlich mitgeteilt werden.*

Spezielle Operationsvorbereitung

Am Vortag. Einschränkung der Nahrungszufuhr bei *ausreichendem Flüssigkeitsangebot;* Einlauf zur gründlichen Darmentleerung; Rasieren der Bauchdecken und/oder der Vulva mit scharfem(!) Rasiermesser etwa in dem Bereich, der später auch desinfiziert wird (Abb. 17.**1**). Bei sehr empfindlicher Haut oder kleineren Eingriffen muß nicht der ganze zu desinfizierende Hautbezirk rasiert werden. Es genügt, wenn man nur die Haare mit einer Schere (Haarschneidemaschine) kürzt. Ferner ein Vollbad (mit milden Desinfizienzien), u. U. Nabelreinigung, evtl. Scheidenspülung oder Einlage eines Chemotherapeutikums.

Am Abend vor der Operation. Man gibt ein Schlafmittel, das aber die Atmung wegen der Gefahr der hypostatischen Pneumonie nicht deprimieren darf (Absprache mit dem Anästhesisten/s. Prämedikation).

Am Operationstag. Die Patientin schläft so lange als möglich, falls sie nicht sofort frühmorgens operiert wird. Sie sollte Zähne putzen, sich ausreichend waschen, kämmen und „zurechtmachen" können, da dies für das Wohlbefinden und Selbstwertgefühl einer Frau sehr wichtig ist. Natürlich darf der Anästhesist nicht durch übermäßiges Schminken und gelackte Nägel getäuscht werden. Vor *allen* Operationen, die eine Narkose erfordern, erhält die Patientin *gutsitzende* Antithrombosestrümpfe angezogen.

Spezielle Operationsvorbereitung 225

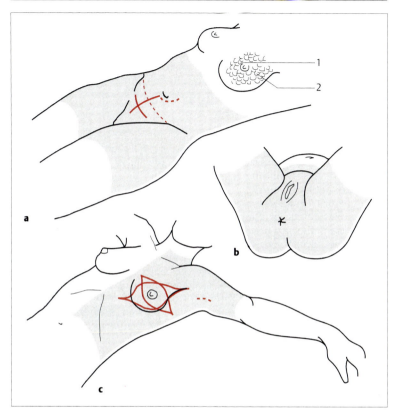

Abb. 17.**1a–c** **Desinfektionsfelder für gynäkologische Operationen.** (**a**) Für abdominales Vorgehen; 1 = Brustdrüsenkörper. 2 = Spencerscher Ausläufer nach oben/außen. (**b**) Für vaginales Vorgehen. (**c**) Für Ablatio mammae

Puls, Temperatur und Atmung werden ein letztes Mal registriert und jede Abweichung von der Norm sofort gemeldet, damit die Operation gegebenenfalls noch aufgeschoben werden kann. Die vom Anästhesisten vorgesehene **Prämedikation** muß peinlich genau zu den angegebenen Zeiten verabfolgt werden.

226   17. Operative Gynäkologie

Ein immer wieder vorkommender Fehler ist die zu späte Applikation, weil die Patientin dann zum Narkosebeginn noch nicht ausreichend sediert ist, übermäßig viel Narkotikum benötigt, und der Anästhesist sich irrtümlicherweise auf einen „großen Bedarf" einstellt. Wenn dann verspätet die Wirkung der Prämedikation einsetzt, und die Patientin außerdem zu große Mengen Narkosemittel erhalten hat, kann es zu ernsten Komplikationen kommen!

Das eigene Nachthemd wird gegen ein hinten offenes Klinikhemd ausgetauscht. Haarkämme, Ohr- und Fingerringe, Halsketten, Zahnprothese, Brille usw. bleiben im abschließbaren Schrank im Zimmer der Patientin bzw. werden in Verwahrung gegeben.

Da die Patientin aufgrund der Prämedikation mehr oder weniger benommen ist, muß sie *vorsichtig in den OP-Vorbereitungsraum transportiert* werden. Besonders ist darauf zu achten, daß nicht herunterhängende Hände oder Füße an Türen gequetscht werden. Unbedingt muß eine der Patientin bekannte Schwester von der Station mitkommen, die dann – auch der Patientin vernehmlich – diese einer OP-Saalschwester mit Nennung des Namens der Patientin und vorgesehener Operation *übergibt!* Die Angst, „verwechselt" zu werden, ist oftmals sehr groß (z. B. Pflaster ans Bett, auf dem der Name der Patientin steht). Auch das OP-Personal soll nicht nur geschäftig an der Patientin vorbeilaufen, sondern ihr Anteilnahme zeigen und ihr zu erkennen geben, daß man weiß, wer sie ist und was vorgesehen ist.

Selbstverständlich müssen Krankenblatt und Kurve die Patientin begleiten!

Einige typische gynäkologische Operationen sind auf Abb. 17.**2**, 17.3 u. 17.**4** dargestellt.

- Das **Nahtmaterial** muß – entsprechend der Routine des Operateurs – für den jeweiligen Operationsschritt passend angereicht werden. Die Auswahl wird im allgemeinen von der OP-Schwester getroffen hinsichtlich
  - *Materialbeschaffenheit:* Catgut, Chrom-Catgut, Seide, Zwirn, verschiedenste Kunststoffe, Draht usw.;
  - *Fadenstärke (bzw. -dicke):* variabel zwischen 0,05 mm (= Stärke 8–0) und 0,9 mm (= Stärke 5). In Klammer gesetzt sind die alten Bezeichnungen. Die moderne Bezeichnung (= metric) sind Nummern, die immer das 10fache des Fadendurchmessers darstellen;
  - *Verbindung zur Nadel:* Normalfaden muß eingefädelt werden, kurzes und langes Ende liegen nebeneinander und sind etwa doppelt so dick wie die Nadel; atraumatisch: ein Fadenende ist in eine Nadel eingepreßt, so daß kein Unterschied in der Dicke zwischen Nadel und Faden besteht;

Spezielle Operationsvorbereitung 227

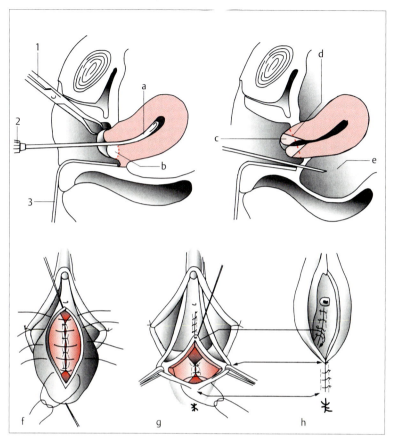

Abb. 17.2 **Einige vaginale Operationen.** a = Abrasio. 1 = Kugelzange. 2 = Kürette. 3 = hinteres Blatt eines geteilten Spekulums. b= Probeexzision. c = Konisation. d = Portioamputation. e = Douglas-Punktion. f = Vordere Scheidenwandraffung (der Uterus ist zur besseren Darstellung vor den Scheideneingang gezogen, er verschwindet im Lauf der Operation immer tiefer in die Vagina). g u. h = Hintere Scheidenwandraffung und Dammplastik (vaginale Totalexstirpation des Uterus s. Abb. 17.4c)

– *Nadel:* gerade oder gebogen, Spitze einfach oder angeschliffen, Nadelschaft glatt oder schneidend, Material elastisch oder biegsam, groß oder klein usw.;
– *Art der Verpackung:* „Endlosfaden" = sehr langer Faden in einer Flasche mit Desinfektionslösung, der situationsgerecht kürzer oder länger ab-

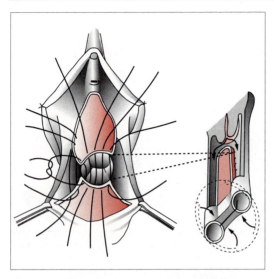

Abb. 17.3 **Weitgehender Verschluß der Scheide**, so daß rechts und links nur zwei schmale Röhren für den Sekretabfluß bleiben, zur Verhinderung eines Uterusprolapses, wenn der gesenkte Uterus nicht entfernt werden kann

geschnitten wird; Einzelfaden in verschiedener Länge, der alleine oder mit etwa 3–5 gleichartigen Fäden steril verpackt ist;
- *Zugfestigkeit:* unterschiedlich je nach Material und Fadenstärke (kann schwanken!);
- *Oberflächengestaltung:* glatt, rauh, geflochten;
- *Geschmeidigkeit:* starr, elastisch, weich/geschmeidig;
- *Resorbierbarkeit:* rasch (innerhalb weniger Tage) bis gar nicht;
- *Preis:* Catgut ist deutlich billiger als Kunststoffäden und für die meisten Indikationen ausreichend.

Weitere Angaben zu den oben angedeuteten Punkten sind in den Fortbildungsmaterialien und -kursen der gemeinnützigen Stiftung Dr. Ruhland/Neustadt a. d. Donau zu erhalten.

Catgut ist kein „Katzendarm", wie man aus der Übersetzung aus dem Neuenglischen schließen könnte, sondern wird aus widerstandsfähigerem Hammel- oder Rinderdarm hergestellt. Mit „cat" wurde im Altenglischen eine Geige bezeichnet – etwa vergleichbar mit dem alten deutschen Wort „Fiedel" –, so daß man Catgut mit „Geigen-(Saiten-)Darm" übersetzen kann. Im Altenglischen wird die Gesamtheit aller Saiteninstrumente ebenfalls als „catgut" bezeichnet, so daß auch hieraus geschlossen werden kann, daß schon früher das zum Nähen verwandte Catgutmaterial aus möglichst reißfesten Därmen hergestellt wurde.

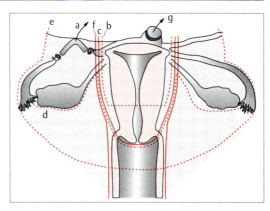

Abb. 17.4 **Einige abdominale Operationen.** a = Tubenunterbindung. b = teilweise Entfernung des Uterus. c = völlige Entfernung des Uterus ohne Adnexe. d = völlige Entfernung des Uterus mit Adnexen. e = völlige Entfernung des Uterus, der Adnexe, des Paragewebes und des oberen Scheidenanteils (Wertheim). f = Kolpektomie und Uterusexstirpation auf vaginalem Wege. g = Myomenukleation des Uterus

Das **instrumentelle Knüpfen** (das besonders bei atraumatischem Nahtmaterial zu empfehlen ist, da es die Mehrfachbenutzung des teuren Fadens erlaubt) geht folgendermaßen: Nachdem die Nadel ein- und ausgestochen ist, wird der Faden so lange aus dem Stichkanal gezogen, bis nur noch ein kurzes Fadenende vor der Einstichstelle bleibt. Der Rechtshänder nimmt nun die Nadel mit dem langen Fadenende in die Finger der linken Hand und hält den – jetzt leeren – Nadelhalter ruhig(!) in der rechten Hand. Das lange Fadenende wird nun um den Nadelhalter geschlungen. Danach wird mit dem (vom Faden umschlungenen) Nadelhalter das kurze Fadenende angeklemmt und durch Auseinanderführen der Hände der Knoten angezogen. (Evtl. müssen die Unterarme hierbei überkreuzt werden, damit die Fäden richtig laufen.) Dann wird auf die gleiche Weise der zweite Knoten hergestellt und daraufgesetzt.

Weiterhin kann man die Ränder von Hautwunden mit Pflasterstreifen (Steristrip) oder Metallklammern vereinigen und Gefäße aber auch Tuben mit Metallklammern verschließen.

Operationsnachbehandlung

Vorsichtige Umlagerung. Zunächst wird die Patientin vom OP-Tisch in ihr Bett vorsichtig umgelagert, sobald die Patientin ansprechbar ist. Hängen in dieser Phase Unterleib und Beine zu weit herab, kann ein Kreislaufkollaps

230   17. Operative Gynäkologie

ausgelöst werden. Das Bett soll durch eine Heizdecke – die dann zu entfernen ist – vorgewärmt sein. Wärmen, aber keine Überwärmung! Die Patientin darf nicht schwitzen. Intravenöse Infusionen, Katheter, Drains sind auf gute Lage und einwandfreien Durchfluß zu überprüfen. Die abholende und überwachende Schwester muß sich kurz über den Operationsverlauf und etwaige besondere Anordnungen informieren.

Verlegung zurück zur Station. Sie hat noch sorgsamer als der Transport zum Operationssaal zu erfolgen, da die Patientin jetzt unter dem Streß der Operation und der Narkose steht, zwar „ansprechbar", aber keineswegs wach ist!

Blutdruck, Puls und Atmung. Sie sind nach mittleren und großen Operationen alle 15 min zu **kontrollieren** – so lange, bis die Patientin wieder voll reaktionsfähig ist. Für diese Zeit haben sich „Aufwachräume", die vom Anästhesisten betreut werden, sehr bewährt. Dann erfolgt eine stündliche Kontrolle – jetzt auch der **Urinausscheidung**, der **Darmgeräusche** und der **Temperatur** – während der nächsten 4 Stunden. Sie wird bei normalem postoperativem Verlauf dann 4stündlich bis zum nächsten Morgen fortgesetzt. Nur sehr gefährdete Patientinnen – aus welchen Gründen auch immer – sollten postoperativ auf die Intensivstation verlegt werden, da die dortige Situation psychisch stark belastet.

Hautfarbe (Ohrläppchen, Lippen, Nagelbett). Diese gibt Hinweise auf Durchblutung und Sauerstoffversorgung (Zyanose, Sauerstoffmangel).

Nagel-Druck-Probe: Es wird die Zeit beurteilt, die nach Druck auf einen Fingernagel vergeht, bis dieser wieder rosig ist und mit der beim eigenen Nagel verglichen.

Solange die Patientin nicht voll ansprechbar ist, muß durch Tiefer- und Seitwärtslagerung des Kopfes und evtl. Absaugen für guten Abfluß von Bronchialsekret und Speichel gesorgt werden. Später ist die Patientin zum Abhusten aufzufordern. Nach Laparotomien kann sie durch Druck mit der flachen Hand gegen das Wundgebiet den Spannungsschmerz während des Hustens vermindern. So bald wie möglich ist die Patientin anzuhalten, immer wieder (wenigstens jede Std.) ihre **Finger, Hände, Arme, Füße und evtl. Beine zu bewegen** – zumindest die Muskeln mehrmals hintereinander anzuspannen und zu lockern, um die Blutzirkulation anzuregen. Insbesondere um venöse Stasen zu vermeiden, ist dies eine gute Thromboseprophylaxe. Verbände und Drains sind auf **stärkere Blutungen** hin zu kontrollieren.

Schmerzausschaltung. Hier ist zu berücksichtigen, daß der Bedarf an Analgetika individuell verschieden ist, je nach Art und Schweregrad des ärztlichen Eingriffs und persönlicher Schmerzempfindlichkeit. Am Operationstag und in der folgenden Nacht soll man mit der Verordnung von Analgetika nicht kleinlich sein, um nicht durch schmerzbedingte Unruhe die Wundheilung zu stören. Empfehlenswert ist während der ersten postoperativen Tage die Zugabe eines Schmerzmittels in die Dauerinfusion. Hierauf ist beim Flaschenwechsel zu achten!

Ein Blasenkatheter (S. 162) liegt oft für die ersten 1–2 Tage. Ist dies nicht der Fall, muß die Patientin spätestens *alle 6–8 Stunden zum Urinlassen aufgefordert werden*, da es manchmal nach gynäkologischen Operationen zur Blasenatonie kommt und – trotz enormer Füllung – kein Harndrang entsteht. Umgekehrt kann auch ein schmerzhafter Sphinkterkrampf die Harnentleerung unmöglich machen, so daß ein Spasmolytikum gegeben oder katheterisiert werden muß.

Soll die Harnableitung über längere Zeit erfolgen oder wurde – wie bei der vorderen Scheidenplastik – in unmittelbarer Nähe von Urethra und Blasenhals operiert, so empfiehlt sich die suprapubische Harnableitung mittels eines durch die Bauchdecke in die (vorher gefüllte) Blase eingestochenen Verweilkatheters.

Wird er nach einigen Tagen abgeklemmt, kann die Patientin versuchen, spontan durch die Harnröhre Wasser zu lassen. Gelingt dies gut, kann der Katheter gezogen werden; gelingt es nicht, versucht man es nach 1–2 Tagen wieder.

Wenn zunehmende „Unterleibsschmerzen" auftreten und kein oder zu wenig Urin im Sammelbeutel ist, so ist zumeist ein Verschluß des Katheters (Blutkoagel) die Ursache und sofort(!) zu beseitigen. Schmerzmittel zu geben, statt durch Besichtigung des Urinbeutels die Diagnose zu stellen, ist ein grober Fehler.

Blähungsschmerzen schwinden oft nach vorsichtiger vorübergehender Seitwärtslagerung, Wärmeapplikation oder Darmrohr (evtl. mehrmals tgl. für 15–30 min). Später kann man auch Prostigmin oder einen kleinen Einlauf anwenden.

In den nächsten Tagen sind die Analgetika weitmöglichst zu reduzieren, weil sie auch vitale (lebenswichtige) Funktionen (Darm, Atmung, Kreislauf) mehr oder weniger beeinträchtigen.

Flüssigkeitszufuhr. Sie ist vom Zustand der Patientin abhängig, dem Blutverlust und dem Ausmaß der Operation. In Fortsetzung der intraoperativen In- oder Transfusion erfolgt sie postoperativ zunächst parenteral. An den der Operation folgenden Tagen ist eine Infusion meist nur noch über die Tagesstunden notwendig. Über den Flüssigkeitsersatz hinausgehend, ist dies eine weitere Form der Thromboseprophylaxe. Nach gynäkologischen Operationen können die meisten Patientinnen bereits am nächsten Tag dünnen Tee trinken und in den folgenden Tagen – rasch wieder zunehmend – ihren gesamten Flüssigkeitsbedarf per os decken.

Infusionen können zum Offenhalten eines venösen Zugangs oder als Trägersubstanz von Medikamenten dienen, zum anderen als Volumenersatz, zur Osmoregulation, zur Elektrolyt-, Energie-, Eiweiß- und Antikörperzufuhr usw.

232   17. Operative Gynäkologie

Gegen die Mundtrockenheit und zur Verhütung/Behandlung rissiger Lippen oder der Zunge hilft (in Abständen von 1–2 Std. bzw. bei Bedarf) ein Sprühstoß Glandosane.
Flüssigkeitsein- und -ausfuhr sind genau zu notieren.

Aufstehen. Es erfolgt so frühzeitig wie möglich. Am Abend des Operationstages – häufig schon 4–5 Stunden nach der Operation, wenn die ersten Verklebungsvorgänge abgelaufen sind – wird die Patientin vorsichtig im Bett aufgesetzt, mit den Füßen aus dem Bett herausgedreht und kurz vor das Bett gestellt. Gestützt wird sie von beiden Seiten. Am nächsten Tag kann man schon mit der Patientin „um das Bett herumgehen". Dieses Frühaufstehen hat gemeinsam mit der „Bettgymnastik" und den Antithrombosestrümpfen – neben der gerinnungshemmenden Medikation – wesentlich zur Senkung der Thrombosehäufigkeit beigetragen.

Stuhlgang. Nach 2–3, spätestens aber nach 4 Tagen ist die Darmtätigkeit anzuregen, zunächst mit milden Abführmitteln per os und evtl. einem Klysma. Die Verabreichung von Prostigmin oder 10 ml einer 10%igen Kochsalzlösung i. v. sind beim Versagen der einfacheren Mittel u. U. mehrmals angezeigt.

Dammpflege. Dammoperationen verursachen in den nächsten Tagen ziemliche Schmerzen. Häufiges kurzes Abspülen der Haut (Bidet) und evtl. Wärmeapplikation (trocken) helfen, die Beschwerden zu lindern. Zur Verringerung der Schmerzen und der reaktiven Schwellung (Ödem) kann man Voltaren geben – zunächst i. m., später per os.

Ernährung. Eine Zufuhr fester Nahrung sollte erst erfolgen, wenn normale Darmentleerungen als Zeichen normaler Darmtätigkeit eingesetzt haben. Beginnend von diesem Zeitpunkt an kann man nach gynäkologischen Operationen die Nahrungsmenge und ihre Konsistenz rasch steigern.
Auch bei Verletzungen des Sphincter ani (z. B. Dammriß III. oder IV. Grades) gibt man heute Normal- oder leichte Kost, sorgt aber sofort für weichen (nicht flüssigen!) Stuhl. Vom „Stopfen" (Verhindern der Darmentleerung) ist man abgekommen.
Die geistige Leistungskraft (Konzentrations- und Merkfähigkeit) ist manchmal nach längerer Narkose für einige Wochen/Monate geschwächt. Geistiges Training („Gehirnjoggen") – evt. durch Nootrop Tabl. unterstützt – hilft, diese Zeit zu verkürzen.
Die konsequente Einhaltung der oben erwähnten Maßnahmen ist eine wesentliche Voraussetzung für einen ungestörten, raschen Heilungsverlauf. Wenn sich auch anfangs manche Patientinnen darüber ärgern – später sind sie dafür dankbar.

Postoperative Komplikationen

Kreislaufsystem (Frühkomplikationen)

Kreislaufkollaps. Zum Kreislaufkollaps mit Blutdruckabfall, Pulsfrequenzanstieg, Hautblässe, kühler Haut, Ausbruch von kaltem Schweiß, Einengung des Gesichtsfeldes und Atemnot kann es recht leicht kommen, z. B. schon, wenn die Patientin zu warm zugedeckt ist. Frische kühle Luft, Anheben der Beine bzw. des Fußendes des Bettes bei gleichzeitigem leichten Anheben des Oberkörpers, kurze Beschleunigung der Infusion, evtl. ein Kreislaufmittel reichen meist zur Behebung des Zustandes aus. Wenn hierauf keine Besserung eintritt, ist die auslösende Ursache ernsterer Natur; es entwickelt sich ein (Kreislauf-)**Schock** infolge mangelhafter Blutversorgung und demzufolge Sauerstoffmangel aller lebenswichtigen Organe und – unbehandelt – Tod. Alarmierende zusätzliche Zeichen sind: Blutdruck unter 80–90 mmHg, versiegende Harnausscheidung (Dauerkatheter!), hochfrequenter Puls, starke Benommenheit oder Bewußtlosigkeit. Häufige Ursache sind ein nicht ausreichend kompensierter Blut- oder Flüssigkeitsverlust unter der Operation, eine postoperative Blutung oder die erhebliche Schädigung der Abdominalorgane durch die Operation. Auch eine sehr lange und tiefe Narkose fördert einen Schock.

Kopftieflagerung, Blut- und/oder Elektrolytzufuhr von mindestens 1000 ml sind sofort erforderlich, dazu möglichst eine gezielte Behandlung der Ursache (z. B. Zuckerlösung bei hypoglykämischem Schock). Um für eine geplante größere Operation über genügend Blutkonserven mit *eigenem* Blut verfügen zu können, muß die Patientin ca. 8 Wochen vor dem Operationstermin eine Blutspendezentrale aufsuchen.

Blutung. Sofern das Blut Abfluß nach außen hat, wird dies meist rasch festgestellt – eine gute Überwachung vorausgesetzt! Gefährlicher ist die innere Blutung, die oft erst aufgrund des Kollapses oder der Schockzeichen bemerkt wird. Dazu kommen zunehmende Leibschmerzen und Bauchdeckenspannung.

Die Blutungsquelle ist häufig ein durchschnittenes Gefäß, dessen Ligatur abgerutscht ist. Sie ist durch erneute Laparotomie zu stillen, bei Scheidenblutungen genügt gelegentlich eine feste Tamponade.

Herzstillstand. Ein Herzstillstand, der sich meist während der Operation ereignet, ist glücklicherweise selten. Sofortige Beatmung (Reintubation) und äußere Herzmassage (so, daß ein Radialispuls fühlbar wird) sind die wichtigsten Maßnahmen.

Seltener kommt es postoperativ zu **hypertensiven** Krisen (diastolischer Blutdruck über 140 mmHg). Zunächst sollten Angst, Schmerzen usw. als Ursache ausgeschlossen und mehrmals der Blutdruck kontrolliert werden. Bleibt er über 10 bis 15 min überhöht, so muß langsam (über Stunden) eine Senkung auf zunächst etwa 100 mmHg angestrebt werden – am besten

234   17. Operative Gynäkologie

durch einen Dauertropf mit Presinol, der sofort langsamer gestellt werden kann, damit es nicht zur Hypotonie kommt (s. Kap. 31). Da bei der Hypertonie die Gefäße enggestellt sind, kann es bei zu schneller „Normalisierung" des Blutdrucks ohne gleichzeitige Gefäßerweiterung zur Mangelversorgung von Organen kommen (in der Schwangerschaft für das Kind besonders gefährlich).

Respirationssystem (Frühkomplikationen)

Zurückfallen der Zunge. Dies ist nur in der unmittelbar postoperativen Phase zu befürchten. Seitenlage und Hervorziehen der Zunge mit einer Zungenzange (Ovarialfaßzange, Polypenfaßzange, Kugelzange usw.)! Eventuell muß noch einmal ein Majo-tubus eingelegt werden.

Aspiration. Dies ist bei geringen Schleimmengen häufig und harmlos. Größere Mengen jedoch, besonders von saurem Mageninhalt, können unmittelbar zum Ersticken führen oder aber eine Aspirationspneumonie induzieren. Gutes Absaugen vor der Extubation, richtige Lagerung der noch benommenen Patientin, Absaugen und Aufforderung zum Abhusten sind gute prophylaktische bzw. therapeutische Maßnahmen. Sind größere Lungenbezirke für die Atmung ausgefallen, läßt man Sauerstoff atmen.

Pneumonie. Sie kann frühzeitig als *Aspirationspneumonie*, später infolge der Immobilisierung als *hypostatische Pneumonie*, noch später und seltener als *Infektionspneumonie* oder als Folge einer *Lungenembolie* auftreten. Es ist für gutes Durchatmen zu sorgen und einer Infektion so gut als möglich vorzubeugen. Im übrigen richtet sich die Therapie nach der Ursache der Grundkrankheit.

Bei allen Frühkomplikationen sind *unmittelbar* Operateur und Anästhesist zu alarmieren! Es ist logisch, daß dies nur bei kompetenter und kurzfristig wiederholter Kontrolle möglich ist. Andernfalls kann – wenn Komplikationen auftreten – leicht der Vorwurf der „groben Fahrlässigkeit" gemacht werden, mit allen juristischen und versicherungsrechtlichen Folgen! (Bei „grober Fahrlässigkeit" haftet nicht der Arbeitgeber, sondern der Schuldige!)

Magen-Darm-Kanal (spätere Komplikationen)

Akute Magenatonie. Es sammeln sich große Mengen grünbrauner Flüssigkeit an, die anfangs im Schwall entleert werden. Sofortige Magenentleerung durch Einlegen einer (Nasen-)Sonde, Nahrungsentzug und Infusionen helfen, den Zustand zu beseitigen.

Ileus. Der früh auftretende Ileus ist häufiger durch Darmlähmung (paralytischer Ileus) bedingt, der später auftretende häufiger durch einen Darmverschluß (Obstruktionsileus) infolge narbiger Verwachsungen.

Postoperative Komplikationen 235

➤ **Symptome:** Völlegefühl, Aufstoßen, fäkulentes Erbrechen, gespannter Leib, fehlende (paralytisch) oder plätschernd klingende (Verschluß-) Darmgeräusche, Schmerzen und Fieber.

➤ **Sofortmaßnahmen:** Dünndarmsonde (Miller-Abbot-Sonde), Darmrohr, Darmtonisierung bei der Lähmung, operative Beseitigung (Verwachsung, Blutung) des Hindernisses beim Verschlußileus.

Infektionen (späte Komplikationen)

Wundinfektion. Die Heilung per secundam (im zweiten Anlauf; Gegenteil: per primam [intentionem] = im ersten Anlauf – sofort/intentio = Absicht/Anlauf/Versuch) ereignet sich meist ohne sicher erkennbaren Grund.

Eine Infektionsursache sollte auf gar keinen Fall vorkommen: das Ansaugen von Keimen in das Wundgebiet beim Wechseln der Redonflasche! Da im ganzen System – bis in den tiefsten Wundwinkel hinein – ein Unterdruck (= Sog) besteht, muß – bevor die alte Redonflasche abgemacht wird und die neue angeschlossen ist – der in die Wunde führende Redonschlauch luftdicht abgeklemmt werden, sonst kommt es automatisch zur Keimaspiration.

Eine gewisse Anzahl Keime gelangt immer in die Wunde. Ob sie von der körpereigenen Abwehr vernichtet werden oder nicht, hängt von lokalen und allgemeinen Faktoren der Patientin und der Virulenz und Menge der Keime ab. Bei Verdacht auf eine Infektion gibt man vor Verschluß der Wunde ein Antibiotikum lokal; es wird auch eine prophylaktische Gabe (i. v./i. m.) kurz vor OP-Beginn empfohlen. Zu weit ausgreifende und zu feste Nähte mit großen durch Druck nektrotisch werdenden Gewebsbezirken und zu dicht stehende Nähte (die die Durchblutung stark reduzieren) sind u. a. zu vermeiden.

➤ **Symptome.** Die ersten Anzeichen sind subfebrile Temperatur sowie Rötung und schmerzhafte Infiltration des Wundgebietes.

Wärmeapplikation (feuchte Kompressen mit Desinfektionslösung) und Eröffnung einer fluktuierenden Stelle mit Drainage und lokaler Gabe von Leukasekegeln in die Wundhöhle (verdauen die Nekrosen und beschleunigen die Wundheilung), evtl. auch allgemeine antibiotische Therapie lassen die Infektion meist bald abklingen. Insgesamt kommt es aber zu einer Verzögerung der Rekonvaleszenz, häufig auch zu einer unschönen Narbe. Im Hinblick auf die hohen Krankenhauspflegesätze ist der Einsatz relativ teurer prophylaktischer Sofortmaßnahmen bei der Operation gerechtfertigt, wenn man dadurch den Klinikaufenthalt auf ein Minimum beschränken kann. Die Patientin muß keinesfalls bis zum völligen Verschluß sekundär verheilender Wunden im Krankenhaus verbleiben.

Peritonitis. Eine lokale peritoneale Reizung ist mit jeder Operation verbunden, bei der das Bauchfell eröffnet wird.

Bei hochgradiger Abwehrschwäche oder starker Schädigung des Peritoneums (z. B. Lösung flächenhafter Verwachsungen) und starker Kontamination (Verunreinigung) mit pathogenen Keimen kann es zur lokalen oder diffusen Peritonitis kommen.

➤ **Frühsymptome** sind Fieber, Abwehrspannung, Druck- und Spontanschmerzen; später kommen Aufstoßen, Erbrechen, Ileus hinzu. Auskultatorisch lassen sich Reibegeräusche wahrnehmen.

Mit Magen- und Darmsonde, striktem Eß- und Trinkverbot, reichlich Infusionen (es gehen erhebliche Flüssigkeitsmengen in den Darm verloren!) und hochdosierten Breitspektrumantibiotika (bzw. dem ausgetesteten, am besten wirksamen Antibiotikum) kann man heute der Infektion meist Herr werden.

Narbendehiszenz. Das Auseinanderweichen kürzerer Abschnitte oder der gesamten Länge einzelner oder mehrerer, gelegentlich aller Schichten der Bauchwunde, ist häufig Folge einer Wundinfektion. Der Prozeß beginnt meist in Fett, Muskulatur und Faszie, während Peritoneum und Haut oftmals erstaunlich lange intakt bleiben. Bei kleineren und inkompletten Defekten genügen oft korsettartige (Pflaster-) Verbände, um ein Weitereinreißen zu verhindern und die Zeit bis zur endgültigen Heilung zu überbrücken. Bei größeren oder vollständigen Defekten mit Vorfall von Netz oder Därmen muß relaparotomiert werden.

Komplikationen von seiten des Harntrakts

Hierbei handelt es sich um späte Komplikationen.

Sie sind durch die enge Nachbarschaft von Niere, Harnleiter, Blase und Urethra zum Genitale nach gynäkologischen Operationen recht häufig. Harnentleerungsstörungen durch schmerzhaften(!) Sphinkterkrampf oder verstopfte Dauerkatheter bzw. umgekehrt eine Inkontinenz sowie entzündliche Reizungen (durch Operationstrauma oder Infektion) können die Patientin sehr quälen und erfordern eine rasche und energische Therapie (s. gynäkologische Urologie, Dauerkatheter).

Hier ist aber auch ein gutes, tröstendes und aufklärendes Wort vonnöten, um die Patientin zu überzeugen, daß es sich nur um eine vorübergehende Komplikation handelt und keineswegs „ihr Zustand ja jetzt noch schlimmer als vor der Operation ist".

Thrombose und Embolie (Spätkomplikationen)

Damit es zum Verschluß der bei der Operation durchschnittenen Gefäße kommen kann, muß u. a. auch eine normale Blutgerinnung mit Thrombenbildung erfolgen. Man kann also nicht (was technisch möglich wäre) die Gerinnungsfähigkeit des Blutes völlig aufheben. Gerade nach Operationen im Beckenbereich besteht eine verstärkte Thromboseneigung in den Becken- und Beinvenen.

➤ **Medikamentöse Thromboseprophylaxe.** Sie setzt bei der durch die Art der Operation, ihre Krankheit oder ihr Alter gefährdeten Patientin deshalb ab dem Operationstag ein (wenn die Blutstillung im Wundbereich erfolgt ist); neben anderen, z. T. schon erwähnen Maßnahmen, wie z. B. das frühe Aufstehenlassen und die Krankengymnastik, die bereits präoperativ beginnt. Man gibt – u. a. abhängig vom Gewicht der Patientin und vom verwendeten Medikament – 1–2–3mal tgl. ein Heparinpräparat s. c. in Form der sog. Low-dose-Prophylaxe (im Gegensatz zur hochdosierten Therapie), z. B. als Calciparin mit 5000 oder 7500 I. E. Heparin pro Ampulle.

➤ **Symptome** der Thrombophlebitis sind Schmerzen und Ödeme im befallenen Gebiet, evtl. ein tastbarer derber Strang, über dem die Haut gerötet ist, und Fieber. Das distale Hautgebiet ist oft (leicht) livide.

➤ **Therapie.** Faustregel für die Therapie. *Oberflächliche* Thrombophlebitiden werden mobilisiert, tiefe Thrombophlebitiden erfordern Ruhigstellung und Hochlagerung der befallenen Extremität. Dazu kommen lokale Maßnahmen wie feuchte Umschläge, Hirudoidsalbe, Blutegel und allgemein eine antipyretische, thrombolytische und später gerinnungshemmende Therapie. Anfangs sind auch Sedativa und Analgetika angezeigt.

Um die Heilungsvorgänge abzukürzen und um ein besseres kosmetisches Ergebnis zu erhalten, kann man – wenn die Initialsymptome abgeklungen sind – oberflächliche Venen schlitzen und den Thrombus herausstreichen.

Löst sich ein Venenthrombus, wird er mit dem Blutstrom in die Lunge verschleppt und verschließt dort, je nach seinem Umfang, ein größeres oder kleineres Gefäß. Dementsprechend fällt mehr oder weniger viel Lungengewebe für die Atmung aus. Reflektorisch kommt es zu einem Arterio- und Bronchospasmus in der Nachbarschaft, so daß sich nach einem plötzlich einsetzenden Brustschmerz mit Husten und Atemnot ein Engegefühl in der Brust und Angst einstellen. Werden die zunächst reversiblen Spasmen nicht rasch beseitigt, kommt es zu weiteren Gewebeschäden.

➤ **Sofortmaßnahmen** sind absolute Ruhe, Sauerstoff, Spasmolyse und Sedierung.

238   17. Operative Gynäkologie

Prüfungsfragen zu Kapitel 17
Es kann immer nur ein Antwortangebot richtig sein

1. Was ist eine Konisation?

a) Eine Modifkation der Wertheimschen Operation, die von Con angegeben wurde
b) Eine Art von Brustplastik
c) Das Herausschneiden eines Gewebskegels aus der Portio
d) Der operative Verschluß des Muttermunds bei isthmozervikaler Insuffizienz
e) Die Erektion der Brustwarze, wenn das Kind saugt

2. Was ist bei einer Sterilisierung durch Tubenligatur zu beachten?

a) Der Ehemann sollte – neben der Patientin – seine schriftliche Einwilligung geben (im Interesse der Patientin)
b) Es genügt, wenn der Ehemann allein eine schriftliche Einwilligung gibt (da nach deutschem Recht zumeist der Mann Haushaltungsvorstand ist)
c) Es genügt zur juristischen Absicherung des Operateurs die (schriftliche) Einwilligung der Frau (gemäß dem Verfügungsrecht über den eigenen Körper)
d) Es müssen beide Ehepartner schriftlich ihre Einwilligung geben
e) Angebote a und c sind richtig

3. Warum kann bei der Umlagerung der Patientin vom OP-Tisch in das Bett ein Kreislaufkollaps auftreten?

a) Weil die Patientin plötzlich in eine kühlere Umgebung gebracht wird
b) Die Frage ist falsch, in dieser Zeit tritt kein Kollaps auf
c) Wenn die Beine und der Unterkörper herabhängen, kann derart viel Blut in die unteren Körperpartien versacken, daß das Herz zu wenig Blut bekommt
d) Weil zur Umlagerung meist die Infusion vorübergehend abgestellt wird
e) Alle Antwortangebote sind falsch

18. Geschlechtshormone und Grundlagen der Therapie mit Sexualhormonen

Steroidhormone (vgl. auch Kap. 4)

Die Steroidhormone haben ihren Namen von dem ihnen allen gemeinsamen *Grundgerüst:* dem **Steran**, einem C_{17}-Steroid (Cyklopentanoperhydrophenandren). Die 3 Sechserringe und der eine Fünferring werden mit den Buchstaben A bis D bezeichnet; die einzelnen Kohlenstoffatome, die an jeder Ringecke haften, sind fortlaufend numeriert von 1–17 (Abb. 18.**1**).

Anhängende C-Atome bei Derivaten des Sterans werden ab Nummer 18 gezählt, wobei C-Atom-18 an C-Atom 13 des Ringgerüstes, C_{19} an C_{10} und C_{20} an C-Atom-17 des Ringes hängen.

Die in der Natur weit verbreitete Ausgangssubstanz für Steroidhormone ist das **Cholesterin** (richtiger – aber noch ungebräuchlich – wäre die Bezeichnung Cholesterol) das, da es 27 C-Atome besitzt, als C_{27}-Steroid bezeichnet werden kann. Es wird vom Menschen selbst produziert, ist auch in vielen Nahrungsmitteln enthalten. Es ist lebensnotwendig! Aber zu hohe Serumspiegel begünstigen Gefäßverkalkung (Atheromatose) und Herzinfarkt.

Östrogene. Diese erzeugen bei kastrierten weiblichen Nagetieren den *Östrus (Brunst)*; daher ihr Name. Soweit sie von den Follikeln des Eierstocks gebildet werden, bezeichnet man sie als **Follikelhormone**. Die wichtigsten sind (mit abnehmender Wirksamkeit) das *Östradiol* und das *Östron*, beider in der Leber entstehendes Ausscheidungsprodukt ist das Östriol, das nur noch etwa $1/10$ der Wirksamkeit des Östradiols besitzt. Da sie an C-Atom-13 des Steranrings ein weiteres – das 18.-C-Atom haben, werden sie als C_{18}-Steroide bezeichnet (Abb. 18.**1** u. 18.**2**).

Für die Hormontherapie wurden **Derivate** entwickelt, die besonders *lange* wirksam (ihr Abbau in der Leber wird verzögert), *stärker* als die natürlichen Hormone sind und *oral* gegeben werden können, wie z. B. das *Äthinylöstradiol* oder der 3-Methyläther des Äthinylöstradiols (*Mestranol*; vgl. Abb. 18.**2**). Im Englischen gibt es die Umlaute ä und ö nicht, sie werden durch e ersetzt. Aufgrund der reichlichen Verwendung angloamerikanischen Schrifttums, beginnt sich diese Schreibweise auch in Deutschland durchzusetzen, z. B. Ethinylestradiol oder abgekürzt EE.

Gestagene. Sie erhalten u. a. bei trächtigen Tieren, die kastriert wurden, die **Gestation (Schwangerschaft)**; daher ihr Name. *Prägestagene* haben ähnli-

18. Geschlechtshormone und Therapie mit Sexualhormonen

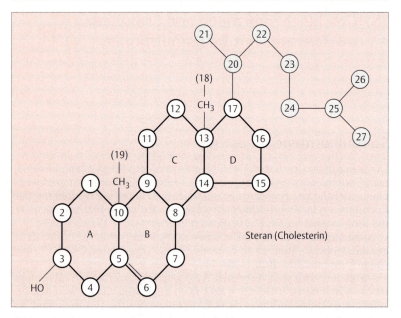

Abb. 18.1 **Steran = Grundgerüst der Steroide** (dünne Ergänzungen: Cholesterin)

che Wirkungen wie die Gestagene, können aber die Schwangerschaft nicht erhalten. Sie können aus männlichem Hormon (Testosteron) entwickelt werden und haben – je nach ihrer Struktur – noch mehr oder weniger stark ausgebildet defeminisierende und/oder sogar vermännlichende Wirkungen.

Das natürlich vorkommende Gestagen ist das *Progesteron* – ein C_{21}-Steroid, das, da es im Corpus luteum (Gelbkörper) gebildet wird, auch **Corpus-luteum-Hormon** oder **Gelbkörperhormon** heißt.

Es wird in der Leber inaktiviert und u. a. von der Niere als *Pregnandiol* mit dem Urin ausgeschieden (Abb. 18.3).

Progesteron wird im Organismus rasch abgebaut, seine *Halbwertzeit* beträgt nur 3–5 min. Man hat daher Derivate entwickelt, die langsamer abgebaut werden. Damit ging aber zum Teil die schwangerschaftserhaltende Eigenschaft verloren, deshalb heißen diese Stoffe Prägestagene.

Androgene. Sie sind C_{19}-Steroide, sie haben vermännlichende Wirkung (gr. andros = Mann). Sie werden auch im weiblichen Organismus gebildet, in der Nebennierenrinde und im Ovar, ebenso in der Plazenta. Zum Teil sind sie *Zwischenprodukte in der Hormonsynthese* (s. nächster Abschnitt).

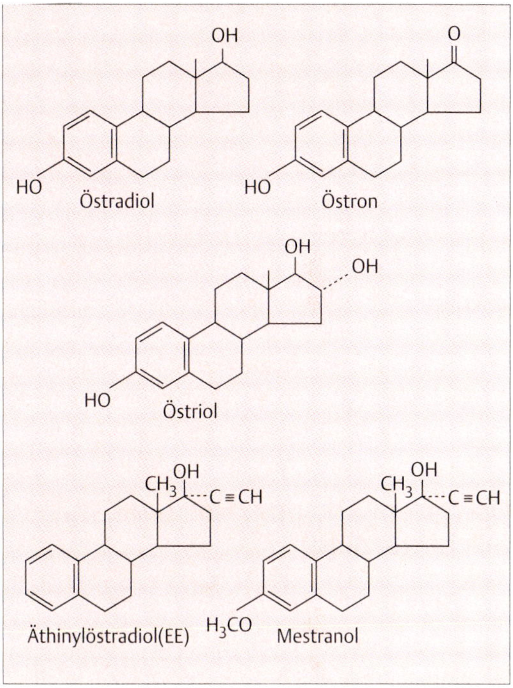

Steroidhormone   241

Abb. 18.**2**   **Östrogene**

Testosteron (lat. testis = Hoden). Es ist das im Hoden gebildete männliche Hormon (Abb. 18.**4**).

Weitere Steroidhormone werden in der Nebennierenrinde gebildet: die **Mineralokortikoide**. Sie regulieren den Mineralstoffwechsel *(Aldosteron)* und die **Glukokortikoide**, die mesenchymale (Entzündungs-)Reaktionen beeinflussen *(Hydrocortison)*.

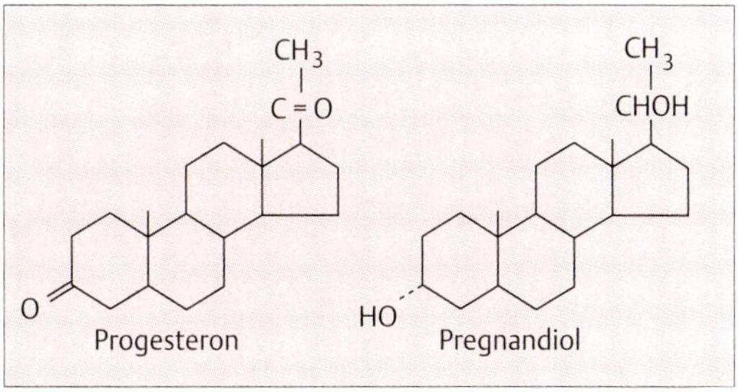

Abb. 18.**3**

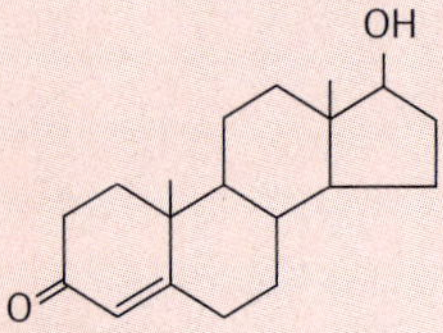

242   18. Geschlechtshormone und Therapie mit Sexualhormonen

Testosteron

Abb. 18.**4**

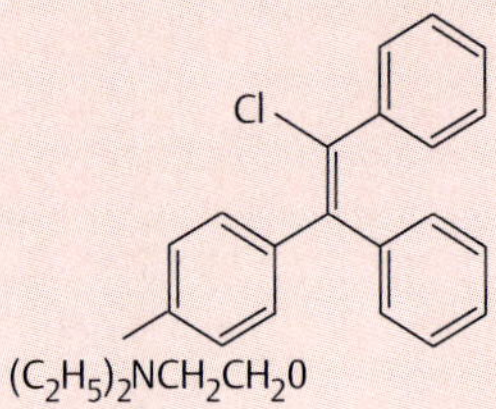

$(C_2H_5)_2NCH_2CH_2O$

Clomiphene

Abb. 18.**5**

In den letzten Jahren gelang es, ein Steroid zu entwickeln, dessen *ovulationsauslösende Wirkung* im Vordergrund steht: das **Clomiphene** (Dyneric, Pergotime; Abb. 18.**5**).

Östrogenwirksame Hormone mit anderem Aufbau (Nichtsteroide)

Am bekanntesten sind die **Stilbene**, die in Pflanzen (besonders deren frischen Trieben) im Moor usw. vorkommen und östrogene Wirkungen besitzen. Sie werden von der Leber nicht abgebaut und waren daher – bevor die Steroide synthetisiert werden konnten – in der Therapie weit verbreitet (Abb. 18.**6**).

Die Schreibweise in Abb. 18.**6** läßt doch eine gewisse Ähnlichkeit mit dem Steranskelett anklingen – vielleicht deshalb die ähnliche Wirkung.

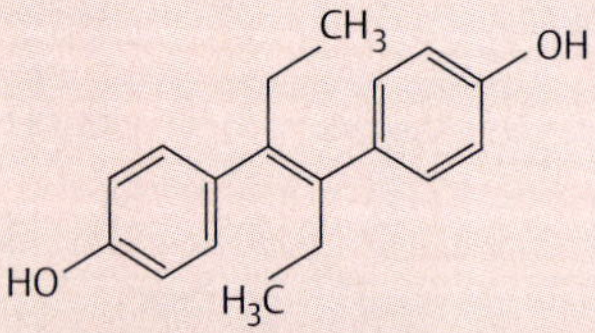

Diäthylstilböstrol

Abb. 18.**6**

Proteohormone

Sie sind Eiweißstoffe mit Hormonwirkung und setzen sich aus verschiedenen Aminosäuren zusammen. Es sind z. T. noch andere Moleküle in den Eiweißverband aufgenommen, wie z. B. Zucker beim follikelstimulierenden Hormon, das deshalb auch als **Glykoproteid** bezeichnet wird. Uns interessieren hier die sog. **Gonadotropine**: die auf die Gonaden (Ovar und Testis) einwirkenden Hormone, die von der Hypophyse abgegeben werden. Sie sind *geschlechtsunspezifisch*, d. h. sie wirken sowohl auf Eierstock als auch Hoden ein. Quellen zur Gonadotropingewinnung sind die Plazenta und das Serum trächtiger Stuten (extrahypophysäre Gonadotropine).

Wir unterscheiden das **FSH** (Follikelstimulierendes *Hormon*), das die *Follikelreifung* bewirkt (bzw. beim Mann die *Samenbildung*).

Das **LH oder ICSH** (Luteinisierendes *Hormon* oder *I*nterstitielle Zellen [cells] stimulierendes *Hormon*), das in Gemeinschaft mit dem FSH die *Hormonbildung im Follikel* (Follikelhormon), den *Follikelsprung* und – in anderer Relation zum FSH – später die *Hormonbildung im Corpus luteum* (Follikelhormon und Gelbkörperhormon) bewirkt (bzw. beim Mann die *interstitiellen Hodenzellen zur Testosteronproduktion* anregt).

Ferner das **Prolaktin** oder LMTH (*Luteomammotropes Hormon*), das beim Menschen während der 2. Zyklushälfte an der *Progesteronbildung* mitbeteiligt ist und im Wochenbett die **Brustdrüse** zum *Wachstum und zur Milchbildung* anregt. Auch bei manchen Mammakarzinomen ist das Prolaktin erhöht und wird dann als Mitverursacher des Ca. angesehen.

Weitere Gonadotropine sind das **HMG** (*H*umanes *M*enopause*g*onadotropin), das aus der Hypophyse von postklimakterischen Frauen stammt, und das **PMS** (*P*regnant *m*are's *s*erum = Serum tragender Stuten), das von der Dezidua tragender Stuten gebildet wird. Beide Hormone lassen sich aus dem Urin isolieren.

Weitere Proteohormone, die von der Hypophyse ausgehen, sind u. a. das **Thyreotropin** (das die Schilddrüsenfunktion regelt), das **Adrenokortikotropin** (**ACTH**, das die Nebennierenrinde anregt), das **Adiuretin** (das die Wasserrückresorption der Niere bewirkt), und das **Oxytocin** (zur Kontraktion glatter Muskulatur).

Hormonsynthese im Organismus

Steroidsynthese

Die Steroidhormonsynthese geht unter dem Einfluß der hypophysären Hormone in verschiedenen Organen auf unterschiedlichen Wegen vor sich. Jeder Schritt von einer Verbindung zur nächsten wird von einem ganz speziellen **Ferment** bewirkt. Fehlt ein Ferment, so hört an dieser Stelle die Syn-

18. Geschlechtshormone und Therapie mit Sexualhormonen

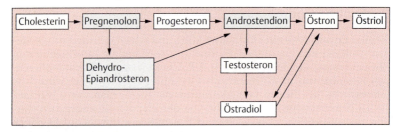

Abb. 18.7 **Der Aufbau einiger Sexualhormone aus Cholesterin**

these auf, und das jeweilige Endprodukt wird aus den Bildungsorganen in den Blutkreislauf abgegeben (Abb. 18.7).

5 mg Östrogene und **200–300 mg Progesteron** werden während eines **4wöchentlichen Zyklus** gebildet.

Eine Monatspackung der Antibabypille enthält je nach Präparat an Östrogenen: 0,6–1 mg EE bzw. 1,0–2,0 mg Mestranol, sowie 2,5–50 mg unterschiedlicher Gestagene. Man kann aber diese Zahlen nicht unmittelbar mit den Werten eines unbeeinflußten Zyklus vergleichen, da die biologische Wirksamkeit auf verschiedene Gewebe, die Wirksamkeit der jeweiligen Abbauzwischenprodukte, die Abbaugeschwindigkeit usw., je nach Präparat völlig verschieden sind.

Gonadotropinbildung

Die Bildung der Gonadotropine erfolgt unter dem Einfluß von Steuerungsimpulsen (Releasinghormonen) im Hypophysenvorderlappen mit Hilfe verschiedener Zelltypen (gemeinsam mit den anderen „-tropen" Hormonen). Sie werden mit dem Urin ausgeschieden und sind in ihm nachweisbar. Aber: alle für die Diagnostik wichtigen Hormone werden heute mit immunologischen oder radiologischen Methoden unmittelbar aus dem Blut nachgewiesen.

Hormontherapie

Anwendungsarten

- **Substitution** oder **Addition**, d. h. Ersatz fehlender oder zu wenig vorhandener Hormone, z. B. während der Wechseljahre, bei Kastratinnen oder beim Adrenogenitalsyndrom.
- **Stimulation**, d. h. Anregung, z. B. der Ovarien mit Hilfe gonadotroper Hormone oder der Uterusschleimhaut mit Ovarialhormonen.
- **Inhibition**, d. h. Hemmung, z. B. der Ovulation durch Applikation von Östrogenen und/oder Gestagenen.

Hormontherapie

- **Kompetitive Wirkung:** Hormonähnliche Substanzen ohne die spezifische Hormonwirksamkeit verdrängen die körpereigenen Hormone und verhindern so deren Wirkung. Zum Beispiel Antiöstrogene beim Mammaca.
- **Pharmakologische Wirkung,** d. h. *Wirkung als Medikament,* meist in Dosen, die wesentlich über denen der physiologischen Wirkung liegen, z. B. die gefäßerweiternde Wirkung hoher Östrogendosen auf die Blutgefäße bei peripherer Durchblutungsstörung.
- Auch die **Ablation**, d. h. die Wegnahme der eigenen Hormonproduktion (operative oder röntgenologische Kastration), gehört zur Hormontherapie, z. B. bei fortgeschrittenem Mammakarzinom.

Anwendungsformen

Orale Applikation. Sie ist bei den neuen synthetischen Hormonen möglich, die nicht so rasch von der Leber abgebaut werden. Es ist die einfachste und beliebteste (nicht immer die sicherste) Applikationsart.

Ein Nachteil der oralen Applikation ist, daß die aus dem Magen und dem Dünndarm resorbierten Hormone zuerst durch die Leber geleitet werden und hier sofort mit ihrem Abbau begonnen wird. Nur die Menge, die diese erste Leberpassage unverändert übersteht, kommt zu den Organen, an denen sie wirken soll.

Dies ist bei den im folgenden aufgezählten Applikationsarten nicht der Fall. Hier gelangen die Hormone mehr oder weniger unmittelbar ins Blut und zu ihren Erfolgsorganen; sie gelangen erst später – im Verlauf der normalen Blutzirkulation – auch in die Leber. Man hat allerdings inzwischen in Erfahrung gebracht, daß auch die Abbauprodukte der Sexualhormone lebenswichtige Funktionen haben: Sie fallen bei den nicht-oralen Applikationsarten nicht oder deutlich geringer an.

Implantation. Größere Hormonkristalle werden implantiert, z. B. in die Muskulatur des Oberschenkels oder in die Subkutis der Bauchdecken, um durch langsame Abgabe der Hormone einen Depoteffekt zu erzielen.

Injektion. Als wäßrige Lösung *intravenös* hat nur geringe Verbreitung gefunden, da die Hormone zwar schnell anfluten, aber dann schnell abgebaut werden. Die *intramuskuläre* Injektion öliger Lösungen oder Suspensionen von Kristallen bewirkt einen gewissen Depoteffekt.

Sublinguale (Resorption durch die Zungenschleimhaut), **bukkale** (Resorption durch die Wangenschleimhaut), **vaginale** (Resorption über die Vaginalhaut) oder **rektale Applikation** (Abfluß über die Hämorrhoidalvenen). Sie umgehen alle die Leberpassage. Mit Hilfe dieser Applikationsarten ist es – bevor die Injektions- oder perorale Applikation möglich bzw. noch nicht so leicht wie heute war – möglich gewesen, dem Organismus doch gewisse Hormonmengen zuzuführen.

Transdermale Applikation (Resorption durch die Haut) mittels Pflaster (Estraderm TTS mit 0,025/0,05 oder 0,1 mg Estradiolabgabe in 24 Std. pro Pflaster). Hinsichtlich der Applikation von Sexualhormonen ist diese neu. Die Klebestellen (Gesäß rechts u. links und Bauchhaut rechts u. links) müssen allerdings fettfrei sein. Wer sich eincremt oder mit rückfettender Seife wäscht, sollte mit Kernseife die vorgesehene Klebestelle abwaschen.

Lokale Applikation (als Gegensatz zur systemischen Therapie; *Sonderform: vaginale Einlage*). Sie bringt die Hormone unmittelbar an den Ort ihrer Wirkung, z. B. in die Kopfhaut bei Haarausfall, in die Vulvahaut bei Atrophie, in die Scheidenhaut bei Verletzungen und Entzündungen, in die Brusthaut bei Mastodynie, ohne daß größere Hormonmengen in den übrigen Organismus gelangen müssen.

Prüfungsfragen zu Kapitel 18
Es kann immer nur ein Antwortangebot richtig sein

1. Wodurch wird eine Ruhigstellung des Myometriums bewirkt?

a) Östradiol
b) Choriongonadotropin
c) Östriol
d) Progesteron
e) Cortisol

2. In welchem der angegebenen Bereiche liegt die Halbwertzeit des Progesterons im Blut?

a) 1 – 10 Sek.
b) 1 – 10 Min.
c) 1 – 10 Std.
d) 1 – 10 Tagen
e) 1 – 10 Wochen

3. Welches sind geschlechtsunspezifische Hormone?

a) Gonadotropine
b) Östrogene
c) Androgene
d) Alle Angaben sind falsch
e) Alle Angaben sind richtig

4. Welche der erwähnten Veränderungen werden *nicht* durch Östrogene hervorgerufen?

a) Proliferation des Endometriums
b) Entwicklung der Azini der Mammae
c) Wachstum des Myometriums
d) Entwicklung des Gangsystems der Mammae
e) Entwicklung der Erythropoese

Prüfungsfragen 247

5. Welches der nebenstehenden Hormone ist ein Steroid?

a) Cortison
b) Gonadotropin
c) Thyroxin
d) Antwortangebote a und c sind richtig
e) Keine der Angaben stimmt

6. Was sind Gestagene?

a) Geschlechtschromosomen
b) Gonadotrope Hormone
c) Schwangerschaftsspezifische Erkrankungen
d) Stoffe mit Corpus-luteum-Hormonwirkung
e) Hypophysenhormone, die die Progesteronwirkung auslösen

7. Wodurch entsteht – bei länger andauernder Einwirkung – eine zystisch-glanduläre Hyperplasie des Endometriums?

a) Durch Gonadotropine
b) Durch Östrogene
c) Durch Gestagene
d) Durch Androgene
e) Durch Kortikosteroide

8. Welche Reaktion ist zu erwarten, wenn eine seit drei Wochen bestehende klimakterische Dauerblutung durch eine einmalige Injektion eines hochdosierten Östrogen-Gestagen-Gemischs gestoppt wird?

a) Meist Amenorrhö, da die Schleimhaut nach ca. 3 Wochen abgeblutet ist
b) Nach ca. 8 Tagen erneute, evtl. sehr lange und sehr starke Blutung, da der Hormonspiegel abfällt
c) Falls die Ovarien wieder normal arbeiten, eine Amenorrhö von 4–6 Wochen, dann wieder Blutungen
d) Es kommt sehr häufig durch das Überangebot von Hormonen zur Entstehung eines Korpusschleimhautpolypen
e) Keines dieser Antwortangebote ist richtig

19. Einige pflegerische Besonderheiten gynäkologischer Patienten

Verschiedene der vorangegangenen Kapitel (4, 9, 12, 14, 15 und ganz besonders 16 und 17) enthalten Hinweise zu diesem Thema, die hier nicht mehr wiederholt werden sollen.

Die Organe, die im Rahmen der Gynäkologie behandelt werden, stehen in engem Zusammenhang mit den Begriffen „Liebe", „Partnerschaft", „Sexualverkehr", „Nachkommenschaft".

Erkrankungen betreffen häufig nicht nur die Patientin selbst, sondern viel unmittelbarer als bei Krankheiten anderer Organe auch den Partner. Es ist daher nicht zu umgehen, daß bei der Anamnese oder bei Therapievorschlägen usw. Dinge des allerengsten Intimbereichs besprochen werden müssen. Man sei sich stets bewußt, daß taktlose, unüberlegte Worte und Handlungen hier doppelt schwer wiegen. Umgekehrt kann manchmal ein vorsichtiger Scherz die Peinlichkeit der Situation mildern. Die **Pflicht zu absolutem Stillschweigen** über alles, was offenbart wird, ist besonders zwingend.

Wenn auch heute das Krankenpflegepersonal nicht mehr selbst „den Boden aufwischen" muß, so gehören doch viele Aufgaben der **Desinfektion, Sterilisation** und der **Reinlichkeit** zu **seinem Verantwortungsbereich**. Die Schwestern/Pfleger sollten daher über die Reinigungs- und Desinfektionsmittel und deren fachgerechte Anwendung (Verdünnung, Einwirkzeit, Schädigungsmöglichkeit für Mensch und Material, Kosten usw.) Bescheid wissen und ihr Wissen immer auf dem neuesten Stand halten. Einen guten und kostenlosen Fortbildungsservice bietet z. B. die Firma Schülke & Mayr mit ihren Medikassetten zum Thema „Desinfektion und Hygiene in der ärztlichen Praxis".

Die/der leitende Schwester/Pfleger ist „Hausfrau/-mann der Station". Als solche/r ist sie/er für die Sauberkeit und Hygiene verantwortlich. Sie/er oder ihre/seine Vertretung sollte täglich das Reinigungspersonal überprüfen (Schrank*ober*seiten, Gangecken, Waschbeckenabflüsse, Tür zum Zimmer in dem gerade geputzt wird soll möglichst offen stehen, damit jeder, der vorbeigeht kontrollieren kann, daß und wie geputzt wird usw.). Weniger auffällig für den Patienten, aber noch wichtiger, ist die häufige Kontrolle der Sterilgüter, und dies nicht nur im OP-Saal.

Die Wichtigkeit **prophylaktischer Untersuchungen** ist heute allgemein bekannt, und es sollte immer wieder darauf hingewiesen werden, daß sie durchzuführen sind:

- vor der Eheschließung, besser gesagt vor (oder kurz nach) Aufnahme des Sexualverkehrs,
- während der Schwangerschaft und des Wochenbetts,
- ab spätestens 35 Jahren in zunächst jährlichen, dann halbjährlichen Abständen zur Karzinomprophylaxe. Die entstehenden Kosten werden von den Krankenkassen übernommen, da auf Dauer die Prophylaxe billiger als die Therapie ist.

„Aufklärung". Über die Genitalien und ihre Funktion, wie auch „Hilfen für Eltern", die ihre Kinder aufklären wollen, werden gerade von Personen, die im gynäkologischen Bereich tätig sind, gefordert und erwartet. Mancher Frau fällt es leichter, mit einer anderen Frau als mit einem Mann über diese Dinge zu sprechen.

Raum. Dieser muß für eine Besprechung (z. B. Anamnese, Therapievorschläge, Prognose usw.) und mehr noch für die gynäkologische Untersuchung gut belüftet, ruhig und freundlich sein. Wichtig für die seelische und körperliche Entspannung ist die Vermeidung von für die Patientin nicht einsehbaren Winkeln („es könnte ja jemand dahintersitzen") und von Türen, die sich in den Bereich öffnen könnten, in dem die Patientin mehr oder weniger unbekleidet liegt.

Die Atmosphäre im Bereich einer modernen Krankenhausabteilung ist häufig sehr unpersönlich, die Umgebung für die meisten Menschen fremd, und es herrscht oft eine heftige Betriebsamkeit. Hier Inseln der Ruhe und – soweit möglich – einer gewissen Behaglichkeit zu schaffen, wäre sehr wichtig.

Untersuchungen. Sie sind möglichst nicht während der Menstruation vorzunehmen (Ausnahme s. IUP, S. 110) – dagegen sind Blutungen ein zwingender Grund für eine sofortige Untersuchung.

Leidet die Patientin an **Ausfluß**, dann weise man sie – z. B. wenn sie den Untersuchungstermin festlegt – darauf hin, vor der Untersuchung *nicht* zu spülen, möglichst keinen Tampon einzulegen und auch keine Behandlung einzuleiten, da es hierdurch unmöglich werden kann, die Fluorursache zu erkennen.

Der Darm soll möglichst einige Zeit (Stunden) vor der Untersuchung entleert worden sein, bei Obstipation evtl. durch einen Einlauf. Die Blase wird unmittelbar (Minuten) vor der Untersuchung nochmals entleert. Einen Teil des Urins (die mittlere Portion = Mittelstrahlurin) bewahrt man zunächst in einem Becherglas für evtl. notwendig werdende Kontrollen auf. Für eine Ultraschalluntersuchung im Bereich des kleinen Beckens ist es allerdings besser, wenn die Blase gefüllt ist (evtl. die Patientin eine Flasche Sprudel trinken und $1/2$ Stunde warten lassen).

250   19. Einige pflegerische Besonderheiten

Gynäkologische Untersuchung. Hierfür muß die Patientin Schlüpfer und Strumpfhose ausziehen und ein Korsett zumindest lockern. Strümpfe und notfalls auch die Schuhe können anbehalten werden, ebenso der Rock, man muß ihn aber über das Gesäß hochziehen können. Hosen sind unpraktisch, da sie in der Umkleidekabine ausgezogen werden müssen und dann die Patientin im kurzen Hemd oder Bluse im Untersuchungsraum herumlaufen muß.

Brustuntersuchung (die bei der Karzinomvorsorgeuntersuchung obligat [zwingend notwendig] ist). Als Vorbereitung zieht die Patientin die Unterwäsche aus und bekleidet sich dann evtl. mit einer Bluse. Das einfache Hochstreifen aller Kleidungsstücke bis über die Brüste macht eine sorgfältige Untersuchung – insbesondere der Axillen und der Supra- und Infraklavikulargruben – unmöglich.

Lagerung. Zur Untersuchung erfolgt diese – je nachdem – auf einer Liege oder dem gynäkologischen Untersuchungsstuhl. Die Gesäßbacken schließen dabei mit der Vorderkante der Auflagefläche des Untersuchungsstuhls ab (Anlehnen und Umlegen; höchstens vorher knapp setzen. Beim „richtigen" Hinsetzen kommt das Gesäß zu hoch zu liegen und die Patientin muß erst wieder tiefer rutschen.)

Die Gesäßhaut darf nicht nach oben gezogen sein (wie es beim Herunterrutschen leicht eintritt), da dann die großen Labien und der Damm straff gespannt sind. Nochmaliges Anheben des Gesäßes, evtl. Herunterstreichen der Haut korrigieren in solchen Fällen die Lage.

Unter den Kopf kommt eine feste Rolle. Sie hilft zur Entspannung der Bauchdecken und verringert das Gefühl hintenüberzufallen, das durch das Anheben der Beine leicht erzeugt wird. Ein weiches Kissen – wenn es nicht das eigene ist – empfinden viele Patientinnen als unangenehm.

Die Beine werden in Hüft- und Kniegelenken geknickt und gespreizt, danach entweder in Knieschalen oder auf Fußstützen gelagert. Schalen und Stützen müssen der jeweiligen Größe der Patientin angepaßt sein. Durch Knieschalen wird die muskuläre Entspannung erleichtert, und die Patientin liegt sofort „untersuchungsgerecht". Die Fußstützen erlauben, die Oberschenkel aneinanderzulegen, und verringern damit für die Patientin die Peinlichkeit der Situation. Da sich die Patientin üblicherweise bekleidet mit hochgezogenem Rock auf den Untersuchungsstuhl legt, muß zumindest da, wo jedes Mal das nackte Gesäß zu liegen kommt, für **jede** Patientin eine *frische Unterlage* hingelegt werden.

Sollte die Patientin nach der Untersuchung bluten oder die Möglichkeit bestehen, daß die in die Scheide eingebrachten Flüssigkeiten oder Medikamente abfließen können, gebe man eine Vorlage mit.

Dammwunden können erheblich schmerzen: durch Zirkulationsstörungen (Abflußbehinderung von Blut und/oder Lymphe infolge großer Nähte), Entzündung (erhöhte Infektionsgefahr durch die Nähe des Anus) und Muskelspasmen (z. B. wenn die Dammhaut und die Muskulatur des

Einige pflegerische Besonderheiten **251**

Damms durch tiefgreifende Nähte aneinanderhängen). *Feuchte oder trockene Wärme* kann Linderung verschaffen.

Trockene Wärme. Diese liefern Rotlichtlampe, Lichtbügel, Heizkasten oder Fön, die jeweils 20–30 min 1–3mal täglich angewandt werden.

Die Heizbirnen sollten ca. 50 Watt aufnehmen, damit die Wärme erträglich bleibt, und 20–30 cm von der Haut entfernt sein. Man achte auf eine intakte elektrische Installation und kontrolliere die Wärmezufuhr!

Feuchte Wärme. Diese liefern Heizkissen (der Schweiß kann nicht verdunsten), feuchtwarme Wickel oder Vorlagen und schließlich das heiße Sitzbad. 20 min sind wegen der Mazerationsgefahr nie zu überschreiten. Beim Sitzbad sollten nur das Gesäß und der Unterleib in der Wanne sein. Sitzt die Patientin mit dem ganzen Körper in einer Badewanne, kann die Wassertemperatur nicht so stark erhöht werden. Wegen der Kollapsgefahr ist eine gute Überwachung der Patientin erforderlich.

Steht der **Reinigungswunsch** (Ablösen von Krusten) im Vordergrund, empfiehlt sich die Spülung mit warmem Wasser (Bidet/Sitzbadfolie = etwas durchhängende Plastiktüte über Toilettenbrille ziehen).

Bei Gabe von Medikamenten ist darauf zu achten: *Wer* bekommt das Medikament? *Name* des Medikaments (Zusätze wie z. B. „forte" oder „mite", auch Zahlen als Konzentrationsangabe weisen auf verschiedene Darreichungsformen hin), Indikation, Kontraindikation (Gravidität(Alter/Geschlecht/zusätzliche Erkrankungen, „trockene Alkoholikerin"), Nebenwirkungen, Applikationsart und -menge, wann und wie oft soll das Medikament gegeben werden? Was kann schief gehen? Wie erkenne ich dies, und was ist zu tun? Wie bereite ich eine Spritze vor? Was mache ich mit Nadel und Spritze nach dem Gebrauch? (Sondermüll!)

Bei der **Ausschaltung der Ovarien** (operativ oder durch Strahlen) wird die Patientin nicht nur durch den Eingriff als solchen belastet. Der entstehende Östrogenmangel kann verheerende Folgen auf das körperliche und seelische Befinden nach sich ziehen. Damit muß man rechnen und neben der intensiven psychischen Betreuung eine Hormonsubstitution beginnen, falls die Grundkrankheit diese erlaubt!

Erkrankungen der Unterleibsorgane können – müssen aber keineswegs! – mit dem „Lebenswandel" zusammenhängen. Selbstverständlich gehört zum „Heilen" auch der Versuch, im Hinblick auf die Gestaltung des Lebens **helfende Hinweise** zu geben. **Wir haben aber nicht zu richten!**

252 19. Einige pflegerische Besonderheiten

Prüfungsfragen zu Kapitel 19
Es kann immer nur ein Antwortangebot richtig sein

1. Was ruft Akne hervor?

a) Unsauberkeit
b) Männliches Hormon
c) Ererbte Veranlagung
d) Entzündung der Haarbalgdrüsen
e) Alle Antwortangebote sind richtig

Bitte fügen Sie die richtige Satzergänzung an!
2. Brustuntersuchungen...
3. Gynäkologische Vorsorgeuntersuchungen zur Früherkennung eines Kollumkarzinoms...
4. Heizkissen...
5. Lichtbügel...
6. Dammwunden...

a) ... werden von den Krankenkassen unter bestimmten Voraussetzungen bezahlt
b) ... können erheblich schmerzen
c) ... liefern trockene Wärme
d) ... liefern feuchte Wärme
e) ... erfordern die völlige Entkleidung, auch des Oberkörpers

7. Was wissen Sie über die „Schweigepflicht"?

a) Es ist dies die Pflicht der Pflegeschüler(-innen), zu schweigen, wenn Ältere sprechen
b) Es ist dies die Pflicht, über alles zu schweigen, was man bei Ausübung seiner medizinischen Tätigkeit (im weitesten Sinne) erfährt
c) Wenn eine Patientin aus der Narkose erwacht und dabei von einem geplanten Diebstahl erzählt, darf ein Arzt – sofern er den „Eid des Hippokrates" abgelegt hat – den geplanten Diebstahl nicht der Polizei melden; eine Schwester, die ebenfalls mitgehört hat, ist dagegen – als Staatsbürgerin – hierzu verpflichtet
d) Bei einer Operation besteht Schweigepflicht, damit keine Bakterien (Tröpfcheninfektion) in die offene Wunde fallen
e) Antwortangebote b und c sind richtig

Geburtshilfe

20. Beginn der Schwangerschaft

Terminologie (Erklärung der Wortbedeutung)

Kohabitation
Koitus $\Big\}$ = Begattung, Beischlaf, Verkehr haben, Vereinigung von Mann und Frau.
Kopulation

Imprägnation = Besamung, Eindringen der Spermie in die Eizelle.
Konjugation = Befruchtung, Verschmelzen der Kerne von Ei- und Samenzelle.
Implantation, = Einpflanzung, Einnistung der befruchteten Eizelle in Nidation das Endometrium.
Konzeption = Empfängnis, Beginn der Schwangerschaft.

In Abb. 20.1 sind die wichtigsten Daten im Verlauf der Entwicklung eines Menschen zusammengefaßt.

Begattung, Besamung, Befruchtung

Die Möglichkeit zur Aufnahme des Sexualverkehrs, d. h. zum Einführen des Glieds in die Scheide, hängt in erster Linie von einer ausreichenden Größe bzw. Dehnbarkeit der Vagina ab. Zu einer Gravidität kann es allerdings auch kommen, ohne daß das Glied eingeführt wird, da die Spermien vom Scheideneingang aufwärtswandern können. Normalerweise werden die Spermien, die eine Konzeption herbeiführen, *in* den Zervixschleim ejakuliert und gelangen dann zum ampullären Tubenende. Hier erfolgt in den meisten Fällen die Imprägnation.

Zur **Zeit der Ovulation** ist der Zervixschleim für die Spermien am besten durchdringbar; er bietet jetzt den Samenfäden die optimalen Lebensbedingungen. Hinsichtlich des Vorkommens fördernder bzw. des Fehlens hemmender Substanzen findet sich zu dieser Zeit ein *Optimum, das durch die vorhergegangene Östrogenproduktion – und nicht die Ovulation – ausgelöst wurde.*

Um den Weg vom **Zervixkanal bis zum ampullären Tubenende** zurückzulegen (ca. 18–20 cm), benötigen die raschesten Spermien $^1/_2$–1 Stunde!

Zu der **aktiven Fortbewegung der Spermien**, die allein – auch bei Frauen ohne Orgasmus, ja sogar bei Frauen in Narkose – die Befruchtung in der Ampulle ermöglicht, kommt noch der passive Transport der Spermien

Begattung, Besamung, Befruchtung 255

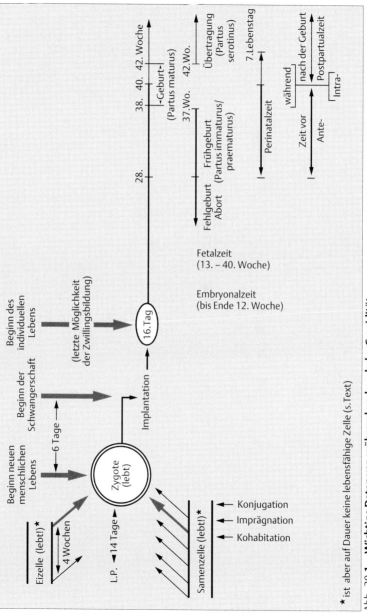

Abb. 20.1 **Wichtige Daten vor, während und nach der Gravidität**

* ist aber auf Dauer keine lebensfähige Zelle (s. Text)

256   20. Beginn der Schwangerschaft

durch **Uterus- und Tubenkontraktionen** hinzu, wie sie besonders stark beim Orgasmus registriert werden. Spermahaltiger Zervixschleim wird hierdurch mehrere Zentimeter hoch in den Uterus aspiriert. *Für eine Konzeption ist der Orgasmus also nicht erforderlich, er fördert sie aber.*

Die Aufnahme des Eis in die Ampulle erfolgt dadurch, daß sich der Fimbrientrichter – u. a. angelockt durch die Follikelflüssigkeit – über den reifen Follikel stülpt und die Eizelle mit Hilfe der Peristaltik ansaugt. Daher ist die völlige Unversehrtheit des ampullären Tubenendes sehr wichtig für die Fertilität.

Die **Eizelle** ist bis zu etwa **4 Stunden** nach der Ovulation befruchtbar, unbefruchtet stirbt sie nach 12–24 Stunden und wird in Tube oder Uterus aufgelöst. Sie wird keineswegs mit der Menstruation „herausgespült". Die **Spermie** ist bis zu etwa **48 Stunden** nach dem Verkehr befruchtungsfähig, wenn sie sich in günstigem Milieu befindet (Zervixschleim!).

Sobald ein Spermienkopf (die Geißel fällt ab) in die Eizelle eingedrungen ist *(Imprägnation)*, verändert sich deren Wand derart, daß keine weitere Spermie eindringen kann. (Vergleichbar: „Flüssiges" Wasser wird unter dem Einfluß von Kälte zu „festem" Eis.) Nach der Verschmelzung *(Konjugation)* der beiden Kerne, von denen jeder ja nur einen halben Chromosomensatz enthält, ist ein **neues** lebensfähiges **Menschenwesen (Zygote)** entstanden. In der Folgezeit kommt es zu zahlreichen Teilungen der Zygote und der aus ihr hervorgegangenen Zellen, ohne daß zunächst der Zellkomplex (die Morula) an Umfang zunimmt: *Segmentation.*

Alter und Konzeptionsmöglichkeit

Eine Konzeption kann nur von der Pubertät ab (früheste bekannte Gravidität mit 6 Jahren bei Pubertas praecox) bis in die Zeit des Klimakteriums erfolgen. Wir rechnen heute in Deutschland mit etwa 15–20% Müttern von 20 Jahren oder darunter, etwa 0,25% von 16 Jahren oder darunter und etwa 0,04% mit 15 Jahren oder darunter. Andererseits werden etwa 3% der Frauen über 40 Jahre und etwa 0,2% zwischen dem 45. und 50. Lebensjahr gravide.

Die Fruchtbarkeit in den verschiedenen Altersgruppen ist in Tab. 20.**1** dargestellt. Wir müssen unterscheiden zwischen der „möglichen" und der „tatsächlichen" Fruchtbarkeit, und hier wieder zwischen „Eintritt einer Schwangerschaft" und „Austragen einer Schwangerschaft"!

Eitransport

Während der nächsten 4–6 Tage wird die Zygote aus dem ampullären Tubenteil durch die **Tubenperistaltik und den Flimmerstrom**, die beide uteruswärts gerichtet sind, in das Cavum uteri transportiert (vgl. Abb. 1.**3**).

Tabelle 20.1 Fruchtbarkeit in Abhängigkeit vom Lebensalter

Alter in Jahren	Mögliche Frucht-barkeit/Fertilität[1]	Modifizierte Fruchtbarkeit[2]	Prozentuale Verteilung[3]
14	?	0,0093	0,04
15–19	43,7	1,6531	9,39
20–24	90,5	8,0637	33,42
25–29	75,8	10,0703	31,51
30–34	62,0	5,5949	17,66
35–39	41,0	1,7559	6,30
40–44	15,5	0,4469	1,46
45–49	4,4	0,0369	0,006
50**	?	–	0,001

** Altersangabe unsicher, da Patientin Analphabetin

[1] Diese Spalte gibt an, wieviel % fertiler Frauen mit Kinderwunsch (und fertilem Partner), die einer bestimmten Altersgruppe angehören, innerhalb von 2 Jahren nach Aufnahme des Geschlechtsverkehrs (erstmals oder nach Geburt oder Fehlgeburt) schwanger wurden = *„mögliche Fruchtbarkeit/Fertilität"*. (Die Zahlen wurden bei 10 000 Frauen ermittelt, die im Durchschnitt unter schlechteren medizinischen Verhältnissen lebten als wir heute in der Bundesrepublik Deutschland.)
[2] Diese Spalte gibt an, wieviel % der Frauen, die einer bestimmten Altersgruppe angehören, innerhalb eines Jahres (1978) in der Bundesrepublik Deutschland entbunden haben = *modifizierte Fruchtbarkeit"* (durch verschiedene kontrazeptive Maßnahmen).
[3] Diese Spalte zeigt die prozentuale Verteilung auf die verschiedenen Altersgruppen von 10 000 Schwangerschaften (Geburten und Fehlgeburten) in den Jahren 1972–1985 in der Frauenklinik der Stadt Köln – also einer Großstadtbevölkerung.

Während dieser *Wanderschaft* werden zunächst die in der Eizelle enthaltenen Nahrungsstoffe aufgebraucht und bereits neue aus dem Tubensekret aufgenommen. Die Tubenperistaltik – vergleichbar mit der Darmperistaltik – ist um den Ovulationstermin am stärksten.

Differenzierung und Nidation

In dieser Zeit kommt es zu einer Differenzierung (Spezialisierung) der Zellen. Die **äußeren Morulazellen** (d. h. die „Hülle" der Morula) werden zum **Trophoblasten** (gr. trophei = Nahrung; blasto = Sproß); die **inneren Zellen**, der „Kern" der Morula, zum **Embryoblasten** (gr. embryo = Leibesfrucht bis zum 3. Monat). Aus dem Trophoblasten entsteht das **Chorion (Lederhaut oder Zottenhaut)** (s. Kap. 24, Abschnitt Chorion und Plazenta).

Die Trophoblastenzellen gewinnen die Fähigkeit, mit Hilfe *proteolytischer Fermente* Eiweiß aufzuspalten, damit die Spaltprodukte als Nahrung aufgenommen werden können. Normalerweise tritt diese Fähigkeit dann ein, wenn die befruchtete Eizelle das Cavum uteri erreicht hat, in dessen oberem Anteil gewöhnlich die Einnistung erfolgt. Durch Auflösung oberflächlicher Zellen des Endometriums, das jetzt zur *Dezidua* (s. Kap. 24, Abschnitt Schwangerschaftsveränderungen des Endometriums) geworden ist, entsteht eine *immer tiefer werdende Gabe – das Eibett.* In sie senkt sich der stets größer werdende, aus dem Ei hervorgegangene Zellkomplex hinein. Das Endometrium schließt sich wieder über dem Ei; dies ist äußerst wichtig, damit es nicht aus der Implantationsstelle blutet. Erfolgt der Verschluß verspätet oder ist die Blutung sehr stark, entsteht eine „Implantationsblutung", die folgenlos vorübergehen, aber auch zum Ausspülen der Eizelle führen kann. Dies geht dann entweder zugrunde oder pflanzt sich an tieferer Stelle erneut ein, wodurch eine Plazenta praevia (S. 377) entstehen kann. Die Einnistung (Nidation) bzw. Einpflanzung (Implantation) ist damit beendet. Dieser Vorgang dauert etwa **2–3 Tage**.

Die tieferen Deziduaschichten können normalerweise von den proteolytischen Fermenten nicht aufgelöst werden, daher dringen im allgemeinen die Trophoblastenzellen nur bis in eine bestimmte Tiefe.

Fehlt den tiefen Deziduazellen diese Eigenschaft, wächst der Trophoblast bis an (Placenta accreta) oder in (Placenta increta) oder durch (Placenta percreta) die Muskulatur der Uteruswand (s. Kap. 30).

Neben den Deziduazellen werden auch die *Wandzellen kleiner Gefäße aufgelöst*, so daß das Blut austritt (vgl. oben und Kap. 30) und der Trophoblast die benötigte Nahrung *direkt* dem mütterlichen Blut entnehmen und an den Embryoblasten weitergeben kann. Damit wird eine weitere Entwicklung möglich.

Mit der Implantation hat die Frau „empfangen"; mit ihr beginnt die Schwangerschaft.

Beginn des Lebens – Beginn der Schwangerschaft

„Das Leben" schlechthin entsteht nicht neu! Die Eizelle „lebt", und die Samenzelle „lebt". (Unvereinigt beträgt ihre Lebensdauer aber nur Stunden!) Das Leben wird nur weitergegeben. Ein neuer Mensch entsteht im **Zeitraum** zwischen der Vereinigung von Ei- und Samenzelle und dem Zeitpunkt, zu dem sicher keine Zwillingsbildung mehr möglich ist – also bis etwa 2 Wochen nach der Vereinigung von Ei- und Samenzelle. *Einen einzigen genau erkennbaren Zeit***punkt** *können bis heute weder Mediziner noch Theologen angeben.*

Im strafrechtlichen Sinne stellt sich eine ganz andere Frage: Ab wann existiert die **„Leibesfrucht bei einer Schwangeren?"** (die lt. Gesetz zu schützen ist). Hier wird von einer Reihe kompetenter Rechtsgelehrter – in Übereinstimmung mit Erklärungen von Frauenärzten und großen internationalen Vereinigungen – als Zeitpunkt (der sich aber über 2–3 Tage erstreckt) die **Einpflanzung der befruchteten Eizelle in die Gebärmutterschleimhaut** als Termin angegeben. Dies geschieht etwa 7 Tage nach der Verschmelzung von Ei- und Samenzelle, also etwa 3 Wochen nach dem ersten Tag der letzten regelmäßigen Menstruation bzw. 1 Woche vor der erwarteten nächsten Menstruation.

Frühe Entwicklung der Frucht (s. auch Kap. 24)

Ein großer Teil der innerhalb der Trophoblastenschale gelegenen Zellen wird verflüssigt *(extraembryonale Leibeshöhle)*, der Rest wird zum **Embryonalknoten**. Seine basalen Zellen, die die Verbindung zum Trophoblasten herstellen, werden zur **Nabelschnur**.

Im Embryonalknoten entstehen zwei flüssigkeitsgefüllte Höhlen – die *Amnionhöhle* und der **Dottersack**; er ist die erste Struktur, die im Ultraschallbild den intrauterinen Sitz des Embryos sicher nachweist (5.–6. Woche p. m. = post menstruationem). Aus der *Trennschicht* **(Embryonalschild)** zwischen beiden entsteht nun endgültig der **Embryo**.

Der Dottersack verschwindet beim Menschen. Ein evtl. verbleibender Rest bildet das *Meckelsche Divertikel* am Dünndarm. Die Amnionhöhle wird immer größer, bis sich ihre begrenzende Haut – das Amnion (Schafshaut/Wasserhaut) – an das aus dem Trophoblast entstandene Chorion (Zottenhaut) und die Plazenta anlegt. Damit sind aus Amnion und Chorion (mit Ausnahme des zur Plazenta gewordenen Anteils des Chorion) die **Eihäute** entstanden. Die ursprüngliche sog. extraembryonale Leibeshöhle verschwindet damit (Abb. 20.**2**). Der Trophoblast war ursprünglich ringsum in die Umgebung, d. h. in die Dezidua gewachsen, indem er „Ausläufer" (Zotten) aussprossen ließ. Die Zotten, die in der Gegend des Nabelschnuransatzes liegen, wachsen weiter und werden zur Plazenta. Die übrigen Zotten bilden sich zurück, die verbleibende Zottenhaut wird zum Chorion.

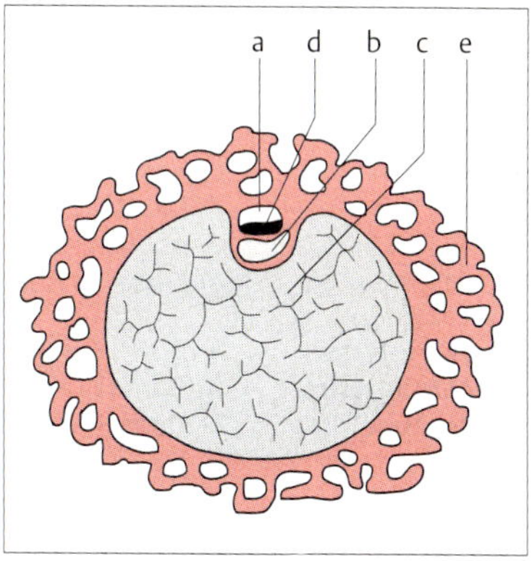

Abb. 20.2 Frühe Keimanlagen.
a = Darstellung mit Amnionhöhle.
b = Dottersack. c = Extraembryonaler Leibeshöhle. d = Embryonalplatte (schwarz). e = Trophoblast mit beginnender und noch allseitiger Zottenaussprossung. Weitere Erklärung im Text

Prüfungsfragen zu Kapitel 20
Es kann immer nur ein Antwortangebot richtig sein

1. Etwa wie lange nach der Imprägnation erfolgt die Nidation des Eies?
a) Nach etwa 6 Stunden
b) Nach etwa 2 Tagen
c) Nach etwa 6 Tagen
d) Nach etwa 12 Tagen
e) Nach etwa 4 Wochen

2. Was versteht man unter Decidua graviditatis?
a) Das umgewandelte Endometrium in der Gravidität
b) Das Chorionepithel
c) Alle fetalen Anteile der Eihüllen
d) Die Langhanssche Zellschicht
e) Das Amnionepithel

3. Wo findet normalerweise die Befruchtung des Eies statt?
a) Im Ovar
b) Im Zervikalkanal
c) In der Tube
d) Im Cavum uteri
e) In der Dezidua

4. Wie lange, vom Zeitpunkt des Eisprungs an gerechnet, ist die menschliche Eizelle befruchtungsfähig?
a) Bis maximal $1/2$ Stunde
b) Bis maximal 4 Stunden
c) Bis maximal 28 Stunden
d) Bis maximal 2 Wochen
e) Keine der Angaben stimmt

5. Wie lange sind Spermien befruchtungsfähig?
a) Ca. 1 Woche
b) Ca. 48 Stunden
c) Ca. 12 Stunden
d) Ca. 16 Stunden
e) Ca. 8 Stunden

6. Was versteht man unter Konjugation?
a) Eintritt der Spermien in das Ovum
b) Synonym für Kohabitation
c) Verschmelzung von Ei- und Spermienzellkern
d) Das Wort ist doppelsinnig, sowohl Antwort b als auch Antwort c sind richtig
e) Keine der Angaben stimmt

7. Wie erfolgt der Eitransport in der Tube?
a) Durch das Flimmerepithel
b) Durch Eigenbewegung des Eies
c) Durch Muskelkontraktionen der Tube
d) Durch Schwerkraftwirkung
e) Antwortangebot a und c sind richtig

21. Diagnose der Schwangerschaft

Erste Hinweise auf eine Schwangerschaft, die eine Frau registriert, sind: *Ausbleiben der Menstruation* (seltener: Abschwächung – gelegentlich auch Verstärkung der Blutungen), *morgendliche Übelkeit, Spannungsgefühl in der Brust, Fluor albus* bzw. Verstärkung eines vorhandenen Fluors und *fortdauernde Erhöhung der Basaltemperatur*, die heute in zunehmender Häufigkeit gemessen wird.

Wir unterscheiden 3 Gruppen von Zeichen, die mit unterschiedlicher Sicherheit eine Schwangerschaft anzeigen:

- Die **sicheren Zeichen** gehen von der Frucht aus (Embryo bzw. Fet und Plazenta).
- Die **wahrscheinlichen Zeichen** gehen vom Genitale und den Brüsten der Frau aus.
- Die **unsicheren Zeichen** gehen vom übrigen Körper der Frau aus.

Zeichen aus allen 3 Gruppen können *früh, später* oder *spät* auftreten.

Unsichere Zeichen

Hierzu zählt man *Übelkeit* (Nausea), *Schwindel* (Vertigo) und (morgendliches) *Erbrechen* (Emesis gravidarum, Vomitus matutinus), *abnorme Gelüste,* d.h. die Gravide wünscht sich oft Speisen, die sie in nichtgravidem Zustand ablehnte oder sogar verabscheute.

➤ **Differentialdiagnose.** Die Symptome können auch bei Hypotonikerinnen bei plötzlichem Aufstehen sowie bei Magenschleimhautreizung, z.B. durch übermäßiges Trinken oder Rauchen, auftreten.

Häufigeres Wasserlassen (Polakisurie) ist dadurch zu erklären, daß infolge der gesteigerten Durchblutung die Blase empfindlicher ist, d.h. es besteht zu Beginn der Gravidität häufig das Gefühl der vollen Blase, das nach einigen Monaten nachläßt, um in den letzten Wochen wieder aufzutreten, wenn der vorausgehende Teil des Kindes ins kleine Becken tritt und auf die Blase drückt.

Vermehrtes *Schlafbedürfnis* und *Müdigkeit* sowie *verminderte körperliche* und *geistige Leistungsfähigkeit* sind im ersten Trimenon (das sind die ersten drei Monate) häufig. Hierauf sollte man Rücksicht nehmen und keineswegs Aufputschmittel verwenden.

262 21. Diagnose der Schwangerschaft

Kopfschmerzen, ja sogar *Ohnmachten*, treten häufiger auf, in erster Linie wohl durch eine Hypotonie bzw. kurzdauernde Blutdrucksenkungen bedingt.

Auch die Beschleunigung der Blutsenkungsgeschwindigkeit (BSG) ist ursprünglich als ein Hinweistest auf eine bestehende Schwangerschaft angegeben worden, ehe sie zur Grobdiagnostik von Entzündungsvorgängen im Körper eingesetzt wurde.

➤ **Differentialdiagnose.** Chronische Krankheiten, Hypotonie.

In der zweiten Schwangerschaftshälfte sind Kopfschmerzen ernster zu bewerten, da sie ein Toxikosesymptom sein können (Kap. 31)!

Die *Pigmentation* ist weniger bei blonden als mehr bei braun- oder schwarzhaarigen Frauen auffällig. Es wird Melanin in Brustwarze und Warzenhof, in der Gürtellinie, der Linea alba (Linea fusca), in Narben sowie im Gesicht (*Chloasma uterinum*), über den Augenbrauen und Backenknochen, auf Nasenrücken und Kinn eingelagert. Im Wochenbett geht die Pigmentation meist völlig oder weitgehend zurück.

➤ **Prophylaxe** und **Therapie.** Täglich 500–1000 mg Vitamin C.

Eine *Änderung des Leibesumfangs und der Bauchdeckenkonturen* durch die Vergrößerung des Uterus ist zunächst nicht zu beobachten. Ob eine leichte Einziehung des Nabels, die von manchen Frauen im Stehen angegeben wird, tatsächlich erfolgt oder ob das nur als subjektives Gefühl gewertet werden kann, sei dahingestellt. Möglich ist, daß der schwerer werdende Uterus die Blase nach unten drückt und über das Lig. umbilicale medium am Nabel zieht (Abb. 21.1).

Die erste tatsächliche oder auch scheinbar beobachtete Zunahme des Leibesumfangs im 3. Monat beruht auf der Verminderung des Tonus der Darmwände, noch nicht auf der Vergrößerung des Uterus, dessen Fundus am Ende des 3. Monats den Symphysenoberrand gerade zu überragen anfängt. Erst etwa ab Ende des 4. Monats beginnt sich der Unterleib vorzuwölben.

Der in Nabelhöhe gemessene Leibesumfang nimmt gegen Schwangerschaftsende pro Monat um etwa 5 cm zu und beträgt zur Zeit des Geburtstermins ca. 100 cm. Dieses Maß variiert und ist abhängig vom Fettgehalt der Bauchdecken und der Statur der Frau.

4 Wochen vor der zu erwartenden Geburt steht der Fundus uteri am höchsten und wölbt dann auch den Oberbauch am weitesten vor. Wenn unter dem Druck der Senkwehen der vorangehende Teil des Kindes ins kleine Becken eintritt, sinkt der Fundus, und damit geht auch die Vorwölbung des Leibes im Oberbauch wieder etwas zurück – die Frau kann die Kleidungsstücke in diesem Bereich wieder enger knöpfen.

Im mittleren Trimenon fällt bei der liegenden Frau am meisten auf, daß der Leib in der Mehrzahl *nicht in der Medianlinie am stärksten vorgewölbt ist, sondern rechts oder (seltener) links davon.* Dies kommt daher, weil der wach-

Unsichere Zeichen 263

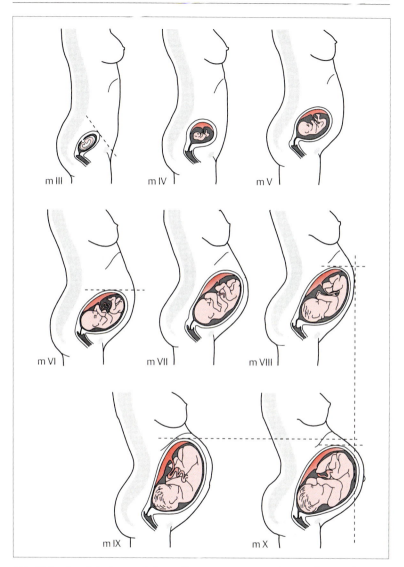

Abb. 21.**1** **Bauchdecken und deren Konturen sowie Fundusstand im Verlauf der Schwangerschaft**

sende Uterus nicht genau auf Promontorium und Wirbelsäule liegen bleibt, sondern sich etwas mehr rechts (häufiger) oder links (seltener, da hier Rektum und Sigma schon Platz beanspruchen) davon befindet.

Schwangerschaftsstreifen (Striae) entstehen durch **Dehnung**, wenn gleichzeitig vermehrt **Cortisol** vorhanden ist (Cortisol + Dehnung verursachen die Streifen, nicht die Gravidität!). Besonders im letzten Trimenon werden sie an Bauch, Brüsten und Oberschenkeln sichtbar. Das subkutane Bindegewebe weicht auseinander, die Blutgefäße schimmern durch. Deshalb erscheinen frische Striae blau-rot. Nach der Gravidität heilen sie bindegewebig ab und sind dann silbrig-weiß. Sie lassen sich konservativ nicht mehr entfernen.

➤ **Prophylaktisch** kommt Bindegewebsmassage in Betracht. Inwieweit manche Hautcremes (Striatridin) der Entstehung der Schwangerschaftsstreifen entgegenwirken, ist meines Wissens noch nicht exakt bewiesen. Eine Creme ist aber auf jeden Fall empfehlenswert und unterstützt zumindest die Bindegewebsmassage.

Bleibt die *Basaltemperatur* länger als 14 Tage erhöht (gerechnet vom Ovulationszeitpunkt an), so kann dies als Zeichen für eine eingetretene Gravidität angesehen werden. Etwa im 4. oder 5. Monat geht die Temperatur wieder zurück; dies ist normal, während ein Absinken zu einem früheren Zeitpunkt eine Störung der Schwangerschaft anzeigt.

Scheinschwangerschaft. Bei sehr starkem Kinderwunsch oder Angst vor Schwangerschaft, kann es bei prädisponierten Frauen zum Auftreten einiger unsicherer, ja sogar wahrscheinlicher Schwangerschaftszeichen kommen, die sie und ihre Umgebung über eine mehr oder weniger lange Zeit an eine Schwangerschaft glauben lassen.

Wahrscheinliche Zeichen

Amenorrhö. Faustregel: Bei einer gesunden jungen Frau ist das Ausbleiben der Menstruation so lange als Zeichen einer Gravidität anzusehen, bis das Gegenteil bewiesen wird.

➤ **Differentialdiagnose.** Klimakterium, konsumierende Krankheiten, endokrine Störungen, psychische Alteration (Angst, Freude, Schreck), körperliche Überanstrengung.

➤ **Klinische Tests.** Die Provokation einer Blutung durch Prostigmin oder hochdosierte Gabe von Ovarialhormonen zur Klärung, ob eine Amenorrhö durch eine Gravidität bedingt ist (dann darf keine Blutung auftreten), war früher ein beliebter „Schwangerschaftstest". Da diese und ähnliche Teste mit dem Risiko der Abortauslösung behaftet sind, werden sie nicht mehr ausgeführt zugunsten des Gonadotropinnachweises (s. „sichere Zeichen").

Brustveränderungen. Prämenstruell kommt es bei vielen Frauen zu einer leichten Brustvergrößerung durch Wassereinlagerung und vermehrte Blutfülle. Die Brust wird praller und schmerzempfindlicher. Mit der Menstruation schwinden diese Erscheinungen wieder; ist jedoch eine Gravidität eingetreten, nehmen sie an Intensität zu, da Östrogene und Gestagene in vermehrtem Maß auf die Brust weiter einwirken.

Kolostrumabgang. Ebenfalls unter dem Einfluß der zunächst nur leicht vermehrten Östrogene und Gestagene kann das Drüsenparenchym mit der Bildung einer Art Milch, der Vormilch, reagieren.

Wahrnehmung des kindlichen Lebens durch die Mutter. Im allgemeinen verspürt eine Frau, die ihr erstes Kind bekommt (Primipara), nach 20 Wochen (gerechnet vom 1. Tag der letzten Periodenblutung) und eine Frau, die schon ein oder mehrere Kinder geboren hat (Multipara), nach 18 Wochen die Bewegungen ihres Kindes. Selbsttäuschungen sind recht häufig.

Uteruszeichen

- Der Uterus wird größer.

➤ **Differentialdiagnose:** Myom, Ovarialtumor (langsamer wachsend), Ovarialzyste.

- Das normalerweise mehr eiförmige Korpus wird während der Schwangerschaft durch die in ihm wachsende Frucht *kugelig.*
- An der Haftstelle der Plazenta zeigt der Uterus oft eine *Ausladung* (Piskačeksches Zeichen).
- Der Uterus wird *weicher.* Das Korpus fühlt sich zunächst prallelastisch, später mehr teigig an. Die Auflockerung ist besonders früh und deutlich im unteren Uterinsegment zu fühlen (*Hegarsches Zeichen*). Später wird auch die Zervix weicher. Die Portio samt Muttermund fühlt sich bei der Nichtschwangeren etwa wie die Nasenspitze an, bei der Graviden nach dem 3. Monat etwa wie die zum Pfeifen gespitzten Lippen.

➤ **Differentialdiagnose:** Erweichung eines Myoms (sarkomatöse Entartung).

- Die *Konsistenz* des Uterus *wechselt.*

Der weicher gewordene Uterus wird für kurze Zeit – besonders bei der Palpation – stellenweise oder insgesamt aufgrund von Muskelkontraktionen (unkoordinierte Wehen) derber.

Zervixzeichen

Wackelportio (Gauß). Die Portio ist normalerweise fest mit dem Korpus verbunden. Durch die Auflockerung des Isthmus wird die Verbindung „gelenkig", und man kann die Portio leichter hin- und herbewegen (wackeln).

Stock-Tuch-Zeichen (Pschyrembel). Die Zervix wird weicher. Wenn man sie zwischen Zeige- und Mittelfinger komprimiert, fühlt sie sich an wie ein Stock (derberer Kern), um den ein Tuch gewickelt ist (lockerer äußerer Anteil der Zervix).

Zervixschleim. Der in der Follikelphase, mit Maximum zur Ovulation hin, das Farnkrautphänomen zeigt, trocknet in der Schwangerschaft (ebenso aber auch in der Corpus-luteum-Phase, also unter dem Einfluß des Progesteron) in kleinen uncharakteristischen Klümpchen auf einem Objektträger fest.

Die Portiofarbe wird mehr oder weniger livide.

Scheiden- und Vulvazeichen

Infolge Weitstellung der Genitalgefäße und verstärkter Durchblutung werden Vulva- und Scheidenwände ebenfalls *livide verfärbt*, durch vermehrte Blutfüllung und Wassereinlagerung wird die Scheide *sukkulenter* (saftiger).

Der vermehrte **Fluor** stammt sowohl aus den Zervixdrüsen (Zervixschleim) als auch aus der besser durchsafteten und durchlässiger gewordenen Vaginalwand.

Sichere Zeichen

Fetale Herztöne. Diese werden mit dem *geburtshilflichen Stethoskop* etwa ab dem 5. Monat gehört. Durch die Dicke der Bauchdecken, Lage der Plazenta (Vorderwand oder nicht), Lage des Kindes usw. variiert dieser Termin.

Mit elektrischer Verstärkung kann man die Herztöne etwa 4 Wochen früher hören. Mit *Ultraschallgeräten* (S. 330) ist es möglich, die Pulsation des Herzens und/oder der großen Gefäße sicht- oder hörbar zu machen und damit kindliches Leben schon ab der 6.–8./9. Schwangerschaftswoche nachzuweisen.

Die Aufzeichnung des *fetalen EKG* durch die mütterlichen Bauchdecken hindurch verlangt erhebliche Verstärkung der Aktionsströme, daher bleibt diese Untersuchung – die auch mehr von wissenschaftlichem Interesse ist – dafür besonders eingerichteten Kliniken vorbehalten.

Kopfschwartenableitung des EKG s. geburtshilfliche Untersuchungsmethoden.

Kindsbewegungen. Sie sind – falls vom Untersucher unmittelbar oder mit Hilfe von Apparaten gefühlt oder gesehen – ein sicheres, aber spät auftretendes Schwangerschaftszeichen. Mittels Ultraschall können sie dagegen schon ab der 8./10. Woche p. m. sicht- und hörbar gemacht werden.

Fühlen von Kindsteilen (Kopf, Steiß, „kleine Teile"). Dies ist etwa ab dem 5. Monat (bei bimanueller [beidhändiger] Untersuchung) möglich.

Röntgenologischer Nachweis des Skeletts. Dieser gelingt ebenfalls ab dem 5. Monat, besonders in Bauchlage (wodurch das Skelett möglichst plattennah zu liegen kommt). Die Indikationsstellung muß wegen der möglichen Gefahr einer Strahlenschädigung der kindlichen Gonaden *sehr* streng sein.

Auf alle anderen Nachweise wird in Kap. 26 eingegangen.

Prüfungsfragen zu Kapitel 21
Es kann immer nur ein Antwortangebot richtig sein

1. Was gilt als ein sicheres Zeichen einer eingetretenen Schwangerschaft?
a) Das Ausbleiben der Periodenblutung
b) Die Vergrößerung des Uterus
c) Die morgendliche Übelkeit
d) Die Angaben der Mutter, Kindsbewegungen zu verspüren
e) Keines der Zeichen ist sicher

2. Was ist ein sicheres Schwangerschaftszeichen?
a) Amenorrhö
b) Nachweis von Kindsbewegungen
c) Auflockerung des Uterus
d) Vergrößerung des Uterus
e) Lividität von Vagina und Portio

3. Was beweist *nicht* sicher eine Schwangerschaft?
a) Ein positiver hormoneller Schwangerschaftstest
b) Das Hören kindlicher Herztöne
c) Tasten der kindlichen Bewegungen durch den Untersucher
d) Röntgenologischer Nachweis fetaler Knochen
e) Alle Zeichen sind sicher

4. Was bezeichnet man als Hegarsches Zeichen?
a) Die Auflockerung des Uterus rund um den äußeren Muttermund
b) Die Auflockerung des Uterus nach der Geburt
c) Die Lividität von Vagina und Zervix
d) Die Entwicklung des Schleimpfropfs im Zervikalkanal
e) Die Auflockerung und Eindrückbarkeit des Isthmus uteri

5. Was ist richtig? Das positive Farnkrautphänomen ...
a) ... bezeichnet das gleiche wie der Begriff „Arborisation"
b) ... kann durch Blutbeimengung gestört/verhindert werden
c) ... zeigt schon sehr früh eine Schwangerschaft an
d) ... wird durch die in der Frühschwangerschaft stark gefüllten Blutgefäße des Genitales hervorgerufen
e) Antwortangebot a und b sind richtig

21. Diagnose der Schwangerschaft

6. Ein 20jähriges Mädchen klagt über Amenorrhö von 3 Monaten Dauer, Brustvergrößerung, ständigen Harndrang, Polyphagie (= Gefräßigkeit, Freßsucht) und Abgeschlagenheit. Wahrscheinliche vorläufige Diagnose?

a) Hypophysentumor
b) Schwangerschaft
c) Diabetes mellitus
d) Granulosazelltumor
e) Psychische Ursachen

22. Bestimmung des Geburtstermins

Tragzeitdauer

Sie beginnt mit der Implantation, d.h. der Konzeption, und endet mit der Geburt. Diese **wahre Tragzeit** beträgt bei Menschen **ca. 260 Tage**.

Da die Implantation mit unseren heutigen diagnostischen Möglichkeiten nicht erkennbar ist, setzt man für den praktischen Gebrauch den Schwangerschaftsbeginn am deutlich erkennbaren **ersten** *Tag der letzten Menstruation* fest. Man behält hierbei im Sinn, daß bei einem regelmäßigen 28tägigen Zyklus die Imprägnation (Besamung) etwa am 14. Tag erfolgt, die Tubenpassage etwa 4–6 Tage und die Implantation etwa 2 Tage dauert, so daß die Konzeption etwa am 21. Zyklustag eintritt.

Die sog. **Menstruationstragzeit** dauert demnach **etwa 281 Tage**. Dies entspricht **10 Mond**(Lunar-)- oder **Schwangerschaftsmonaten** zu je 28 Tagen oder **9 Kalendermonaten** zu je 30 bzw. 31 Tagen (4mal 30 + 5mal 31 = 275 Tage) bzw. **40 Wochen (280 Tage)**.

Die scheinbar unterschiedliche Tragzeitdauer von 9 (Kalender-) Monaten bzw. 10 (Mond-) Monaten ruft bei Laien oft Verwirrung hervor, die aber leicht zu klären ist.

Die **Tragzeitdauer ist artspezifisch**. Bei Tieren verwandter Arten ergibt sich bei fortpflanzungsfähigen Kreuzungen eine andere Tragzeit als der des Muttertieres entsprechenden. Dies zeigt an, daß der **Fet mitverantwortlich ist für die Tragzeitdauer**. Sie wird weiterhin durch mittlere Größe und/oder Lebensdauer der verschiedenen Arten beeinflußt. Abweichungen von der normalen Tragzeitdauer ergeben sich bei Fehlgeburt, Frühgeburt und Spätgeburt.

Berechnung des Geburtstermins

> **Beachte.** Am errechneten Geburtstermin wird nur etwa $1/20$ der Kinder geboren. In der Zeit von ± 3 Tagen um den errechneten Termin (also der Woche, in deren Mitte der errechnete Termin liegt) kommen etwa $1/4$ der Kinder und in der Zeit von ± 10 Tagen um den errechneten Termin $2/3$ der Kinder zur Welt.

22. Bestimmung des Geburtstermins

- Man streicht auf einem **Jahreskalender** ab dem 1. Tag der letzten Menstruation 281 Tage ab und erhält damit das wahrscheinliche Datum der zu erwartenden Geburt. Dieses Prinzip liegt auch Rechenschiebern und Uhren zur Ermittlung des Geburtstermins zugrunde. Auf diesen Geräten sind meist noch weitere Ereignisse im Ablauf der Schwangerschaft berücksichtigt, die ebenfalls zur Terminberechnung herangezogen werden können.
- **Naegelesche Regel.** Man rechnet zum ersten Tag der letzten Periodenblutung 7 Tage und 1 Jahr dazu und zieht 3 Monate ab.
  Weiterhin muß man die Abweichung vom regelmäßigen 28tägigen Zyklus berücksichtigen, indem man so viele Tage zu- oder abzählt, wie der individuelle Zyklus vom 28tägigen Idealzyklus abweicht.
- Ist der **Kohabitations- bzw. Ovulationstermin** bekannt, der zur Schwangerschaft führte, so kann man auch hiervon ausgehen und die Naegelesche Regel insofern modifizieren, als der Kohabitationstermin dem Ovulationstermin, also etwa dem 14. Tag im regelmäßigen 28tägigen Zyklus, entspricht: Kohabitationstermin — 6 Tage — 3 Monate + 1 Jahr ± Abweichung vom 28tägigen Zyklus = errechneter Geburtstermin.
- **Kindsbewegungen.** Bei *Erstgebärenden* fügt man dem Datum, an dem die ersten Kindsbewegungen verspürt werden, 20 Wochen, bei *Mehrgebärenden* 22 Wochen hinzu. Der so errechnete Zeitpunkt ergibt den Geburtstermin.
- Der **Stand des Fundus uteri** gibt einen ungefähren Anhalt für das Schwangerschaftsalter und damit für den Abstand zum Geburtstermin. Der Fundus steht, wenn man 10 Schwangerschaftsmonate zugrunde legt,
  – am Ende des 3. Monats (12. Woche) am Oberrand der Symphyse,
  – am Ende des 4. Monats (16. Woche) 2–3 QF über der Symphyse,
  – am Ende des 5. Monats (20. Woche) 2–3 QF unter dem Nabel,
  – am Ende des 6. Monats (24. Woche) in Nabelhöhe,
  – am Ende des 7. Monats (28. Woche) 2 QF über Nabelhöhe,
  – am Ende des 8. Monats (32. Woche) 2–3 QF unter dem Rippenbogen,
  – am Ende des 9. Monats (36. Woche) am Rippenbogen,
  – am Ende des 10. Monats (40. Woche) 2–3 QF unter dem Rippenbogen.

Beachte. Bei geräumigem Becken liegt das Kind meist tiefer; bei Zwillingen oder Hydramnion steht der Fundus höher.

- Der **Leibesumfang** nimmt in den letzten Monaten der Gravidität um 5 cm pro Monat zu und beträgt am Geburtstermin etwa 100 cm.
- Das **Tiefertreten des Uterusfundus** bei Erstgebärenden geschieht recht genau 4 Wochen vor der Entbindung (Senkwehen). Bei Mehrgebärenden ist, bedingt durch die schlafferen Bauchdecken, die Senkung meist nicht so deutlich erkennbar.

- Der **Geburtstermin**, das Ende der Gravidität, läßt sich aus einigen subjektiven und objektiven Zeichen in etwa erkennen:
  - Durch die Größe des Uterus und dadurch, daß er (besonders bei Mehrgebärenden) nach vorn kippt und/oder der Fundus etwas tiefer sinkt. Der Leibesumfang beträgt ca. 100 cm.
  - Der Nabel ist verstrichen oder sogar etwas vorgewölbt.
  - Die Atmung ist seit 4 Wochen leichter geworden.
  - Seit 4 Wochen ist es wieder besser möglich, Kleidungsstücke in der Taille zu schließen.
  - Es bestehen ein vermehrter Druck auf Blase und Darm und öfters Ischiasschmerzen. Die Kindesbewegungen haben in den letzten 4 Wochen nachgelassen.
  - Die Zervix steht in Beckenmitte oder beginnt, sich dorthin zu verlagern. Ihre Konsistenz ist weicher geworden; sie ist kürzer als 3 cm oder evtl. schon verstrichen, und bei Mehrgebärenden ist der Muttermund für 1–2 QF durchgängig.
  - Bei Erstgebärenden steht der Kopf (schwer) beweglich im Beckeneingang.
  - 1–3 Tage vor Geburtstermin nimmt das Gewicht um 1–2 kg ab, da vermehrt Wasser ausgeschieden wird.

Gesetzliche Empfängniszeit

(BGB §1717). Die Juristen verstehen hierunter den Zeitabschnitt, in dem ein Sexualverkehr erfolgt sein muß, der zur Geburt eines lebenden Kindes geführt hat (dieses Kind muß nicht reif sein). Dieser Termin bzw. Zeitraum ist für Vaterschaftsprozesse wichtig. Es ist dies der Zeitraum zwischen dem 181. (einschließlich) und 302. (einschließlich) Tag vor dem Geburtstermin. Die gesetzliche Empfängniszeit kann also erst nach der Geburt berechnet werden.

272   22. Bestimmung des Geburtstermins

Prüfungsfragen zu Kapitel 22
Es kann immer nur ein Antwortangebot richtig sein

1. Wie wird die echte oder wahre Tragzeit beim Menschen errechnet?

a) Ab dem 1. Tag der letzten Menstruation
b) Ab dem letzten Tag der letzten Menstruation (bei regelmäßigem Zyklus)
c) Ab Follikelsprung
d) Ab dem 281. Tag vor dem Geburtstermin
e) Keine der Angaben stimmt

2. Bei welchem Datum liegt der Geburtstermin nach der Naegeleschen Regel, wenn die letzte Menstruation am 28. Januar, bei einem Zyklus von 32 Tagen, eingetreten ist?

a) Am 8. 11.
b) Am 4. 11.
c) Am 18. 10.
d) Am 1. 11.
e) Am 15. 11.

3. Wieviel Prozent der Kinder werden am errechneten Termin geboren?

a) 4 – 5% aller reifen Kinder
b) 10% aller reifen Kinder
c) 20% aller reifen Kinder
d) 33% aller reifen Kinder
e) Keine der Angaben stimmt

4. Wann werden die ersten Kindsbewegungen verspürt?

a) Im 7. Monat
b) In der 40. Schwangerschaftswoche
c) Wenn die Plazenta das Corpus luteum graviditatis in der Hormonproduktion ablöst
d) In der 16. – 20. Woche nach der letzten Menstruation
e) Wenn der Uterusfundus etwa 1 Querfinger über dem Nabel tastbar ist

5. Wann kommt es bei der Erstgraviden zur ersten Senkung des Uterusfundus?

a) Wenn die ersten Kindsbewegungen fühlbar werden
b) Wenn die Eröffnungswehen beginnen (einige Stunden vor der Geburt)
c) Wenn der Kopf tiefer tritt (etwa 4 Wochen vor der Geburt)
d) Beim Übergang der Eröffnungswehen in die Preßwehen
e) Dieses Tiefertreten des Fundus läßt sich nur bei Mehrgebärenden feststellen

23. Normale Schwangerschaftsveränderungen der Mutter

Eventuell notwendige oder empfehlenswerte prophylaktische und/oder therapeutische Maßnahmen werden – soweit hier nicht erwähnt – in Kap. 25, 31 u. 32 abgehandelt.

Allgemeines

Die Schwangerschaftsumstellung erstreckt sich auf alle Zellen, Organe und Funktionen des Körpers der Graviden und nicht nur auf diejenigen, die unmittelbar mit Schwangerschaft, Geburt und Ernährung des Kindes befaßt sind. Dies ist immer im Auge zu behalten, auch wenn in diesem Abschnitt nur einige der wichtigsten Veränderungen mehr oder weniger zusammenhanglos nacheinander aufgezählt werden.

➤ **Ursache** hierfür sind sowohl die von Ovar und später von der Plazenta in reichem Maße gebildeten **Hormone** als auch die **neurovegetative Umstellung**.

Ganz grob kann man **drei Stadien** im Verlauf der Schwangerschaft unterscheiden:

1. *Trimenon* (tri = 3, mens = Monat) vom 1. bis etwa 4. Monat; *Stadium der Anpassung.* Der Organismus stellt sich auf die Gravidität ein, es kann zu Störungen *(Frühtoxikosen)* kommen.
2. *Trimenon* vom 5. bis 7. Monat bzw. von der 17.–28. Woche; *Stadium des Wohlbefindens.*
3. *Trimenon* vom 8. bis 10. Monat bzw. von der 29.–40. Woche; *Stadium der Belastung.* Das größer werdende Kind „belastet" allein schon durch sein Gewicht. Durch den zunehmenden Stoffumsatz werden die Funktionen der Leber und Nieren der Mutter immer mehr in Anspruch genommen, so daß es jetzt zu Entgleisungen kommen kann *(Spättoxikosen)*. Alle Veränderungen des weiblichen Organismus während der Gestationsperiode dienen

   - der Entwicklung und Ernährung der Frucht,
   - der Sicherung des Schwangerschaftsablaufs und
   - der Vorbereitung auf die Geburt.

Genitale

Uterus und Corpus uteri

Der nichtschwangere Uterus wiegt 40–60 g und mißt (außen) 8 × 4 × 2,5 cm. Im Verlauf der Gravidität nehmen Muskulatur, Bindegewebe und Gefäße derart zu, daß zu Geburtsbeginn der Uterus (ohne Inhalt!) 1000 bis 1500 g wiegt und dann 35 × 25 × 25 cm mißt. *Bildung* neuer Muskelfasern zu Beginn der Schwangerschaft (Hyperplasie), *Zellvergrößerung* (Hypertrophie; die einzelne Muskelfaser ist ca. 50 μm lang; sie verlängert sich auf das 5–10fache). *Auflockerung* der Gewebe und *Herabsetzung des Muskeltonus* gehen Hand in Hand, so daß die Größe der Gebärmutterhöhle um etwa das 500–800fache zunimmt.

Das Wachstum erfolgt nicht kontinuierlich und besonders im ersten Trimenon von Frau zu Frau unterschiedlich schnell, so daß man aus der Uterusgröße zu Beginn der Schwangerschaft nicht sicher das Alter der Gravidität bestimmen kann (Abb. 21.1).

Der Anteil der Muskulatur an der gesamten Gewebsmasse in den einzelnen Uterusabschnitten außerhalb und während der Schwangerschaft geht aus Abb. 23.1 hervor. Der Muskelanteil nimmt durch die Gravidität im Fundus um 50%, im Zervixbereich dagegen nur um 25% zu. Obwohl also der Verschlußapparat absolut verstärkt wird, kann er doch unter der Geburt durch die Wehenkraft des noch stärker gewordenen Fundusteils (sowie gleichzeitiges Erschlaffen der Zervixmuskulatur [S. 427 f.]) leichter überwunden werden. (Bei hypoplastischen und nicht graviden Uteri ist dieses Verhältnis stärker zugunsten des zervikalen Muskelanteils verschoben, was u. a. die hier häufig anzutreffende Dysmenorrhö erklärt.)

Die außerhalb der Gravidität derbe *Konsistenz* wird nun weicher – sukkulent. Der größer werdende Uterus rutscht vom Promontorium herunter, meist nach rechts in die Beckenhöhlung. Dabei dreht er sich auch etwas, so daß seine linke Kante mehr nach vorn kommt. Rutscht er nach links, dreht sich die rechte Kante nach vorn.

Die Größenzunahme erfolgt bis etwa Mens VII durch echtes Wachstum, wobei die Uteruswand 2–2,5 cm dick wird, *danach durch Dehnung der Muskelfasern*, so daß sich die Uteruswand dann wieder verdünnt. Am Geburtstermin ist sie ca. 0,5–1 cm stark. Nach Ausstoßung von Kind, Fruchtwasser und Plazenta und entsprechender Kontraktion ist die Wand des Korpus zunächst wieder 2–3 cm dick.

Die Dehnung ist nur zum geringen Teil eine *elastische Dehnung* (vergleichbar der Anspannung eines Gummibandes, das in seine alte Länge zurückstrebt); der größte Teil der Größenzunahme durch Dehnung beruht auf der sog. *plastischen Dehnung* (vergleichbar dem Ausziehen einer Stange Knet, die sich durch Gefügeverschiebung der neuen Länge anpaßt und nicht mehr in die alte Länge zurückstrebt). Dadurch kommt es, daß der intrauterine Druck nicht ansteigt.

Genitale 275

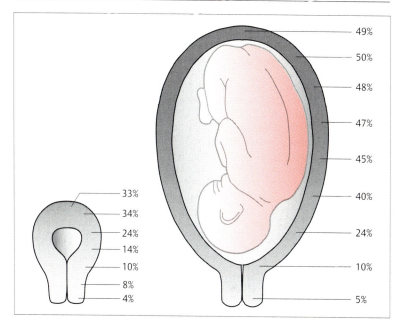

Abb. 23.**1 Durchschnittlicher prozentualer Anteil der Muskulatur am Gewebsvolumen beim nichtschwangeren Uterus** in der Geschlechtsreife **und beim graviden Uterus** am Ende der Tragzeit; stark vereinfachtes Schema (nach Dubrauszky). Die Grauwerte deuten den jeweiligen Durchschnittsgehalt an Muskulatur pro Segment an

Schließlich kommt es auch zu einer gewissen *Verschiebung der einzelnen Muskelfasern* gegeneinander, was ebenfalls zur Größenzunahme des Uterus beiträgt.

Die während der ganzen Schwangerschaft vorhandenen Kontraktionen (vgl. Schwangerschaftszeichen) werden mit der Dehnung der Uterusmuskulatur häufiger und stärker, besonders in den letzten 4 Wochen (Senkwehen! Stellwehen!).

Zervix

Im Verlauf des 4. Schwangerschaftsmonats wird der Isthmus (der bis dahin als oberster Anteil der Zervix zum Verschlußapparat gehörte) ebenfalls eröffnet. Damit vergrößert sich der Brutraum. Dieser Verlust eines Teils des Verschlusses der Gebärmutter kann zu Fehlgeburten (Spätabort, Therapie s. S. 478) führen, wenn der Rest der Zervix nicht mehr ausreicht, diesen Verschluß zu gewährleisten (isthmozervikale Insuffizienz).

276 23. Normale Schwangerschaftsveränderungen der Mutter

Diese Insuffizienz kann *nur* durch vaginale Untersuchung rechtzeitig diagnostiziert werden: Die Zervix wird immer kürzer, dann erst öffnet sich – besonders deutlich bei der Erstgebärenden – der Muttermund. Mit Ultraschallgeräten kann heute die Zervixlänge und die Weite des Muttermundes gemessen werden.

Die vermehrte Vaskularisation (Versorgung mit Blutgefäßen) bereitet die Eröffnung vor, die in der Eröffnungsphase ja relativ rasch erfolgt: Unter der Wehe wird dann aus den Gefäßen der sich kontrahierenden Korpuswand Blut in die Zervixgefäße gepreßt und damit der Zellverband gelockert.

Die Zervixdrüsen produzieren *besonders reichlich zähen Schleim*, der den Zervikalkanal verschließt und chemisch sowie mechanisch einer Bakterienaszension entgegenwirkt. Er wird **nicht** *durch die Stellwehen*, **wohl aber durch die Eröffnungswehen ausgestoßen** („Zeichnen").

Das Zylinderepithel der Zervix wächst während der Schwangerschaft oft auf die Portio heraus. Es entsteht eine **Schwangerschaftsektopie**, die durch ihre starke Vaskularisation kolposkopisch manchmal zu Verwechslungen mit einem Karzinom Anlaß gibt. Falls der durch die Ektopie produzierte Schleim zu stärkerem Fluor führt, sollte man behandelnd eingreifen.

Vagina und Vulva

Sehr früh schon kommt es zu einer *Steigerung der Durchblutung.* Aufgrund einer Neubildung von Kapillaren und Venolen sowie einer exzessiven Weitstellung der Gefäße – besonders der Venen – wird die vorher rosa erscheinende Farbe der Haut in den betreffenden Gebieten mehr **livide** (blauviolett). Durch *Gewebsauflockerung und Wassereinlagerung* werden Vagina und Vulva **prallelastischer** und damit dehnbarer. Diese Veränderungen sind weitere Ursachen eines zunehmenden weißlich-schleimigen **Fluors**, in dem sich besonders gern Soor (Monilia albicans) ansiedelt. Deshalb sollte 4–6 Wochen vor dem Geburtstermin eine mikroskopische und/oder kulturelle Untersuchung des Scheideninhalts erfolgen, damit evtl. noch eine antimykotische Therapie durchgeführt werden kann.

Es kommt weiterhin zu einem echten Wachstum der Scheide, wodurch sie noch dehnbarer, aber auch länger und weiter wird. Ebenso hypertrophiert die Muskulatur von Damm und Beckenboden.

Adnexe

Die Adnexe werden durch den wachsenden Uterus ab Mens IV aus dem kleinen Becken *herausgezogen* (vgl. das ähnliche Verhalten der Appendix). Durch echtes Wachstum werden die Tuben außerdem länger, die Ovarien durch das Corpus luteum graviditatis, durch vermehrte Vaskularisierung und Wassereinlagerung *größer*.

Bauchdecken

Die Bauchdecken nehmen durch *Wachstum* und *Verminderung des Muskeltonus an Umfang* zu. In individuell unterschiedlichem Maße werden sie aber auch durch Uteruswachstum, Wassereinlagerungen usw. mehr gedehnt. Die Mm. recti weichen auseinander, wodurch besonders bei Vielgebärenden mit anlagemäßig schlaffem Bindegewebe eine bis handbreite **Rektusdiastase** (Auseinanderweichen der beiden Mm. recti) entstehen kann. Da der Nabelring aufgedehnt wird, kann es leichter zu einem *Nabelbruch* kommen, dessen Eingang aber oft durch den davorliegenden Uterus verschlossen wird.

Die *Bauchdeckendehnung* bewirkt bei über der Hälfte aller Graviden ein streifenförmiges Auseinanderweichen des subkutanen Gewebes und damit ein stärkeres Durchschimmern der Blutgefäße. Diese frischen **Schwangerschaftsstreifen** sind blaurot (Striae gravidarum, Striae distensae) und finden sich meist am Unterbauch, periumbilikal, auf der Außenseite der Oberschenkel und an den Brüsten. Sie sind 2–5 mm breit und bis zu 10–15 cm lang.

Neben der mechanischen Dehnung führt auch die *erhöhte Cortisolproduktion* (S. 240 f.) in der Gravidität zur Bildung von Striae, da Nebennierenrindenhormone die Elastizität der Haut verringern. Nach der Schwangerschaft werden die subkutanen Gewebslücken durch Bindegewebe ausgefüllt. Die alten Striae sehen dann silberweiß aus. Bei der nächsten Schwangerschaft bilden sich wieder neue Striae (s. folgende Seite).

➤ **Prophylaxe** und **Therapie.** Durch lockernde Bindegewebsmassage kann man versuchen, die Ausbildung der Striae zu verhindern oder zu reduzieren (S. 264). Ein Versuch mit entsprechender Hautcreme lohnt sich. Eine sonstige oder spätere Behandlung ist nicht möglich, da es sich um irreparable morphologische Veränderungen handelt.

Endokrine Drüsen und Hormonproduktion

Corpus luteum graviditatis. Zunächst entwickelt sich dieses zu voller Aktivität, um dann in Mens III–IV seine Funktion einzustellen. Die *Plazenta übernimmt die Hormonproduktion.*

Nach der 12. Schwangerschaftswoche wird z. B. durch die Entfernung der Ovarien **kein Abort** mehr ausgelöst. Neben Progesteron wird, vermutlich im Ovar, ein weiteres Hormon – das Relaxin – gebildet. Es sorgt für die Auflockerung der Gewebe (vgl. Symphyse). Es reifen ab Schwangerschaftsbeginn u. a. keine neuen Follikel heran. Die völlige Rückbildung des Corpus luteum graviditatis erfolgt aber erst nach der Geburt.

Östrogene. Sie werden in zunächst steigender, dann fallender Menge vom Corpus luteum graviditatis produziert. Ab Mens III überwiegt die Östrogenproduktion der Plazenta. Die Östrogene bewirken das Wachstum des Uterus und der Milchgänge und sind für die zunehmende Flüssigkeitsretention verantwortlich.

Progesteron. Es wird ebenfalls zunächst vom Corpus luteum gebildet, später von der Plazenta. Es dient der Uterusruhigstellung.

Choriongonadotropin (HCG). Dieses wird sehr früh schon vom Trophoblasten gebildet. Es bewirkt das Funktionieren des Corpus luteum graviditatis. Um die 10.–12. Schwangerschaftswoche wird ein Ausscheidungsmaximum von 100000 Einheiten in 24 Stunden erreicht (Schwankungsbreite 40000–400000); danach sinkt die HCG-Produktion auf Werte um 20000 Einheiten in 24 Stunden ab und bleibt so bis zum Zeitpunkt der Entbindung.

Auch alle anderen Drüsen innerer Sekretion steigern ihre Tätigkeit: die **Hypophyse** (Zunahme der Eosinophilen im Vorderlappen), das **Nebennierenmark** hypertrophiert, stärker noch die **Nebennierenrinde**.

In der Schwangerschaft steigt, wie bereits erwähnt, die Cortisolproduktion kontinuierlich an, doch werden große Teile hiervon – ebenfalls in zunehmendem Maße – an Eiweißmoleküle im Blutplasma gebunden. Das gebundene Cortisol bleibt biologisch inaktiv. Die Entstehung von Schwangerschaftsstreifen überhaupt und ihr Ausmaß (Striae gravidarum) hängt z.B. davon ab, wieviel freies Cortisol **vermehrt** ins Gewebe gelangt.

Die **Schilddrüse** wird größer (aber nur bei übersteigerter Funktion entsteht ein Hyperthyreoidismus). Auch **Epithelkörperchen** und **Pankreas** arbeiten vermehrt.

Brüste

Insbesondere das Parenchym (organspezifisches Drüsengewebe) der Brüste wächst. Sie werden zunächst praller, später auch voluminöser. Die Durchblutung nimmt zu, hierdurch *steigt die submammäre Temperatur*. Weitgestellte oberflächliche Venen werden sichtbar. *Kolostrum* (eiweißreiche Vormilch) wird gebildet. Die Brustwarze wird größer und, ebenso wie der Warzenhof, dunkler. Durch zunehmendes Volumen, Gewicht und Erschöpfung der Hautelastizität senken sich die Brüste irreversibel (Büstenhalter).

Haut und Hautanhangsgebilde

Am auffälligsten sind fleckige Farbveränderungen (Pigmenteinlagerungen) an der **Haut** etwa ab dem 4. Monat. Im Gesicht kann das *„Chloasma uterinum"* (gr. chloaso = aufsprießen) entstehen, d.h. in der Haut über den Augenbrauen, auf Nasenrücken, Backenknochen und am Kinn zeichnen sich schmutzig-braune Flecken ab. Brustwarze, Warzenhof und seine unmittelbare Umgebung (sekundärer Warzenhof), Linea alba, Operationsnarben, Pigmentnävi, die Vulva und die Umgebung des Anus lagern ebenfalls – in individuell sehr wechselndem Ausmaß – Pigment ein. Weiterhin sind Hautpartien, die länger unter stärkerem Druck stehen, „gefährdet", z. B. die Gürtelpartie.

Ursache ist eine schwangerschaftsbedingte Steigerung der Produktion des Melanophorenhormons (gr. melas = schwarz, gr. phero = trage) in der Hypophyse. Dieses Hormon fördert die Umwandlung farbloser Vorstufen in farbiges Pigment. Durch hohe Dosen Vitamin C kann man das Pigment wieder entfärben.

Durch Wassereinlagerungen in die Zellen (Östrogeneffekt) und bessere Durchblutung schwinden Falten und Hautunreinheiten – *die Gravide sieht jugendlicher aus*. Die Schweiß- und Talgdrüsen arbeiten vermehrt.

Die **Haare** wachsen schneller und werden meist fester im Haarbalg verankert. Im Wochenbett kommt es dafür zu einer Lockerung der Haarwurzeln, die überalterten Haare fallen jetzt aus.

Schon festes Bürsten genügt dann oft, um büschelweise Haare auszuziehen. Dieser Zustand geht nach einigen Wochen vorüber; Haarwachstum und -ausfall halten sich dann wieder die Waage. In dieser Zeit sollte die Haarpflege nur sehr vorsichtig vorgenommen werden.

Der seltenere **Haarausfall in der Schwangerschaft** ist wahrscheinlich durch *Progesteronüberangebot* bedingt, da Progesteron, ähnlich wie Testosteron, auf die Haarwurzeln einwirkt (Glatzenbildung beim Mann). Dagegen beruht der pathologische **Haarausfall im Wochenbett** auf Östrogenschwund. Bei entsprechenden Therapieversuchen muß man daran denken, daß eine höher dosierte Östrogenzufuhr die Laktation hemmt.

Auch die **Nägel** werden oft brüchiger, was wahrscheinlich ebenfalls auf das hormonelle Geschehen zurückzuführen ist.

Psyche und zentrales Nervensystem

Die *Schwankungen in der seelischen Verfassung* der Schwangeren sind bekannt. Freude und Hoffnungslosigkeit, Appetit auf bestimmte Speisen und Ablehnung anderer usw. wechseln miteinander ab. *Interesselosigkeit* an Dingen, die vorher interessierten, und Einengung des Interessenkreises (auf das Kind?) kommen hinzu.

Die Tonusverminderung der glatten Muskulatur, die Obstipation, Neigung zu *Übelkeit und Erbrechen* sind u. a. Folgen der *Schwangerschaftsumstellung des vegetativen Nervensystems*.

Auch die autonom innervierte Muskulatur wird schon sehr früh reflektorisch weniger leistungsfähig – zum Schutz der Schwangerschaft. Es stimmt nicht, daß Hochleistungssportlerinnen durch eine (Früh-)Gravidität ihre Leistungsfähigkeit steigern könnten.

280   23. Normale Schwangerschaftsveränderungen der Mutter

Skelett, Bänder und Gelenke

Am Skelett sind besonders auffällig die Auflagerungen von bimssteinarti-
gem – minderwertigem – Knochen im Bereich der Gesichtsknochen.

Damit der kindliche Kopf geboren werden kann, beginnt schon früh die
Auflockerung des Bandapparates des kleinen Beckens (wie auch aller anderen Bänder), was bei Belastung zu *Druckschmerzen* über der Symphyse,
den Sakroiliakalgelenken und besonders den Ansätzen der Adduktoren-
muskulatur (Abb. 6.1) führt. Stärkere Auflockerung führt zum *Watschelgang*.

Der Übergang vom noch Normalen zum schon Pathologischen ist
fließend. Da die Impulse hierzu von den Hormonen ausgehen, werden **alle
Bänder** im Körper davon betroffen – auch solche, die mit Schwangerschaft
und Geburt gar nichts zu tun haben. So werden z. B. auch Finger- und
Fußglieder beweglicher. Der verringerte Halt muß durch vermehrte Muskelarbeit ausgeglichen werden. Die Folge sind Schmerzen in den überbean-
spruchten Muskeln; besonders häufig sind Kreuzschmerzen.

Infolge der zunehmenden **Vorderlastigkeit** (Bauch und Brüste nehmen
an Volumen zu) muß die Gravide durch *vermehrte Lendenlordose* die Schultern weiter zurückbiegen. Dadurch wird ihr Gang besonders aufrecht, was
auch ein Vorschieben des Bauches zur Folge hat. Man spricht von der „stol-
zen Haltung der Schwangeren", die aber zu *Kreuzschmerzen* führt. Besser ist
es, durch *Überstreckung der Sprunggelenke* Leib und Gesäß nach hinten zu
verlagern. In den Sprunggelenken entstehen weniger Beschwerden. Ein
weiterer „Vorteil": Außenstehende bemerken die Schwangerschaft später.

Es ist verständlich, daß auch durch diese Umstellungen die körperliche
Leistungsfähigkeit der Graviden herabgesetzt wird.

Respirationssystem

Der *Sauerstoffbedarf* steigt in der Schwangerschaft um etwa 20%. Die *Reserveluft* und die Residualluft können infolge des Hochsteigens des Uterus
etwas abnehmen. Dieser Raumbedarf wird z. T. durch Hoch-(Horizontal-)
Stellung der normalerweise schräg nach vorn-unten verlaufenden Rippen
ausgeglichen, wodurch es zu einer Vergrößerung des Thoraxraumes
kommt. Der *Atmungstyp* wird ausgesprochen thorakal, d. h. die Belüftung
der Lungen wird durch Heben und Senken der Rippen bewirkt. (Der Mann
atmet vorwiegend abdominal, d. h. durch An- und Entspannen des
Zwerchfells.) Die *Atmung* wird vertieft (vgl. Abb. 23.2). Das Progesteronüberangebot führt zu einer *Hyperventilation*; das *Atemminutenvolumen* (die
Luftmenge, die in 1 min ein- bzw. ausgeatmet wird) steigt von etwa 7,5 auf
10–11 l. Die O_2-Ausnutzung der Atemluft verschlechtert sich. Bei etwa der
Hälfte der Graviden entwickelt sich eine leichte *Dyspnoe* (Atemnot). Ebenso kommt es aufgrund vermehrter Progesteronbildung zu einer Erschlaf-

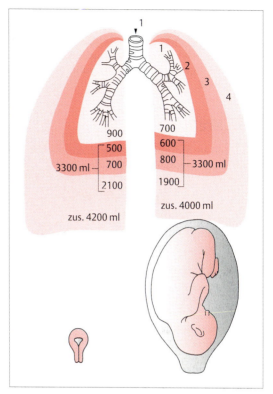

Abb. 23.**2 Verschiedene Kompartimente (Räume) in der Lunge außerhalb (rechts) und während des Endes der Schwangerschaft (links).** Die Zahlen innerhalb der einzelnen Räume geben deren Größe in ml an.
Die Vitalkapazität (Reserveluft, Atemluftraum und Komplementärluftraum) bleibt gleich groß.
1 = Der *Residualluftraum* ist der Raum in den großen Atemwegen (Bronchen), der bei stärkster Exspiration noch mit Luft gefüllt bleibt. 2 = Der *Reserveluftraum* enthält die Luft, die nach normaler Ausatmung noch *zusätzlich* ausgeatmet werden kann. 3 = Der *Atemluftraum* stellt das *normale* Atemzugvolumen dar. 4 = In den *Komplementärluftraum* kann nach normaler Einatmung noch *zusätzlich* Luft eingeatmet werden

fung der *Stimmbänder,* wodurch die Stimme etwas tiefer wird bzw. die hohen Töne nicht mehr erreicht werden können.

Besonders in den letzten Monaten wird die Hochschwangere *kurzatmig.* Etwa 4 Wochen vor der Geburt tritt eine Besserung dieses Zustands ein, da sich das Kind senkt.

282 23. Normale Schwangerschaftsveränderungen der Mutter

Gesunde Schwangere können den steigenden O_2-Bedarf, die Raumbeengung usw. infolge der fortschreitenden Schwangerschaft gut ausgleichen. Bei Frauen mit eingeschränkter Atemfunktion, z. B. durch Kyphoskoliose, kann hierdurch aber eine Dekompensation ausgelöst werden, so daß u. U. eine Schwangerschaftsunterbrechung aus medizinischer Indikation notwendig wird.

Herz, Kreislauf, Gefäße

Das **Herz** wird durch *vermehrte Förderarbeit* besonders im 7. Monat chronisch (Minutenvolumen um ca. 2 l gesteigert) und unter der Geburt akut belastet. Es nimmt durch *Hypertrophie* der Muskulatur um ca. 25 g an Gewicht zu. Am Ende der Gravidität wird es durch den hochdrängenden Uterus *quergelagert*. Bei ca. 20 % der Schwangeren beobachtet man *akzidentelle* (zusätzliche) *Herzgeräusche* und/oder *EKG-Veränderungen*, die eine Herzerkrankung vortäuschen können. Ist bereits eine Allgemeinuntersuchung vor der Schwangeren durchgeführt worden, *was sehr zu raten ist*, wird die Abklärung solcher Befunde wesentlich erleichtert.

Im Wochenbett, besonders um den 4. Tag herum, steht eine unter die Norm *reduzierte Durchblutung des Herzens* im Vordergrund. Hierdurch wird ein Herzversagen begünstigt.

Herzkranke Gravide und Wöchnerinnen sind *besonders gefährdet: im 7./8.* **Monat, unter der Geburt** und **um den 4. Wochenbettstag.** Zu diesen Zeiten sollen sie besonders streng kontrolliert, geschont und – wenn nötig – behandelt werden.

Das Herzminutenvolumen steigt mit zunehmender Anämie; so liegt es bei 8 g % Hämoglobin doppelt so hoch wie bei einem Hämoglobinwert von 16 g %. Dies beweist deutlich, wie wichtig alle diesbezüglichen therapeutischen Maßnahmen an der Schwangerschaft sind.

Der **Blutdruck** sinkt zu Schwangerschaftsmitte etwas ab und liegt am Geburtstermin wieder beim Ausgangswert. Bei Übertragung steigt er weiter an. Werte von 140/90 mmHg oder darüber erfordern Behandlung. Während der Wehen und durch das Pressen ist der Blutdruck selbstverständlich erhöht.

Die **Blutgefäße** sind aufgrund des verminderten Tonus der Gefäßmuskulatur und auch der Auflockerung des umgebenden Stützgewebes *weitergestellt* und *dehnbarer*. Die Vergrößerung des Fassungsraums wird durch die Zunahme der Blutmenge um etwa 1 l wieder ausgeglichen. Im letzten Schwangerschaftsmonat nimmt die Blutmenge wieder ab. Es kommt im Verlauf der Gravidität zu einem *Anstieg des Venendrucks*, da der arterielle Druck sich besser durch die weitergestellten Kapillaren fortleitet. Durch den vermehrten Rückstrom aus dem Uterusgebiet steigt der Druck in der V. iliaca an, deshalb muß auch in allen peripher hiervon gelegenen Gebieten der Venendruck zwangsläufig höher werden. Außerdem komprimiert der hochschwangere Uterus die abführenden Venen. Die Folge sind an Beinen und Vulva: *Krampfadern* und *Ödeme* bei $1/3$ aller Graviden sowie weiterhin am Anus *Hämorrhoiden* bei ca. $1/6$ aller Schwangeren. Das „Versacken" des Blutes in den abhängigen Körperpartien führt gelegentlich zur *Ohnmacht* (mangelhafte Hirndurchblutung).

Blut

Die Blutmenge nimmt um etwa 1 l zu, damit werden die erweiterten und die besonders im Uterus neu hinzukommenden Gefäße gefüllt. Die einzelnen Blutkomponenten steigen in unterschiedlichem Maß an. So kommt es trotz *Vermehrung der absoluten Erythrozytenmenge* durch noch stärkere Vermehrung der Blutflüssigkeit zu einer *relativen Verminderung der Erythrozyten* und damit des Hämoglobins, ebenso des Hämatokritwertes. Durch **Eisenzufuhr** während der Gravidität läßt sich die Hämoglobinabnahme völlig oder zumindest weitgehend vermeiden, indem das Hämoglobin jedes einzelnen Erythrozyten vermehrt wird. Es gibt keine „physiologische Schwangerschaftsanämie". (Man glaubte früher, daß bei der Geburtsblutung „weniger wertvolles Blut" verloren gehe.)

Sollten die Skleren einen Blauschimmer bekommen, ist dies ein recht sicherer Hinweis auf eine Eisenmangelanämie!

Man gibt z. B. Ferro-Folsan oder Ferrum Hausmann.

Im letzten Schwangerschaftsmonat verringert sich die Blutmenge wieder. Die damit einhergehende Verengerung der Blutgefäße macht sich u. a. in einem leichten Blutdruckanstieg bemerkbar.

Die *Blutkörperchensenkungsgeschwindigkeit* nimmt zu infolge der Änderung der Blutzusammensetzung, ebenso die *Leukozytenzahl*, so daß am Ende der Gravidität und in den ersten Wochenbetttagen erst Werte über 10 000–15 000 Leukozyten sicher pathognomonisch (auf eine Krankheit hinweisend) sind.

Uropoetisches System

Im harnbildenden System nimmt die Durchblutung der Niere zu, dementsprechend auch die Bildung von Primärharn. Durch eine *vermehrte Eiweißrückresorption* aus dem Primärharn sind die Epithelzellen der Nierenkanälchen (Tubuli) geschwollen und getrübt. Dieses Bild der sog. „Schwangerschaftsniere" ist normal.

Durch Herabsetzung der *„Nierenschwelle"* (gesteigerte Durchlässigkeit) kann es daher ohne krankhafte Ursache zu einer Zucker- und Eiweißausscheidung in der Gravidität kommen. Die *anfängliche Polakisurie* schwindet bald.

Blase und Ureteren werden im Verlauf der Gravidität weitergestellt. Es

284 23. Normale Schwangerschaftsveränderungen der Mutter

sammelt sich mehr Urin an, bis es zum Harndrang kommt. Im *Restharn* (S. 167), der dann in der Blase evtl. zurückbleibt, können sich Bakterien derart vermehren, daß dies der Ausgangspunkt einer aufsteigenden Entzündung und schließlich einer *Pyelonephritis* sein kann.

In den letzten Schwangerschaftswochen drückt der vorangehende Teil des Kindes auf die Blase und erzeugt wieder häufigeren Harndrang. Als Folge der allgemeinen Gewebsauflockerung ist eine *Belastungsinkontinenz* der Schwangeren recht häufig, die im Wochenbett wieder schwindet.

Magen-Darm-Kanal

Ob eine Schwangerschaft in vermehrtem Maß die *Karies* (Zahnfäule) fördert, ist noch umstritten. Wahrscheinlich spielen exogen bedingte Faktoren, wie Änderungen in der Zusammensetzung der Nahrung und des Speichels, eine Rolle (s. Kap. 25). es muß keineswegs so sein, daß „jedes Kind die Mutter einen Zahn kostet". Im Zahnhalteapparat kommt es zu Gefäßproliferation, Gewebshypertrophie und Ödem; bei ca. der Hälfte aller Graviden läßt sich daher eine *Gingivitis gravidarum*, zum Teil mit Blutungsneigung, feststellen. Selten entsteht eine Gewebswucherung am Zahnfleisch, die *Schwangerschaftsepulis*. Sie ist schmerzhaft und muß meist nach der Geburt operativ entfernt werden.

Etwa die Hälfte aller Graviden leiden in der Frühschwangerschaft unter **Übelkeit** und **Brechreiz**. In der 2. Schwangerschaftshälfte wird häufig über **Sodbrennen** geklagt.

➤ **Therapie.** Milch, Antazida, gegebenenfalls Medikamente, die den Tonus des Magens steigern.

Die Herabsetzung des Tonus der glatten Muskulatur des Darms bewirkt, daß der Stuhldrang später einsetzt – es kommt zur Verstopfung *(atonische Obstipation)* bzw. zu einer Verstärkung einer schon vorhandenen Obstipation. Eine spastische Obstipation bessert sich dagegen in der Gravidität.

➤ **Therapie.** „Erziehung des Darms", z.B. jeden Morgen (auch ohne Stuhldrang) zur Toilette gehen. Unterstützend wirken eine Tasse Kaffee oder eine(!) Zigarette, ein Glas kaltes Wasser (evtl. mit Karlsbader Salz oder mit Dörrpflaumen), Obstsäfte, schlackenreiche Kost (Agiocur), körperliche Bewegung, evtl. milde Laxanzien (cave: Wehenauslösung) um den Stuhl weich und voluminös zu halten. Zu Beginn der Therapie sind milde Einläufe (z.B. nur abgekochtes Wasser mit 9 g [nicht mehr!] Kochsalz auf 1 l) nützlich, gelegentlich werden sie in regelmäßigen Abständen notwendig.

Die Gallenblase entleert sich in der Gravidität träger, dadurch wird die Bildung von **Gallensteinen** gefördert. „Galletreibende Diätwässer" sind empfehlenswert.

Gewicht, Stoffwechsel

Im ersten Trimenon erfolgt, bedingt durch Inappetenz (Appetitlosigkeit), Emesis usw., *oft eine leichte Gewichtsabnahme*. Etwa ab Mens IV setzt dann ein *Gewichtsanstieg* ein, der normalerweise bis zum Geburtstermin 10–12 kg beträgt (Tab. 23.**1**). Im *letzten Trimenon ist eine Gewichtszunahme bis zu 500 g pro Woche* noch als normal anzusehen. Gut die Hälfte des Gewichtsanstiegs erfolgt zugunsten des Uterus und des Kindes, das allein zwischen der 28. Woche (Grenze zwischen Fehl- und Frühgeburt) und der 38. Woche (Grenze zwischen Früh- und Termingeburt) um 2 kg zunimmt.

Wasserhaushalt. Auf Grund der vermehrten Östrogenbildung kommt es zu einer *relativen Verminderung des Serumeiweißes*, da der Wassergehalt stärker zunimmt als die festen Blutbestandteile, zu einer *Natriumretention* in den Geweben (besonders Haut und Muskulatur) sowie einer *Steigerung der Fähigkeit, Wasser aufzunehmen* bei verschiedenen Substanzen, die u.a. als sog. „Kittsubstanz" zwischen den Zellen liegen und dem Zellzusammenhalt dienen.

Diese vermehrte *Wassereinlagerung* in die Gewebe dient sehr wahrscheinlich als Reservewasser, um den intensiven Wasseraustausch zwischen Mutter und Kind auch dann zu sichern, wenn die Mutter einmal längere Zeit weniger Flüssigkeit zu sich nimmt. In der 35. Schwangerschaftswoche fließen **pro Stunde etwa 4 l Wasser** (und die darin gelösten Substanzen!) **durch die Plazenta hindurch zum Kind** und wieder zurück zur Mutter. In den letzten 4 Wochen geht der Wasserumsatz um etwa $1/3$ zurück, was als ein Zeichen für die schon vor dem Geburtstermin einsetzenden Überalterungserscheinungen der Plazenta zu werten ist.

Ganz grob kann man sagen, daß bei einem Säugling etwa $2/3$, bei einem Erwachsenen $1/2$ und bei einem alten Menschen $1/3$ des Körpergewichts vom Wasser gestellt werden. Ca. 60% des Wassers liegen innerhalb der Zellen **(intrazellulär)**, ca. 10% befinden sich als Blut und Lymphe in den Gefäßen **(intravasal)**, und die restlichen ca. 30% liegen außerhalb der Gefäße

Tabelle 23.**1 Faktoren, die zur normalen Gewichtszunahme während der Schwangerschaft führen**

Kind	3 – 3,5 kg
Fruchtwasser	0,5 – 1 kg
Plazenta und Eihäute	0,5 kg
Uterus	1,0 – 1,5 kg
Mammae	1,0 – 1,5 kg
zusammen	6 – 7,5 kg
dazu kommen	
Blut	1 kg
Gewebswachstum	2 kg
Rest (Wassereinlagerung)	1 – 3,5 kg

286   23. Normale Schwangerschaftsveränderungen der Mutter

zwischen den Zellen (**interstitiell**). Vermehrung des interstitiellen Wasseranteils führt zu Ödemen. Normalerweise werden während der Gravidität etwa 3 l Wasser im Extrazellulärraum eingelagert, davon ca. 1 l intravasal (die Blutmenge nimmt zu) und ca. 2 l interstitiell; intrazellulär ändert sich fast nichts. Weitere 3 l Wasser werden für Fet, Plazenta und Fruchtwasser benötigt.

Die Konzentration der im Wasser gelösten Substanzen zeigt ganz charakteristische Unterschiede, je nachdem, ob es sich um intrazellulär oder extrazellulär (interstitiell und intravasal) eingelagertes Wasser handelt. In der Zelle ist z. B. mehr Kalium, aber weniger Natrium als außerhalb der Zelle. Dieser Konzentrationsunterschied beruht auf einer **„Pumparbeit" der Zellwand**, die Kalium in die und Natrium aus der Zelle pumpt. Die hierfür erforderliche Energie wird durch den Zerfall von Adenosintriphosphat geliefert (s. Kap. 33, Wehen).

Treten Ödeme auf (leichte sind im Sommer und nach langem Stehen unbedenklich), so erkennt man sie früh am übermäßigen *Gewichtsanstieg* und bestehenbleibenden *Dellen* im Gewebe nach Druck auf das Schienbein.

➤ **Therapie.** Reduktion der Salzzufuhr, Bettruhe (d. h. Liegen in der Horizontalen!), gegebenenfalls aber auch Bewegung (Muskelkontraktionen pumpen das Wasser in die Gefäße), Verordnung von Obst- und Reistagen und diuresefördernden Medikamenten. Die Flüssigkeitszufuhr ist nur bedingt einzuschränken! Eine tägliche Urinmenge von 1–2 l sollte nicht unterschritten werden, da sonst die Nieren vermehrte Konzentrationsarbeit leisten müssen.

Glucosetoleranz. Sie wird durch die Schwangerschaft herabgesetzt. War sie vorher schon gering (z. B. beim Prädiabetes), kann es in der Gravidität zum Ausbruch eines Diabetes kommen, der oftmals nach der Schwangerschaft wieder verschwindet. In einem für den Patienten nicht vorauszusagenden Alter bricht er dann – entsprechend dem schicksalsmäßigen Verlauf dieser Krankheit – erneut aus. Eine Schwangerschaft verlegt also das *endgültige* Manifestationsalter des Diabetes nicht in jugendlichere Bereiche! Ein *bestehender Diabetes wird aber für die Dauer der Gravidität häufig verschlimmert.* Die Zuckerresorption im Darm ist zu Anfang der Schwangerschaft verschlechtert.

Der **Eiweißbedarf** steigt, da Kind, Plazenta, Uterus, Brüste usw. wachsen. Auch die Vermehrung der Erythrozytenzahl erfordert eine gesteigerte Stickstoff- bzw. Eiweißzufuhr (1 g Stickstoff entspricht 6,25 g Eiweiß); das übliche Fleisch, das wir essen, besteht nur zu etwa 15 bis 20% seines Gewichts aus Eiweiß.

Fettstoffwechsel. Er wird leicht gestört, so daß es eher zu einer Azetonurie kommt. Dies ist besonders bei diabetischen Frauen zu berücksichtigen.

Der Fettgehalt des Blutes nimmt um 50% zu und kehrt erst im Spätwochenbett auf die Ausgangswerte zurück.

Eisen- und Calciumbedarf. Dieser ist besonders erhöht.

Nur 10 bis 30% des in der Nahrung enthaltenen Eisens werden resorbiert.

Dem sollte durch entsprechende Nahrung Rechnung getragen werden. Sicherer (und billiger) ist die Medikation von entsprechenden Präparaten, wobei aber zu beachten ist, daß für manche Frauen die Eisentabletten magenunverträglich sind (deshalb häufiger kleine Dosen *nach* dem Essen). Im Verlauf der ganzen Schwangerschaft werden ca. 750 mg Eisen benötigt.

Prüfungsfragen zu Kapitel 23
Es kann immer nur ein Antwortangebot richtig sein

1. Um wieviel % ist das Herzminutenvolumen in der 30. Woche der Gravidität erhöht?

a) Um ca. 40%
b) Um ca. 100%
c) Es ist ungefähr gleich groß wie vor der Schwangerschaft
d) Um ca. 50% erniedrigt
e) Keine Angabe stimmt auch nur annäherungsweise

2. Welchen Schwangerschaftsabschnitt bezeichnet man als „Stadium der Toleranz"?

a) Konzeption bis 16. Woche
b) 28. – 40. Woche
c) 17. – 28. Woche
d) 12. – 36. Woche
e) Keine der Angaben stimmt

3. Etwa wie hoch liegt die intrauterine Temperatur?

a) 1 Grad über der Temperatur der Mutter
b) 2 Grad über der Temperatur der Mutter
c) 3 Grad unter der Temperatur der Mutter
d) 4 Grad unter der Temperatur der Mutter
e) Genauso hoch wie die der Mutter

4. Was ist das Chloasma uterinum?

a) Melanineinlagerung im Gesicht
b) Streifung des Abdomens nach vorhergegangener Schwangerschaft
c) Färbung der äußeren Genitalgegend in der Schwangerschaft
d) Überkreuzung der Uterusbänder
e) Keine der Angaben stimmt

5. Die Schwangerschaft verläuft in 3 charakteristischen Stadien. Welches ist die richtige Reihenfolge?

a) Stadium der Toleranz – Belastung – Anpassung
b) Stadium der Anpassung – Toleranz – Belastung
c) Stadium der Belastung – Anpassung – Toleranz
d) Stadium der Toleranz – Umstellung – Anpassung
e) Stadium der Gewöhnung – Umstellung – Belastung

23. Normale Schwangerschaftsveränderungen der Mutter

6. Wodurch ist die Weitstellung der Ureteren in der Schwangerschaft bedingt?

a) Durch Druck des graviden Uterus auf die Ureterenostien
b) Durch Gonadotropin
c) Durch Progesteron (und evtl. ein die Muskulatur erschlaffendes Hormon)
d) Nervös, infolge Reizung des Frankenhäuserschen Plexus
e) Keine der Angaben stimmt

7. Wo steht der Fundus uteri bei normaler Gravidität?

a) In der 24. Woche am Nabel
b) In der 40. Woche am Rippenbogen
c) In der 28. Woche am Rippenbogen
d) In der 32. Woche 2 Querfinger unterhalb des Nabels
e) Im 4. Monat in Nabelhöhe

8. Welche reversiblen Veränderungen gehören zu den allgemeinen Schwangerschaftsveränderungen?

a) Entstehung von Plattfüßen
b) Verstärkte Melanineinlagerung
c) Entwicklung einer Kyphose aufgrund der veränderten Gewichtsverteilung
d) Antwortangebote b und c sind richtig
e) Keine der Angaben stimmt

9. Wodurch ist die Erhöhung der Blutkörperchensenkungsgeschwindigkeit in der Gravidität bedingt?

a) Durch relativ vermehrtes Globulin und Fibrinogen, aber vermindertes Albumin und relative Verminderung der Erythrozytenzahl
b) Durch toxisch wirkende Schwangerschaftsprodukte
c) Durch Antikörper des mütterlichen Organismus gegen Choriongonadotropin
d) Durch erhöhte Wasserretention in den Geweben
e) Die Blutkörperchensenkungsgeschwindigkeit ist überhaupt nicht erhöht

10. Welche der folgenden Behauptungen ist *falsch*?

a) In der Schwangerschaft ist die Vitalkapazität etwa unverändert
b) In der Schwangerschaft ist die Atemmittellage verschoben
c) In der Schwangerschaft ist die O_2-Spannungsdifferenz zwischen Inspirium und Exspirium vergrößert
d) In der Schwangerschaft ist die Aufladung der Erythrozyten mit O_2 in der Lunge gut
e) In der Schwangerschaft ist der Thorax im Sinne der Faßform verändert

11. Zu welchem Zeitpunkt sind Herz und Kreislauf in der *Schwangerschaft* belastet?

a) Maximal belastet unmittelbar vor der Geburt
b) Maximal belastet in der 26. – 32. Woche
c) Nur in den ersten 3 – 4 Wochen stärker belastet
d) Überhaupt nicht belastet. Deshalb sollten Anträge auf Schwangerschaftsunterbrechung wegen Herz- und Kreislauferkrankungen abgelehnt werden
e) Keine der Antworten ist richtig

12. Welche der nachfolgenden Behauptungen ist *falsch*?

a) Im Verlauf der Schwangerschaft nimmt das mütterliche Blutvolumen zu
b) Das Plasmavolumen nimmt stärker zu als das Erythrozytenvolumen
c) Die Mehrzahl der schwangeren Frauen zeigt keinen Abfall des Hämoglobins, des Hämatokrits und der Gesamtzahl der Erythrozyten
d) Die Eisenbindungskapazität steigt in der Schwangerschaft
e) Während der Gravidität weist eine Leukozytose über 20 000 auf eine Infektion hin

13. Wo im Organismus kommt es in der Schwangerschaft zu einer Vermehrung des Gesamtwasserbestandes?

a) Im intrazellulären Raum
b) Im extrazellulären Raum
c) In der Skelettmuskulatur
d) Überall im Organismus annähernd gleich
e) Antwortangebote b und c sind richtig

24. Plazenta, Eihäute, Fruchtwasser

Schwangerschaftsveränderungen des Endometriums

Zu Ende der 2. Zyklusphase läßt sich eine Schichtung des Endometriums erkennen: Ganz oberflächlich, d.h. kavumnah, liegen die Zellen dichter; deshalb nennt man diese Schicht **Kompakta**. Ganz unten, d.h. der Muskelschicht anliegend, findet sich die **Basalis**, und die dazwischenliegende lockere Schleimhautschicht heißt **Spongiosa** (die Schwammige). Man bezeichnet das Endometrium in dieser Zeit als **Prädezidua**.

Wenn die Befruchtung erfolgt ist, geht die Differenzierung des Endometriums (vgl. Kap. 4) weiter. Sobald sich das Ei implantiert hat, wird die nun sehr gefäß- und nährstoffreiche Schleimhaut als **Dezidua** (hinfällige Haut/deutsche Bezeichnung: Siebhaut) (Abb. 24.1) bezeichnet. Nach der Geburt des Kindes *lösen sich die Plazenta und die Eihäute in der spongiösen Schicht der Dezidua von der Uteruswand* ab.

Die in der Dezidua eingenistete Frucht wächst und wölbt den sie bedeckenden Teil der Dezidua vor, welcher dann als **Decidua capsularis** bezeichnet wird. Der zwischen Frucht und Muskulatur liegende Deziduateil

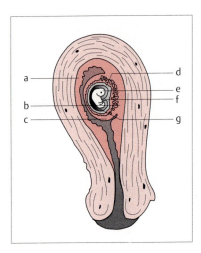

Abb. 24.**1** **Decidua.** a = Dezidua vera (oder Decidua parietalis) = Wandsiebhaut, b = Decidua basalis = Grundsiebhaut, c = Decidua capsularis = Kapselsiebhaut, d = Amnion, e = Embryo, f = spätere Nabelschnur, g = Amnionhöhle (ergänzt aus Martius, G.: Hebammenlehrbuch, 2. Aufl. Thieme, Stuttgart 1970)

heißt **Decidua basalis**. Der Rest der Dezidua, der das übrige Uteruskavum auskleidet, wird als **Decidua vera** bezeichnet.

Wie aus Abb. 24.1 ersichtlich, besteht zu Beginn der Schwangerschaft noch eine Gebärmutterhöhle (aus der es auch gelegentlich – meist zum Menstruationstermin – bluten kann). Im 3./4. Monat ist die Frucht so groß geworden und die Decidua capsularis derart stark vorgewölbt, daß sie sich an die Decidua vera überall anlegt und mit ihr verschmilzt. *Dann gibt es keine Gebärmutterhöhle mehr, welche über den Zervikalkanal zur Vagina hin geöffnet ist, sondern nur noch eine völlig geschlossene Amnionhöhle.*

Entwicklung und Bau der reifen Plazenta

Die ersten Anfänge sind in Kap. 20 geschildert.

Chorion und Plazenta

Die ursprünglich plumpen Auswüchse (Zotten) aus dem Chorion (Abb. 24.2) in die umgebende Dezidua beginnen sich zu verzweigen, so daß schließlich ein Gebilde entsteht, das man mit einem Baumstamm (Stammzotte = Zotte 1. Ordnung) und seinen Wurzeln (Sekundär-Tertiärzotten) vergleichen kann. Die proteolytischen Fermente der Zotten lösen die feinen

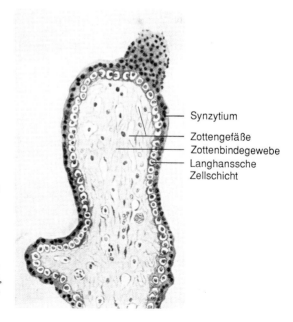

Abb. 24.2 **Normale Chorionzotte einer Schwangerschaft im 3. Monat.** Man sieht die beiden Epithelschichten, das Synzytium und die Langhanssche Zellschicht (aus Martius, H.: Lehrbuch der Geburtshilfe, 3. Aufl. Thieme, Stuttgart 1956)

Synzytium
Zottengefäße
Zottenbindegewebe
Langhanssche Zellschicht

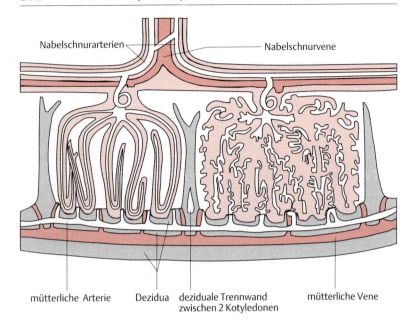

Abb. 24.**3** **Schema vom Bau einer reifen menschlichen Plazenta.** Links nur die Haftzottenstämme, rechts der gesamte Zottenkomplex mit intervillösem Kapillarsystem dargestellt. Arterien weiß, Venen schwarz; letztere innerhalb der Kotyledone nicht dargestellt (nach Hörmann, G., H. Lemtis: Die menschliche Plazenta. In Schwalm, H. u. G. Döderlein: Klinik der Frauenheilkunde und Geburtshilfe. Urban & Schwarzenberg, München 1965)

Blutgefäße in der Dezidua auf, so daß die Zotten im Blut „baden" und die Nahrung für den Embryo *unmittelbar* aus dem Blut entnehmen können. Da sich die Dezidua im Verlauf der Implantation über dem tiefer sinkenden Ei wieder geschlossen hat, kann das Blut nicht in die Gebärmutterhöhle austreten, sondern muß über ebenfalls eröffnete Venen abfließen.

In den Zotten entwickeln sich Blutgefäße, die die aufgenommenen Nahrungsstoffe und den Sauerstoff weitertransportieren und Stoffwechselschlacken heranbringen, die durch die Zottenwand hindurch in das mütterliche Blut abgegeben werden (Abb. 24.**3**).

Im 4. Monat atrophieren diejenigen Zotten, die sich in die Decidua capsularis hineinentwickelt haben. In diesem Bereich wird das Chorion zu einer dünnen Haut. Man bezeichnet es als **Chorion leve** (lat. levis = glatt, bartlos) bzw. nach der Geburt als das **Chorion** schlechthin, es wird also zur äußeren Schicht der Eihaut (dem Chorion aufgelagert finden sich noch die miteinander verschmolzenen Reste der Decidua capsularis und der Decidua vera).

Der Teil des Trophoblasten, der in die Decidua basalis hineinwächst, wird als **Chorion frondosum** (lat. frondosus = laubreich, zottenreich) bezeichnet.

Die von hier auswachsenden Zotten werden immer größer. Ihre Äste verbinden sich untereinander, so daß ein immer dichter und verfilzter erscheinender Schwamm entsteht, in dessen Lücken das mütterliche Blut fließt: die **Plazenta**.

Im 4. Monat ist die Plazenta ausdehnungsmäßig voll ausgebildet und bedeckt *die Hälfte der Uterusinnenwand*, jetzt wird sie nur noch dicker. Mit Größerwerden des Uterus wird der von der Plazenta bedeckte Anteil immer kleiner. Er beträgt *am Geburtstermin* nur noch *ca. ein Viertel* (S. 424).

Amnion

Im Inneren des Embryonalknotens (Abb. 20.**2**) entstehen zwei Höhlen: **Amnionhöhle** (Abb. 24.**1g**) und **Dottersackhöhle** (in Abb. 24.**1** nicht mehr dargestellt), zwischen denen als Trennwand die Embryonalplatte liegt, aus der sich das Kind entwickelt. Die Amnionhöhle wird immer größer und umgibt den Embryo (Abb. 24.**1e**), der schließlich nur noch mit dem Haft- oder Bauchstiel (die spätere **Nabelschnur**) (Abb. 24.**1f**) mit dem Chorion zusammenhängt. Die die Amnionhöhle auskleidende Haut – das Amnion (Abb. 24.**1d**) – legt sich schließlich der Innenseite des Chorion eve an, damit sind die beiden Schichten der Eihaut entstanden. Ebenso legt sie sich auf die Innenseite (kindliche Seite) der Plazenta und um die Nabelschnur, die also nur vom Amnion und nicht vom Chorion umhüllt wird. Das Amnion geht am Nabel in die Haut des Kindes über.

Nabelschnur, Eihäute und Plazenta enthalten keine Nerven, so daß z. B. der Blasensprung und das Abnabeln schmerzlos sind.

Nabelschnur (Abb. 24.4)

In ihr verlaufen *zwei Arterien*, die das sauerstoffarme Blut und die Abbauprodukte des Stoffwechsels vom Kind zur Plazenta bringen. Die Arterien verzweigen sich in der Plazenta immer mehr, bis sie schließlich in jede Zotte eine Kapillare entsenden. Hier erfolgt der Stoffaustausch. Aus den Zotten fließt das dann nährstoff- und sauerstoffreiche Blut zurück in die Venen, die schließlich alle in eine *große Vene* münden, die durch die Nabelschnur zum Kind zurückzieht. Die Nabelvene enthält also „arterialisiertes" Blut.

Die dickwandigen Arterien umgeben spiralenartig – damit sie nicht abgeknickt werden können – die dünnwandige, großlumige Vene. Der Raum zwischen dem umhüllenden Amnion und den drei Nabelschnurgefäßen wird von einer sehr lockeren Masse ausgefüllt: der *Whartonschen Sulze*. Am

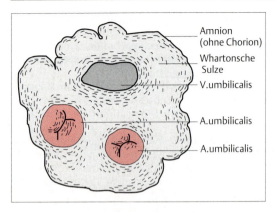

Abb. 24.**4** **Querschnitt durch die Nabelschnur.** Die Lumina der beiden Umbilikalarterien sind durch postpartale Kontraktion verschlossen (aus Martius, H.: Lehrbuch der Geburtshilfe, 7. Aufl. Thieme, Stuttgart 1971)

Geburtstermin ist die Nabelschnur etwa 50–55 cm lang und – blutgefüllt – etwa 2 cm dick, doch variiert besonders die Länge erheblich (S. 384).

Anatomie der reifen geborenen Plazenta

Merke. Mütterlicher und kindlicher Blutkreislauf sind getrennt. Die Plazenta wiegt nach der Geburt etwa 500 g, d. h. etwa $1/6$ des Kindsgewichtes, hat einen Durchmesser von ungefähr 18–20 cm und ist ca. 2–3 cm dick. Intrauterin, mit Blut gefüllt, beträgt ihre Dicke bei Ultraschallmessung bis zu 4–5 cm. Bei darüber liegendem Ausmaß muß man einen Hydrops placentae befürchten.

Man unterscheidet eine mütterliche und eine kindliche Seite (Abb. 24.5). Die **mütterliche Seite** liegt der Uteruswand an. Das Blut, das sie enthält, läßt sie dunkelrot erscheinen. Mehr oder weniger zahlreiche Kalkeinlagerungen (Alterungserscheinungen!) sind als kleine, weißliche Kernchen zu sehen und zu fühlen. Die Plazenta ist unterteilt in einzelne Bezirke *(Kotyledonen)*, die jeweils aus einer Stammzotte und deren Verzweigungen bestehen. Die Kotyledonen sind voneinander durch unvollständige *Trennwände* geschieden, die bewirken, daß das mütterliche Blut in erster Linie innerhalb des Bereichs einer Kotyledone bleibt – hier also herein- und herausfließt. Die Trennwände gehören zur Dezidua, sie sind mütterliches Gewebe. Da sich die Plazenta in der spongiösen Schicht der Dezidua von der Uteruswand abtrennt, haften ihr oberflächlich ganz dünn die Kompakta und ein Teil der Spongiosa der Dezidua an.

Entwicklung und Bau der reifen Plazenta 295

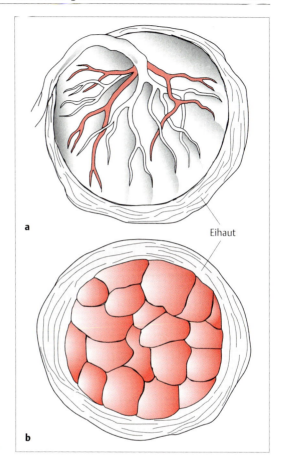

Abb. 24.**5 a** u. **b**
Plazenta. (**a**) Die dem Kind zugewandte Seite. (**b**) Die der Mutter zugewandte Seite (aus Martius, H.: Lehrbuch der Geburtshilfe, 6. Aufl. Thieme, Stuttgart 1964)

Die Oberfläche aller Zotten ist etwa 15 m² groß, das Zottenkapillarnetz etwa 50 km lang.
Zwischen mütterlichem und kindlichem Blut liegen *beim Menschen* 3 Gewebe:
- die Zottenwand,
- das Zottenbindegewebe,
- die Gefäßwand.

Es ist dies die dünnste Scheidewand, die möglich ist, um beide Kreisläufe voneinander getrennt zu halten. Man bezeichnet deshalb die menschliche Plazenta als **„Placenta haemochorialis"**.

Im **Zwischenzottenraum (intervillöser Raum)** fließt das mütterliche Blut. Es wird aus den Arterien hineingespritzt – pro min etwa 500–600 ml – und fließt durch die Venen wieder ab.

Auf der **kindlichen Seite** mündet die Nabelschnur meist etwa im Zentrum der Plazenta. Von hier ausgehend, sieht man unter dem bedeckenden Amnion die Gefäße, die zu den einzelnen Bezirken (Kotyledonen) der Plazenta ziehen und sich immer mehr aufzweigen.

Fruchtwasser

Die Amnionhöhle ist mit 500–1000 ml einer klaren, alkalischen, sterilen Flüssigkeit gefüllt, in der der Fet schwimmt. Im Fruchtwasser sind *Vernix-caseosa-Flocken* (Frucht- oder Käseschmiere) enthalten, die erst bei Übertragung verschwinden. Sie stammen von der Hautoberfläche des Kindes und bestehen aus Hautfett und abgestoßenen Hautzellen; die Vernix caseosa schützt die Haut des Kindes vor Mazeration.

Das Fruchtwasser hat die Funktion eines Wasserkissens und bewahrt den Feten vor Druck von außen; es verhindert, daß seine Haut mit dem Amnion verwächst, und gewährleistet dadurch seine freie Entwicklung.

Das Fruchtwasser wird u. a. vom Amnion gebildet, doch kommen möglicherweise auch noch gewisse Urinmengen vom Feten dazu. Die *Tagesproduktion* beträgt zur Zeit der größten Produktion, d. h. ungefähr drei Wochen vor dem Geburtstermin, *etwa 4 Liter*; dies bedeutet, daß gleichgroße Mengen wieder z. T. vom Amnion resorbiert, z. T. vom Feten getrunken und in die großen Luftwege eingeatmet(!) werden und dann im Magen-Darm-Kanal bzw. in der Lunge resorbiert werden.

Funktionen der Plazenta

> **Merke.** Die Plazenta übernimmt im Uterus völlig oder teilweise die Funktionen der Lunge, Leber, Niere, Darm und endokrinen Drüsen des Kindes.

Gasaustausch. O_2 und CO_2 diffundieren entsprechend dem *Konzentrationsgefälle* vom mütterlichen zum kindlichen Blut bzw. umgekehrt (s. HbF S. 521).

Nahrungsaufnahme und Ausscheidung von Stoffwechselprodukten. (Mittels der verschiedenen unten aufgeführten Transportmechanismen.)

Speicherung. Fett, Glykogen, Eisen und Vitamine werden gespeichert.

Schutzfunktion. Die Plazenta verhindert den Übertritt mancher Bakterien oder schädlicher Chemikalien aus dem Blut oder läßt sie nur mit Verzögerung hindurch. Andere Keime passieren die Plazenta erst, nachdem eine lokale Plazentaerkrankung eingetreten ist, über die dann die Keime ins kindliche Blut gelangen können. Hier ist der Schutz zwar nur relativ, aber wenn zwischenzeitlich die Geburt erfolgt, so ist durch die Verzögerung der Infektion das Kind geschützt.

Hormonproduktion. Sehr früh beginnt das Chorion, später die Plazenta mit der Bildung großer Mengen von Gonadotropin (sog. Choriongonadotropin). Weiterhin bildet sie u. a. Östrogene, Progesteron und Oxytokinase.

Zum **Stofftransport** zwischen mütterlichem und kindlichem Blut stehen folgende Möglichkeiten zur Verfügung:
- *Diffusion:* O_2, CO_2, Elektrolyte und Stoffe bis zu einem Molekulargewicht von 500.
- *Überträgermoleküle:* Verbinden sich z. B. mit Aminosäuren und transportieren diese (auch gegen ein Konzentrationsgefälle) durch die Zottenwand.
- *Pinozytose:* Größere Moleküle werden von Ausstülpungen der Synzytiumzellen der Zottenwand umflossen und damit in die Zelle eingeschlossen, ohne im eigentlichen Sinne im Protoplasma der Zelle zu liegen. Sie werden dann durch sie hindurchbefördert und auf der anderen Seite ausgestoßen.
- *Kleine Löcher (Lecks):* Diese entstehen zwischen zwei Zellen und schließen sich dauernd in der Zottenwand. Hier können sogar kleinere Mengen kindlicher oder mütterlicher Erythrozyten in den anderen Kreislauf gelangen.

Prüfungsfragen zu Kapitel 24
Es kann immer nur ein Antwortangebot richtig sein

1. Durch wieviele Schichten sind in der menschlichen Plazenta mütterliches und kindliches Blut getrennt?
a) Durch eine Schicht
b) Durch zwei Schichten
c) Durch drei Schichten
d) Durch vier Schichten
e) Durch fünf Schichten

2. Welches Blut führt eine A. umbilicalis (Nabelschnurarterie)?
a) Sie führt arterielles Blut
b) Sie führt venöses Blut
c) Sie führt kein Blut, sie ist obliteriert
d) Sie führt mütterliches Blut
e) Kein Angebot trifft zu

24. Plazenta, Eihäute, Fruchtwasser

3. Wie reagiert das Fruchtwasser? Wozu dient es?

a) Es reagiert normalerweise schwach sauer
b) Es reagiert normalerweise schwach alkalisch
c) Es reagiert normalerweise neutral
d) Es dient dem Flüssigkeitsbedarf des Feten
e) Antwortangebote b und d sind richtig

4. In welcher Schicht löst sich die Plazenta von der Uteruswand ab?

a) Im Bereich der Deckplatte
b) Im Bereich der Grundplatte
c) Im Bereich des Nitabuchschen Fibrinoid
d) In der Zona spongiosa
e) Zwischen Uterusmuskulatur und Decidua basalis

5. Wieviel wiegt die normale reife Plazenta?

a) 200–400 g
b) 400–600 g
c) 600–800 g
d) 800–1000 g
e) $^1/_3$ des Geburtsgewichts des Kindes

6. Wie lang etwa ist *normalerweise* die Nabelschnur?

a) 24 cm
b) 50 cm
c) 75 cm
d) 90 cm
e) Etwa 1 m

7. Was bezeichnet man als Trophoblasten?

a) Die gesamte Fruchtanlage
b) Den Embryo
c) Den Anteil der jungen Frucht, der die Ernährung gewährleistet
d) Die Embryonalplatte
e) Das Amnionepithel

8. Als was bezeichnet die deskriptive (beschreibende) Anatomie die menschliche Plazenta?

a) Als epitheliochorial
b) Als hämochorial
c) Als endotheliochorial
d) Als syndesmochorial
e) Als villichorial

9. Wieviel ml beträgt die durchschnittliche Fruchtwassermenge am Geburtstermin?

a) 100–200 ml
b) 100–300 ml
c) 200–400 ml
d) 500–1000 ml
e) 1300–2050 ml

10. Wie sieht das Fruchtwasser normalerweise aus?	a) Gelblich (infolge Beimengung kindlichen Urins) b) Klar bzw. in dickerer Schicht weißlich-trüb c) Rötlich (infolge abgebauter Erythrozyten) d) Gallertig (da eiweißhaltig) e) Grünlich (infolge Mekoniumbeimengung)
11. Etwa wieviel Blut fließt zur mütterlichen Seite der reifen Plazenta (in ml/min)?	a) 100 ml/min b) 500 ml/min c) 1000 ml/min d) 1500 ml/min e) Keine der Angaben stimmt auch nur ungefähr
12. Wozu dient das Frucht-wasser?	a) Es erlaubt die freie Beweglichkeit des Feten b) Als Schutz gegen Traumen c) Es deckt den gesamten Flüssigkeitsbedarf des Feten d) Antwortangebote a und c sind richtig e) Antwortangebote a und b sind richtig
13. Woraus setzt sich die Nabel-schnur zusam-men?	a) Amnionepithel b) Chorionepithel c) Aus Whartonscher Sulze, 2 Arterien und 1 Vene d) Antwortangebote a und c sind richtig e) Antwortangebote a, b und c sind richtig

25. Schwangerenbetreuung

Allgemeines

Vorbeugen ist besser als Heilen! Einem gesunden jungen Paar ist deshalb möglichst frühzeitig eine *allgemeine* und der Frau auch eine *gynäkologische Untersuchung* anzuraten. Diese kann auf Wunsch verbunden sein mit einer *Aussprache* bzw. *Belehrung* über Probleme, die durch das Zusammenleben zweier Menschen gegeben sind (nicht nur medizinisch, sexuell, auch religiös, sozial, finanziell).

Spätestens dann, wenn eine Schwangerschaft geplant oder gerade eingetreten ist und die letzte Untersuchung längere Zeit zurückliegt, müßte die nächste **Allgemeinuntersuchung** erfolgen.

Damit die Schwangerschaft einen regelrechten Verlauf nehmen kann, sind nicht nur normale Genitalverhältnisse wichtig, sondern auch die Gesundheit von Herz (Blutdruck, Hämoglobin), Lunge, Niere (Sediment, Eiweiß, Zucker) und Leber erforderlich, da diese Organe in der Gravidität vermehrt belastet werden.

In der Frühschwangerschaft und zum *Abschluß* des *Wochenbetts* sollten auch ein **Zytotest** und eine **Kolposkopie** der Portio zur Karzinomfrüherkennung durchgeführt werden.

Die Erfahrungen, die man mit der intensiven Schwangerenbetreuung gemacht hat, sind sehr gut. Diese trägt wesentlich dazu bei, daß die Mutter Gravidität und Wochenbett gut und gesund übersteht, die Rückbildung in den normalen, nichtschwangeren Zustand besser unterstützt werden kann und das Kind gesund zur Welt kommt.

Routinekontrollen

Dokumentationsschema für die Schwangerenberatung

Zur optimalen Überwachung einer Schwangerschaft wurde ein für die Bundesrepublik Deutschland einheitlicher *Mutterpaß* entwickelt. Er ist recht umfangreich und wird zu einem großen Teil von der Hebamme/ Schwester/Sprechstundenhilfe ausgefüllt. Jeder, der mit der Betreuung einer Schwangeren konfrontiert ist, sollte den Aufbau des Passes genau kennen! Derartige Vordrucke haben den Vorteil, daß alles Wesentliche abge-

Schwangerenbetreuung **301**

fragt wird, eine übersichtliche Verlaufskontrolle ermöglicht wird und daß in Notsituationen auch ein fremder Arzt sich über die wichtigsten Daten unterrichten kann.

Die Schwangere sollte den Paß immer mit sich führen und bei jedem Arztbesuch vorzeigen, gleichgültig ob beim Zahnarzt oder Orthopäden.

Untersuchungstermine

Während der Gravidität sollte die *erste Untersuchung* 2–3 Wochen nach dem Ausbleiben der Menstruation erfolgen, dann in etwa *4wöchentlichen Abständen* bei normalem Schwangerschaftsverlauf, **sonst öfter**. Die *letzten Kontrollen* finden etwa 6, 3 und 1 Woche vor dem errechneten Geburtstermin statt. 4–6 Wochen nach der Geburt erfolgt eine *Abschlußuntersuchung*. Die Kosten aller Untersuchungen werden von den Pflicht-, Ersatz- und Privatkassen getragen. Ausreichend viele und regelmäßige Untersuchungen werden der Mutter oft durch eine Prämie honoriert.

Die erste Untersuchung in der Schwangerschaft ist sehr ausführlich. *Anamnese der Verwandten* und des *Ehemanns, allgemeine eigene Anamnese, geburtshilflich-gynäkologische Anamnese:* Menarche, Zyklus, 1. Tag der letzten Menstruation zur Bestimmung des Geburtstermins; dabei immer Klärung, ob es sich um eine normale Menstruation und nicht um „irgendeine Blutung" gehandelt hat; vorausgegangene Schwangerschaften, Fehlgeburten, Frühgeburten, Geburtsverläufe, geburtshilfliche Operationen; Blutungen unter der Geburt oder danach; Wochenbettverlauf; Gestosen; Totgeburten; Operationen am Uterus (Sektio, Extrauteringravidität usw.); Gewicht, Größe und Befinden der bereits geborenen Kinder, evtl. Todesursachen verstorbener Kinder.

Allgemeine körperliche Untersuchung

Die allgemeine körperliche Untersuchung reicht vom Kopf bis zu den Füßen und wird meist nicht vom Gynäkologen, sondern vom Hausarzt durchgeführt.

Gynäkologische Untersuchung

Die gynäkologische Untersuchung erfolgt bis zur Entbindung nach den allgemeinen Regeln und *immer* auf einem gynäkologischen Untersuchungsstuhl. Besonders zu berücksichtigen sind die *Schwangerschaftsveränderungen.* (Abstrich für Mikroskopie, Zytotest, Chlamydien.)

Ab 18.–20. Schwangerschaftswoche wird regelmäßig der *Leibesumfang* gemessen und der *Fundusstand* festgestellt. Die *kindliche Herzfrequenz* wird bereits früher, regelmäßig und jeweils über 30 min mittels Ultraschall, am besten mit einem Kardiotokographen, registriert und bewertet (S. 331 f.).

Weiterhin bestimmt man die *Lage des Kindes* und kontrolliert die *Portio vaginalis*, da aus ihrer Position im Becken (sakral → zentral), ihrer Länge

302   25. Schwangerenbetreuung

(3 → 0 cm), ihrer Konsistenz (derb → weich) und der Muttermundsweite (geschlossen → mehr oder weniger geöffnet) Hinweise auf eine drohende Fehl- oder Frühgeburt bzw. die bevorstehende Geburt zu erkennen sind. Bei der Ultraschalluntersuchung der Zervix wird auch der obere – nicht tastbare – Teil der Zervix erfaßt, so daß diese Werte größer als die getasteten Zervixlängenmaße sind.

Weitere Untersuchungen

Blutuntersuchung. Hierzu gehören Kontrolle von Hämoglobin und Hämatokrit und möglichst ein Blutbild und Elektrolyte. Falls normal: Nachkontrolle um die 26. Woche. Ferner: Hepatitis-Antikörper AB0-Blutgruppe, Rh-Faktor und Suchtest nach allgemeinen Antikörpern (der in der 25./30. Woche wiederholt werden soll). Wenn die Patienten Rh-negativ ist, wird auch die Blutgruppe des Mannes ermittelt und – falls er Rh-positiv sein sollte – nach speziellen Rh-Antikörpern im mütterlichen Blut geforscht (s. Kap. 44). Reaktionen auf Syphilis- und AIDS-Antikörper sind empfehlenswert (s. aber S. 127 f).

Urin. Untersuchung auf Zucker und Eiweiß. In den letzten Schwangerschaftsmonaten ist eine Albuminurie bis 1‰ Esbach (= 1 g/l) noch normal. Mittels Teststreifen, die einfach in den Urin getaucht werden, ist die Routinekontrolle leicht und schnell durchzuführen: Je nach Farbumschlag kann man einigermaßen genau sogar quantitativ (nicht nur qualitativ) das Ergebnis ablesen für Nitrit, pH, Eiweiß und Glucose. (Um keinen latenten Diabetes zu übersehen, wird mancherorts routinemäßig der Blutzucker nach Zuckerbelastung kontrolliert.) Ebenso wird das Urinsediment untersucht. Finden sich Leukozyten oder Bakterien usw. oder ist Nitrit positiv, wird der Urin bakteriologisch untersucht.

Gewicht. Ungefähr Faustregel für das Gewicht einer Nichtgraviden: Größenzentimeter über 100 = kg Gewicht. Geeichte Waage (ist Pflicht) und möglichst dieselbe Bekleidung sowie vorherige Darm- und Blasenentleerung sind Vorbedingung für vergleichbare Ergebnisse. Eine Gewichtszunahme über das „erlaubte" Maß (S. 285) hinaus weist auf Ödeme/Gestose hin (S. 388 ff.).

Blutdruck. Ungefähre Faustregel: Alter + 100 = maximaler systolischer Druck. Die Messung hat *im Liegen* oder *entspannten Sitzen* zu erfolgen. Dabei muß der *Arm entspannt auf einer Unterlage gelagert sein*, die Patientin darf während der Messung weder sprechen noch lachen oder dgl. (z. B. steigert bereits angestrengtes Denken den Blutdruck). Werden die Oberarmmuskeln angespannt, so werden sie härter. Es muß dann ein höherer Druck in der Armmanschette erzeugt werden, um die Armarterie abzuquetschen. Dadurch würde ein zu hoher Blutdruck bei der Patientin vorgetäuscht.

Gemessen wird – streng genommen – nur der Druck in der Armmanschette. (Ein erstes brauchbares Gerät wurde von dem Italiener Riva-Rocci verwendet. Daher die Abkürzung RR für Blutdruckmessung.) Aus dem a) Auftreten und b) Verschwinden oder deutlich Leiserwerden der distal der Armmanschette mit dem Stethoskop zu hörenden Geräusche (Auskultieren) wird gefolgert, daß a) der systolische und b) der diastolische Druck im Blutgefäß gleich dem Druck in der Manschette ist. (Die auskultatorische Messung wurde von dem Russen Korotkoff angegeben.) Es gibt noch andere Kriterien, um aus dem Manschettendruck auf den im Gefäß herrschenden Druck rückzuschließen. Hierdurch erklären sich die unterschiedlichen Werte bei auskultatorischer und elektronischer Blutdruckmessung. Letztere zeigt oft zu niedrige Werte an, da die „Normwerte" auskultatorisch ermittelt sind.

Gewicht, Blutdruck, Urinzucker und -eiweiß werden bei jedem Arztbesuch kontrolliert, ebenso wird jedesmal auf *Varizen* und *Ödeme* (Knöchel, Finger, Gesicht) geachtet. Falls irgendwelche nicht mit der Schwangerschaft in Zusammenhang stehende Erkrankungen festgestellt werden, sollte die Patientin einen entsprechenden Facharzt konsultieren. Oft werden dann auch die gynäkologisch-geburtshilflichen Kontrollen in kürzeren Abständen nötig sein.

Zwischen der 16./20. und der 32./36. Woche sollte mindestens eine Ultraschalluntersuchung erfolgen. Wünschenswert ist eine weitere in der 8./12. Woche (da hier das rascheste Wachstum erfolgt und dadurch die genaueste Bestimmung des Geburtstermins möglich ist).

Häufiger sollte auch ein Kardiotokogramm (CTG) geschrieben werden.

Psychoprophylaxe und körperliche Vorbereitung auf die Geburt

Die junge Frau muß sich zunächst mit dem Gedanken vertraut machen, daß sie ein Kind erwartet und daß sie Mutter wird. Sie und ebenso ihr Mann muß lernen, die eigenen Wünsche mit denen des neuen Lebewesens in Einklang zu bringen. Zu der körperlichen Vorbereitung gehört auch eine geistige auf die Geburt und mehr noch auf die Zeit danach.

1. Trimenon. Hier bestehen noch keine oder nur geringe Beziehungen zum Kind. Im Vordergrund steht mehr die *Frage*: „Bin ich schwanger oder nicht? und „Wie stehe ich zu der Schwangerschaft?". Die *Stimmungslage* ist wechselnd, sowohl bei der Frau, die ein Kind wünscht, als auch bei der, die ein Kind ablehnt. *Müdigkeit* wechselt mit *Arbeitseifer, Wohlbefinden* mit *Übelkeit, hochgespannte Erwartung* mit *Niedergeschlagenheit, negative Kritik* an allem mit *teilnahmslosem Alles-laufen-lassen, Appetitlosigkeit* mit *Heißhunger* usw.…

2. Trimenon. Hier macht das Kind durch *Bewegungen* auf seine Anwesenheit aufmerksam, und der Zustand wird der *Umgebung* bekannt. Die *Plazentahormone* – insbesondere die Progesteronbildung – nehmen zu und beeinflussen den Organismus immer mehr. Die werdende Mutter stellt sich in

304   25. Schwangerenbetreuung

ihrem Handeln, Denken und Träumen immer mehr auf das Kind ein und macht schon Pläne für die Zeit nach der Geburt. Sie zieht sich *von ihren vorher gewohnten Interessen wie auch von Menschen ihrer Umgebung zurück* – kurzum, ihr Interessenkreis wird eingeengt bzw. zumindest verlagert.

3. Trimenon. Die Gravidität wird zur *körperlichen Last.* Viele Schwangere sehnen nun die Geburt herbei, haben aber gleichzeitig *Angst* vor ihr. Spätestens jetzt sollte die Erstgebärende einen sog. **„Read-Kurs"** besuchen.

Der Name stammt von dem englischen Arzt G. D. Read, der sich intensiv mit der Vorbereitung der Schwangeren auf die Geburt befaßt hat. Es gibt noch andere Vorbereitungsmethoden, z. B. nach Lamaze und Leboyer oder die russische Methode, die auf den Vorstellungen Pavlows basiert. Ziel aller Bemühungen ist es, der Frau die Furcht vor der Geburt zu nehmen, damit es nicht zu Verkrampfungen der Muskulatur kommt, die den Geburtsvorgang für Mutter und Kind erschweren. Da sich leider immer mehr Laien in die Schwangerenberatung einzuschalten versuchen und oftmals mehr Verunsicherung als Sicherheit verbreiten, ist es wichtig, durch entsprechende Beratung die Schwangere während der Vorsorgeuntersuchung vor Unheil zu bewahren.

Unbedingt ist zu fordern, daß der werdende Vater aktiv an den Vorbereitungskursen teilnimmt.

Im Rahmen derartiger Kurse gibt es – je nach den örtlichen Möglichkeiten – Untergruppen mit Unterricht in **Säuglingspflege** und **Zubereitung von Säuglingsnahrung.** Die normalen Vorgänge während Schwangerschaft und Geburt werden allgemeinverständlich besprochen, ebenso die modernen Möglichkeiten der Schmerzverringerung oder -ausschaltung. Außerdem werden Ratschläge für Kleidung, Schwangerendiät usw. erteilt. Vielen jungen Frauen, besonders wenn sie weitab von Eltern oder alten Freunden wohnen, sind diese **Kurse sehr zu empfehlen**, weil manche Furcht schwindet, wenn man die Tatsachen kennt.

Weiterhin wird **Entspannung geübt**, ebenso die verschiedenen **Atemtypen**, die während der Geburt hilfreich sind (S. 438 f.). Die werdenden Eltern sollten möglichst schon während der Schwangerschaft mit den Entbindungsräumen und dem Entbindungspersonal vertraut gemacht werden.

Durch **besondere gymnastische Übungen** können schlaffe Bauchmuskeln gefestigt und ein zu fester Beckenboden gelockert werden. Man beginnt damit etwa ab Schwangerschaftsmitte. Für berufstätige Frauen gibt es Abendkurse.

Ernährung in der Schwangerschaft

Zur Aufrechterhaltung des mütterlichen Lebens, bei jungen Müttern sogar zum weiteren Eigenwachstum, zur Bereitstellung der für die körperliche Belastung notwendigen Energien, zum Wachstum diverser mütterlicher

Psychoprophylaxe und körperliche Vorbereitung auf die Geburt

Gewebe, wie Uterus und Brüste, und schließlich zur Entwicklung eines etwa 3,5 kg schweren Kindes samt der Plazenta aus einer Ei- und Samenzelle ist eine Ernährung notwendig, die a) **mengenmäßig** und b) in ihrer **Zusammensetzung möglichst optimal** sein soll. Frauen, bei denen dies vor und während der Gravidität der Fall ist, haben mit weniger Komplikationen zu rechnen und bekommen häufiger gesunde Kinder!

Kalorien. Die noch vielerorts anzutreffende Ansicht, daß man „in der Schwangerschaft für zwei – also mehr – essen müsse", ist *falsch*. Im Gegenteil: Da die meisten unter uns zu viel essen, muß man sogar raten, die Nahrungszufuhr eher einzuschränken. Die *wöchentliche Ermittlung des Körpergewichts ist die einfachste Diätkontrolle*. Verläuft die Gewichtskurve innerhalb der Norm, so ist die Kalorienzufuhr bzw. die Nahrungsmenge i. allg. richtig. Im letzten – dem wichtigsten – Schwangerschaftsdrittel sollen täglich ca. 2800 Kalorien zugeführt werden.

Die abgerundeten Prozentzahlen in Tabelle 25.**1**, die die **Änderung des Nahrungsbedarfs** der Hochschwangeren im 3. Trimenon und der Stillenden gegenüber dem **Normalbedarf(!)** in nichtschwangerem Zustand anzeigen, sind wichtiger als absolute Angaben.

Eiweiß. Eiweiß ist nicht gleich Eiweiß! Je nach den in ihm enthaltenen Bausteinen (Aminosäuren) ist es für den menschlichen Bedarf mehr oder weni-

Tabelle 25.**1 Ungefährer täglicher Nahrungsbedarf außerhalb der Schwangerschaft, während der Gravidität und in der Stillzeit**

Nahrungs-bestandteil	Bedarf im nicht-schwangeren Zustand	Bedarf im 3. Trimenon	Bedarf während der Laktation
Eiweiß	55 – 65 g	+ 50 %	+ 100 %
Kohlenhydrate	300 – 400 g	+ 20 %	+ 20 %
Fett	60 – 80 g*	± 0	± 0
		evtl. Reduktion!	
Eisen	12 – 15 mg	+ 33 %	+ 33 %
Calcium	0,8 g	+ 75 %	+ 75 %
Jod	0,2 mg	+ 15 %	+ 30 %
Vitamin A	5000 IE	+ 20 %	+ 60 %
Vitamin B_1	0,8 – 1,5 mg	+ 20 %	+ 50 %
Vitamin B_2	0,8 – 1,5 mg	+ 25 %	+ 50 %
Nicotinsäureamid	12 – 17 mg	+ 25 %	+ 25 %
Vitamin C	70 mg	+ 50 %	+ 100 %
Vitamin D	400 – 800 IE	+ 50 %	+ 50 %
Kalorien	2100 – 2800	+ 10 %	+ 50 %

* Fettkonsum meist höher! Im Mittel 120 – 140 g tgl.! $^1/_3$ – $^1/_2$ hiervon bereits „versteckt" in Fleisch usw. enthalten!

306   25. Schwangerenbetreuung

ger wertvoll. $^2/_3$ der täglichen Eiweißzufuhr sollen deshalb *tierisches* – wertvolles – *Eiweiß sein.*

Kohlenhydrate. Sie sind am leichtesten verdaulich, sie stellen gut die Hälfte der benötigten Kalorien.

Fett. Es ist eher einzuschränken, da die Fettoleranz herabgesetzt ist. Die Tagesmenge sollte 80 g nicht überschreiten (= 4 Portionsstücke à 20 gr!). Dabei sind auch die Kochfette zu berücksichtigen.

Vitamine. Der Tagesbedarf ist gesteigert in der Gravidität, mehr noch während der Stillzeit. Die sicherste und billigste Quelle für eine vermehrte Zufuhr sind heute die von der Industrie angebotenen Multivitamintabletten (z. B. Multibionta, Supradyn). Sie können natürlich nicht die Verdauung fördern wie Salate und Obst.

Eisen. Der Mehrbedarf wird benötigt für die Erhöhung der mütterlichen Blutmenge und für die Bildung des kindlichen Blutes, seiner Muskulatur und der kindlichen Eisendepots für die erste Lebenszeit. Die Muttermilch ist praktisch eisenfrei! Hauptquelle: Fleisch, Leber, Salate, Gemüse. Zahlreiche Eisenpräparate sind im Handel, z. B. Ferrum Hausmann, das normalerweise per os genommen wird, aber in dringenden Fällen auch als Injektionspräparat zur Verfügung steht.

Im ersten Trimenon sollten täglich 1 mg, im 2. Trimenon 4 mg und im 3. Trimenon 12 mg Eisen zugeführt werden. Eisen in größerer Menge färbt den Stuhlgang schwarz und kann zu Verstopfung führen. Magenbeschwerden begegnet man am besten durch Einnahme nach dem Essen.

Kochsalzzufuhr. Die tägl. Zufuhr ist möglichst auf 10 g zu beschränken, wobei 3–5 g bereits in den Nahrungsmitteln enthalten sind.

Calcium. Es dient der Knochenbildung des Kindes, ist in Milch, Milchprodukten sowie Gemüsen in relativ größeren Mengen enthalten. Der Tagesbedarf wird durch 650 ml Kuhmilch gedeckt. (Zusätzlich kann man jedoch z. B. Cal-C-Vita oder Natabec F geben.) Die Zähne der Mutter werden hierdurch nicht geschützt! Umgekehrt kann das Kind den Zähnen der Mutter auch keinen Kalk entziehen. Der Besuch des Zahnarztes erübrigt sich also durch Kalkeinnahmen nicht!

Die Nahrung soll abwechslungsreich sein und Fleisch, Fisch (Seefisch enthält das ebenfalls benötigte Jod), Milch, Butter, Frischgemüse und Obst enthalten.

Täglich $^1/_2$ l Milch (auch in Form von z. B. Buttermilch und Magermilch), 1 Apfel oder dergleichen sowie ein Eisenpräparat gehören zu einer ausgewogenen Schwangerenkost.

Zur genauen Information über dieses wichtige Gebiet kann man die Frauen auf „Diätvorschläge für Schwangere" hinweisen, die zu erschwinglichen Preisen, z. T. auch kostenlos, erhältlich sind.

Ausreichende Flüssigkeitszufuhr. Sie darf nicht vergessen werden, um die Ausscheidung von Stoffwechselschlacken zu ermöglichen. Da die Flüssigkeitsabgabe über die Haut (Schweiß), die Lungen (Ausatmungsluft), den Stuhlgang, aber auch durch Erbrechen nicht genau kontrollierbar ist, muß so viel getrunken werden (Obstsäfte, Milch, Wasser [beachte den unterschiedlichen Gehalt an Salzen!] usw.), daß täglich mindestens 1–2 l Urin ausgeschieden wird. Dies ist besonders im Sommer und in den Tropen wichtig sowie beim Ausschwemmen von Ödemen.

Die tägliche Nahrungsmenge sollte sich etwa zusammensetzen wie in Tabelle 25.**2** angegeben.

Tabelle 25.**2** **Tägliche Nahrungsmenge der Schwangeren** (n. G. Martius: Hebammenlehrbuch)

Milch	500 ml
Käse	30 g
Mageres Fleisch, Fisch, Eier	100–200 g
Fett	50–60 g
	(auch im mageren Fleisch ist weiteres Fett enthalten)
Obst	250–500 g
Gemüse	250 g
Kartoffeln oder Teigwaren	250 g
Brot	250 g

Allgemeine Verhaltensregeln

Das Gefühl zu haben, auch bis in die letzten Schwangerschaftswochen chic und ansehnlich gekleidet zu sein, ist für viele Frauen eine wesentliche Hilfe, um die immer einmal auftretenden trüben Stunden zu überwinden. Dazu kommt noch die gesundheitliche Bedeutung einer **zweckmäßigen Kleidung**. Die Umstellung in der Bekleidung wird erst im 4.–5. Monat notwendig. Die Kleider sollen locker von der Schulter hängen und können anfangs durch einen Gürtel in der Taille zusammengehalten werden. Einengende Bekleidung ist zu vermeiden.

Es gibt heute eine ganze Reihe von Rock- und Hosenmodellen, die bei gutem Sitz für den sich vorwölbenden Leib ausreichend Platz lassen. Viele dieser Kleidungsstücke kann man meist mit kleinen Änderungen auch nach der Schwangerschaft tragen, was den Entschluß zur Anschaffung erleichtert.

Schuhe. Sie sollen bequem sein, doch dem Fuß einen guten Halt geben, da er bei verminderter Festigkeit der Bänder ein größeres Gewicht tragen muß. Die Absatzhöhe richtet sich nach den Gewohnheiten der Schwangeren; wer sich in hohen Absätzen wohl fühlt, kann sie weitertragen. Am gün-

308   25. Schwangerenbetreuung

stigsten erweist sich ein häufigeres Wechseln der Absatzhöhe, weil dadurch Bein- und Rückenmuskeln unterschiedlich belastet werden, was bei Waden- und Kreuzschmerzen vorübergehend Besserung bringen kann.

Frauen mit normalen Bauchdecken benötigen während der ganzen Schwangerschaft **keine Leibbinden**, im Gegenteil: Eine gewisse Anspannung der Bauchdecken trainiert die Muskeln und fördert die Straffung der gedehnten Bauchdecken nach der Geburt. Schlaffe Bauchdecken, z.B. bei Mehrgebärenden, Überdehnung des Leibes bei Zwillingen oder Wirbelsäulenveränderungen können dagegen einen Halter notwendig machen, der aber möglichst individuell angepaßt werden soll.

Frühzeitiges Tragen eines Büstenhalters. Es ist zu empfehlen, da jede Brust in der Schwangerschaft etwa 500 g an Gewicht zunimmt.

Strümpfe. Sie sollen nicht durch Gummibänder gehalten werden, weder um Unter- noch um Oberschenkel, da durch Blutstauung die Entstehung von Krampfadern gefördert wird. Bequeme Strumpfhalter sind die sog. „Tanzgürtel", die zunächst über, zum Ende der Gravidität unter dem Bauch getragen werden können. Sehr lange kann man auch Strumpfhosen anziehen. Bei Neigung zu Ödemen- oder Varizenbildung sind *möglichst hochreichende, fest gewebte Strümpfe empfehlenswert*; nur in seltenen Fällen werden heute noch Gummistrümpfe notwendig.

Baden. Die Gravide soll häufig, möglichst täglich, warm (nicht heiß!) baden, da sie stärker transpiriert und weil zumeist auch ein Fluor besteht. Wenn der Muttermund nicht im Scheideneingang steht (z.B. durch eine starke Senkung), besteht keine Infektionsgefahr, so daß das Wannenbad bei angenehmer Wassertemperatur i.allg. bis zum Geburtstermin beibehalten werden kann. Nach Wehenbeginn fördert ein *warmes* Bad sogar den Geburtsfortgang.

Eine Überwärmung mit vermehrter Hautdurchblutung (= -rötung) ist aber zu vermeiden, da es dann zur Minderdurchblutung u.a. der Plazenta kommt und das Kind schlechter versorgt wird.

Frisur. Sie wird häufiger zu einem Problem, da die Haare an Spannkraft verlieren. Die Temperatur in den Trockenhauben ist möglichst niedrig zu halten.

Normale Kosmetik. Sie ist absolut harmlos und – zur Hebung des Wohlbefindens – empfehlenswert.

Sport. Als ideale körperliche Betätigung werden tägliches Spaziergehen und/oder Schwimmen in ruhigem Wasser sowie leichte Gartenarbeit angesehen. Andere Sportarten, wie z.B. Tennis, Reiten, Ski- und Schlittschuhlaufen sind von Frauen, die zu Aborten oder Frühgeburten neigen, völlig zu unterlassen. Den anderen, sofern sie sehr geübt sind, kann es im mittleren Trimenon, weniger im ersten und nicht im dritten, erlaubt werden – jedoch mit aller notwendigen Vorsicht und Beschränkung.

Allgemeine Verhaltensregeln 309

Reisen. Lange und ermüdende Reisen sind nicht ratsam. Die Gravide muß hierbei meist auch noch auf viele gewohnte häusliche Bequemlichkeiten verzichten. Wenn eine längere Reise nicht zu umgehen ist, so ist das rasche Flugzeug mit einer Druckkabine der Bahn, die Bahn – in der man hin- und hergehen kann – wiederum dem Auto vorzuziehen.

Gesellschaftliches Leben. Es sollte weitgehend im gewohnten, möglichen Rahmen fortgesetzt werden. **Alkohol** in Maßen (Bier oder Wein, keine hochprozentigen Alkoholika) schadet nicht, ebensowenig **Kaffee** oder **Tee** (vgl. jedoch „Stillen" S. 496). Auch **Tanzen** ist dem jeweiligen Zustand entsprechend erlaubt. Das **Rauchen** ist einzustellen! Falls dies nicht möglich ist, auf höchstens 10 Zigaretten täglich zu reduzieren.

Berufstätigkeit. Diese muß im allgemeinen zunächst nicht abgebrochen werden. Im Gegenteil, die plötzliche Beendigung der Berufsarbeit und damit auch der Berufseinnahmen wäre gerade für diejenige Frau, die zunächst nicht mit der Gravidität einverstanden ist, eine Katastrophe. Selbstverständlich erfordert der Zustand der Schwangeren eine gewisse Rücksichtnahme und Schonung. Unser Mutterschutzgesetz gibt hier gute Richtlinien.

Die **Befreiung von der Berufstätigkeit** in den letzten 6 Wochen vor der Entbindung (gesetzlich stehen 8 Wochen zu; nach einer Frühgeburt sind es 12 Wochen bzw. bei längerer erhöhtem Pflegebedarf des Kindes entsprechend mehr) sollte i. allg. möglichst strikt eingehalten werden. Ebenso verzichte man von einem gewissen Schwerfälligkeitsgrad an auf bestimmte körperliche Betätigungen, wie z. B. das Besteigen von Stühlen oder Leitern.

Man sollte sich vor der Entbindung klar werden ob, wie lange, und von welchem Elternteil die **Erziehungszeit** wahrgenommen wird. Hinsichtlich Dauer (z. Z. 3 Jahre ab Entbindungstermin) und finanzieller Vergütung (z. Z. DM 600,– monatlich mit diversen Einschränkungen) erkundige man sich wegen der immer möglichen Änderungen rechtzeitig.

Ehelicher Verkehr. Er wird durch die Wünsche beider Partner geregelt. Es sei lediglich auf folgendes hingewiesen: Im ersten Trimenon, besonders zu den Zeiten, zu denen die Menstruation gekommen wäre, besteht eine erhöhte Irritabilität (Erregbarkeit) des Uterus. Bei Frauen, die zu Aborten neigen, kann dann der Sexualverkehr gefährliche Wehen hervorrufen. In den letzten 4 Wochen bereitet sich der Uterus auf die Geburt vor, und er wird wieder irritabler. Auch hier kann der Verkehr bei disponierten Frauen Wehen bzw. einen vorzeitigen Blasensprung und damit eine Frühgeburt auslösen. Es gibt einfache Wehenregistriergeräte, die vom betreuenden Frauenarzt ausgeliehen werden und in Zweifelsfällen von den Frauen zu Hause angelegt werden können, „dann, wenn sie die Wehen spüren". Das Risiko der Infektionsgefährdung durch den Verkehr während der letzten 4–6 Wochen ist nicht sehr groß. Abzulehnen ist in der fortgeschrittenen Gravidität die sog. „Missionarsstellung" (Frau unten, Mann oben) – auch ohne Orgasmus – da es zu Druckerhöhungen im Brutraum kommt; ratsa-

310   25. Schwangerenbetreuung

mer ist dann den Verkehr in Seitenlage (Frau vorn, Mann dahinter) auszuüben.

Brust mitsamt der Brustwarze. Sie wird in die täglichen Seifenwaschungen
miteinbezogen. Durch das Abtrocknen mit einem Frottiertuch strafft sich
die Haut etwas, ohne an Elastizität zu verlieren. Alkoholwaschungen der
Warzen sind nicht ratsam, da sie die Haut gerben, die dann nach vorübergehender Festigung für Verletungen anfälliger wird.

Mund- und Zahnpflege. Sie erfordert während der Gravidität besondere
Aufmerksamkeit, da das Zahnfleisch lockerer und leichter verletzbar ist
und zu Entzündungen neigt. Spülungen, z.B. mit Salviathymol, oder hohe
Dosen Vitamin C (1000 mg = 1 Brausetabl. Cebion) und besonders sorgfältiges Entfernen aller Speisereste aus den Zahnfleischtaschen bringen Besserung bzw. verhindern eine Verschlimmerung. Der Speichel ändert in der
Schwangerschaft seine Zusammensetzung. Hierauf ist ein evtl. rascheres
Fortschreiten kariöser Herde während der Gravidität zurückzuführen,
ebenso der häufigere Metallgeschmack bei Frauen mit Metallzahnfüllun-
gen. Letzteres ist harmlos. Zahnärztliche Kontrollen sollen deshalb schon
früh erfolgen, normalerweise eine erste in der Früh- und eine zweite in der
Spätschwangerschaft.

Größere Behandlungen führe man möglichst im 2. Trimenon durch, bei
gefährdeten Frauen nach, noch besser vor der Gravidität. Zahnwurzelher-
de bedürfen unbedingt einer Behandlung bzw. Beseitigung, da von hier aus
eine andauernde Bakterien- und Toxineinschwemmung in den ganzen Organismus mit allen schädlichen Folgen ausgehen kann.

Verdauung. Eine gute Verdauung (die mit *gutem Kauen* beginnt) und *regelmäßiger Stuhlgang* sind sehr wichtig. Durch die schwangerschaftsbedingte
Darmweitstellung und Tonusverminderung, und später durch die Darm-
verlagerung infolge des größer werdenden Uterus, entsteht sehr leicht eine
Verstopfung.

Der regelmäßige Gang zur Toilette, z.B. nach dem Frühstück (Kaffee
oder 1(!) Zigarette regt die Darmtätigkeit an), sollte, ebenso wie die dann
folgende Stuhlentleerung, als Reflex anerzogen werden. Ausreichend
Gemüse und Früchte, speziell Pflaumen, Feigen, Datteln und Vollkornbrot
wirken als milde Laxanzien mit verschiedenen, sich ergänzenden Angriffspunkten. Schokolade wirkt dagegen stopfend. Glyzerinzäpfchen oder milde Einläufe sind gelegentlich nicht zu umgehen. Für die Schwangere abzulehnen sind drastische Abführmittel, da sie die Abort- oder Frühgeburtengefahr steigern, ebenso der dauernde Gebrauch von flüssigem Paraffin, da
es die Aufnahme von Vitamin A und D verschlechtert.

Ebenfalls muß vor zu langen „Sitzungen" und langanhaltendem Pressen
gewarnt werden. Durch das Erschlaffen des Sphincter ani kann sich der
Druck der klappenlosen intraabdominalen Venen (der evtl. noch durch das
Pressen verstärkt wird) auf die venösen Schwellpolster im und unterhalb

vom Sphinkterring auswirken. Bei der Schwangeren mit sowieso schon herabgesetztem Sphinkter- und Venenwandtonus wird hierdurch die Entstehung von Hämorrhoiden gefördert.

Ruhe und **Schlaf.** Die Schwangere soll ausreichend davon haben, während der Nacht möglichst 8 Stunden. Tagsüber ist, besonders zu Beginn und in der fortgeschrittenen Schwangerschaft, ein Mittagsschlaf von 1–2 Stunden einzuhalten, die übrigen Ruhepausen sind möglichst entspannt im Liegen zu verbringen. Wegen einer möglichen Schädigung des Kindes verzichte man besonders im ersten Trimenon auf Schlafmittel, statt dessen ist ein Glas Bier zu empfehlen (kein Malzbier).

Infektionsgefahr. Wegen der zusätzlichen Belastung für den schwangeren Organismus (s. Kap. 32) und der Gefahr für das Kind (Mißbildung usw.) muß sich die Gravide vor **Infektionskrankheiten** schützen, indem sie Reisen und Besuche Kranker unterläßt und auch große Menschenansammlungen in geschlossenen Räumen meidet. Auch im Umgang mit Tieren und beim Genuß *rohen Fleisches* ist Vorsicht geboten.

Impfungen (zur Vorbeugung). Hier wird auf Tab. 25.**3** verwiesen. Falls nicht unbedingt notwendig, verzichte man auf sie. Wichtig ist hierbei die Abwägung der Risiken gegeneinander und der Umstand, daß manche Staaten die Einreiseerlaubnis von bestimmten Impfungen abhängig machen. Die Vorschriften ändern sich jedoch im Lauf der Jahre immer wieder. Über die jeweils neuesten Informationen verfügen die Gesundheitsämter.

Die Gabe von Gammaglobulin vermittelt keinen aktiven Impfschutz! In der Gammafraktion der Serumglobuline sind besonders viele Abwehrstoffe enthalten. **Dieser Schutz hält nur 4–6 Wochen an.** Im Serum von Spendern, die gegen bestimmte oder verschiedene Infektionskrankheiten speziell sensibilisiert wurden, sind besonders viele Abwehrstoffe enthalten. Aus diesem Serum wird „Hyperimmunglobulin" hergestellt. Die sog. „passive Impfung", d. h. die Gabe von Immunglobulinen, muß möglichst rasch nach der Exposition erfolgen, da sie – zu spät gegeben – sogar eine Infektion verstärken kann.

Alle während der Gravidität auf das Kind übertretenden Krankheitserreger – auch die zur Impfung verwandten – lösen beim Kind eine „immunologische Toleranz" aus, d. h. das Kind „merkt sich alles, was von der Mutter kommt, und nimmt an, daß dies alles gut ist und man sich dagegen nicht zu wehren braucht". Deshalb wird es auch nach der Geburt gegen diese speziellen Erreger keine Abwehrstoffe bilden. Diese u. U. verhängnisvolle immunologische Toleranz geht später wieder verloren.

Medikamenteneinnahme während der Schwangerschaft. Ein Medikamentenmißbrauch ist ebenso falsch wie die Ablehnung jeglicher Pharmaka. Auch hier muß man die Risiken für Mutter und Kind gegeneinander abwägen.

Tabelle 25.3 **Impfungen in der Gravidität**

Krankheit	Aktive Impfung	Passive Immunisierung	zur Prophylaxe	bei Epidemien	für Reisen ins Ausland	bei Verletzungen bzw. Blasen
Diphtherie (evtl. mit TD-Impfstoff)***	ja	ja	1	1	1	
Cholera	2	–		–	2,4	
Gelbfieber	nein	–		–	2,4	
Poliomyelitis (inaktiviert)	ja	ja	1	1	1	
Poliomyelitis (Lebendimpfstoff/oral)	3	ja	3	3	3	
Tetanus	ja	ja	1	–	1	1
Tollwut	ja	ja	1		1	1
Typhus (Lebendimpfstoff)	5	–		ja, 5	ja, 5	
Röteln	nein	ja				
Hepatitis B*	ja	ja	1**	1	4	
Zeckenenzephalitis	ja	ja	1	1	4	
Masern	nein	ja	–	–	–	–
Mumps	nein	ja	–	–	–	–

Zeichenerklärung: 1 = unbedenklich; 2 = unter Berücksichtigung besonderer Vorsichtsmaßnahmen; 3 = nach bisherigen Erfahrungen unbedenklich vor dem 7. Monat; 4 = nur in Epidemiegebieten; 5 = theoretisch unbedenklich, aber es liegen keine ausreichenden Erfahrungen vor; * = Impfstoff gegen Hepatitis A z. Z. in Entwicklung, passive Immunisierung zur Prophylaxe (z. B. mit Beriglobin) möglich; ** = bei erhöhtem Risiko, z. B. Krankenpflegeberufe; *** = Impfstoff gegen Tetanus und Diphtherie. Die Pockenimpfung entfällt, da die WHO 1979 die Pocken für ausgerottet erklärt hat.

Allerdings wissen wir noch recht wenig darüber, wie der menschliche Embryo und Fet auf verschiedene Medikamente reagiert und wie die menschliche Plazenta das Ausmaß des Übertritts beeinflußt bzw. die Stoffe chemisch umbaut. Gerade auf diesem Gebiet sind Tierversuche nur beschränkt aussagekräftig. Man ist auf Einzelbeobachtungen beim Menschen angewiesen.

Besonders vorsichtig muß man in den ersten 12–14 Schwangerschaftswochen sein, d.h. in der Zeit der *Organogenese* des Kindes, da hier die Entstehung von Mißbildungen möglich ist. Die Organogenese des Gehirns reicht dagegen bis in die ersten Säuglingsmonate! In dieser Zeit werden nur ernsthafte Erkrankungen medikamentös behandelt.

Andererseits wissen wir, daß infolge einer Hyperemesis gravidarum ebenfalls Fehlbildungen auftreten können, und zwar in einem Ausmaß, das sicher größer ist als das einiger Medikamente zu ihrer Behandlung!

Empfehlenswert ist die Einnahme von Multivitaminpräparaten, Eisen, Kalk und Spurenelementen (z.B. Natabec F). Bei Verabreichung der entsprechenden Präparate in der üblichen Menge hat man keine Überdosierung zu befürchten. In den letzten Schwangerschaftsmonaten gebe man zusätzlich Vitamin D$_3$ (Vigantoletten).

Bezüglich der Medikamentenverordnung besteht für das Kind eine *weitere gefährliche Phase* wenige Tage vor der Geburt bis zur Entbindung, da die der Mutter verabreichten Arzneimittel zwar noch auf das Kind übergehen, aber nach der Geburt von ihm nicht mehr über die Plazenta ausgeschieden werden können, sondern von seinen noch nicht voll funktionstüchtigen Organen abgebaut und aus dem Körper entfernt werden müssen. Dies kann dann zu Störungen führen.

Mutterfürsorge

Das Gesetz zum Schutz der erwerbstätigen Mutter (Mutterschutzgesetz) muß in allen Betrieben, die Frauen beschäftigen, einsehbar sein (also auch in jedem Krankenhaus). Die diesbezüglichen Bestimmungen sind z.T. sehr detailliert, die wichtigsten Punkte sollten jedoch bekannt sein.

Die werdende Mutter hat die Möglichkeit, bei Gewerbeaufsichts-, Gesundheits-, Fürsorgeämtern, Mutterschutzheimen, kirchlichen Beratungsstellen und Krankenkassen Informationen zum Mutterschutzgesetz einzuholen und gegebenenfalls auch finanzielle Unterstützung zu beantragen.

Wichtig ist vor allem, daß sich jede Schwangere frühzeitig bei ihrer zuständigen Krankenkasse über die jeweilige Regelung bei der Erstattung des Wochen- und Stillgeldes und der Übernahme der Entbindungskosten (normale Entbindung im Krankenhaus!) erkundigt, da gewisse Unterschiede bestehen, ob man selbstversichert oder als Ehefrau mitversichert ist. Bei privaten Krankenkassen ist darauf zu achten, ob die Kosten für die ärztliche

Betreuung und/oder Krankenhausliegekosten während einer normalen Schwangerschaft und für die Geburt überhaupt erstattet werden und ob die „Wartezeit" abgelaufen ist. (Für Schwangerschaftserkrankungen bzw. pathologische Geburt wird gelegentlich erst nach Ablauf von 9 Monaten nach Versicherungsbeginn gezahlt, bei Abort und Frühgeburt dagegen evtl. früher, insbesondere wenn der normale Geburtstermin später als 9 Monate nach Versicherungsabschluß gelegen hätte.)

Häufigere leichte Schwangerschaftsbeschwerden und deren Behandlung

Morgendliche Übelkeit (Nausea). Diese und das meist morgendliche *Erbrechen* (Emesis) findet sich bei über der Hälfte aller Graviden und wird sehr häufig durch das Aufstehen ausgelöst, zumindest verstärkt (sehr langsam aufstehen!). Empfehlenswert sind viele, beispielsweise 6 jeweils kleine Mahlzeiten pro Tag mit möglichst trockener Nahrung (Kohlenhydrate, mäßig Eiweiß, wenig oder kein Fett). *Die erste Mahlzeit sollte vor dem Aufstehen erfolgen!* Dazwischen kann nach Belieben getrunken werden. Reichlich Aufenthalt in frischer Luft und gelegentlich als schlafförderndes Mittel z. B. abends ein Glas Bier sind zu empfehlen. Nur wenn diese Maßnahmen nicht ausreichen und der Zustand sehr quälend ist, sollten Antiemetika und Tranquilizer verordnet werden. Meist bessert sich dieser Zustand im 3.–4. Monat spontan.

Sodbrennen. Es tritt häufiger in der 2. Schwangerschaftshälfte auf.

➤ **Hauptursachen** sind: Hypersekretion von Magensäure, abnorme Gärungsvorgänge, Auspressen des Magens durch den Fundushochstand oder die Kindsbewegungen und Erschlaffung der Kardia. Schwer verdauliche Speisen meide man am besten. Häufigere kleine Mahlzeiten, dazwischen Milch sowie die handelsüblichen Präparate (Gelusil-Lac) genügen meist, um das Sodbrennen zu beherrschen. Nicht einfach „Natron" geben, da es eine reaktive Hyperazidität bewirkt.

Hyperemesis gravidarum (überstarkes Erbrechen der Schwangeren). Wenn die Patientin stärker und fortwährend erbricht, an Gewicht abnimmt und die Gewebe austrocknen, wenn außerdem Azeton im Urin auftritt, muß dies als eine *ernste Schwangerschaftskomplikation – eine Frühgestose –* bezeichnet werden. Gelbsucht zeigt höchste Gefahr an. Nicht selten sind psychische Gründe (Ablehnung der Schwangerschaft, Streit mit Mann oder [Schwieger-]Mutter usw.) ursächlich mitbeteiligt. Die Behandlung (evtl. auch eine Psychotherapie) hat stationär zu erfolgen (Sedieren; Antiemetika, Infusion von Flüssigkeit, Salzen, Kalorien). Vor der endgültigen Entlassung evtl. kurze Beurlaubung nach Hause (vgl. S. 390 f.).

Geringgradige Unterschenkelödeme. Besonders am Abend (morgens nach der Bettruhe sind sie verschwunden), sind in der fortgeschrittenen Schwangerschaft, besonders im Sommer, unbedenklich und beruhen auf der normalen, schwangerschaftsbedingten Wassereinlagerung von 1–3, ja sogar bis zu 5 l.

Merke: Da sie ebensogut eine beginnende Spättoxikose, ein durch die Schwangerschaftsmehrbelastung beginnendes Versagen eines vorgeschädigten Herzens, eine Nephritis, eine Hypertonie, Eiweißmangel, Anämie usw. anzeigen können, sind *Frauen mit Ödemen streng zu kontrollieren und gegebenenfalls zu behandeln!* Wenig Stehen und Sitzen, sondern Gehen oder Liegen, zumindest Hochlagern der Beine im Sitzen, Beinwechselbäder, Stützstrümpfe, elastische Binden (von den Knöcheln nach oben wickeln, vorher Beine durch Hochlagerung „leerlaufen" lassen), Massagen, Verzicht auf kochsalzhaltige Mineralwässer, evtl. zusätzlich entwässernde Medikamente gehören zur üblichen Behandlung, deren Erfolg u. a. durch tägliches Wiegen kontrolliert wird. Die über das normale Maß hinausgehende Gewichtszunahme in der Gravidität beruht in erster Linie auf Wassereinlagerung.

Calciummangel führt zu Ödemen der Hände und des Gesichts, die meist morgens stärker sind und bei Calcium- und Vitamin-D-Gaben ganz rasch schwinden.

Hochgradige Ödeme an Bauchdecken, Lenden, Händen und *im Gesicht* weisen darauf hin, daß 10 und mehr l Wasser zusätzlich eingelagert sind. Dieser Zustand erfordert eine strenge, meist stationäre Behandlung.

Unter- und **Oberschenkelvarizen, Vulvavarizen** und **Hämorrhoiden.** Deren Ausbildung oder Verstärkung ist eine recht lästige Begleiterscheinung der Schwangerschaft, besonders häufig bei Mehrgebärenden und sog. „Bindegewebsschwächlingen".

➤ **Prophylaxe** und **Therapie.** Hierfür ist die Erleichterung des Blutrückflusses zum Herzen wesentlich. Keine abschnürenden Strumpfbänder, Gürtel usw.; häufigeres Ruhen, möglichst mit hochgelagerten Beinen und angehobenem Unterkörper; kalte Kompressen vor Vulva oder Anus; Sorge für leichten, regelmäßigen Stuhlgang. Außerdem kommen die bei Unterschenkelödemen genannten Maßnahmen in Betracht (weiterin s. S. 285 ff.). Die operative oder medikamentöse Beseitigung der Varizen sollte wegen der gesteigerten Thromboemboliegefahr erst einige Monate nach der Schwangerschaft erfolgen; Blutungen aus geplatzten Varizen sind selten (Druckverband, Umstechungen). Bei starken Varizen besteht immer die Gefahr der Thrombose, Thrombophlebitis und (Lungen-)Embolie, besonders im Wochenbett.

316   25. Schwangerenbetreuung

Ausfluß. Er ist in der Schwangerschaft normal, da durch die gesteigerte Durchblutung und Gewebsdurchlässigkeit mehr Scheideninhalt entsteht, der dann abfließt. Wird er stärker und störend, kann man ihn mit leicht gerbenden Scheidenspülungen oder -tabletten reduzieren (Albothyl oder Pluralane Vaginalsupp.; evtl. nur 1–2mal/Woche). Während der Gravidität kann es an den äußeren Genitalien häufiger zu Rezidiven einer Entzündung bzw. zu einer Neuinfektion kommen, da die Lebensbedingungen für pathogene Keime besonders gut sind.

Unterleibsblutungen. In der Gravidität erfordern diese immer ärztliche Kontrolle, einschließlich Kolposkopie der Portio und vor allem des Muttermundes, denn sie können Zeichen eines drohenden oder sich in Gang befindlichen Abortes sein. Eine Placenta praevia, ein Karzinom und viele andere – auch harmlose – Ursachen kommen ebenfalls in Betracht.

Unterleibsschmerzen. Diese Schmerzen durch Dehnung des rasch wachsenden oder durch Aufrichtung des retroflektierten Uterus, des Halteapparats und durch Zug an Narben (z. B. Verwachsung mit Appendektomienarben) sind häufig und meist harmlos. Lagewechsel, Leibbinden, ein warmes Bad oder Knie-Ellenbogen-Lage bringen oft Besserung der meist nur gelegentlich auftretenden Schmerzen.

Ernster zu bewerten sind dagegen Gallen- oder Nierensteine, die oft in der Gravidität entstehen bzw. sich bemerkbar machen.

Zysto-Uretero-Pyelo-Nephritis, Appendizitis oder andere Unterleibsentzündungen, Degeneration eines Myoms, Stieldrehung einer Zyste, Einklemmung einer Hernie, Volvulus der Eingeweide, vorzeitige Lösung der Plazenta, Wehen, Enteritis usw. erfordern dagegen den Einsatz aller Mittel – meist stationäre Behandlung.

Schmerzen im Beckengürtel und im **Kreuz.** Sie kommen in erster Linie durch die Auflockerung der Bänder, die Änderung der Statik und die dadurch bedingte stärkere Muskelarbeit zustande. Sie treten nach körperlicher Belastung auf und schwinden im Liegen.

Bei stärkeren Beschwerden hilft ein fest sitzender Hüftgürtel, der genau angepaßt werden muß. Eventuell kann eine harte Matratze bzw. ein Brett unter der Matratze oder – am besten und aussichtsreichsten – eine Taschenfederkernmatratze, die sich den Körperformen besonders gut anpaßt, ebenfalls zur Linderung der Beschwerden beitragen. Die Schwangere sollte aufgefordert werden, ihre Vorderlastigkeit nicht durch Überstrecken der Lendenwirbelsäule, sondern durch Überstreckung der Sprunggelenke auszugleichen. Auch die Einnahme der Knie-Ellenbogen-Lage für etwa 5 min läßt Kreuz- und Unterleibsschmerzen für einige Zeit schwinden. Zu beachten ist, daß eine Pyelonephritis oder Nierensteine ebenfalls „Kreuzschmerzen" verursachen.

Wadenkrämpfe. Sie kommen häufiger in der 2. Schwangerschaftshälfte vor. Seltener sind Armkrämpfe. Ihre Ursache kann eine Elektrolytverschiebung sein.

➤ **Therapie.** Zur *Sofortbehandlung* biegt die Schwangere bei gestrecktem Knie die große Zehe „zur Nase hin" oder massiert die krampfenden Muskeln. Zur medikamentösen Therapie dient Vitamin B$_1$ (Betabion), aber auch mit Calcium-, Vitamin-D- (Vigantol, Vigantoletten) oder Kochsalzgaben kann man manchmal Erfolge erzielen.

Karpaltunnelsyndrom. Besonders gegen Ende der Gravidität, wenn die Wassereinlagerung am stärksten wird, kommt es bei 5–10% der Frauen zu einer starken Quellung des Karpalbandes am Handgelenk, unter dem der N. medianus hindurchzieht. Das führt zu Taubheit und Kribbeln bzw. Schmerzen im Versorgungsgebiet des Nerven, besonders in der stärker belasteten Hand (also bei Rechtshändern rechts). Die Beschwerden treten anfangs häufiger im Liegen auf und verschwinden nach längerem Hochlagern der schmerzenden Hand, wenn das Wasser in die tieferen Körperpartien absackt. Aber auch bei längerem Stehen oder Gehen mit herabhängenden Armen kann es zu Ödemen der Hände kommen.

➤ **Therapie.** Entwässern, Gabe von Vitamin-B-Komplex (BVK Roche). Sobald die Entquellung des Karpaltunnels erfolgt, lassen die Beschwerden nach, also spätestens im Wochenbett.

Schmerzen am unteren Rippenrand. Sie sind etwa ab dem 7. Monat häufig, wenn der Fundus uteri mit dem sich bewegenden Kind dagegenstößt. Sie sind meist einseitig – eben da, wo der Uterus liegt, und häufiger rechts als links. Eine Behandlung ist kaum möglich; durch Streckung der Wirbelsäule oder Handdruck auf den Fundus kann man für einige Zeit Erleichterung schaffen. Die Beschwerden lassen oft schon im 10. Monat (Tiefertreten des vorangehenden Teils des Kindes), spätestens nach der Entbindung nach.

Neigung zu Ohnmachten. Sie ist in der Schwangerschaft häufiger, da durch die Erschlaffung der Gefäße die Regulationsbreite des Kreislaufsystems geringer ist – ein leichter Blutdruckabfall bis zur Schwangerschaftsmitte ist ja normal. Hierdurch kann rascher einmal eine Minderdurchblutung des Gehirns und damit eine Ohnmacht verursacht werden.

Der Zustand an sich ist für die Gravide nicht gefährlich, wenn es nicht zu Stürzen und Verletzungen kommt. Flachlagerung, Anheben und Hochlagern der Beine, Kühlung usw. führen rasch zur Erholung.

➤ **Prophylaxe.** Hier sollte die schwangere Frau größere Menschenansammlungen, besonders in geschlossenen Räumen, Überhitzung und längeres Stehen vermeiden. Fühlt sie, „daß sie schwindelig wird", „daß der Kopf leer wird", sollte sie sich *schnell hinsetzen oder -legen und die Bein- und Armmuskulatur anspannen*, um möglichst viel Blut zum Herzen

318   25. Schwangerenbetreuung

zurückzupressen. Spaziergänge in frischer Luft sowie blutdrucksteigernde Medikamente zur Bekämpfung dieser Zustände sind zu empfehlen. Die Medikamente sollten aber möglichst nicht erst bei drohendem oder eingetretenem Kollaps gegeben werden, sondern prophylaktisch – gering dosiert, kurmäßig –, um den Blutdruck für eine längere Zeit anzuheben (z.B. morgens, mittags, nachmittags je 6–8 Tropfen Efortil).

Gehäuft auftretende und längerdauernde hypotone Krisen im ersten Trimenon werden für die Entstehung von kindlichen Mißbildungen verantwortlich gemacht, da bei der allgemeinen Blutdrucksenkung die Plazentadurchblutung und damit die O_2-Versorgung abnimmt.

Kreislaufkollaps in Rückenlage (Supine-hypotensiv-Syndrom). Dieser ist in diesem Zusammenhang ebenfalls zu erwähnen. Er entsteht bei manchen Frauen dadurch, daß in Rückenlage der hochschwangere Uterus die V. cava inferior derart stark abklemmt, daß kein oder zu wenig Blut aus der unteren Körperhälfte zum Herzen zurückfließt. Infolge der hieraus resultierenden Hirnanämie kommt es zum Kollaps.

Relativ häufig tritt dieses Ereignis bei dem „Routine-CTG über 30 min" auf. Da es gleichzeitig zur Mangeldurchblutung der Plazenta kommt und damit zum Sauerstoffmangel beim Kind, treten beunruhigende CTG-Veränderungen auf.

➤ **Prophylaxe** bestehet u.a. in Vermeidung längerer Untersuchungen in Rückenlage und die **Therapie** schließlich in Seitenlagerung. (Man kann auch in Seitenlage ein CTG schreiben!) Wichtig ist, die betroffenen Frauen und ihre Umgebung in richtiger Weise über diese Zustände aufzuklären, damit diese Patientinnen nicht mit dem Stigma der „Anfälle" behaftet werden.

Man sollte diesen Schwangeren, um ihnen eine weitere Angst im Zusammenhang mit der Geburt zu nehmen, auch sagen, daß während der Geburt dieser Kollaps nicht eintritt (wohl durch die verstärkte Kontraktion des Uterus, der hierdurch aufgerichtet ist und nicht so sehr auf die V. cava drückt).

Kopfschmerzen. In der 2. Schwangerschaftshälfte können diese die Symptome einer Gestose sein, es sollte daher immer eine Blutdruckmessung und Urinuntersuchung zur Abklärung der Diagnose durchgeführt werden.

Hautjucken. Dies ist manchmal auf gewisse Badezusätze, gelegentlich aber auch auf zu heißes Badewasser zurückzuführen. Hautpflegeöl oder -puder bringen Besserung. Bei psychischer Ursache helfen Sedativa und Antihistaminika. Am häufigsten ist der Pruritus vulvae, der – falls eine kausale Therapie nicht möglich ist – mit Oberflächenanästhetika symptomatisch behandelt wird. Die Überempfindlichkeit der Haut schwindet nach der Schwangerschaft.

Verstopfung, Flatulenz und Aufstoßen. Überstarke Gärung kann zu erheblichen Leibschmerzen, Herzbeschwerden, Aufstoßen und Abgang von Winden führen. Sofern verdauungsfördernde Maßnahmen (Rohkost, Salate, Dörrpflaumen) nicht ausreichend wirksam sind, verordnet man gasbindende oder entschäumende (Lefax) Medikamente und/oder ein quellendes (nichtreizendes) Abführmittel (Agiocur).

Atembeschwerden. Sie treten im 9. Monat, wenn der Fundus uteri sehr hoch steht und das Zwerchfell nach oben drängt, sehr häufig auf. Kommen dazu noch geblähte Eingeweide und ein relativ kurzer Thorax, so kann schon bei geringer Anstrengung regelrechte Atemnot eintreten. Neben den mechanischen Ursachen spielen auch chemische und kreislaufbedingte Umstellungen eine Rolle. Wenn die Beschwerden im Liegen besonders stark auftreten, sollte die Gravide mit erhöhtem Oberkörper schlafen.

➤ **Differentialdiagnose.** Eine beginnende Herzinsuffizienz, die ebenfalls zur Atemnot führt, muß ausgeschlossen werden.

Wann geht man zur Entbindung in die Klinik, und was hat man mitzubringen?

Man sollte sich rechtzeitig überlegen, in welche Klinik man bei Komplikationen während der Gravidität und zur Entbindung gehen möchte. Eine vorherige Anmeldung, Besichtigung der Klinik (und des Personals!) und das Kennenlernen des Weges bis zum Kreißsaal (Entbindung oft nachts) tragen zur Entspannung bei. Ebenso sollte an die rechtzeitige Unterbringung und Versorgung bereits vorhandener Kinder erinnert werden.

Bei normalem Schwangerschaftsverlauf sollte man 4–6 Wochen vor dem errechneten Geburtstermin die Entbindungsklinik aufsuchen, um das Krankenblatt mit der Anamnese in Ruhe anlegen zu lassen und evtl. auch untersucht zu werden.

Die Schwangere sollte ihren Arzt oder ihre Hebamme benachrichtigen oder von selbst die Klinik aufsuchen, wenn:
- **Fruchtwasser abgeht,**
- **blutiger Schleim abgeht,**
- **Wehen regelmäßig alle 10 min** oder in kürzeren Abständen auftreten.

Außerdem sollte man zur Untersuchung gehen, wenn der errechnete Geburtstermin etwa 4 Tage überschritten ist. Bei der Untersuchung wird festgestellt, ob noch abgewartet werden kann oder ob die Geburt eingeleitet werden sollte.

Man wird dann feststellen, ob der Geburtsvorgang bereits begonnen hat. Als Merksatz möge man den Frauen einprägen, daß sie **lieber mehrmals unnötig kommen sollen als einmal gar nicht oder zu spät** und dann evtl.

320   25. Schwangerenbetreuung

allein, ohne fachkundige Hilfe oder möglicherweise im Auto, entbinden müssen.

Wenn die Patientin annimmt, daß die Geburt beginnt, sollte sie *nicht „schnell noch etwas Handfestes essen"*. Die Verdauungsfunktion sistiert oft, Erbrechen während der Geburt ist häufig, und eine evtl. erforderliche Narkose wird bei gefülltem Magen risikoreicher (Aspirationsgefahr!).

Transportmöglichkeit in die Klinik. Sie muß rechtzeitig geklärt werden. Manche „Bekannte" und Taxen befördern Gebärende oftmals nur ungern, da sie Verunreinigungen ihres Autos durch Erbrechen, Blasensprung oder Blutung oder gar die „Geburt im Auto" befürchten. Die Rettungswagen sind möglicherweise besetzt, auch der eigene Wagen ist vielleicht defekt oder der Ehemann nicht erreichbar. Deshalb sollen immer einige Ersatzmöglichkeiten vorgesehen werden. Die entsprechenden Telefonnummern müssen notiert sein. In Notfällen hilft auch die Polizei. Auf jeden Fall sollte die Gebärende nicht selbst fahren, da sie plötzlich von starken Wehen überrascht werden kann.

„Köfferchen". Es wird mit den notwendigen Utensilien am besten schon *einige Wochen vor dem errechneten Geburtstermin in Ruhe gepackt* und steht bereit. Es sollte enthalten:
- Waschlappen für Körper, Brust, Gesicht; Seife,
- Zahnbürste, Zahnpasta,
- Handtücher,
- Kamm und Bürste, Haarklammern, Lockenwickler u. dgl.,
- Bademantel oder Morgenrock,
- Hausschuhe, Söckchen oder Kniestrümpfe.
- Nachthemden bis zur Geburt, danach besser Schlafanzüge, da sich Schlafanzugjacken zum Stillen leichter öffnen lassen. „Untenherum" trägt die Wöchnerin ja eine Binde, die die infektiösen Lochien auffängt und die möglichst nicht in die Nähe der infektionsgefährdeten Brust kommen sollen, wie es bei Nachthemden leicht möglich ist. Wenn Nachthemden bevorzugt werden, müssen sie sich zum Stillen weit öffnen lassen.
- Bettjäckchen,
- Schlüpfer, Monatsbinden und -halter (keine Tampons),
- Stillbüstenhalter,
- Desodorant,
- Haut-, Haar-, Nagelpflegemittel einschließlich Schere und Feile,
- reichlich Zellstofftücher,
- unterhaltende Lektüre, Handarbeiten,
- *Kleidung*, Unterwäsche, Schuhe, Mantel usw. – je nach Jahreszeit – *zum Nachhausegehen*.

Nicht zu vergessen sind die notwendigen **Urkunden:**
- Personalausweis,

- Geburts- und Heiratsurkunde,
- Familienstammbuch,
- Mutterpaß,
- Blutspendepaß oder dgl.,
- Kostenübernahmeerklärung der Krankenkasse oder Bargeld.

Bezüglich des *Neugeborenen erkundige man sich rechtzeitig,* ob man nur die Kleidung für den Heimweg oder alle Windeln usw. ab dem ersten Anziehen mitbringen muß.

Für den **Heimweg:**
- Nabelbinde,
- Mull- oder Zellstoffwindeln mit Plastikhöschen,
- Moltontuch,
- Gummi- oder Plastiktuch,
- Hemdchen (vorn zu schließen),
- Jäckchen (hinten zu schließen),
- größeres Jäckchen oder Mäntelchen (vorn zu schließen),
- Mützchen.

Dazu entweder ein voll eingerichteter Kinderwagen, ein Korb, eine Kindertragetasche oder ein großes Kissen, aus dem man durch Einstülpen ein „Schiffchen" macht und mit einer Decke umwickelt.

Prüfungsfragen zu Kapitel 25
Es kann immer nur ein Antwortangebot richtig sein

1. Wann sind Kontrolluntersuchungen in der Schwangerschaft notwendig?	a) Nur in der 1. Schwangerschaft. Wenn diese normal verläuft und in der 2. Gravidität keine Beschwerden bestehen, ist keine Kontrolle mehr erforderlich b) Jeweils eine im 1., 2. und im 3. Trimenon c) Kontrollen sollen etwa stattfinden je einmal im 2., 3., 4., 5., 6., 7. und 8. Monat sowie je zweimal im 9. und 10. Monat d) Kontrolle nur, wenn Beschwerden auftreten e) Wenn Leben verspürt wird und der Leib sich senkt
2. Wie hoch soll die Kalorienzahl bzw. wie soll die Nahrung in der Schwangerschaft beschaffen sein?	a) Sie muß auf mindestens 4000 kcal erhöht werden, weil die Schwangere für zwei ißt b) Sie soll auf 2000 kcal gedrosselt werden, da zusätzliche Kalorienzufuhr nur eine Belastung darstellt c) Sie soll im letzten Schwangerschaftsdrittel 2800 kcal betragen d) Sie soll wegen Neigung zu Obstipation vorwiegend aus flüssiger oder breiiger Kost bestehen e) Sie soll wegen des hohen Brennwertes der Fette im letzten Schwangerschaftsdrittel möglichst fettreich sein

322   25. Schwangerenbetreuung

3. Welche der nachstehenden Behauptungen ist richtig?

a) Die Gewichtszunahme in der Schwangerschaft ist ausschließlich von Größe und Gewicht des Kindes abhängig
b) Das Körpergewicht nimmt in der Gravidität überhaupt nicht absolut zu
c) Die durchschnittliche Gewichtszunahme beträgt am Ende der Schwangerschaft etwa 6 – 8 kg
d) Die Gewichtszunahme erfolgt nur in der Zeit von der 36. – 40. Woche, zu einem früheren Zeitpunkt ist sie pathologisch
e) Keines der Antwortangebote ist richtig

4. Wie verhält es sich mit der physiologischen Gewichtszunahme in der Schwangerschaft?

a) Sie beträgt rund 30% des Ausgangsgewichtes
b) Sie erfolgt im mittleren Schwangerschaftsdrittel
c) Sie soll das Gewicht von Plazenta und Fruchtwasser nicht überschreiten
d) Sie beträgt in der Regel etwa 10 – 12 kg
e) Keines der Antwortangebote trifft zu

5. Was ist in der Gravidität zu einer optimalen Ernährung erforderlich?

a) Die Kalorienzufuhr ist zu verdoppeln, „da die Mutter für zwei ißt"
b) Die Kalorienzufuhr ist zu halbieren, da wir ohnehin zuviel essen und die Leber jetzt doppelt belastet wird
c) Man sollte möglichst viel Fett und möglichst wenig Eiweiß zuführen
d) Man sollte möglichst täglich 100 – 120 g Eiweiß verzehren
e) Keines der Antwortangebote trifft zu

6. Welche Untersuchungen sind bei jeder Schwangerenberatung vorzunehmen?

a) Gewichtskontrolle
b) Blutdruckmessung
c) Untersuchung des Urins auf Eiweiß und Zucker
d) Kontrolle der Uterusgröße
e) Antworten a – d sind richtig

7. Wie groß muß die tägliche Kalorienzufuhr oder die Menge des Nährbiers sein, damit sie den erhöhten Anforderungen des Stoffwechsels während des letzten

a) 4500 kcal
b) 2800 kcal
c) 1500 kcal
d) Es sollte zusätzlich $1/2$ – 1 l Nährbier getrunken werden
e) Keine der Angaben stimmt

Schwangerschaftsdrittels gerecht wird?

8. Wie verhält es sich mit zytologischen Untersuchungen von Scheide und Portio während der Schwangerschaft?

a) Sie sollten mindestens einmal monatlich durchgeführt werden

b) Sie sollten nicht durchgeführt werden, da sie während der Schwangerschaft keine diagnostische Bedeutung haben

c) Sie werden durchgeführt, da sie eine klinisch ausreichende Beurteilung des normalen Schwangerschaftsablaufs ermöglichen

d) Sie werden durchgeführt zum Ausschluß eines Karzinoms

e) Sie werden nicht durchgeführt, da in der Schwangerschaft nicht vaginal untersucht werden sollte

9. Was ist in bezug auf die Eiweißzufuhr in der Schwangerschaft zu beachten?

a) Wegen der Gefahr einer Nierenfunktionsstörung muß sie auf 60 g/Tag beschränkt werden

b) Sie soll nur das endogene Stickstoffminimum der Mutter decken

c) Sie soll gut 50% des gesamten Kalorienbedarfs decken

d) Sie soll möglichst durch tierisches Eiweiß gedeckt werden

e) Keine der Angaben stimmt

10. Wodurch wird eine Obstipation in der Frühschwangerschaft hervorgerufen?

a) Durch Druck des Feten auf den Darm

b) Durch ungenügende Darmfüllung

c) Durch Einwirkung des Progesterons auf die glatte Darmmuskulatur

d) Alle Antwortangebote stimmen

e) Kein Antwortangebot stimmt

11. Welche der folgenden Mittel sollte man in der normalen Schwangerschaft großzügig verabreichen?

a) Synthetische Gestagene

b) Schlafmittel

c) Eisen

d) Antibiotika

e) Sympathikomimetika

12. Welche der folgenden Behauptungen ist zutreffend?

a) Während der Schwangerschaft soll die Eisenzufuhr täglich etwa 100 g betragen

b) Während der Schwangerschaft soll die Fettzufuhr 80 g/Tag nicht überschreiten

c) Die Kalorienzufuhr soll reichlich sein

d) Antwortangebote a und c sind richtig

e) Antwortangebote a, b und c sind richtig

26. Geburtshilfliche Untersuchungsmethoden

(s. auch Kap. 16 „Gynäkologische Untersuchungsmethoden")

Geburtshilfliche Untersuchung

Inspektion

Hierunter wird die Beobachtung verstanden, die, beginnend beim Eintritt der Patientin in das Untersuchungszimmer, sich auf ihr gesamtes Erscheinungsbild bezieht, also auf Gesichtsausdruck (Stimmungslage), Gang und Bewegung der Schwangeren (Festigkeit bzw. Lockerung des Beckengürtels), Fehlhaltungen (Kreuzschmerzen), Betrachtung des Abdominalbereichs usw. (vgl. Kap. 16).

Abdominale Untersuchung

Beurteilt werden die Bauchdecken (Fettgehalt, Rektusdiastese), bei bestehenden Uteruskontraktionen bzw. Wehen deren Stärke und Häufigkeit, Erschlaffung des Uterus in der Wehenpause bzw. Bestehenbleiben einer Spannung der Uteruswand (z. B. bei vorzeitiger Lösung der Plazenta), Lokalisation, evtl. Druckschmerzhaftigkeit, alte/neue Striae, Lage und Haltung des Kindes sowie seine ungefähre Größe. Umfang und Größe des Kindes lassen Rückschlüsse auf sein Gewicht zu. Höhenstand des Kopfes.

Äußere Untersuchung durch die Bauchdecken
Leopoldsche Handgriffe

- Bestimmung des Abstands des Fundus uteri von Nabel oder Rippenbogen.
- Sodann wird versucht, Rücken und „kleine Teile" (Arme, Beine) des Kindes zu erkennen (Rücken links = I. Lage, Rücken rechts = II. Lage).
- Der vorangehende kindliche Teil wird zwischen Daumen und Finger einer Hand genommen und geschüttelt. Aus dem Tasteindruck kann man auf den (härteren, kugeligen, beweglicheren) Kopf oder den (weicheren) Steiß schließen.
- Der Untersucher versucht, eine oder beide Hände zwischen Symphyse und vorangehendem Teil des Kindes in die Tiefe zu drängen, was gelingt, wenn der vorangehende Teil noch nicht ins kleine Becken eingetreten ist; andernfalls ist das nicht mehr möglich.

Zangemeisterscher Handgriff. Mit diesem kann man ein Kopf-Beckeneingang-Mißverhältnis ertasten (Abb. 26.**1** u. 26.**2**).

Geburtshilfliche Untersuchung

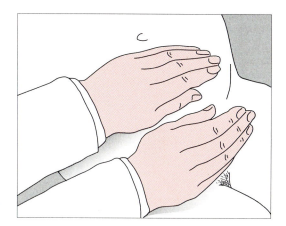

Abb. 26.**1** **Zangemeisterscher** Handgriff

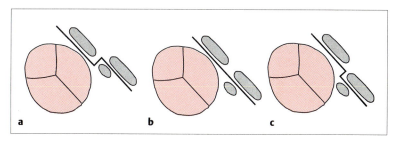

Abb. 26.**2 a – c** **Die möglichen Tastbefunde beim Zangemeisterschen Handgriff** (nach Martius, G.: Lehrbuch der Geburtshilfe, 12. Aufl. Thieme, Stuttgart 1988). (**a**) Kopf überragt nicht. (**b**) Kopf überragt gering. (**c**) Kopf überragt deutlich die Symphyse

Man legt beide Hände parallel zur Bauchhaut auf den Bauch (also „bergauf" und nicht horizontal bei der liegenden Frau) so nebeneinander, daß die linke Hand auf dem kindlichen Kopf und die rechte Hand auf der Symphyse liegt. Steht die linke Hand höher (es entsteht eine Stufe zwischen beiden Händen), ist ein Mißverhältnis zu befürchten.

Messung des Leibesumfangs

Man legt das Meßband bei jeder Kontrolle immer in gleicher Höhe um den Bauch (hinten: obere Ecke der Michaelisschen Raute, vorn: Nabel) und zieht es jedesmal gleichmäßig fest an. Ein Meßband mit Rückstellfeder gewährleistet einen gleichmäßigen Zug. Am besten mißt stets derselbe Untersucher. Um eine unterschiedliche Ausgangslage (dicke bzw. schlanke Frau-

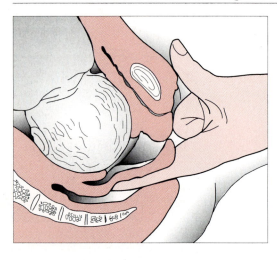

Abb. 26.**3** **Rektale Untersuchung unter der Geburt**

en) auszugleichen, kann versucht werden, den Leibesumfang zum Oberschenkelumfang oder der Dicke einer Bauchhautfalte in Relation zu setzen.

Rektale Untersuchung

Hierzu benötigt man einen sauberen desinfizierten, jedoch keinen sterilen Handschuh. Der Zeigefinger wird reichlich mit Gleitmasse versehen, ehe er in den Darm eingeführt wird (Abb. 26.3), da die Untersuchung sonst unnötigerweise sehr schmerzhaft wäre.

Beurteilt werden: Weite des Muttermundes (0–10 cm), dessen Dicke (dickwulstig, dünnsaumig) und Konsistenz (derb, gespannt, weich, elastisch), die Länge der Zervix (3–0 cm), Stand der Zervix im Becken (sakral, mediosakral, medial), Konsistenz der Zervix (derb, mittel, weich), Stand des vorangehenden kindlichen Teils, bezogen auf die Interspinallinie (was manchmal rektal besser abzuschätzen ist als vaginal).

Ist die Leitstelle interspinal zu tasten, so kann man bei normaler Hinterhauptslage (s. später) annehmen, daß sich der größte Schädelumfang im Beckeneingangsraum befindet – der normalerweise engsten Stelle des Geburtskanals. Weiterhin versucht man zu ertasten: Richtung der Pfeilnaht (gerade, schräg, quer) und Lage der kleinen und/oder großen Fontanelle, die Fruchtblase, das Vorliegen oder den Vorfall kleiner Teile oder der Nabelschnur. Etwa vorhandene Deformitäten des knöchernen Beckens, Tumoren, evtl. eine Senkniere im kleinen Becken sind weitere mögliche Tastbefunde.

Bei **Verdacht auf Placenta praevia** darf **keine rektale Untersuchung** durchgeführt werden, da sie eine Blutung auslösen kann.

Die vaginale Untersuchung mit Zeigefinger oder Zeige- und Mittelfinger gibt Antwort auf alle Fragestellungen, die bei der rektalen Untersuchung erwähnt wurden. Sie ist aber meist *genauer*! Voraussetzung für die vaginale Untersuchung unter der Geburt ist strenge Sterilität, Desinfektion der Vulva und ein steriler Handschuh.

Registrierung der Herzgeräusche

Sie erfolgt am einfachsten, indem man das Ohr auf den Leib der Schwangeren auflegt. Bequemer jedoch ist die Benutzung des geburtshilflichen Stethoskops – einer Holz-, Blech- oder Kunststoffröhre, die zwischen Bauchhaut und Ohr zwischengeschaltet wird. Das sonst übliche Schlauchstethoskop verschluckt zuviel Schallenergie.

Es gibt relativ billige Geräte, die mittels Mikrophon und Verstärker die Herztöne lauter hörbar machen. Heute werden meist die Herzbewegungen durch Ultraschallgeräte registriert und dann optisch oder akustisch angezeigt. Man hört also einen Signalton und keinen Herzton!

Die modernen Überwachungsgeräte, die die Herztonfrequenz (und meist auch die Wehenfrequenz und -intensität) aufschreiben, sind von sehr großem Wert für die *frühe* Erkennung kindlicher Gefahrenzustände bzw. zur Vermeidung kindlicher Todesfälle unter der Geburt (s. später).

Die Herztöne (man spricht zwar immer von „Tönen", streng genommen sind es aber Geräusche) sollen während einer normalen Geburt zumindest unmittelbar nach jeder 5.–10. Wehe ausgezählt werden, ebenso immer sofort nach dem Blasensprung (Nabelschnurvorfall!) oder kontinuierlich bei etwaigen Komplikationen. Beurteilt werden Frequenz und Regelmäßigkeit sowie die Lage der Stelle, an der man die Töne am lautesten hört (Punctum maximum), weil das einen Hinweis auf die Lage des Kindes gibt. Während beim Erwachsenen immer auf ein Tonpaar eine Pause folgt, ist beim Fet die Systolen- und Diastolendauer etwa gleich lang, so daß der *Eindruck einer tickenden Uhr* entsteht. Aber auch hier gehören immer zwei Töne zu einem Herzschlag. Normal ist eine Frequenz zwischen 120 und 140 (bis 160) Schlägen pro Minute (= etwa doppelt so schnell wie die mütterliche Frequenz). Es ist immer der mütterliche (Radialis-)Puls mitzukontrollieren, weil ein frequenter mütterlicher Puls einen kindlichen Puls vortäuschen kann.

Wesentlich sicherer und aussagekräftiger ist die kontinuierliche Kardio(Herz)-Toko(Geburt/Wehe)-Graphie(Schreibung) = CTG (S. 331 f.).

Spezielle Untersuchungen

Amnioskopie

Die Amnioskopie ist die Betrachtung der Eihäute, der Amnionflüsigkeit und des vorliegenden Kindsteiles **durch die Eihäute hindurch.**

Hierzu führt man ein Amnioskopierohr durch die Scheide und den Zervikalkanal hindurch, bis an den unteren Eihautpol heran (Abb. 26.4). Um das kleinste Rohr einführen zu können, muß der Zervikalkanal mindestens

328 26. Geburtshilfliche Untersuchungsmethoden

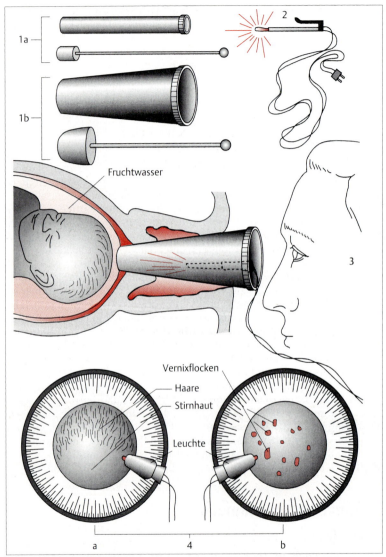

Abb. 26.**4 Amnioskopie.** 1a u. 1b = Amnioskoprohre verschiedenen Durchmessers und verschiedener Form mit zugehörigem Mandrin. 2 = Amnioskopleuchte, die an das aus der Scheide herausragende Ende des Amnioskops angeklemmt wird. Bei den neuen Geräten wird das Licht außerhalb erzeugt und durch einen Glasfiberschlauch in das Amnioskop geleitet. Dieses Licht ist viel heller. 3 = Amnioskop in situ. 4 = Beispiele amnioskopischer Bilder: a = Haare und Stirnhaut. b = Vernixflocken

für den kleinen Finger durchgängig sein. Dies ist bei Erstgebärenden häufig erst nach Geburtsbeginn der Fall. Bei Mehrgebärenden kann man dagegen oft schon in den letzten Schwangerschaftswochen amnioskopieren. Häufiges Amnioskopieren kann durch leichte Blutungen die Eihäute derart verfärben, daß „gelbes Fruchtwasser" vorgetäuscht wird; außerdem wirkt es wehenfördernd.

Wegen der Infektionsgefahr müssen alle Gerätschaften sterilisiert und die Vulva (und Vagina) desinfiziert sein.

Man erkennt u. a. die Farbe der Eihäute und des Fruchtwassers, Mekonium in kleinen oder großen Bröckchen, Haare (Kopf) oder keine Haare (Steiß oder Stirn) und Vernixflocken bzw. deren Fehlen bei Übertragung (S. 369 ff.).

Die Amnioskopie hat viel von ihrer Bedeutung verloren, seit es die Ultraschalluntersuchung gibt. Bei der Übertragung und dem Verdacht auf vorzeitigen Blasensprung ist sie als einfache Untersuchungsmethode aber immer noch einsetzbar.

Beckenmessung

Äußere Beckenmessung. Diese Messung mit dem Meßzirkel hat ebenfalls viel von ihrer Bedeutung verloren (Abb. 1.**6** u. 1.**7**)!

Denn: Die gröberen Abweichungen sieht oder fühlt man bei der gynäkologischen Untersuchung der Schwangeren. Die heute zahlenmäßig im Vordergrund stehenden recht geringen Abweichungen werden zu häufig durch die doch ziemlich grobe äußere Messung nicht nur nicht erkannt, sondern die **oft scheinbar normalen äußeren Maße** vermitteln dem Geburtshelfer ein trügerisches Gefühl von Sicherheit.

Besser sind die fortlaufenden rektalen und vaginalen Untersuchungen während der Geburt (**Funktionelle Geburtshilfe/„Probegeburt")**.

Röntgenologische Beckenmessung. Mit der röntgenologischen Beckenmessung wird man wegen der möglichen Strahlenschädigung des Kindes sehr zurückhaltend sein. Man bevorzugt heute die *seitliche* und die *frontale Aufnahme* des kleinen Beckens, seltener – bei der Steißlage – die (frontale) *Übersichtsaufnahme.*

Bei den Schädellagen ist mit einer Röntgenaufnahme möglichst bis nach Wehenbeginn zu warten, damit der Kopf schon gegen bzw. in das kleine Becken gepreßt ist. Dann kann man am leichtesten und sichersten erkennen, ob **dieser Kopf** durch **dieses Becken** treten kann.

Bei allen Röntgenaufnahmen muß berücksichtigt werden, daß die Strahlen nicht parallel, sondern kegelförmig auseinanderlaufen. Dies bewirkt, daß alle dargestellten Gegenstände vergrößert werden, und zwar um so mehr, je näher sie zur Röntgenröhre, und um so geringer, je näher sie zur Röntgenplatte hin liegen. Man macht heute die röntgenologische Beckenmessung häufig erst im Wochenbett nach schweren Geburten, um die Beckenformen und -maße für die nächste Geburt zu kennen. Unter der Geburt wird die Ultraschallmessung – falls möglich – bevorzugt.

330   26. Geburtshilfliche Untersuchungsmethoden

Einen guten allgemeinen Hinweis auf die Beckenverhältnisse gibt die Form der *Michaelisschen Raute*, die normalerweise völlig regelmäßig ist (S. 22 u. Abb. 6.**1**).

Sonographie (Ultraschalluntersuchung)

Der für den Menschen hörbare Schall umfaßt Schallschwingungen zwischen 16 und 16000 (= 16 Kilohertz) Schwingungen pro Sekunde. Jeder Schall mit mehr als 16 kHz wird als *Ultraschall* bezeichnet! In der medizinischen Diagnostik werden Schallschwingungen zwischen 3 und 7,5 (z. T. noch mehr) Megahertz verwertet (1 Hertz = 1 Schwingung/Sekunde; 1 Mega = 1 Mill.). Die Ultraschallwellen werden ausgesandt und – die reflektierten – wieder empfangen von (sehr teuren) Schallköpfen, die gegen Stoß und Fall sehr empfindlich sind! Die Ultraschallwellen dringen in den Körper ein und werden von den Geweben die sie durchlaufen abgeschwächt. (Deshalb benutzt man immer denjenigen Schallkopf der sich am nächsten an die zu untersuchende Körperstelle heranbringen läßt. In der Frauenheilkunde ist dies oft die „Vaginalsonde".) Aber sie werden auch an den Grenzflächen der Gewebe (z. B. Fruchtwasser/Fetus im Fruchtwasser) verschieden stark *reflektiert*. Nur diese zurückkehrenden Wellen werden zum Aufbau eines Bildes an einem „Fernsehschirm" genutzt. Die Reflexionskraft einer Grenzfläche hängt vom Unterschied der optischen Dichte der aneinander stoßenden Medien ab. Da der Unterschied zwischen dem Glas (der Schallkopf wird von einer Glasscheibe begrenzt), oder Haut, oder Wasser einerseits und Luft andererseits sehr groß ist, reflektiert daher die Grenzfläche zwischen dem Glas des Schallkopfs und Luft so stark, daß praktisch keine Schallwellen mehr aus dem Schallkopf heraustreten. Deshalb benötigt man Kontaktgel zum „Ankoppeln" des Schallkopfs an die Haut. Aus dem gleichen Grund stören Gasblasen im Darm – hinter ihnen sind nur schwarze Striche zu sehen. Der wesentliche Nebeneffekt der Ultraschallwellen ist Wärmebildung im durchlaufenen Gewebe. Eine hohe Menge Ultraschallenergie, die pro Minute z. B. auf 1 cm^2 zugeführt wird, kann Erwärmungen bis zur Verbrennung im bestrahlten Gewebe hervorrufen (= *therapeutischer* Ultraschall). Die für die Diagnostik notwendige Ultraschallenergie ist aber so gering (weniger als $^1/_{100}$ der therapeutischen Dosis), daß die wenige erzeugte Wärme sofort in die Umgebung abgeleitet bzw. vom vorbeifließenden Blut abtransportiert wird. Es kommt nicht zur Addition der Wärme. Man kann deshalb die **Ultraschalluntersuchungen** beliebig oft und beliebig lange wiederholen.

Es gehört inzwischen zur Routinekontrolle der Schwangerschaft, daß man die Lage des Kindes (Beckenendlage/Schädellage), bestimmte Maße wie den biparietalen Durchmesser (größter Abstand der beiden Schläfenbeine voneinander = Kephalometrie), den größten queren Thoraxdurchmesser (unter dem schlagenden Herzen in Höhe der Leber), die Länge von Extremitätenknochen oder in frühen Schwangerschaftsstadien die Scheitel-

Steiß-Länge oder den Durchmesser des Fruchtsacks bestimmt, um festzustellen, wie alt die Schwangerschaft ist – und ob bei Kontrollen das Wachstum normal verläuft, verzögert (z. B. bei Plazentainsuffizienz) oder zu schnell ist (z. B. Hydrozephalus).

Normalerweise wächst der biparietale Durchmesser in den letzten 3 Monaten immer langsamer pro Woche; zunächst um ca. 2,2 mm, zuletzt nur noch um ca. 1 mm an und beträgt am Geburtstermin ca. 9,7 cm (vgl. Tab. 42.1).

2 Ultraschallkontrollen werden in der *normalen* Schwangerschaft von den Pflichtkrankenkassen finanziert.

Weitere bildliche Darstellungen des Feten

Röntgenstrahlen *durchdringen* den Körper, werden je nachdem, welche Gewebe (z. B. Leber, Knochen) sie durchlaufen, verschieden stark abgeschwächt und schwärzen dementsprechend eine hinter dem Körper liegende röntgenstrahlenempfindliche Folie verschieden stark. Röntgenstrahlen sind elektromagnetische, ionisierende Strahlen, deren Effekte in der Zelle addiert werden. Überschreitet die Summe aller Einzelbelastungen im Laufe des Lebens ein bestimmtes Maß, kommt es zur Zellschädigung.

Eine **konventionelle Röntgenaufnahme** zeigt das Skelett des Kindes, spezielle **Weichteiltechniken** lassen auch seine Oberfläche erkennen.

Injiziert man **fettlösliche Röntgenkontrastmittel** in die Fruchthöhle, so verbinden sie sich mit der Vernix (Käseschmiere), und man kann sehr scharfe Röntgenbilder aller Hautkonturen erhalten.

Die Sonographie ist für Mutter und Kind gefahrloser und kann beliebig oft und lange angewandt werden. Sie hat schon jetzt einen großen Teil der Röntgendiagnostik überflüssig gemacht und wird dies immer mehr tun, je besser die Ultraschallgeräte werden.

Plazentalokalisation

Die Ultraschallverfahren sind z. Z. am günstigsten zur Bestimmung des Sitzes, der Dicke und der Struktur der Plazenta, weil am einfachsten und unschädlich.

Alle weiteren Möglichkeiten – wie i. v. Injektion radioaktiver Substanzen, Infrarotphotographie, Plattenthermographie – haben nur noch historischen Wert.

Fortlaufende Registrierung der fetalen Herzaktion und der Wehen (Kardiotokographie) (nach Hamacher)

Das Herz sendet nicht nur die „Herztöne" (Auskultation) aus, es entsteht bei seiner Aktion nicht nur eine elektrische Spannung (EKG), sondern die Herzwände bewegen sich auch! Da die (sich bewegende!) Herzwand, ebenso wie der Schädelknochen, den **Ultraschall** reflektiert (s. o.), gelingt es, aus

332   26. Geburtshilfliche Untersuchungsmethoden

der Häufigkeit der Bewegungen der Reflexionsstelle/min die Pulsfrequenz zu ermitteln.

Wird die zu jedem kindlichen Herzschlag gehörige Pulsfrequenz auf einem Papierstreifen graphisch dargestellt, so kann man eine auch noch so kleine Schwankung genau **sehen** (Kardiographie). *Pulsirregularitäten, die nur 1–3 Herzschläge betreffen, können allerdings mit den üblichen Geräten nicht erfaßt werden, da sie Mittelwerte aus mehreren Pulsen ermitteln.*

Die **Wehen** kann man sich **von der Patientin** ansagen lassen, was jedoch sehr ungenau ist. Aber an den Bauchdecken werden sie sichtbar, und durch **Handauflegen kann man sie fühlen.**

Legt man der Patientin einen **Gürtel** um den Leib, so wird dieser während der Wehe vom sich aufrichtenden Uterus **angespannt**. Die Häufigkeit dieser Anspannung ist mechanisch oder elektrisch registrierbar und ebenfalls auf einem Papierstreifen darzustellen (Tokographie!).

Die bisher erwähnten *„externen"* Registriermethoden gestatten nur die Erkennung der Wehenfrequenz und z.T. der -dauer. Die Wehenstärke kann nur schlecht oder gar nicht erfaßt werden.

Führt man nach dem Blasensprung einen **Katheter** am vorliegenden Kopf vorbei hoch **in die Uterushöhle** ein, dann kann man *„direkt" „intern"* Wehendruck, - dauer und -frequenz messen.

Werden Pulsfrequenz, Wehenstärke und -dauer auf **einen** Registrierstreifen aufgezeichnet, so kann man genau sehen, **ob, wann, wie stark, in welcher Richtung** und **wie lange eine bestimmte Wehe die kindliche Pulsfrequenz beeinflußt** (Kardiotokographie = CTG). Zur Bewertung der über 30 min registrierten Frequenz wird meist die „Benotung" von Fischer verwendet. Beim „Fischer-Score" ist in Anlehnung an den Apgar-Score: 0 = schlecht, 1 = mäßig/zweifelhaft, 2 = gut. Beurteilt werden: die mittlere Pulsfrequenz (basale fetale Herzfrequenz = FHF), das Ausmaß der kurzzeitigen Schwankungen der basalen FHF (Bandbreite, Oszillation, Fluktuation), die Häufigkeit der kurzzeitigen Schwankungen der basalen FHF (Nulldurchgänge), das Vorkommen von stärkeren Steigerungen der FHF (Akzeleration) und das Vorkommen von stärkeren Absenkungen der FHF (Dip I oder Dip II). Die 5 Einzelnoten werden zusammengezählt. Eine Summe von 8–10 ist gut, 5–7 ist mäßig/zweifelhaft, und 0–4 ist schlecht. Die Konsequenzen hängen vom Schwangerschaftsalter und weiteren klinischen Befunden ab.

Test zum Nachweis der Wehenbereitschaft des Uterus
(Oxytocin-sensitivity-Test = OST)
und der möglichen Gefährdung des Kindes
(Oxytocinbelastungstest = OBT)

Mit Hilfe eines am Ende des vorigen Abschnitts beschriebenen Geräts (Kardiotokograph) werden die kindliche Pulsfrequenz und die evtl. vorhandene spontane Vorwehentätigkeit registriert. Injiziert man nach einer längeren Vorphase Oxytocin in langsam steigender Dosis i. v., so kann man feststellen, bei welcher Oxytocinmenge sich der Uterusmuskel kontrahiert – ob er wehenbereit ist oder nicht.

Weiterhin sieht man, ob die kindliche Pulsfrequenz normal oder pathologisch auf die Wehe reagiert, und kann damit entscheiden, ob das Kind noch im Uterus verbleiben, ob es eine übliche Geburt aushalten kann oder ob es z. B. sofort durch Sektio entbunden werden muß.

Blutgasanalysen aus fetalem Blut

Die Abfallprodukte aus dem kindlichen Stoffwechsel müssen über die Plazenta an die Mutter abgegeben werden. *Unter der Geburt* auftretende Störungen der Plazentafunktion können zum Rückstau dieser (sauren) Stoffwechselprodukte und damit zu einer tödlich endenden Vergiftung (Azidose) führen; außerdem ist auch die Sauerstoffversorgung des Kindes beeinträchtigt.

Die normalen Verbrennungsvorgänge des Stoffwechsels können infolge O_2-Mangels nicht erfolgen. Es setzen anaerobe (ohne Sauerstoff) Stoffwechselvorgänge ein (z. B. Gärung), bei denen Milchsäure entsteht und nur wenig Energie freigesetzt wird.

Meist handelt es sich um eine kombinierte Störung sowohl der Stoffaufnahme als auch der Stoffabgabe. Da sich hierbei in erster Linie Kohlendioxid (respiratorische Azidose) und Milchsäure (metabolische Azidose) ansammeln, wird das Blut sauer, d. h. sein pH sinkt ab.

Nach spontanem oder artefiziellem (künstlichem, d. h. durch den Arzt herbeigeführten) Blasensprung ritzt man mit einer kleinen Lanzette die Kopfhaut (evtl. auch die Steißhaut) des Kindes an und entnimmt einige Tropfen Blut, aus dem man dann dessen Säuregrad, dessen Gehalt an Abfallprodukten aus dem Stoffwechsel, den Gehalt an Sauerstoff, das Ausmaß der noch zur Neutralisation der Säure zur Verfügung stehenden bzw. fehlenden basischen Blutbestandteile usw. bestimmt. Aus dem Ergebnis kann man auf den Ernst der Situation schließen, d. h. entscheiden, ob die Spontangeburt abgewartet werden kann oder ob durch operativen Eingriff der Geburtsverlauf abgekürzt werden muß.

Die nach der Geburt des Kindes, aber noch vor der Geburt der Plazenta aus Nabelschnurarterien- und -venenblut ermittelten Blutgaswerte, insbesondere das pH, sind die z. Z. exaktesten Kriterien für den Zustand des Kindes und seine Belastung durch die Geburt, also praktisch eine „Benotung

334   26. Geburtshilfliche Untersuchungsmethoden

der Geburtsleitung", die objektiver und genauer als die Apgar-Benotung ist.

Die mittleren Normwerte aus dem Nabelarterienblut sind: pH: 7,24; O_2: 2,12 kPa; CO_2: 6,55 kPa; Standardbicarbonat: 18,7 mmol/l; Pufferbase: 48,4 mmol/l; Base excess: —9,9 mmol/l.

Damit keine Verwirrung entsteht: Wenn ein pH-Wert unter 7,20 gemessen wird, bezeichnet man dies im klinischen Sprachgebrauch als leichte bzw. mittelschwere „Azidose". Obwohl die Werte noch im basischen Bereich liegen, sind sie für das Wohlergehen des Kindes zu wenig basisch, mit anderen Worten: zu „sauer". Bei schwerer Azidose liegen die pH-Werte dann unter 7,00, ist das Blut also wirklich „sauer".

Nach der Geburt eines schwer asphyktischen Kindes steuert man mit Hilfe der aus dem Nabelschnurblut gewonnenen Blutgaswerte die Puffertherapie.

Qualitativer und quantitativer Nachweis von Choriongonadotropin im Urin

Etwa 2 Wochen nach der Konzeption beginnt im Zytotrophoblasten die Produktion von Choriongonadotropin (engl.: *h*uman *c*horionic *g*onadotropin = HCG). Die Substanz wird im Urin ausgeschieden. Schon in der 4. Woche nach der Konzeption werden Konzentrationen von 5000–10000 IE/l erreicht. Diese Werte sind nötig, um eine Schwangerschaft mit Hilfe der physiologischen Eigenschaften des HCG im Tiertest nachzuweisen.

Tierexperimentelle Methoden zum Nachweis für HCG (s. auch Kap. 21). Beim **Mäusetest (Aschheim-Zondek-Redaktion: AZR)** wird der Urin der zu untersuchenden Frau jugendlichen weiblichen weißen Mäusen eingespritzt. Nach 3–4–5 Tagen wird das innere Genitale besichtigt: Enthielt der Urin Choriongonadotropin in ausreichender Menge (d. h. mehr als 7000–8000 IE), so finden sich in den Ovarien blutgefüllte Follikel (Blutpunkte) und/oder Gelbkörper sowie vergrößerte Uterushörner. Beim **Frosch- oder Krötentest (Galli-Mainini-Test)** wird erwachsenen männlichen Fröschen oder Kröten der zu untersuchende Urin in den dorsalen Lymphsack injiziert. Waren im Urin mehr als 10000 IE HCG, so werden nach ca. 4 Std. die Spermien in die Kloake abgegeben. Ursprünglich wurde der Test mit dem weiblichen afrikanischen Krallenfrosch ausgeführt, der ca. 10–15 Std. nach der Urininjektion mit der Eiablage (dem Laichen) beginnt. Sowohl der **Kaninchentest (Friedmann-Test)** als auch der **Rattentest (Frank-Berman-Test)** entsprechen der Aschheim-Zondek-Reaktion. Das Testergebnis ist aber schon nach 1–2 Tagen sichtbar.

Alle mit Tieren ausgeführten Tests werden als *„biologische Reaktionen"* zusammengefaßt. Sie sind unempfindlicher (und unspezifischer) als die immunologischen Teste.

Spezielle Untersuchungen   335

➤ **Nachteil.** Die Testtiere zeigen jahreszeitlich schwankende Empfindlichkeit, so daß die bei ihnen auftretenden Reaktionen auch durch Produktion eigener Gonadotropine ausgelöst werden können.

Immunologische Methoden
Hämagglutinationshemmtest nach **Wide** und **Gemzell** oder

Latex-Agglutinationstest (statt Erythrozyten sind Latexpartikel die Trägersubstanz).

➤ **Prinzip.** Antigen-Antikörper-Reaktion. Empfindlichkeit:
ca. 1000 IE/l.

Das HCG-Molekül besteht aus 2 miteinander verbundenen Teilstücken, die mit „Teil α" und „Teil β" bezeichnet werden. Das Teilstück α kommt auch im FSH (= follikelstimulierendes Hormon) vor und kann deshalb zu falsch-positiven Reaktionen führen, während das Teilstück β nur im HCG vorkommt. Man hat deshalb vom HCG-Molekül den β-Anteil abgetrennt und nur mit diesem Antigen die Antikörper erzeugt, die nun ganz spezifisch den β-Anteil im HCG-Molekül nachweisen. Damit ist der Schwangerschaftsfrühtest sicherer geworden – falsch-positive Schwangerschaftsteste z.B. infolge einer im Klimakterium erhöhten FSH-Ausscheidung kommen hierdurch noch seltener vor.

Der immunologische Nachweis von Choriongonadotropin hat den Vorteil, daß diese Tests an keine Tierhaltung gebunden sind und durch manche Drogen, die die Testtiere zum Absterben bringen können, nicht gestört werden (Abb. 26.**5**).

Andererseits bewirken aber eiweißhaltiger Urin und manche Medikamente einen falsch-positiven Ausfall. In Zweifelsfällen – und wenn notwendig – zunächst Urin enteiweißen!

Die immunologischen Tests können auf jede gewünschte Empfindlichkeit eingestellt werden. Üblicherweise sprechen sie auf 1000–2000 IE HCG/l Urin an, werden also einige Tage früher eine Gravidität anzeigen als die Tiertests. Bei noch größerer Empfindlichkeit drohen falsch-positive Befunde.

Quantitative HCG-Bestimmung
Von der Urinprobe wird eine Verdünnungsreihe angesetzt (Verdünnungen 1:2 bis z.B. 1:512) und diejenige Verdünnungsstufe ermittelt, bei welcher der HCG-Nachweis gerade noch positiv ausfällt. Multiplikation der Verdünnungsstufe mit der Empfindlichkeit des Tests ergibt die Ausscheidung von HCG in IE pro Liter.

Damit sich die HCG-Konzentration im Urin erhöht, sollte die Patientin für die Dauer von *12 Std., bevor sie den zu untersuchenden Urin läßt, möglichst wenig trinken.* Wenn morgens nicht oder nur wenig, abends aber viel getrunken wurde, dann ist der Tagesurin konzentrierter als der Morgenurin!

336 26. Geburtshilfliche Untersuchungsmethoden

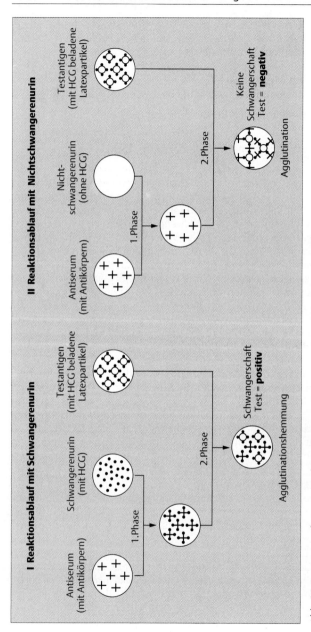

Abb. 26.5 **Prinzip des immunologischen Tests zum Schwangerschaftsnachweis**

➤ **Zuverlässigkeit.** Die Sicherheit der Labortests wird mit 95–100% angegeben (cave: Es wird HCG, nicht das Kind nachgewiesen!).

Ausscheidung von HCG in der normalen Schwangerschaft

In der normalen Schwangerschaft erreicht die HCG-Ausscheidung zwischen dem 60. und 80. Tag ein Maximum. Bis dahin muß bei normalem Schwangerschaftsverlauf der HCG-Gehalt in einer bestimmten Urinmenge – z. B. 1 Tropfen – bei quantitativen Bestimmungen in einigen Tagen Abstand immer weiter ansteigen. Gegen Mitte der Schwangerschaft fallen die HCG-Werte bis auf eine geringe, nur noch mit den immunologischen Methoden nachweisbare, aber mit den üblichen Methoden im Tierversuch meist nicht mehr nachweisbaren Basalexkretion ab.

Übersicht über die klinischen Anwendungen der HCG-Bestimmungen

- Frühdiagnose und diagnostische Sicherung der Gravidität.
- Diagnostische und prognostische Beurteilung von drohenden Spontanaborten.
- Ausschluß der Gravidität bei vergrößertem Uterus, Adnexverdickung, Amenorrhö und Emesis.
- Diagnose der Extrauteringravidität.
- Diagnose des intrauterinen Fruchttodes.
- Diagnose und Verlaufskontrolle bei Blasenmole und Chorionepitheliom.
- Diagnose und Überwachung von HCG-bildenden Hodentumoren.

Die Ergebnisse der HCG-Bestimmungen sind für die Sicherung der klinischen Diagnose von großer Bedeutung, sie müssen jedoch stets im Zusammenhang mit anderen klinischen Untersuchungsbefunden gesehen und gedeutet werden.

Östriolausscheidung im 24-Stunden-Urin

Das zu den klassischen Östrogenen zählende Östriol wird direkt in der Plazenta gebildet. Ca. 90% seiner Vorstufen werden aber vom Kind produziert und über die Nabelarterie zur Plazenta geliefert. Während der Gravidität steigt daher seine Menge gesetzmäßig an und wird mit dem Urin ausgeschieden. Da Fet und Plazenta eine Schicksalsgemeinschaft bilden, die sog. „fetoplazentare Einheit", spricht eine Verringerung der Östriolmenge unter die kritische Grenze im 24-Stunden-Urin während der letzten Schwangerschaftswochen entweder für eine Plazentainsuffizienz und damit für eine Gefährdung des Kindes oder für eine mangelhafte Bildung von Östriolvorstufen durch das Kind und damit für eine Erkrankung desselben. Das langwierige Urinsammeln und die schwierige und zeitraubende Bestimmungsmethode sind dabei von Nachteil. Einfacher, aber apparativ aufwendiger ist die Bestimmung aus dem Blutserum.

338   26. Geburtshilfliche Untersuchungsmethoden

HPL-Bestimmung

Eine Möglichkeit zur Kontrolle ausschließlich der Plazentafunktion (im Gegensatz zum Östriol) bietet die Bestimmung des HPL (engl.: *h*uman *p*lacental *l*catogen = von der menschlichen Plazenta gebildetes Hormon, das u.a. zur Milchbildung notwendig ist). Es ist mit fortschreitender Schwangerschaft in gesetzmäßig steigender Menge im Blutserum zu finden. Die Untersuchung erfordert eine Blutentnahme, ist also für Patientin und Arzt leicht durchführbar. Der apparative Aufwand ist allerdings größer, da die Bestimmung enzymatisch oder mit Hilfe radioaktiver Isotope erfolgt.

Pregnandiolausscheidung im 24-Stunden-Urin

Pregnandiol, Ausscheidungsprodukt des Progesterons, wird bei funktionierendem Corpus luteum in Mengen von 3–8 mg/Tag mit dem Urin ausgeschieden. Übersteigt die Pregnandiolausscheidung einen Grenzwert von 10–15 mg/Tag, kann dies als ein Hinweis auf eine Schwangerschaft gewertet werden, da die Plazenta schon sehr früh reichlich Progesteron bildet.

Weitere Untersuchungen

Fruchtwasseruntersuchung

Bei der **Amniozentese = Amnionpunktion** – die ab (14.–) 16.–18. Schwangerschaftswoche möglich ist – wird eine mehr oder weniger dünne, aber lange Nadel durch die Bauchdecken und die Uteruswand in die Amnionhöhle gestochen und Fruchtwasser aspiriert. Man kann unmittelbar die **Farbe** und den **Gehalt an Vernix- und/oder Mekoniumflocken** des aspirierten Fruchtwassers kontrollieren und dann **weitere Untersuchungen** vornehmen. Die **Bestimmung des Bilirubingehalts** gewährt beim Morbus haemolyticus Anhaltspunkte für das Ausmaß des Erythrozytenzerfalls (s. Kap. 39).

In den im Fruchtwasser schwimmenden Hautzellen des Kindes kann man die Chromosomen analysieren und etwa vorhandene Anlagen für einige Erbkrankheiten erkennen (Abb. 2.**1a** und **1b**).

Eine erhöhte Menge Alphafetoprotein im Fruchtwasser weist u.a. auf einen Neuralrohrdefekt des Kindes hin (Spina bifida aperta).

Chorionzottenbiopsie

Vor Beginn des 4. Schwangerschaftsmonats – also z.B. schon in der 8. Woche –, wenn die Chorionzotten noch um die ganze Fruchtblase herum vorhanden sind (Abb. 20.**2**), kann man durch den Zervikalkanal mit dünnen Instrumenten bis ans Chorion herangehen, einige seiner Zotten entnehmen und in deren Zellen die Chromosomen untersuchen. Der Vorteil dieser Methode liegt in ihrer früheren Anwendbarkeit, ihr Nachteil in einer etwas höheren Abortgefahr gegenüber der Amniozentese.

Wird durch Amniozentese oder Chorionzottenbiopsie eine schwere Erbkrankheit festgestellt, wäre die Interruption die einzige sofortige „therapeutische" Konsequenz. Hierüber muß man sich im klaren sein.

Der Arzt, der eine über 35jährige oder durch entsprechende Familienanamnese belastete Schwangere betreut, muß diese Untersuchung vorschlagen – gleichgültig wie er zur Frage der Interruption steht.

Diagnose des Blasensprungs – Fruchtwassernachweis

In ca. 10% aller Graviditäten, die die 2. Schwangerschaftshälfte erreichen, führen verschiedenste Ursachen zum **vorzeitigen Blasensprung**.

➤ **Diagnose.** Sie ist meist leicht zu stellen: **Vor Beginn der Geburtswehen** kommt es zu einem **spontanen Fruchtwasserabgang**. Die **Vorlage oder Wäsche ist mit Fruchtwasser getränkt. Schiebt** man bei innerer Untersuchung den **kindlichen Kopf hoch** (der evtl. das Uteruskavum nach unten abgedichtet hatte), **geht Fruchtwasser ab.**

Bestehen nach diesen Voruntersuchungen noch Zweifel an der Diagnose, wird man mit einem **Spekulum** die Scheide entfalten und nachsehen, ob Fruchtwasser aus dem Muttermund abfließt. Sicherer ist es, wenn möglich, mit Hilfe des **Amnioskops**, das man in den Zervikalkanal einführt, die Diagnose zu stellen. Gleichzeitig überzeugt man sich, ob die Eihäute vorhanden und intakt sind bzw. fehlen (der vorangehende Teil des Kindes also unmittelbar zu sehen ist).

Die Prüfung mit dem Amnioskop ist die klinisch einfachste und sicherste Methode.

Der Scheideninhalt ist normalerweise – und der Urin meist – sauer. Das Fruchtwasser dagegen ist leicht alkalisch. **Die Prüfung des pH** (Lackmuspapier) der Scheide ist eine weitere einfache, aber relativ ungenaue Möglichkeit (z. B. alkalischer Urin) zur Ermittlung der Diagnose. Ebenso ist der **Kristallisationstest** mit Scheideninhalt (Fruchtwasser trocknet ein unter Bildung farnblattähnlicher Strukturen) ein sehr ungenauer Nachweis, da gerade bei geringem Fruchtwasserabgang durch Beimengung anderer Substanzen die Kristallisation gestört wird.

Bei der **mikroskopischen Untersuchung** des Scheideninhalts bestätigen Lanugohaare und (nach entsprechender Färbung) fetale Hautschuppen den Blasensprung. Das Fehlen dieser kindlichen Elemente im Ausstrich beweist allerdings nicht sicher das Gegenteil.

Direkter Coombs-Test beim Neugeborenen

Mit dem direkten Antiglobulin-(Coombs-)Test kann ein antikörperbedingter hämolytischer Ikterus beim Neugeborenen erkannt werden. Die geschädigten kindlichen Erythrozyten sind mit einem inkompletten Antikörper beladen, der im mütterlichen Organismus nach Sensibilisierung mit unverträglichen – meist Rh-dissonanten – Erythrozyten gebildet wird und über die Plazenta die kindliche Blutbahn erreicht.

Das Ergebnis des direkten Coombs-Tests trägt entscheidend zur Differentialdiagnose des Ikterus gravis bei und gibt, neben der Höhe des Bilirubintiters, die unmittelbare Indikation zur Austauschtransfusion.

Die Methode des direkten Coombs-Tests ist leicht zu erlernen und kann auch in kleineren Kliniken jederzeit angewandt werden.

Indirekter Coombs-Test

Der indirekte Coombs-Test ist ein Suchtest nach Antikörpern im mütterlichen Serum mit Hilfe geeigneter Test-Erythrozyten (daher indirekt). Er sollte serologischen Laboratorien vorbehalten bleiben.

Prüfungsfragen zu Kapitel 26
Es kann immer nur ein Antwortangebot richtig sein

1. Was versteht man unter den Leopoldschen Handgriffen?

a) Handgriffe zur Entwicklung des bei Beckenendlagengeburt nachfolgenden Kopfes

b) Handgriffe, die der Frühdiagnose der Schwangerschaft dienen (Stock-Tuch-Zeichen, Wackelportio, Konsistenzwechsel)

c) Handgriffe, die u. a. zur Erkennung einer Beckenendlage oder einer Schädellage dienen

d) Handgriffe zur Feststellung einer Gestosegefährdung (Delle bei Unterschenkelödem, übermäßige Dicke einer Bauchhautfalte, harter Radialispuls, überstarker Babinsky-Reflex)

e) Handgriffe zur Feststellung des Abstandes der Leitstelle von der Interspinalebene, der Lage sowie der Größe der großen und der kleinen Fontanelle und ob der Kopf noch hoch und abschiebbar ist oder nicht

2. Welche Aussage ist falsch?

a) Die rektale Untersuchung unter der Geburt ist sehr aussagekräftig
b) Die vaginale Untersuchung unter der Geburt ist aussagekräftiger als die rektale
c) Bei Verdacht auf Placenta praevia ist nur eine vorsichtige rektale, aber keine vaginale Untersuchung erlaubt
d) Die Amnioskopie kann auch zur Diagnose des vorzeitigen Blasensprungs herangezogen werden
e) Die äußere Beckenmessung kann in Grenzfällen fälschlich zu gute Ergebnisse liefern

3. Was ist falsch? Die Ultraschalluntersuchung ...

a) ... ist weniger belastend als die Röntgenuntersuchung
b) ... ist z. Z. die Methode, die am frühesten kindliches Leben anzeigt
c) ... ist auch zur Dauerüberwachung des Feten erlaubt, da sie so wenig Wärme erzeugt, daß diese vom Blutstrom bequem abtransportiert werden kann
d) ... läßt die Anwesenheit oder das Fehlen größerer Bilirubinmengen erkennen
e) ... wird mit Frequenzen von ca. 3,5 – 7,5 MHz durchgeführt

4. Wozu dient der Beta-HCG-Nachweis?

a) Der Test ist bei Mädchenschwangerschaften positiv, bei Knabenschwangerschaften negativ
b) Zur Altersbestimmung der Gravidität nach der 20. Woche
c) Zum Frühnachweis einer Gravidität
d) Zum Erkennen, ob die Ovarien Hormon produzieren oder nicht
e) Antwortangebote c und d sind richtig

5. Was ist falsch? Blutgasanalysen, zumindest eine pH-Messung ...

a) ... dienen nur wissenschaftlichen Interessen
b) ... sollten heutzutage immer gemacht werden, wenigstens aus dem Nabelschnurblut
c) ... ermitteln das arterielle Nabelschnur-pH i. allg. niedriger als das venöse
d) ... können unter bestimmten Voraussetzungen auch schon intrauterin gemacht werden
e) Angebote b, c und d sind richtig

6. Zu welchem Nachweis dient die Aschheim-Zondek-Reaktion?

a) Von Östrogenen
b) Von Östradiol
c) Von Pregnandiol
d) Von Progesteron
e) Von gonadotropem Chorionhormon im Urin

7. Was ist eine immunologische Schwangerschaftsreaktion?

a) Eine biologische Methode zum Schwangerschaftsnachweis
b) Eine Methode zum Nachweis von Choriongonadotropin
c) Eine Methode zum Nachweis von FSH
d) Eine Methode zum Nachweis geschädigter kindlicher Erythrozyten
e) Eine Methode zum Nachweis von Pregnandiol im Urin

8. Ab wann wird im allgemeinen ein Schwangerschaftstest positiv?

a) Ca. 7 – 14 Tage nach Ausbleiben der Periode
b) Ca. 14 Tage nach stattgehabter Konzeption
c) 6 Wochen nach Ausbleiben der Periode
d) Am Ende des 2. Schwangerschaftsmonats
e) Keine der Angaben ist annähernd zutreffend

9. Was versteht man unter dem Handgriff nach Zangemeister?

a) Einen der beiden Handgriffe an der Naegeleschen Geburtszange
b) Einen Handgriff zur Erkennung eines Kopf-Beckeneingangs-Mißverhältnisses
c) Einen Handgriff zur Expression der gelösten(!) Plazenta
d) Einen Handgriff zur Lösung und(!) Expression der festsitzenden Plazenta
e) Das Anheben der vorderen Scheidewand mit 2 Fingern zur Verifizierung der Streßinkontinenz

10. Welches Antwortangebot gehört nicht zur Beurteilung des CTG?

a) Die normale Bandbreite der Herzfrequenz liegt zwischen 10 und 30 Schlägen/min
b) Die normale basale Herzfrequenz liegt zwischen 120 und 160 Schlägen/min
c) Bis zu 2 Dip II pro $1/2$ Stunde sind noch normal
d) Das normale arterielle Nabelschnur-pH liegt bei 7,2 und darüber
e) Auch Dip I werden bei der Beurteilung berücksichtigt

11. – 15. Bitte schreiben Sie immer den Buchstaben der richtigen Satzergänzung zur jeweiligen Frage.
11. Die Kröte...
12. Der Frosch ...
13. Der Maikäfer ...
14. Das Kaninchen ...
15. Die Maus ...

Zum Frühschwangerschaftstest benutzt man in Deutschland verschiedene Tiere. Was tritt bei welchem Tier ein, wenn der Test positiv ist, d. h. wenn eine Gravidität besteht?

Antwortangebote:
a) ... beginnt mit der Eiablage
b) ... beginnt, Spermien zu produzieren
c) ... bekommt eine makroskopisch sichtbare Weiterstellung der Ohrvenen
d) ... zeigt eine Vergrößerung der Uterushörner
e) ... zeigt keine der unter a – d angegebenen Reaktionen

27. Mehrlingsschwangerschaft

Wichtig. Mehrlingsschwangerschaften – ebenso die in Kap. 28–32 abgehandelten Schwangerschaftsstörungen – sind **Risiko**schwangerschaften. Sie bedürfen erhöhter Aufmerksamkeit und vermehrter und weiterreichender Kontrollen und evtl. Therapie. Kommen mehrere Risikofaktoren zusammen, erhöhen sich mütterliche und kindliche Morbidität und Letalität wesentlich. Man spricht dann von **Hoch**risikoschwangerschaften. Sie werden am besten einem *perinatologischen Zentrum* zugeführt.

Definitionen

Bei Mehrlingsschwangerschaften sind zwei oder mehr Kinder **gleichzeitig** vorhanden.

Haben sie sich aus demselben Ei entwickelt, so bezeichnet man sie als **eineiig** oder **monozygot**. Sie sind aus **einem** Sexualverkehr hervorgegangen und haben immer das gleiche Geschlecht.

Eine nicht vollständige Trennung führt zu Doppelmißbildungen, d. h. die Kinder bleiben durch Gewebsbrücken miteinander verbunden und werden dann als „Siamesische Zwillinge" bezeichnet. Sie werden deshalb so genannt, weil derartige, nicht völlig getrennte Zwillinge, die erstmals einer größeren Öffentlichkeit bekannt wurden, in Siam (dem heutigen Thailand) geboren worden waren.

Haben sich die Zwillinge aus verschiedenen Eizellen entwickelt, so sind es **zwei-** (oder **mehr-**)**eiige** oder **dizygote Kinder**. Sie können – wie Geschwister – geschlechtsverschieden sein.

Es ist sogar möglich, daß sie zu verschiedenen Zeiten (mit wenigen Tagen Abstand) gezeugt worden sind und auch verschiedene Väter haben. Daß Eizellen aus zwei verschiedenen Zyklen befruchtet werden, soll beim Menschen nicht ausgeschlossen, aber sehr selten sein. *Etwa $3/4$ der Mehrlinge entstammen mehreren Eizellen.* Bei älteren Eltern werden eineiige Mehrlinge häufiger beobachtet.

Monozygote haben – meist (s. u.) – *eine* Plazenta, Dizygote *zwei* Plazenten, die allerdings makroskopisch zu einer Plazenta verschmelzen können; die Kreisläufe sind jedoch getrennt! Stehen die beiden Plazentakreisläufe in Verbindung, kann es, besonders unter der Geburt, zu enormen Blutmengenverschiebungen von einer Plazenta in die andere kommen, was möglicherweise zur Verblutung des einen Zwillings führt. Deshalb muß der zweite Zwilling während der Geburt des ersten besonders gut überwacht werden.

Diagnose der Ein- oder Zweieiigkeit

Die Annahme, daß Monozygote in einem Eihautsack liegen oder nur durch eine Amnionwand getrennt sind, Dizygote dagegen durch 4 Häute (2mal Amnion + 2mal Chorion) getrennt sind und auf diese Art und Weise die (Eihaut-)Diagnose „ein"- oder „zweieiig" gestellt werden kann, stimmt meist, aber nicht immer (Abb. 27.**1**).

Erfolgt die Zwillingsteilung bereits im frühen Morulastadium (vgl. Kap. 24), bevor sich dieser Zellhaufen in den Embryoblasten und Trophoblasten differenziert hat, so entwickelt jeder Zwilling eigene Eihäute (Amnion *und* Chorion) und eine eigene Plazenta.

Erfolgt die Zwillingsteilung erst nach der Differenzierung in Embryoblast und Trophoblast, so teilt sich nur der Embryoblast, aus dem Embryo und Amnion hervorgehen. Es entwickelt dann jeder Zwilling ein eigenes Amnion um sich herum, beide Amnionhöhlen liegen aber in einem Chorion. Sie haben nur eine Plazenta (aus dem Trophoblasten entstehen Chorion und Plazenta).

Die letzte Möglichkeit, sich noch vollständig voneinander zu teilen, liegt zwischen der Implantation (5.–7. Tag) und dem 13.–16. Tag, wenn sich im Embryonalknoten schon Amnionhöhle, Embryonalschild und Dottersackhöhle gebildet haben. Es teilt sich dann nur noch der Embryonalschild; die beiden hieraus hervorgehenden Zwillinge entwickeln sich in nur einer Fruchtwasserhöhle, die von einem Chorion und einem Amnion umgeben ist, und haben auch nur eine Plazenta.

Durch ausführliche Blutgruppendifferenzierung und – ab dem 4. Lebensjahr – durch Ähnlichkeitsvergleich kann man die Diagnose, ob ein- oder zweieiig, sichern.

Häufigkeit, Ursachen und Diagnose der Mehrlingsschwangerschaft

➤ **Häufigkeit.** Der Häufigkeit des Vorkommens von Mehrlingsschwangerschaften liegen auch familiäre und rassische Unterschiede zugrunde. Für Deutschland ergeben die statistischen Unterlagen:

- Zwillinge: 1 mal auf ca. 80 Schwangerschaften,
- Drillinge: 1mal auf ca. 80^2 Schwangerschaften,
- Vierlinge: 1mal auf ca. 80^3 Schwangerschaften,
- Fünflinge: 1mal auf ca. 80^4 Schwangerschaften.

Häufigkeit, Ursachen und Diagnose 345

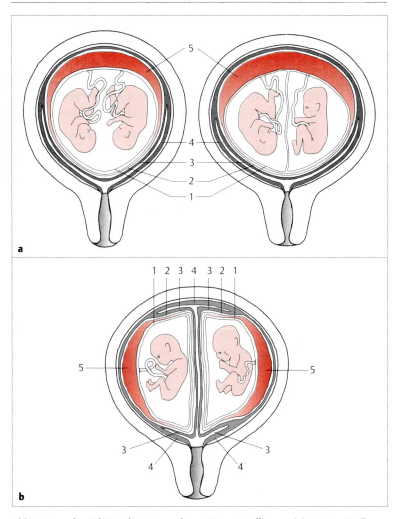

Abb. 27.**1 a** u. **b** **Eihäute bei ein- und zweieiigen Zwillingen**. (**a**) Eineiige Zwillinge. (**b**) Zweieiige Zwillinge (oder sehr früh getrennte eineiige Zwillinge; s. Text). 1 = Amnion. 2 = Chorion. 3 = Decidua capsularis. 4 = Decidua parietalis. 5 = Plazenta. Der Abstand zwischen den einzelnen Häuten dient nur der besseren Kenntlichmachung! Ab Mens IV sind sie alle mehr oder weniger fest miteinander verwachsen

346   27. Mehrlingsschwangerschaft

Seitdem schon in frühen Schwangerschaftsstadien mittels Ultraschall die Zwillingsdiagnose sicher gestellt werden kann, zeigte sich, daß viel häufiger als früher angenommen ein Zwilling zugrunde geht und völlig resorbiert wird. Es wird dann nur ein Kind geboren und als „Einling" registriert.

➤ **Ursache.** Die Ursachen, die zur Mehrlingsschwangerschaft führen, sind nur z. T. bekannt (z. B. ältere Frauen und Mehrgebärende). Auch nach individuell überhöhter Verabreichung von Medikamenten zur Ovulationsauslösung hat man gelegentlich infolge Mehrfachovulation mehreiige Mehrlingsschwangerschaften beobachtet (s. „Therapie der ehelichen Sterilität" und „In-vitro-Fertilisation", S. 105 f.).

➤ **Diagnose.** Die Diagnose der Zwillingsschwangerschaft ist meist nicht schwer – wenn man daran denkt (Ultraschall)! *Uterus* und *Leibesumfang* sind *größer*, als er der Tragzeit entspricht, die *Kindsbewegungen* heftiger und an mehreren Stellen wahrnehmbar. Es sind mehr als zwei *große Teile* (Kopf und Steiß) und viele kleine kindliche Teile zu tasten. Der *Kopf* eines Mehrlingskindes ist meist kleiner als der eines Einlings der gleichen Tragzeitdauer.

Die *Schwangerschaftsbeschwerden* und -erkrankungen sind häufiger. Gelegentlich kann man einen *Abstand* zwischen zwei großen Teilen von mehr als 30 cm messen.

An *zwei Stellen Herztöne* von verschiedener Frequenz, die von zwei Untersuchern oder zwei Geräten gleichzeitig wahrgenommen werden, sichern die Vermutung, ebenso ein *Ultraschallbild*. Eine Röntgenaufnahme ist heute nur sehr selten nötig, z. B. beim Fetus papyraceus (s. u.).

Wegen der erforderlichen intensiveren Schwangerenbetreuung – insbesondere um die kindliche Mortalität zu senken – muß bei begründetem Verdacht auf Zwillinge die Diagnose gesichert bzw. ausgeschlossen werden.

Komplikationen der Mehrlingsschwangerschaft

Komplikationen sind bei der Zwillingsschwangerschaft 2–5mal häufiger. Bei noch mehr Kindern ist die Komplikationsrate wesentlich höher. Aus *Raummangel* kommt es vermehrt zu Aborten. Zu einem ganz frühen Zeitpunkt stirbt gelegentlich auch ein Zwilling ab, wird *resorbiert* oder *plattgedrückt* (Fetus papyraceus), so daß sich der andere Zwilling dann wie ein Einling weiterentwickelt. Bei Monoamnioten (alle Kinder in einer Eihöhle) beobachtet man häufiger *Nabelschnurumschlingung* mit Ernährungsstörungen eines oder beider Kinder, was u. a. große Unterschiede in ihrer Entwicklung erklärt und den Tod eines oder beider Kinder verursachen kann. Auch unter der Geburt führt ein *Verhaken* häufiger zu Komplikationen.

Das *Hydramnion* kommt bei Mehrlingen gehäuft vor. Meist werden diese Kinder (bei Zwillingsschwangerschaft etwa 3 Wochen) *zu früh geboren*, sind dementsprechend unreif und – als Mehrling – kleiner als ein gleichaltriger Einling.

Bei der Mutter führt dies infolge der mechanischen, hormonellen und stoffwechselmäßigen Mehrbelastung erheblich häufiger zu *Früh- und Spätgestosen, postpartualen Blutungen, zu Anämie, Varizen und Ödemen.*

Schwangerschaftsleitung. Sie ist im Grunde die gleiche wie beim Einling, allerdings werden meist eine stärkere Schonung (nach der 30. Woche häufiger Bettruhe, auch wegen der drohenden Frühgeburt) und besondere Vorsicht vor Gestosen zu beachten sein. Schwere Gestosen kommen bei Mehrlingsschwangerschaft etwa 3mal häufiger vor. Die Kontrollen müssen daher in kürzeren Abständen erfolgen. Die Gabe von Vitaminen, Eisen, Calcium usw. ist besonders wichtig.

Geburtsleitung. Diese entspricht der einer Frühgeburt. Pathologische Geburtsverläufe, z.B. durch pathologische Einstellungen des Kindes, sind häufiger. Bei der Geburt des ersten Kindes muß auf das *zweite Kind Rücksicht* genommen werden – man gibt also keinen sog. „Durchtrittsrausch" oder sogar Inhalationsnarkose, sondern Lokalanästhesie, aber keine PCB! Zur Plazentalösung darf kein Druck auf den Uterus ausgeübt und kein Methergin verabreicht werden.

Nach der Geburt des ersten Kindes wird das Ergehen des zweiten Kindes sofort kontrolliert und vaginal untersucht. Falls die zweite Blase noch steht, wird diese gesprengt und unter Oxytocindauertropf die baldige Spontangeburt erwartet. Erfolgt diese nicht innerhalb von 10–20 min oder ist die Lage des zweiten Kindes nicht befriedigend, tritt eine Blutung (Lösung der ersten Plazenta!) ein oder werden dessen Herztöne schlechter, wird das zweite Kind sofort operativ entbunden.

War für die Geburt des ersten Kindes eine Narkose notwendig, so wird das zweite Kind sofort in der gleichen Narkose extrahiert und – wegen der häufigeren Störungen der Plazentaperiode – auch die Plazenta manuell gelöst.

Da es sich ja meist um Frühgeburten handelt, haben alle entbindenden Maßnahmen besonders vorsichtig und zart zu erfolgen, um nicht die Vorteile der raschen Entbindung wieder aufzuheben bzw. zunichtezumachen.

Einer Überdehnung des Uterus und der möglichen Wehenschwäche sollte *auf jeden Fall bis einige Stunden über die Plazentarperiode hinaus mit einem i.v.-Oxytocin-, Syntocinon- und später Syntometrintropf* vorgebeugt werden.

Die Kinder sind nach den Regeln der Frühgeborenen zu behandeln. Die **perinatale Mortalität** ist bei Zwillingen 3–4mal größer als bei Einlingsschwangerschaften, bei Drillingen ist sie sogar etwa 10mal größer.

Am besten werden die Kinder sofort nach dem Abnabeln dem bereitstehenden pädiatrischen Team übergeben.

348   27. Mehrlingsschwangerschaft

Prüfungsfragen zu Kapitel 27
Es kann immer nur ein Antwortangebot richtig sein

1. Zu welchem Zeitpunkt trennen sich dizygote Zwillinge?

a) Sofort nach der Befruchtung
b) Zwischen 4. und 7. Tag
c) Zwischen 7. und 13. Tag
d) Zwischen 13. und 17. Tag
e) Alle Antwortangebote sind falsch

2. Wie lange dauert durchschnittlich eine Zwillingsschwangerschaft?

a) Bei monozygoten Zwillingen ist sie verlängert um etwa 10 Tage
b) Im Durchschnitt wie bei Einlingsschwangerschaften
c) 40 Wochen plus oder minus 10 – 14 Tage
d) 37 Wochen
e) Bei Monochoriaten verlängert, bei Dichoriaten etwa normal, bei Dizygoten verkürzt

3. Wie hat die Geburtsleitung nach der Geburt des 1. Zwillings zu erfolgen?

a) Nach Spontangeburt des 1. Zwillings: unbegrenzt lange abwarten
b) Nach Spontangeburt des 1. Zwillings: vaginale Untersuchung, evtl. Lagekorrektur, Sprengung einer evtl. vorhandenen Blase
c) Nach Spontangeburt des 1. Zwillings bei Wohlergehen des anderen sofortige Wendung und Extraktion des 2. Zwillings
d) Nach operativer Entbindung des 1. Zwillings: besonders strenges, konservatives Vorgehen, um nicht den 2. Zwilling zu gefährden
e) Keines der Antwortangebote ist richtig

4. Welche Maßnahmen sind bei der Leitung einer Mehrlingsgeburt notwendig?

a) Sofortige Gabe von Methergin nach der Geburt des 1. Zwillings, um einer Wehenschwäche vorzubeugen
b) Vermeidung jeglicher Untersuchung nach der Geburt des 1. Zwillings, um Infektionen zu vermeiden
c) Nach der Geburt des 1. Zwillings sofort Herztöne des 2. Zwillings kontrollieren und dessen Lage bestimmen
d) Geburt des 2. Zwillings möglichst lange hinausschieben, um ihm Gelegenheit zur Einstellung in Schädellage zu geben
e) Der 2. Zwilling muß sofort nach Geburt des ersten gewendet und extrahiert werden

5. Bitte bezeichnen Sie das *falsche* Angebot!	a) Die Zwillingsschwangerschaft wird infolge der Überdehnung des Uterus oft übertragen b) Die Zwillingsschwangerschaft ist bei Multiparen häufiger als bei Primiparen c) Die Zwillingsschwangerschaft hat eine erhöhte Abortrate d) Die Zwilllingsschwangerschaft endet am häufigsten in der 37. Woche e) Die Zwillingsschwangerschaft verursacht oft verstärkte Schwangerschaftsbeschwerden
6. Welche Aussage ist richtig?	a) Der 2. Zwilling liegt in der Regel in der Querlage b) Der 2. Zwilling muß bei Querlage stets durch Sektio entbunden werden c) Der 2. Zwilling ist unter der Geburt weniger gefährdet als der este d) Der 2. Zwilling soll nach der Plazenta des 1. Kindes geboren werden e) Alle Antworten sind falsch
7. Wie ist in der Bundesrepublik das Häufigkeitsverhältnis von Zwillingsschwangerschaften?	a) 1:30 b) 1:60 c) 1:80 d) 1:150 e) 1:250

28. Störungen der frühen Schwangerschaft

Abort

Verschiedene Definitionen

- *Überlebensfähigkeit:*
  - Unter **Fehlgeburt** = **Abort** versteht man eine Beendigung der Gravidität zu einem Zeitpunkt, zu dem das **Kind ohne Plazenta noch nicht lebensfähig** ist. Da sich die Möglichkeit zu überleben mit den Fortschritten in der Frühgeburtenaufzucht ändert, ist die Grenze nicht starr.
- *Zeitpunkt der Schwangerschaftsbeendigung:*
  - Zur Zeit bezeichnet man den Abgang einer abgestorbenen Frucht als Abort, wenn die Schwangerschaftsdauer (gerechnet vom 1. Tag der letzten Periode) kürzer als 20–22–28 Wochen (je nach Land bzw. Autor) ist. Weist das Kind Lebenszeichen auf (Atmung, Herzschlag, Bewegungen) ist es – unabhängig von der Schwangerschaftsdauer – eine meldepflichtige Lebendgeburt. In *Deutschland* hat noch die „amtliche" Definition *„28 Wochen"* Gültigkeit. Es überleben heutzutage auch Kinder mit kürzerer Tragzeit bzw. geringerem Gewicht (vgl. S. 365 f).
  - Bei einer Schwangerschaftsdauer von mehr als 28 Wochen bis zur vollendeten 37. Woche spricht man von **Frühgeburt**, ab 38. bis einschließlich der 42. Woche von **(Termin-)Geburt**, danach von **Spätgeburt** (Übertragung).

Von der *Weltgesundheitsorganisation* wurde eine andere Einteilung vorgeschlagen, der aber ebenfalls der *Zeitpunkt des Todes einer unreifen Frucht* zugrunde liegt.

Gruppe I: Frühes Absterben der Frucht
(bis einschließlich 19. Schwangerschaftswoche)

Gruppe II: Mittelzeitliches Absterben der Frucht
(in der 20. bis einschließlich 27. Woche).

Gruppe III: Spätes Absterben der Frucht (in der 28. Woche oder später).

Gruppe IV: Absterben der Frucht zu einem unbekannten Schwangerschaftszeitpunkt.

Die folgenden Einteilungen richten sich nach:
- *Zustand des Kindes nach der Geburt:*

- unreifes Kind,
- reifes Kind,
- überreifes Kind.
- *Gewicht des Kindes:*
  - Abort   bis 400 – 500 g,
  - immature Frühgeburt   500 – 1000 g,
  - prämature Frühgeburt   1000 – 2500 g,
  - reifes Kind   über 2500 g.

  (In Deutschland sind die Kinder am Ende der 37. Woche schwerer (ca. 2800 g]. 2500 g schwer ist bei uns das Kind in der 36. Woche. Die Reife hängt mehr von der Tragzeit als vom Gewicht ab.)
- *Länge des Kindes:*
  - Scheitel-Fersen-Länge von 48 cm oder weniger = Frühgeburt,
  - Scheitel-Fersen-Länge ab 49 cm = reifes Kind.

Nomenklatur des Aborts

- Nach dem *Schwangerschaftsalter:*
  - **Frühabort:** bis zur 12. Schwangerschaftswoche,
  - **Spätabort:** nach der 12. Schwangerschaftswoche.

➤ **Klinische Regel:**

Ein Frühabort (häufiger bei falsch angelegter Frucht) beginnt meist mit Blutung – die Wehen kommen später.
Ein Spätabort (häufiger bei isthmozervikaler Insuffizienz) beginnt wie eine Geburt meist mit Wehen – die Blutung kommt später.

- Nach dem *Ausstoßungsmodus:*
  - **Einzeitiger Abort:** Embryo bzw. Fet und Hüllen (einschließlich Plazenta) werden gemeinsam ausgestoßen.
  - **Zweizeitiger Abort:** Embryo bzw. Fet wird allein ausgestoßen, Plazenta und Eihäute folgen später.
- Einteilung der Aborte nach ihrer *Ursache:*
  - **Spontanabort:** Ursache liegt in der Frucht, im Genitale oder in weiteren vom Menschen nicht beeinflußbaren Ursachen begründet.
  - **Induzierter Abort:** Fehlgeburt wurde „von außen" eingeleitet, entweder *legal* oder *therapeutisch* aus medizinischen Gründen (Nach der Gesetzgebung mancher Staaten ist sogar eine medizinisch indizierte Interruption nicht erlaubt. In anderen Ländern werden außer den medizinischen z. B. soziale, kriminologische oder eugenische Gründe für eine Schwangerschaftsunterbrechung anerkannt) oder *illegal* oder *kriminell,* wenn die Schwangerschaft von der Frau selbst oder einer anderen Person aus Gründen unterbrochen wurde, die nach bestehender Gesetzgebung nicht anerkannt werden, die Handlung also strafbar ist (s. Schwangerschaftsunterbrechung S. 357 f).

- Die Einteilung in einerseits **afebrile** und andererseits **febrile, infizierte** oder sogar **septische Aborte** hat therapeutische Konsequenzen. Auf diese Weise die spontanen von den kriminellen Aborten zu unterscheiden, ist im Zeitalter der Antibiotika nicht mehr möglich!
- Folgen drei oder mehr Aborte unmittelbar aufeinander, gleichgültig ob vorher reife Kinder geboren wurden oder nicht, spricht man vom **habituellen Abort** (gewohnheitsmäßiger Abort).

Abortstadien und ihre Therapie

Sucht eine Patientin den Arzt wegen einer „Fehlgeburt" auf, muß dieser zunächst feststellen, ob die Schwangerschaft noch besteht und die Symptome nur auf einen *drohenden Abort* hinweisen, oder ob die Schwangerschaft schon zerstört ist und es sich um einen *Abort* handelt (Abb. 28.**1**). Zu dieser Diagnose verhilft die Beurteilung von Blutung, Schmerz bzw. Wehen, Ultraschallbefund, Höhe des Beta-HCG-Spiegels und Zustand der Portio.

Abortus imminens = drohender Abort. Dieser kann in etwa der Hälfte der Fälle noch verhindert werden, und es kann sich eine normale Schwangerschaft weiterentwickeln.

➤ **Symptome.** Leichte Blutung bzw. bräunlicher Fluor, auch evtl. leichte Schmerzen bzw. Wehen (die Zervix ist aber durch diese Ereignisse nicht alteriert, d. h. sie ist derb, sakral, ca. 3 cm lang, und der Muttermund ist geschlossen). Wenn die Ursache des Abortus imminens auf einer isthmozervikalen Insuffizienz beruht, ist die Zervix verkürzt oder verschwunden und der Muttermund mehr oder weniger weit offen, Blutung oder Wehen fehlen. Letztere Diagnose wird in erster Linie zufällig bei Routinekontrollen gestellt.
Die Symptome können andauernd oder intermittierend über Tage und Wochen bestehen. Die Gonadotropinproduktion liegt im Bereich der Norm. Selbstverständlich müssen andere Blutungsursachen ausgeschlossen werden.

➤ **Therapie.** Sie **muß** auf die Erhaltung der Gravidität gerichtet sein und besteht in Verordnung von Bettruhe, Wehenhemmern, Sedativa und Schmerzmitteln. Wird Hormonmangel vermutet, gibt man Hormone. Diese aufwendige Therapie ist sinnlos, wenn bei der Patientin kein Kinderwunsch besteht! Ein vertrauliches Gespräch hat daher am Anfang aller Bemühungen zu stehen.

Bei allen anderen nun zu besprechenden Abortformen kann die Schwangerschaft nicht mehr erhalten werden; sie ist möglichst rasch und schonend zu beenden:

Abortus incipiens = beginnender Abort.

➤ **Symptome.** Blutungen **und** Schmerzen sind stärker als beim Abortus imminens, **und/oder** es kommt Fieber hinzu (s. oben febriler Abort). We-

Abort 353

1 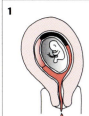 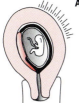 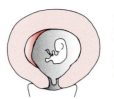	**Abortus imminens (drohende Fehlgeburt)** Blutung *oder* Wehen *oder* Muttermund öffnet sich
2 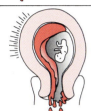	**Abortus incipiens (beginnende Fehlgeburt)** Blutung *und* Wehen *und* Muttermund öffnet sich bzw. ist offen Herzaktion + oder –
3 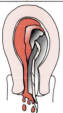	**Abortus incompletus (unvollständige Fehlgeburt)** Blutung, evtl. sehr stark *und/oder* Wehen *und/oder* Muttermund offen, evtl. schon wieder geschlossen keine Herzaktion
4	**Abortus completus (vollständige Fehlgeburt)** keine Blutung, evtl. blutiger Fluor keine Wehen, evtl. Nachwehen Muttermund meist wieder geschlossen *Anamnese!* (keine Herzaktion)
5 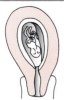	**Missed abortion (verhaltene Fehlgeburt)** keine Blutung, evtl. blutiger Fluor keine Wehen Muttermund meist geschlossen *kein Uteruswachstum!* (keine Herzaktion)

Abb. 28.**1** **Abortstadien**

sentlich ist, daß **außerdem** noch die Zervix kürzer und weicher wird und der Muttermund sich öffnet.

Früher oder später (falls nicht schon bereits geschehen) wird meist die Blase springen, der Fet absterben und die Gonadotropinausscheidung abnehmen. Dies ist aber nur bis zur 12. Schwangerschaftswoche für die Diagnosestellung verwendbar, da nachher auch normalerweise eine Abnahme der Gonadotropinausscheidung erfolgt. Oft kann nur eine längere Beobachtung klären, ob es sich um einen Abortus imminens oder incipiens bzw. incompletus handelt. Ein sicher *negativer* immunologischer Gonadotropintest zeigt den Tod des Kindes an. Das alleinige Sichöffnen des Muttermunds infolge isthmozervikaler Insuffizienz ohne Wehen und Blutung kann heute behandelt werden (s. Kap. 39).

Die Ultraschall-Schnittbild-Untersuchung zeigt, ob noch eine Fruchthöhle und evtl. noch aktive Bewegungen („Leben") nachweisbar sind.

Abortus in tractu = der sich im Geburtskanal (z. B. in der Zervix) **befindliche Abort.**

Abortus incompletus = unvollständiger Abort. Das heißt, der Embryo ist ausgestoßen, aber die Plazenta oder große Plazentateile sind noch im Uterus zurückgeblieben.

➤ **Therapie.** Die Behandlung besteht in der *Abrasio*.

Nach der 12. Schwangerschaftswoche soll der Fet vorher ausgestoßen sein, da sein Kopf – insbesondere die Schädelbasis – bereits so groß und fest ist, daß er nicht mehr durch einen nicht ausreichend erweiterten Zervikalkanal geht. Bei Entfernungsversuchen kann er zerbrechen, und Knochensplitter können in die Uterusmuskulatur eingestoßen werden. Evtl. müssen hierfür mit Hilfe einer Prostaglandininstillation in den Zervikalkanal (Prepidil Gel) oder Einlage einer Vaginaltablette Minprostin in die Scheide und/oder eines Syntocinon- oder *Oxytocindauertropfs* Wehen erzeugt und der Zervikalkanal eröffnet werden. Andernfalls kann eine langsame Eröffnung des Zervikalkanals durch *Quellstifte* (Laminaria) oder eine Sectio parva notwendig werden.

Manche Gynäkologen empfehlen beim febrilen Abort die sofortige Ausräumung unter Antibiotikaschutz, einige behandeln zuerst die Infektion und abradieren, wenn die Temperatur abgesunken ist. Wieder andere warten die Normalisierung der Leukozytenzahlen ab. Jedes Vorgehen hat seine Vor- und Nachteile. Empfehlenswert ist i. allg. die Durchführung der Abrasio nach Entfieberung, aber – je nach Lage des Falles – wird man sich auch einmal aktiver oder noch konservativer verhalten. Je weicher die Uteruswand ist, um so gefährlicher wird die Anwendung der scharfen Kürette (Gefahr der Entfernung der Muskulatur *einschließlich* der Basalis). Die Kavumwände verkleben und verwachsen dann miteinander, und es kann zur Amenorrhö/Sterilität kommen (Asherman-Syndrom). Am besten verwendet man daher nur eine stumpfe Kürette und abradiert nach Gabe kontrahierender Medikamente.

Abortus completus = vollständiger Abort. Er liegt vor, wenn die ganze Frucht ausgestoßen wurde. Dies ist häufiger der Fall vor der 8. Woche. Da der vollständige Abgang der Frucht aber kaum genau feststellbar ist, wird man vorsichtshalber immer abradieren. Erst nach dem 5. Monat ist die Plazenta so gut ausgebildet, daß man dann wieder häufiger mit einer vollständigen Ausstoßung rechnen und dies jetzt auch durch Inspektion kontrollieren kann.

Wenn es nach dem Absterben des Feten nicht zu seiner Ausstoßung kommt, handelt es sich um eine **Missed abortion (verhaltener Abort)**. Als Ursache wird ein Weiterbestehen der Progesteronproduktion der Plazenta bei Einstellung der Östrogenproduktion angenommen.

➤ **Symptome.** Der Uterus wird nicht mehr größer (Kontrolluntersuchung nach 4 Wochen), die Patientin kann an Gewicht abnehmen (Wasserausschwemmung), es kann zu plötzlichem Milcheinschuß kommen. Meist entsteht bräunlicher Fluor. Die Gonadotropinausscheidung sinkt ab. Der schließlich doch ausgestoßene oder entfernte Fet ist kleiner, als es der Tragzeit entspricht. Im Ultraschallbild sieht man kein Leben und keine normale Fruchthöhle mehr. Bleibt die abgestorbene Frucht länger als 4 Wochen im Uterus, *kann* sich eine Gerinnungsstörung (Hypofibrinogenämie) entwickeln. Sehr selten kommt es zur Infektion – es sei denn, es werden Manipulationen vorgenommen.

➤ **Therapie.** Ist die Diagnose sicher, wird abradiert, evtl. nach vorheriger Prostaglandingabe.

Ursachen der Spontanaborte

Anlagemäßige Fehlentwicklung des Embryos (verursacht etwa die Hälfte der Spontanaborte). Der Embryo entwickelt sich kaum bzw. wird wieder rückgebildet (Windei). Die Ursachen können vom Ei und vom Spermium(!) ausgehen.

Endokrine Störungen (die zu mangelhafter Deziduabildung führen.) Sie sind eine häufige Ursache der Frühaborte.

Endometritis, Endometriumsnarben (z. B. nach Interruptio oder Abortabrasio).

Plazentaanomalien (Blasenmole, Infarkte, Blutungen, Abruptio placentae, Placenta praevia).

Infektionskrankheiten (auch allein das begleitende Fieber kann Ursache sein) wie Röteln, Grippe, Pyelonephritis, Pneumonie, Syphilis, schwere Tuberkulose oder chronische Nephritis.

356   28. Störungen der frühen Schwangerschaft

Stoffwechselkrankheiten (Diabetes).

Traumen wie Operation, Unfall, Schock, Überarbeitung, Aufregung, Schreck (wohl durch eine Steigerung oder Reduzierung der Blutzufuhr bedingt; ein sicherer Zusammenhang zwischen Unfall und nachfolgendem Abort soll sich aber nur in etwa jedem 1000. Fall nachweisen lassen).

Gifte (Zytostatika).

Antigen-Antikörper-Reaktion (das embryonale Eiweiß ist das Antigen).

Röntgenstrahlen (im 1. Monat schädigt schon eine Röntgeneinheit [= 1 rem], die den Embryo schwer und evtl. tödlich trifft; im 2. Monat kommt es eher zu Mißbildungen; spätere Einwirkung erhöht die Leukämierate).

Hypoplastischer oder **retroflektierter Uterus, submuköse Myome, Uterussepten** und **andere Mißbildungen, isthmozervikale Insuffizienz**.

Abortmechanismus

Beim Spontanabort stirbt meist zunächst der Embryo oder Fet ab, nachfolgend kommt es zu Blutungen in die Decidua basalis. Das tote Gewebe wirkt dann als Fremdkörper und löst Wehen aus.

➤ **Prognose.** Für die Mutter ist die Prognose i. allg. gut. Die *Blutung* kann zwar sehr stark sein, ist aber nur selten tödlich. Auch die *Infektionen* lassen sich meist beherrschen, ein beidseitiger entzündlich bedingter Tubenverschluß führt jedoch häufig zur *Sterilität*. Chronische Unterleibsentzündungen als Folge eines infizierten Aborts sind glücklicherweise selten geworden.

Etwa die Hälfte der Früchte stirbt beim drohenden Abort ab, alle Früchte definitionsgemäß bei den anderen Abortformen. Insgesamt betrifft dies *etwa 15–20% aller Schwangerschaften*. Zählt man auch die induzierten Aborte hinzu, so enden mindestens 25–35% aller Graviditäten mit einem Abort. In manchen Gegenden (besonders in Großstädten) ist das Verhältnis der Aborte zu den ausgetragenen Schwangerschaften 1–3 :1!
Eine Fehlgeburt droht bei der nächsten Schwangerschaft…

- … einer Frau, die noch keine Fehlgeburt hatte, mit einer Wahrscheinlichkeit von 10%,
- … einer Frau, deren letzte Gravidität mit einer Fehlgeburt endete, mit einer Wahrscheinlichkeit von 13%,
- … einer Frau, deren letzte zwei Graviditäten mit einer Fehlgeburt endeten, mit einer Wahrscheinlichkeit von 37% und
- … einer Frau, deren letzte drei Graviditäten mit einer Fehlgeburt endeten, mit einer Wahrscheinlichkeit von 84%.

Schwangerschaftsunterbrechung

In der Bundesrepublik wird der Schwangerschaftsabbruch im § 218 des Strafgesetzbuches behandelt. Geschützt ist „die Leibesfrucht einer Schwangeren" (S. 258 f.). Auch in der neuen Fassung ist der Abbruch verboten und wird mit Strafen bedroht. Es werden aber Indikationen und Fristen genannt, bei denen der Abbruch straffrei bleibt.

Eine Schwangerschaft kann in der Bundesrepublik Deutschland abgebrochen werden, wenn…

- … eine *medizinische Indikation* vorliegt, also z. B. die Mutter derart schwer herzkrank ist, daß die schwangerschafts- und geburtsbedingte Herzmehrbelastung die Herzkrankheit wesentlich verschlimmert oder evtl. zum Tode führt,
- … eine *eugenische Indikation* vorliegt, also z. B. durch Fruchtwasseruntersuchung festgestellt worden ist, daß beim Kind ein schweres Leiden bereits angelegt ist,
- … eine *kriminologische Indikation* vorliegt, also z. B. die Mutter vergewaltigt worden ist,
- … eine *Notlagenindikation* vorliegt, also durch die Schwangerschaft und Geburt bei der Mutter eine Notlage entstünde, die durch keine anderweitigen, *zumutbaren* Maßnahmen abgewendet werden kann.

Besonders die „Notlagenindikation" ist sehr umstritten. Der Text, der diese Indikation behandelt, ist ausgesprochen vieldeutig, denn über die Zumutbarkeit von (noch nicht einmal näher definierten) Maßnahmen zur Abwendung von (noch nicht einmal näher definierten) Notlagen können die verschiedensten Meinungen vertreten werden. Da aber bei jedem medizinischen Eingriff vom ausführenden Arzt die eventuellen (möglicherweise strafbaren!) Folgen des Eingriffs abzuwägen und zu verantworten sind gegenüber den eventuellen (und möglicherweise ebenso strafbaren und möglicherweise zu Unterhaltszahlungsverpflichtungen führenden) Folgen, die bei Unterlassung des Eingriffs auftreten können, haben damit die gesetzgebenden Körperschaften das Risiko auf den ausführenden Arzt abgewälzt.

Es kann niemand zur Durchführung des Eingriffs gezwungen werden, es darf ihn aber auch niemand verhindern (s. o.). Bei eugenischer, kriminologischer oder Notlagenindikation muß mindestens 3 Tage vor dem Eingriff eine spezielle Beratung durch hierfür besonders ausgebildete und speziell zugelassene Personen vorausgegangen sein.

Bei kriminologischer und Notlagenindikation darf der Eingriff spätestens bis zur 12. Woche nach der Empfängnis und bei eugenischer Indikation bis zur 24. Woche nach der Empfängnis erfolgen, d. h. 14 bzw. 26 Wochen nach dem 1. Tag der letzten Menstruation bei regelmäßigem Zyklus. Sind die Menstruationsabstände länger als 28 Tage, verlängern sich diese Fristen dementsprechend.

Welch weitreichende Entscheidungen hier getroffen werden müssen, möge der Hinweis verdeutlichen, daß man in der 26. Woche aber auch eine

Sektio machen und das Kind – mit recht großer Aussicht auf Erfolg – in Spezialkliniken großziehen kann.

Bei medizinischer Indikation besteht keine zeitliche Begrenzung.

Dieses o. g. Vorgehen soll einerseits Abtreibungen vorbeugen, andererseits aber auch Arzt und Patientin vor Strafverfolgung schützen. Da z. Z. (1994/95) wieder einmal heftige Diskussionen um den § 218 entbrannt sind, ist mit gewissen Änderungen bis zur endgültigen Neuformulierung zu rechnen.

Extrauteringravidität

➤ **Definition.** Implantation eines befruchteten Eies außerhalb der Gebärmutterhöhle. Dies kommt (in abnehmender Häufigkeit) vor (Abb. 28.**2**):

- im freien Teil der Tube,
- in der Bauchhöhle (Peritoneum oder großes Netz),
- auf dem Ovar,
- im intramuralen Teil der Tube oder
- in der Zervix.

Hinsichtlich der Symptomatik und Therapie ist auch die Schwangerschaft in einem muskelschwachen Horn eines zweigeteilten Uterus zu den EUG (Extrauteringraviditäten) zu rechnen.

Die deutsche Bezeichnung „**Bauchhöhlenschwangerschaft**" ist meist nicht korrekt, da sich die meisten EUG nicht in der freien Bauchhöhle, sondern in der Tube befinden.

Häufigkeit. Sie ist örtlich und zeitlich verschieden, man rechnet bei 300–500 Graviditäten mit einer EUG. In Kriegs- und Nachkriegszeiten – mit gesunkener Moral und/oder verringerten Abwehrkräften gegen die dann öfters auftretenden Infektionen – kommt es häufiger zu Unterleibsentzündungen und demzufolge zur EUG.

➤ **Ursachen** einer EUG sind:

- *Versagen des Eitransportmechanismus* (Peristaltik und Flimmerschlag) durch Narben (u. a. vorausgegangene Tubenoperationen), Verwachsungen oder Tumordruck von außen, Muskularisschwäche (Hypoplasie) oder Muskelspasmen und angeborene oder erworbene anatomische Defekte der Tube (zu lange Tube, starke Abknickung, blind endende Nebentube, Adhäsionen der Falten bzw. partieller Tubenverschluß, Endometriose),
- *Versagen des Eiaufnahmemechanismus* durch die Tube,
- *Retroperistaltik* (Eitransport in umgekehrter Richtung, also in die Bauchhöhle),
- *äußere oder innere Überwanderung des Eies* in die gegenüberliegende Tube. Hierdurch wird der Weg zu lang.

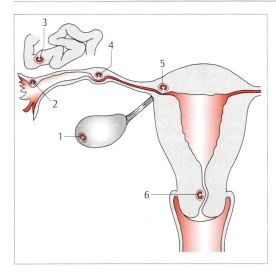

Abb. 28.**2** **Lokalisation der Extrauteringravidität.** 1 = Ovarialgravidität. 2 = Tubargravidität im ampullären Anteil. 3 = Intestinalgravidität. 4 = Tubargravidität. 5 = Tubargravidität im intramuralen Anteil. 6 = Zervikalgravidität

Alle angegebenen Ursachen führen dazu, daß das *Ei seine Implantationsfähigkeit erreicht, bevor es im Uteruskavum angelangt ist bzw. nachdem es dieses bereits schon verlassen hat.*

➤ **Symptome.** Die Symptome werden ausgelöst durch: Dehnung der Tube, Ruptur der Tube, Ausstoßung des Eies in die Bauchhöhle, Blutung in die Bauchhöhle (peritubare Hämatozele und Haematocele retrouterina) und Reizung des Peritoneums. Zu Anfang der noch intakten Gravidität sind die Symptome kaum anders als bei intrauteriner Gravidität. Später erst kommt es zu den Zeichen peritonealer Reizung und intraabdominaler Blutung: schwere Unterbauchschmerzen (die anfangs mehr auf der befallenen Seite lokalisiert sein können), Schock, Schulterschmerzen (Blut fließt bis zum Zwerchfell – Reizung des N. phrenicus – hierdurch Alteration der sensiblen Nerven aus dem gleichen Segment, die zur Schulter ziehen). Die Blutung nach außen ist meist nicht stark. Sie stammt aus der Dezidua, die zerfällt, sobald die Gravidität gestört ist (Ausnahme: Zervixgravidität).

Symptome der **Tubenruptur** (die Tube „platzt" plötzlich auf) treten meist 5–8 Wochen nach der letzten Menstruation auf.

Symptome des **Tubaraborts** (die Tubenwand bleibt intakt, das Ei rutscht allmählich aus dem ampullären Tubenende). Dies ereignet sich meist

360   28. Störungen der frühen Schwangerschaft

später, nämlich 8–12 Wochen nach der letzten Periode, und verursacht etwas weniger dramatische Symptome.

➤ **Diagnose.** Die Diagnose stützt sich auf Anamnese, Palpationsbefund (Tube ist aufgetrieben), die Sonographie und den Verlauf der Gonadotropinausscheidung. Weitere wichtige diagnostische Maßnahmen sind Douglas-Punktion oder Laparoskopie (Blut und Blutgerinnsel in der Bauchhöhle) sowie die Abrasio (keine fetalen Elemente = keine chorialen Zellen in der Schleimhaut, nur Dezidua). Ferner kann ein rasches Absinken des Hämoglobins beobachtet werden, Leukozyten und BSG sind normal oder leicht erhöht, Pulsfrequenz und Blutdruck sind abhängig vom Ausmaß des Blutverlustes. Die Haut um den Nabel herum kann gräulich schimmern. Entwickelt sich ein Fet in der Bauchhöhle, so ist er besonders deutlich und „nah" zu tasten.

➤ **Differentialdiagnostik.** Es kommen in Betracht: intrauteriner Abort, Appendizitis, Pyelonephritis, Adnexitis, Parametritis, Stieldrehung oder Ruptur von Ovarial- oder Endometriosezysten sowie eine starke Follikelsprungblutung. Weiterhin: Milzvenenruptur, Perforation eines Magengeschwürs, Gallensteine usw.

➤ **Therapie.** Es muß zunächst genau untersucht werden. Möglicherweise muß ein Tubarabort nur exprimiert und die Blutung gestillt werden oder der aufgetriebene Tubenteil lediglich geschlitzt, die EUG entfernt und die Tube – mikrochirurgisch – wieder verschlossen werden, oder es wird der aufgetriebene Tubenteil reseziert und die beiden verbliebenen Tubenteile mikrochirurgisch wieder vereinigt. Ist letzteres nicht möglich, können die beiden verbliebenen Tubenteile nur abgebunden und – falls die andere Tube funktionsuntüchtig wird – später mikrochirurgisch wiedervereinigt werden. Nur wenn die ganze Tube befallen ist, wird man sie heute entfernen. Vom Ovar sollte man möglichst viel zurücklassen.

➤ **Prognose.** Die Prognose für das Leben der Mutter ist gut. Weitere Graviditäten sind möglich, doch ist die Fertilität eingeschränkt, da oft eine Tube, manchmal auch ein Ovar, entfernt wurden. Empfehlenswert ist nach einigen Monaten eine Hysterosalpingographie zur Abklärung der Verhältnisse (Tubendurchgängigkeit, Verwachsungen).

Nach einer Extrauteringravidität ist im Falle einer späteren Gravidität die Wahrscheinlichkeit einer abermaligen EUG größer als nach normalem Schwangerschaftsverlauf. Im Durchschnitt soll nur noch eine von 4 Frauen, die eine EUG hatten, nochmals lebende Kinder gebären. Allerdings bewirkt bei vielen die Angst vor erneuter Bauchhöhlenschwangerschaft, daß die Entstehung einer neuen Gravidität bewußt verhindert wird.

Prüfungsfragen zu Kapitel 28
Es kann immer nur ein Antwortangebot richtig sein

1. Wozu dient der abgestufte immunologische Schwangerschaftstest?

a) Zur Bestimmung des Östrogenblutspiegels
b) Zur semiquantitativen Bestimmung von Choriongonadotropin im Urin
c) Im letzten Drittel der Gravidität zur Beurteilung einer pathologischen Schwangerschaft
d) Zur Bestimmung des Progesteronblutspiegels
e) Zur Bestimmung der Gesamtausscheidung von Androgenen im 24-Stunden-Urin der Frau

2. Wie steht es um die Häufigkeit von Spontanaborten?

a) 5–10% aller Schwangerschaften
b) 15–20% aller Schwangerschaften
c) 30–40% aller Schwangerschaften
d) Ca. 50% aller Schwangerschaften
e) Keine der Angaben ist annähernd genau

3.–6. Ordnen Sie bitte zu den folgenden Fragen die nebenstehenden Antwortangebote!
3. Was ist ein Charakteristikum einer ektopischen Schwangerschaft?
4. Was ist ein Charakteristikum einer Blasenmole?
5. Was ist ein Charakteristikum eines Windeis?
6. Was ist ein Charakteristikum eines habituellen Aborts?

Antwortangebote:
a) Gefäßfreie hydropische Zotten
b) Extrauterine Chorionzotten
c) Leerer Chorionsack
d) Drei oder mehr aufeinanderfolgende Spontanaborte
e) Retention einer toten, intrauterinen Schwangerschaft

7. Wie kann man die „Implantationsblutung" vom „drohenden Frühabort" unterscheiden?

a) Durch genaueste Erhebung der Anamnese
b) Durch einmalige Bestimmung der Choriongonadotropinausscheidung
c) Durch die Weite des Zervikalkanals
d) Durch die Höhe des Fundusstandes
e) Überhaupt nicht

28. Störungen der frühen Schwangerschaft

8. Wie behandelt man einen Abortus imminens in der 10. Schwangerschaftswoche?

a) Mit Bettruhe, Hormonen und Uterusrelaxanzien
b) Mit hohen Antibiotikadosen und Methergin
c) Mit Oxytocintropf zum Austreiben der Frucht
d) Indem man kürettiert
e) Angebot a) und b) ist richtig

9. Was kann beim Abortus incipiens die Schwangerschaft erhalten?

a) Alleinige strenge Bettruhe
b) Vitamine B und E und Gonadotropine
c) Schonung und evtl. Eisblase
d) Strenge Bettruhe und evtl. wöchentlich 500 g Proluton
e) Keine der Angaben trifft zu

10. Welche Behauptung ist richtig?

a) der Abgang eines Schwangerschaftsproduktes in 2 Abschnitten wird als Abortus imminens bezeichnet
b) Der Abgang eines Schwangerschaftsproduktes wird als febriler Abort bezeichnet, wenn während und an den Tagen der Geburt eines toten, mazerierten 37 cm langen Feten Fieber bestanden hat
c) Der Abgang eines Schwangerschaftsproduktes in der 6.–8. Schwangerschaftswoche erfordert keine Therapie
d) Der Abgang eines Schwangerschaftsproduktes wird als Frühgeburt bezeichnet, wenn das Kind 1000 g oder schwerer ist
e) Keine der Angaben trifft zu

11. Wie behandelt man die isthmozervikale Insuffizienz?

a) Strenge Bettruhe und Diät
b Schrägbett (Kopf hoch, Füße tief)
c) 2–5 ml Methergin/Tag und Bettruhe
d) Man verengt den Muttermund durch eine Tabaksbeutelnaht
e) Keine der Antworten stimmt

12. Was ist ein Abortus imminens?

a) Drei aufeinanderfolgende Aborte nach vorausgegangener Geburt
b) Vollständiger Abort
c) Unvollständiger Abort
d) Drohender Abort
e) Keine der Angaben stimmt

13. Was ist ein Abortus incipiens?

a) Vollständiger Abort
b) Unvollständiger Abort
c) Drohender Abort
d) Drei aufeinanderfolgende Aborte nach Geburt
e) Beginnender Abort

14. Was ist ein Abortus incompletus?	a) Drei aufeinanderfolgende Aborte nach vorheriger Geburt
	b) Vollständiger Abort
	c) Drohender Abort
	d) Beginnender Abort
	e) Unvollständiger Abort

15. Was versteht man unter Abortus completus?	a) Drei aufeinanderfolgende Aborte nach vorheriger Geburt
	b) Drei aufeinanderfolgende Aborte ohne vorherige Geburt
	c) Einen unvollständigen Abort
	d) Einen beginnenden Abort
	e) Einen vollständigen Abort

16. Wann soll man eine scharfe Kürette *nicht* anwenden?	a) Bei Abortausräumung
	b) Bei Abrasio der Zervix
	c) Bei diagnostischer Abrasio
	d) Bei Abrasio, wenn Verdacht auf ein submuköses Myom besteht
	e) Keine der Angaben stimmt

17. Welche Definition trifft für einen Abort zu?	a) Blutungen in den letzten Schwangerschaftsmonaten
	b) Abgang der Frucht in der 36. Woche
	c) Eintritt von Wehen und Ausstoßen der Frucht in der 33. Woche
	d) Unterbrechung der Schwangerschaft in der 22. Woche und Entbindung eines toten Kindes
	e) Alle Angaben sind unzutreffend

18. Was versteht man unter Missed abortion?	a) Kindstod unter der Geburt
	b) Steinkind in der Bauchhöhle
	c) Ausgetragene Extrauteringravidität mit totem Kind
	d) Spontangeburt einer Extrauteringravidität
	e) Einen verhaltenen Abort

19. Wie nennt man jede Schwangerschaftsbeendigung vor Lebensfähigkeit des Kindes?	a) Frühgeburt
	b) Abort
	c) Intrauterinen Fruchttod
	d) Alle Antwortangebote sind falsch
	e) Alle Antwortangebote sind richtig

20. Welcher ätiologische Faktor kommt für eine Tubargravidität in Betracht?	a) Fehlende Tubenperistaltik
	b) Äußere Überwanderung des Eies
	c) Endometriose der Tube
	d) Vorausgegangene Tubentuberkulose
	e) Alle Antwortangebote sind richtig

364 28. Störungen der frühen Schwangerschaft

21. Welche ätiologischen Faktoren kommen für eine Tubenschwangerschaft in Frage?

a) Schlechte soziale Verhältnisse
b) Extremes Klima
c) Blind endende Nebentube
d) Großer Uterus bicornis
e) Alle Faktoren können eine Rolle spielen

22. Welche der folgenden Feststellungen trifft bei der Extrauteringravidität *nicht* zu?

a) Sie wird häufig durch chronische Salpingitis verursacht
b) In der befallenen Tube kann man evtl. Endometriumsinseln finden
c) Im Abrasionsmaterial finden sich Chorionzotten
d) Manche Tubenschwangerschaften bilden sich spontan zurück
e) Die gefährlichste Komplikation ist die Tubarruptur mit massiver abdominaler Blutung

29. Abweichungen von der normalen Schwangerschaftsdauer

Die „normale Tragzeit" beträgt 40 Wochen ab 1. Tag der letzten Menstruation. (Wir müssen uns ins Gedächtnis zurückrufen, daß der Eisprung erst am 14. Tag und die Implantation nochmals ca. 1 Woche später erfolgt. Streng genommen lebt das neue Lebewesen nur 38 Wochen in der Mutter und ist eine Frau nur 37 Wochen „schwanger".)

Um den genauen Schwangerschaftszeitpunkt anzugeben, schreibt man die Anzahl der bereits vollständig verstrichenen Wochen (ab 1. Tag der letzten Menstruation) auf und schreibt rechts und höher von der Wochenzahl die Anzahl der Tage der laufenden Woche, die bereits verstrichen sind. Z. B. bedeutet 36^5 Wochen, daß 36 Wochen und 5 Tage seit dem ersten Tag der letzten Menstruation vergangen sind. Diese Angabe ist viel genauer als die früher übliche Angabe des Schwangerschaftsmonats; wobei man sich nie ganz im klaren war, ob Mondmonate (à 28 Tage) oder Kalendermonate (à 28, 30 oder 31 Tage) gemeint waren und ob es sich um Anfang, Mitte oder Ende des Monats handelte.

Frühgeburt

➤ **Definition.** (Sehr wichtig für Mutterschutzfristen usw.) Beim Partus praematurus handelt es sich um ein **lebensfähiges** Kind mit

- einer *Tragzeit* von 37 (einschließlich! 37^0 Wochen) oder weniger Wochen und/oder
- einem *Gewicht* von 2500 g oder weniger und/oder
- einer *Scheitel-Fersen-Länge* von 48 cm oder weniger und/oder den *Zeichen der Unreife.*

Da das Gewicht sicherer zu fassen ist als Tragzeit oder Reifezeichen, richten sich Statistiker und Krankenkassen (zur Unterscheidung zwischen Früh- und Termingeburt) in 1. Linie nach dem Gewicht.

➤ **Häufigkeit.** Sie beträgt 5–7–10% aller Entbindungen, je nach dem Patientenkreis, an dem diese Untersuchungen durchgeführt werden. Bei schlechtem sozioökonomischen Stand ist die Frühgeburtenrate höher.

366 29. Abweichungen von der normalen Schwangerschaftsdauer

➤ **Mortalität.** Sie hängt wesentlich von Tragzeitdauer, Geburtsgewicht (Reifegrad) des Kindes, der Sorgfalt der Pflege und wiederum vom sozioökonomischen Stand ab.

Die *perinatale Mortalität* hängt ganz wesentlich davon ab, wo die Patientin entbindet und mit welchem Kinderkrankenhaus die Entbindungsklinik zusammenarbeitet. Sie beträgt z. Z. in der Bundesrepublik Deutschland für Kinder

Gramm	1993*	1986	ca. 1965
zwischen 500 und 999:	ca. 38%	ca. 50%	ca. 95%
zwischen 1000 und 1499:	ca. 12%	ca. 15%	ca. 70%
zwischen 1500 und 1999:	ca. 4%	ca. 6%	ca. 40%
zwischen 2000 und 2499:	ca. 2%	ca. 3%	ca. 10%

Zum Vergleich: Die perinatale Mortalität aller 1986 in der Bundesrepublik Deutschland geborenen Kinder betrug 0,73%, in guten Entbindungskliniken dagegen nur 0,5%. Das heißt mit anderen Worten, daß von je 10000 lebend geborenen Kindern 23 Kinder mehr hätten überleben können!

Statistik: Als „perinatal verstorben" werden neuerdings alle Kinder gerechnet, die über 500 g schwer sind und vor, unter oder bis 7 Tage nach der Geburt verstorben sind.

Die perinatal verstorbenen Kinder zwischen 500 und 999 g sollten aber – ebenso wie die 1000 g und darüber wiegenden – auch gesondert aufgeführt werden, damit man mit den früheren Statistiken vergleichen kann.

➤ **Ursachen** sind meist nicht bekannt. Schlechte Ernährung, starke körperliche Arbeit, d.h. oft schlechter sozioökonomischer Stand, sind wesentliche Faktoren (die sich aber ändern lassen!). Außerdem prädestinieren zur Frühgeburt:

- Mehrlingsschwangerschaft (je mehr die Frau in den letzten Schwangerschaftswochen ruht, um so später wird die Geburt einsetzen);
- Gestosen (durch gute Schwangerenbetreuung weitgehend zu verhüten);
- Placenta praevia, Abruptio placentae;
- vorzeitiger Blasensprung (durch Verhütung einer Kolpitis/Zervizitis oder Beseitigung pathogener Keime in der Vagina evtl. zu vermeiden);
- falsch indizierte vorzeitige Geburtseinleitung oder Sektio, isthmozervikale Insuffizienz (durch frühzeitige und häufige vaginale(!) Untersuchungen zu erkennen und dann zu behandeln);
- genitale Mißbildungen.

➤ **Extragenitale Ursachen** sind:

- Unterernährung,
- Syphilis,

---

* Rheinische Perinatalerhebung

- Tuberkulose,
- Listeriose,
- Toxoplasmose,
- akute Infektionskrankheiten (Pyelonephritis),
- Diabetes,
- Herzkrankheit,
- Hyperthyreose.

Frauen mit kleinem Herzen neigen, statistisch gesichert, eher zu Frühgeburten, ebenso kleine Frauen und Frauen unter 18 Jahren. Bei einem zeitlichen Abstand zweier Geburten von weniger als 2 Jahren sind die verschiedensten Komplikationen bei Mutter und Kind, u. a. auch Frühgeburten, häufiger zu erwarten.
Selten kommen als auslösende Ursachen in Betracht:
- Geschlechtsverkehr,
- Unfälle,
- Traumen.

➤ **Komplikationen.** Unter und nach der Geburt droht dem Kind die Gehirnblutung (s. Geburtsleitung) und nach der Geburt das Atemnotsyndrom (engl. respiratory dystress syndrom = RDS, s. Therapie).

➤ **Therapie.** Die drohende Frühgeburt erfordert **strenge Bettruhe**; wenn möglich **Ursache**, die zur drohenden Frühgeburt führt, **behandeln**. Verabreichung von **Uterusrelaxanzien**: Partusisten in *ausreichend hoher Dosierung*, zunächst i. v. im Dauertropf, später – falls möglich – per os als Tablette oder Perlongette in *ausreichend kurzen* und *genau einzuhaltenden Abständen* (Wecker stellen, auch nachts!). Je nach Gefährdungsgrad gibt man auch – allein oder zusätzlich – Magnesium (Magnetrans forte oder Mg5-Longoral zur peroralen Applikation sowie Magnesiocard zur peroralen und/oder parenteralen Applikation).

Opiate. Sie werden nicht mehr angewandt, da sie das Atemzentrum des Kindes lähmen.

Tranquilizer. Sie erleichtern die Ruhigstellung der Graviden – nicht des Uterus. Wegen der kurzen Halbwertszeit (nach etwa 6 min ist die Hälfte der zugeführten Menge abgebaut) erscheint **Progesteron** kaum erfolgversprechend. Falls überhaupt eine Insuffizienz der Plazenta die Ursache ist, strebe man die *Verbesserung ihrer Durchblutung* (Horizontallagerung, Ruhe, gefäßerweiternde Medikamente) und Steigerung ihrer eigenen Progesteronproduktion an.

Bei vorzeitig gesprungener Blase ist die Therapie z. Z. im Wandel. Aufgrund des drohenden Amnioninfektionssyndroms einerseits und der andererseits immer erfolgreicher werdenden Frühgeburtenaufzucht entscheidet man sich in immer früheren Schwangerschaftsstadien zur vorzeitigen Entbindung – nach kurzfristiger Wehenhemmung, um in der Zwischenzeit durch Gabe von Celestan oder Mucosolvan an die Mutter die Lungenreifung des Kindes, d. h. die Produktion von Surfactant (s. u.) zu beschleunigen und durch gleichzeitige Gabe von Luminal die Leberreifung zu fördern. Außerdem wird zur Verhinderung einer aufsteigenden Infektion ein Desinfektionsmittel in die Scheide eingelegt (Betaisodona Vag.-Zäpfchen) und evtl. sogar ein plazentagängiges Antibiotikum gegeben (z. B. Binotal).

Man muß die – örtlich verschiedenen – Morbiditäts- und Mortalitätsrisiken der vorzeitigen, traumatisierenden Entbindung und der Frühgeburtenaufzucht mit dem Risiko des RDS, der Infektabwehrschwäche, der Verdauungsinsuffizienz usw. gegen das Risiko des Amnioninfektionssyndroms abwägen.

Surfactant. Die Lunge wird schon früh angelegt, zuerst die Trachea und dann die Bronchien, zuletzt die Alveolen (die Lungenbläschen, in denen der Gasaustausch stattfindet). Die Alveolenwände liegen zunächst aneinander, so daß keine wirklichen Bläschen vorhanden sind. Bei den **physiologischen** intrauterinen Atembewegungen gelangt das Fruchtwasser daher *nur in die Atemwege.*

Beim ersten Atemzug werden viele, aber bei weitem nicht alle Alveolen eröffnet, indem die Alveolenwände voneinander gezogen werden (durch das Tiefertreten des Zwerchfells, das Anheben der Rippen und die Blutfüllung zahlreicher und bis dahin verschlossener Kapillaren). Damit die Entfaltung gelingt und die Alveolenwände beim Ausatmen nicht wieder aneinanderkleben, wird vom Alveolarepithel eine Substanz gebildet, die die ursprüngliche Verklebung löst und das Wiederverkleben verhindert. Diese Substanz wird „Surfactant" oder „Antiatelektasefaktor" genannt (Atelektase = luftleerer Lungenbezirk, in dem die Alveolenwände aneinanderliegen). Surfactant wird etwa ab der 23. Woche gebildet, ist aber – unter günstigen Bedingungen – frühestens erst ab etwa der 28. Woche in ausreichender Menge vorhanden. Bei O_2-Mangel wird er nicht oder zu wenig gebildet, so daß mindestens bis zur 30./32. Woche eine Anregung der Surfactantbildung = Lungenreifung erfolgen muß.

Es ist neuerdings gelungen, den Antiatelektasefaktor aus Rinderlungen zu isolieren. Er ist unter dem Namen Survanta bzw. Alveofact im Handel erhältlich und wird den Frühchen, bei denen die präpartale Lungenreifung nicht möglich oder nicht ausreichend war, zur Verhütung des drohenden RDS in die Luftwege gesprüht.

➤ **Geburtsleitung.** Die Leitung der Frühgeburt verlangt den besonders sparsamen Gebrauch von Analgetika und Narkotika, da sie die Lebensfunktionen des noch unreifen Kindes beeinträchtigen. Morphium darf überhaupt nicht verwandt werden, da es das Atemzentrum stark beeinträchtigt. Lokalanästhesie ist zu bevorzugen. Da der kindliche Kopf noch sehr weich und empfindlich ist und die Blutgefäße noch besonders zerreißlich sind, muß trotz der Kleinheit des Kindes eine *möglichst große Episiotomie* gemacht und evtl. das noch stehende Gewebe mit einem Spekulum weggedrängt werden. Infolge der sehr guten Ergebnisse der Frühgeburtenaufzucht ist die schonende Sektio in immer früheren Schwangerschaftsstadien möglich. Die Fruchtblase sollte aus dem gleichen Grund so lange wie möglich erhalten bleiben. Die Nabelschnur wird erst abgeklemmt, wenn die Pulsationen aufgehört haben. Vorher werden besonders sorgfältig Atemwege und Magen abgesaugt (cave: Rachenverletzungen).

Die Frühgeburt muß unbedingt in einer gut eingerichteten Klinik erfolgen, wo alle Möglichkeiten zur schonenden Entbindung und zur Behandlung des lebensschwachen Kindes gegeben sind. Infolge des fehlenden Fettpolsters, der besonders ungünstigen Relation von wärmeabgebender Oberfläche zu wärmeerzeugendem Körpergewebe, des geringen Stoffwechsels und des noch nicht ausgereiften Wärmeregulationszentrums, kühlt das Frühgeborene besonders leicht und rasch aus. Es muß deshalb sofort(!) in Wärmedecken oder Spezialfolien gehüllt oder in einen vorgeheizten Inkubator gelegt werden. Es darf aber ebensowenig überwärmt werden(!), da bei Frühgeborenen noch zu wenig funktionstüchtige Schweißdrüsen vorhanden sind und diese außerdem erst bei höherer Körpertemperatur mit der Schweißproduktion beginnen.

Sobald das frühgeborene Kind transportfähig ist, wird es in die – möglichst nahe gelegene – Frühgeborenen-Intensivstation verlegt; dies sollte i. allg. nicht später als 1 Stunde nach der Geburt erfolgen.

Die *körperliche und geistig-seelische Entwicklung* der Frühgeborenen bleibt zunächst hinter der von termingerecht geborenen Kindern zurück! Wann – wenn überhaupt(!) – dieses Defizit ausgeglichen ist, ob zur Einschulung oder erst zu Beginn der Berufstätigkeit, hängt in erster Linie vom Ausmaß der Unreife zum Zeitpunkt der Geburt und der Güte der Aufzucht ab.

Die (zeitliche) Übertragung

Sie beginnt, wenn 42 Wochen seit dem ersten Tag der letzten Menstruation oder 294 Tage vergangen sind und die Geburt noch nicht erfolgt ist. Da manche Frauen aber normale Kinder auch nach einer Menstruationstragzeit entbinden, die 14 Tage länger (oder kürzer) als die Norm von 281 Tagen andauert, kann man im Einzelfall nicht wissen, ob nicht eine längere Tragzeit zur Erlangung einer normalen Reife im speziellen Fall **notwendig** ist.

Andererseits nimmt die kindliche Mortalität – im Durchschnitt betrachtet – bei Terminüberschreitung um 14 Tage oder mehr wieder zu und ist bei allen übertragenen Kindern 2–3mal höher als bei termingerecht (= errechneter Termin ± 14 Tage) geborenen.

Geht man vom ersten Tag der letzten Menstruation aus, so werden etwa 10% aller Schwangerschaften „übertragen". Ist der *Ovulationstermin* bekannt und bezieht man die Tragzeit hierauf, so sind es nur noch $2^1/_2$% der

370   29. Abweichungen von der normalen Schwangerschaftsdauer

Schwangerschaften (genaue Anamnese!), und nur diese Fälle sind echte Übertragungen.

➤ **Ursachen,** die zu einer echten Übertragung führen, sind noch weitgehend ungeklärt. Anlagemäßige Schwäche der Uterusmuskulatur, Hypoplasie, Überdehnung des Uterus, konstitutionelle Faktoren, verzögerte Reifung des Kindes (warum?) usw. werden in Betracht gezogen.

➤ **Gefahren.** In erster Linie droht die **Plazentainsuffizienz** (S. 381 f.), die zu einer Austrocknung, Verlangsamung des Wachstums, größerer Empfindlichkeit gegenüber den Gefahren der Geburt und sogar zum intrauterinen Absterben des Kindes führen kann.

Andererseits kann es zu weiterem Wachstum und damit zu all den Komplikationen kommen, die mit einem übergroßen Kind verbunden sind.

➤ **Antepartale Diagnostik.** Vor einer Behandlung muß man immer an eine falsche Terminbestimmung oder eine längere Reifezeit denken und deshalb nochmals genau den Entbindungstermin (S. 269 ff.) und die Größe des Kindes ermitteln. Das ist mit einiger Übung durch Palpation (besonders Kopfgröße und Scheitel-Steiß-Länge) oder am besten mittels Ultraschall möglich. Wichtig sind Vergleichswerte aus der 10.–13., 20.–25. und 30.–35. Woche.

Weiterhin werden ab (4–)7(–10) Tagen nach dem errechneten Termin in 2–1–$1/_2$tägigen Abständen ein mindestens 20–30 min dauerndes CTG geschrieben, durch Amnioskopie (evtl. Amniozentese) Farbe, Menge und Vernixgehalt des Fruchtwassers kontrolliert, die Fruchtwassermenge außerdem noch durch Palpation und Ultraschalluntersuchung geschätzt und die HPL- und Östrogenausscheidung im Blut bestimmt. Bei Plazentainsuffizienz nehmen Menge und Vernixgehalt des Fruchtwassers ab, und es wird durch Mekoniumabgang grünlich. Die HPL- und Östrogenausscheidung nimmt ebenfalls ab. Ein stärkerer O_2-Mangel macht sich im CTG bemerkbar. Hierzu kann es unter der Wehenbelastung kommen. Will man wissen, ob die Plazenta unter der Geburt das Kind noch ausreichend mit Sauerstoff versorgen kann, macht man einen Oxytocinbelastungstest (OBT), indem man vorsichtig im Dauertropf solange Oxytocin zuführt, bis Wehen auftreten, und beurteilt dann das CTG.

Gleichzeitig ist – im Hinblick auf die Therapie – die Zervix auf ihre Geburtsreife zu beurteilen, wobei eine sehr „unreife Zervix" eher gegen eine Übertragung spricht.

➤ **Weitere Befunde** wie die *Abnahme des Leibesumfangs* (Rungesches Zeichen) oder des *Gewichts* (Fruchtwasser wird resorbiert), das *Dolffsche Zeichen* (Bauchlage der Schwangeren ist schmerzhaft, bei Übertragung und Kindstod ist sie nicht mehr schmerzhaft), die Zahl der *Eosinophilen im Blut, Karyopyknoseindex und Zellform* bei der *Vaginalzytologie* usw. sind weniger verläßlich.

Prüfungsfragen   371

➤ **Therapie.** Kommt man zu der Überzeugung, daß eine echte Übertragung vorliegt, beendet man die Schwangerschaft, wenn möglich auf vaginalem Weg durch Wehenerzeugung mit einem Einlauf, durch zunächst Instillation von Prostaglandin Gel (Prepidil Gel) in den Zervikalkanal (falls die Zervix noch geburtsunreif ist) oder später (bei geburtsreifer Zervix) durch Einlage einer Vaginaltablette Minprostin E2 (kann bei ausbleibendem Erfolg nach 6 Std wiederholt werden) und/oder einem Oxytocintropf, Dehnung des Muttermunds und Ablösung des unteren Eipols sowie – später – Blasensprengung. Gelingt dies nicht in wenigen Tagen oder verschlechtert sich der Zustand des Kindes, wird sofort durch Sektio entbunden.

Das Neugeborene, das überlange im Uterus war, ist *meist nicht* „reifer und widerstandsfähiger", sondern empfindlicher als ein termingerecht geborenes Kind. Nach der Geburt muß es mit besonderer Aufmerksamkeit überwacht werden. Ein übertragenes Kind ist wasserarm (greisenhaftes Aussehen, faltige Haut), im Vergleich zur Körperlänge ist sein Gewicht verringert. Die Käseschmiere fehlt, deshalb hat es oft sog. Waschfrauenhände, Mazerationen der Haut an Händen und Füßen. Insgesamt kann die Haut braun-grünlich verfärbt sein (Mekonium). Das Kind hat schon bald Durst; wenn ihm nicht frühzeitig Flüssigkeit zugeführt wird (Dauertropf per Magensonde), entsteht leicht Durstfieber. Die Plazenta zeigt vermehrt Kalkablagerungen und Infarkte.

Prüfungsfragen zu Kapitel 29
Es kann immer nur ein Antwortangebot richtig sein

1. Kommen überdurchschnittlich schwere Kinder bei Übertragungen sehr häufig vor?	a) Ja, denn die übertragenen Kinder haben eine längere Zeit zum Wachsen b) Ja, denn große Kinder sind oft Ursache der Übertragung c) Ja, denn bei Übertragung findet sich häufiger eine Plazentainsuffizienz d) Nein, denn bei Übertragungen findet sich häufiger eine Plazentainsuffizienz e) Alle Antwortangebote sind falsch
2. Ab wann spricht man von Übertragung?	a) Wenn der Geburtstermin um 1 Woche überschritten ist b) Wenn der Geburtstermin um 10 Tage überschritten ist c) Wenn der Geburtstermin um mehr als 14 Tage überschritten ist d) Alle Antwortangebote sind richtig e) Alle Antwortangebote sind falsch

29. Abweichungen von der normalen Schwangerschaftsdauer

3. Wieviel Tage beträgt der mittlere Abstand von der Ovulation zur Geburt?

a) 255 – 264 Tage
b) 265 – 270 Tage
c) 271 – 279 Tage
d) 280 – 285 Tage
e) 286 – 295 Tage

4. Wie lautet die beste Definition des frühgeborenen Kindes?

a) Gewicht unter 2500 g, Länge unter 48 cm, Tragzeit unter 37 Wochen
b) Gewicht unter 2000 g, Länge unter 45 cm, Tragzeit gleichgültig
c) Gewicht gleichgültig, Länge unter 45 cm, Tragzeit unter 35 Wochen
d) Gewicht unter 2000 g, Länge gleichgültig, Tragzeit unter 35 Wochen
e) Gewicht, Länge und Tragzeit sind gleichgültig; die Beurteilung richtet sich ausschließlich nach den Reifezeichen

5. Warum ist die Schwangerschaftsübertragung gefährlich?

a) Wegen des gehäuften Vorkommens von Toxikosen
b) Wegen des gehäuften Vorkommens von Riesenkindern
c) Wegen des gehäuften Vorkommens von Gerinnungsstörungen
d) Wegen des gehäuften Vorkommens einer Plazentainsuffizienz
e) Wegen des gehäuften Vorkommens von Stauungen im venösen System

6. Ab welchem Schwangerschaftsalter spricht man von Totgeburt, wenn das Kind bei der Geburt tot ist?

a) Ab 6 Wochen Tragzeit
b) Ab 12 Wochen Tragzeit
c) Ab 20 Wochen Tragzeit
d) Ab 28 Wochen Tragzeit
e) Ab 37 Wochen Tragzeit

7. Wann ist ein Neugeborenes „reif"?

a) Wenn es 45 cm lang ist
b) Wenn es 2300 g wiegt
c) Wenn es eine volle Lanugobehaarung besitzt
d) Wenn es sich bewegt
e) Keines der Antwortangebote stimmt

8. Welcher Faktor beeinflußt die Überlebenschance eines frühgeborenen Kindes?

a) Die Tragzeitdauer
b) Das Geburtsgewicht
c) Der sozioökonomische Stand der Mutter
d) Die Geburtsleitung
e) Alle Antwortangebote sind richtig

30. Anomalien und Erkrankungen der Plazenta und ihrer Anhänge

Aufbau und Funktion der Plazenta sind in Kap. 24 beschrieben. Wesentlich ist nach der Geburt die **genaue Inspektion der Plazenta**, sowohl der kindlichen als auch der mütterlichen Seite, um sie auf ihre *Intaktheit* zu prüfen. Ist die Plazenta *nicht sicher* vollständig oder enden nicht alle Gefäße sicher in der Plazenta, tastet man sofort das Uteruskavum nach und entfernt evtl. *zurückgebliebene Reste*. Die Hoffnung, daß zurückgebliebene Plazentareste, die „kleiner als eine Kirsche" (alte Hebammenregel) sind, vom Uterus doch noch abgestoßen werden, kann trügen!

Blasenmole (Mola hydatidosa)

(lat. mola = Mondkalb oder Mühlstein)

Die einzelnen Zotten sind zystisch aufgetrieben, und die entstandenen Blasen erreichen gelegentlich Weintraubengröße. Es können einzelne (selten) oder alle Zottenbezirke befallen sein. Der Embryo wird frühzeitig resorbiert.
Die Erkrankung kommt in Europa bei 2500 Schwangerschaften etwa einmal vor; sie ist in Asien viel häufiger zu beobachten.

➤ **Ursache.** Diese Anomalie wird dadurch hervorgerufen, daß keine Gefäße in die Zotten einwachsen bzw. daß sie wieder zugrundegehen und die aufgenommenen Stoffe nicht abtransportiert werden können.

➤ **Ätiologie.** Eiweißarme Ernährung soll bei der Entstehung der Blasenmole eine Rolle spielen.

➤ **Symptome.** Rascheres Wachstum des Uterus als bei normaler Gravidität. Blut und Blasen gehen früher oder später ab. Die Choriongonadotropinausscheidung mit dem Urin ist meist stark erhöht.

➤ **Diagnose.** Entspricht die Uterusgröße einer 4–5monatigen Schwangerschaftsdauer, ist im Ultraschallbild kein Fet und keine Fruchtwasserhöhle, sondern nur ein „schwammiges" Gebilde zu sehen. (Der von manchen Autoren verwandte Begriff „Schneegestöber" beinhaltet eine Bewegung und sollte – wenn überhaupt – für die im Fruchtwasser umherschwimmenden Vernix-caseosa-Flocken reserviert bleiben.) Auch lassen sich röntgenologisch *keine* fetalen Skeletteile nachweisen.

Häufig bestehen auch *stärkere Schwangerschaftsbescherden*. Bei länger andauernder Gravidität kommt es öfter zu *Gestosen*.

➤ **Therapie.** Abrasio; bei älteren Frauen ohne Kinderwunsch evtl. Uterusexstirpation (Gefahr der Metastasierung). Im Verlauf der nächsten 2 Jahre ist eine Schwangerschaft zu vermeiden, denn in regelmäßigen Abständen muß der Urin auf das Vorhandensein von Choriongonadotropin untersucht und – auch bei negativem Ausfall des HCG-Tests – nach 6–10 Wochen die Abrasio wiederholt werden, um evtl. zurückgebliebene Molenreste zu entfernen.

➤ **Prognose.** In etwa 10% der Fälle entwickelt sich aus zurückgebliebenen Molenresten ein Chorionepitheliom oder -karzinom.

➤ **Therapie.** Uterusexstirpation unter Methotrexatschutz (vgl. S. 189 f.).

Fleischmole (Blutmole, Breussche Mole)

Stirbt im frühen Stadium der Gravidität der Embryo ab und wird zunächst nicht ausgestoßen, so kann es um ihn herum bluten. Dieses Blut gerinnt, wird organisiert und bildet so eine feste fleischige Masse.

➤ **Diagnose.** Sie wird erst nach der Ausstoßung gestellt. Vorher kann man im Ultraschallbild lediglich „keinen Feten" sehen.

Windmole

Wenn der Embryo sehr früh zugrunde geht und evtl. noch resorbiert wird, der Trophoblast jedoch weiterwächst, findet man, wenn es schließlich im 3. Monat doch zum Abort kommt, eine *leere Eihülle* = Windmole. Dieser Befund deutet auf eine **Todesursache** hin, die bereits im Ei oder in der Spermie angelegt war.

Hydramnion

Das Hydramnion ist eine Erkrankung, die sich meist in der 2. Schwangerschaftshälfte bemerkbar macht. Die Fruchtwassermenge übersteigt dann 2 Liter.

➤ **Ursache.** Für die Entstehung eines Hydramnions kommen u.a. in Betracht: Diabetes, Zwillinge, Mißbildungen (Ösophagusatresie, Offenbleiben des Neuralrohres), Hydrops fetalis. In über der Hälfte der Fälle ist die Ursache unklar. Es handelt sich entweder um *vermehrte Bildung* oder *verminderte Resorption* des Fruchtwassers.

Da das Hydramnion recht häufig – aber nicht immer! – mit kindlichen Mißbildungen kombiniert ist, muß das Kind besonders sorgfältig untersucht werden; u. a. empfiehlt sich eine Sondierung des Ösophagus. Die postpartale routinemäßige Absaugung des Magens mißlingt in solchen Fällen.

➤ **Diagnose.** Uterus und Leibesumfang sind größer als der Zeit entsprechend, der Uterus ist gespannter. Meist ist eine Fluktuation nachweisbar. Oft bestehen auch stärkere Schwangerschaftsbeschwerden; Gestosen und Frühgeburten sind häufiger. Im Ultraschallbild ist das vermehrte Fruchtwasser direkt sichtbar.

➤ **Therapie.** Die Patientin benötigt während der Gravidität vermehrt Ruhe, dehydrierende Maßnahmen, evtl. Wehenhemmer und evtl. Entlastungspunktionen, wenn die Beschwerden zu stark werden.

Oligohydramnion

Beim Oligohydramnion ist zu wenig Fruchtwasser vorhanden (weniger als 100 ml). Wenn diese Anomalie schon früh in der Schwangerschaft eintritt, können sich Verwachsungsstränge zwischen Kind und Amnion entwickeln. Diese Stränge schlingen sich gelegentlich um kindliche Extremitäten und schnüren sie u. U. bis zur Amputation ab. Die beeinträchtigte Beweglichkeit des Kindes verursacht häufiger Lageanomalien sowie Hacken- oder Knickfußbildung und Schiefhals.

➤ **Therapie.** Vor der Entbindung ist bis jetzt keine Behandlung möglich. (Die Instillation von Fruchtwasserersatzlösungen ist noch im Versuchsstadium.)

Formanomalien der Plazenta (Abb. 30.1)

- Aufteilung der Plazenta in 2 oder mehr Lappen (**Placenta bipartita** oder **bilobata** bzw. **tripartita** usw.).
- Es kann sich eine Kotyledone (Lappen der Plazenta) völlig getrennt von der übrigen Plazenta entwickeln (vgl. S. 259 f. u. 291 ff.). Hier besteht die Gefahr, daß bei der Geburt der Plazenta diese isolierte Kotyledone zurückbleibt und dann postpartale Blutungen und einen „Plazentapolypen" (s. später) verursacht. Man muß deshalb bei der Inspektion der Plazenta darauf achten, daß alle von der Nabelschnur ausgehenden und unter dem die Plazenta bedeckenden Amnion verlaufenden Gefäße in der Plazenta enden.
- Die Nabelschnur inseriert normalerweise in der Mitte der Plazenta. Wenn sie mehr oder weniger dem Rand genähert bzw. am Rand inseriert, handelt es sich um eine **Insertio paracentralis** oder **Insertio marginalis**.

376 30. Anomalien und Erkrankungen der Plazenta

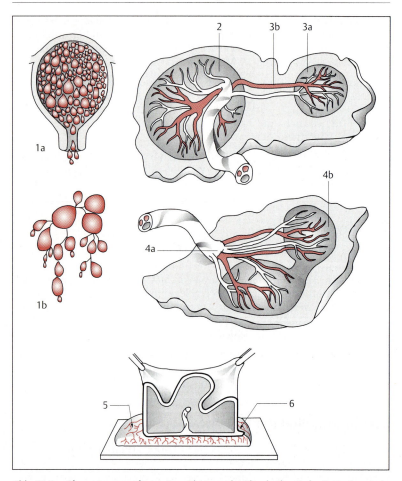

Abb. 30.**1** **Plazentaanomalien** I. 1a = Blasenmole. 1b = hydropische Zotte (normale Zotte vgl. Abb. 24.**2**–24.**5**). 2 = Insertio marginalis. 3a = Nebenplazenta (Placenta succenturiata), zu der 3b = ein aberrierendes Gefäß zieht. 4a = Insertio velamentosa und 4b = Placenta bipartita. 5 = Placenta extrachorialis. 6 = Placenta circumvallata

- **Insertio velamentosa.** Selten entwickelt sich die Plazenta nicht an der Implantationsstelle, sondern irgendwo im Uteruskavum, so daß die Nabelschnur nun in der Eihaut inseriert und die Gefäße durch die Eihaut (zwischen Amnion und Chorion) zur Plazenta ziehen müssen. Hierdurch entsteht eine gewisse Gefahr, daß beim Blasensprung diese Gefäße einreißen und das Kind (ver-)blutet. Meist verläuft der Riß aber längs der Gefäße, ohne sie zu eröffnen.

➤ **Diagnose** einer kindlichen Blutung. Sie ist bereits *während* der Geburt durch Untersuchung des abgehenden Blutes auf seinen Gehalt an HbF- bzw. HbA-haltigen Erythrozyten zu sichern (vgl. S. 521).

➤ **Therapie** bei kindlicher Blutung. Sie besteht in sofortiger Entbindung und evtl. Bluttransfusion – am besten in den Nabelschnurstumpf.

• Bei schlechten Ernährungsbedingungen, z.B. schlechter Blutversorgung, bleibt die Plazenta ziemlich dünn, nimmt dafür aber eine größere Fläche ein = **Placenta membranacea**. Es kommt leichter einmal zu Durchblutungsstörungen, zu Lösungsschwierigkeiten und Retentio placentae.

• **Placenta extrachorialis** und **Placenta circumvallata**. Normalerweise gehen die Eihäute vom Rand der Plazenta ab. Gelegentlich bleibt eine Randpartie von Eihäuten unbedeckt (Placenta extrachorialis) bzw. ist von einer „weißen Schicht" überzogen, die durch eine infolge Fruchtwasserverminderung entstandene Eihautfalte hervorgerufen wird (Placenta circumvallata).

➤ **Hauptgefahr.** Es ist zu befürchten, daß hierbei leichter ein Plazentastück zurückbleiben kann. Etwas häufiger kommt es zu Frühgeburten sowie Blutungen vor und nach der Geburt.

Placenta praevia

Das Vorliegen des Mutterkuchens wird in ca. 0,2% aller Graviditäten beobachtet.
Normalerweise sitzt die Plazenta im Fundus uteri, häufiger an der Hinter- als an der Vorderwand.
Man unterscheidet 3 Schweregrade (Abb. 30.**2**):

• *Tiefer Sitz* der Plazenta: Ein Teil der Plazenta liegt im unteren Uterinsegment, ihr tiefster Rand ist nicht mehr als 5 cm vom Muttermund entfernt.
• *Placenta praevia partialis:* Der Rand der Plazenta erreicht den inneren Muttermund oder überragt ihn sogar etwas.
• *Placenta praevia totalis:* Der Muttermund ist vollständig von der Plazenta bedeckt.

Mit fortschreitender Eröffnung des Muttermunds kann sich der Befund ändern. Im allgemeinen richtet man sich nach dem ersten Befund bzw. dem bei einer Muttermundsweite von 3–5 cm.

➤ **Ursache.** *Primäre tiefe Implantation:* Implantation an normaler Stelle, aber Ausbleiben der Zottenreduktion im unteren Eipol, da z.B. an der höheren Implantationsstelle schlechtere Ernährungsverhältnisse herrschen. *Sekundäre tiefe Implantation:* Nach ursprünglichem Implantationsbeginn

378 30. Anomalien und Erkrankungen der Plazenta

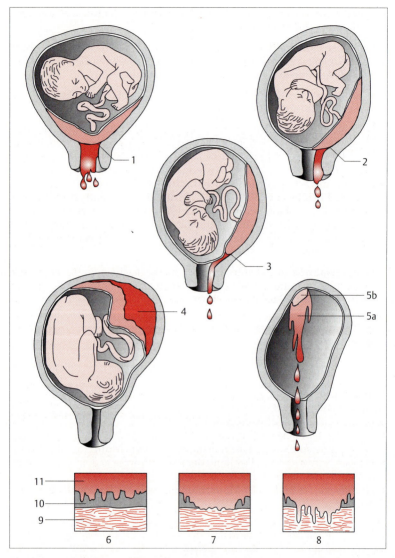

Abb. 30.**2** **Plazentaanomalien II**. 1 = Placenta praevia totalis. 2 = Placenta praevia partialis. 3 = tiefer Sitz der Plazenta. 4 = vorzeitige Lösung der normal inserierten Plazenta. 5a = Plazentarpolyp. 5b = Plazentarest, um den herum das Blutkoagel wächst. 6 = Uteruswand bei normal inserierter Plazenta. 7 = Uteruswand bei Placenta accreta. 8 = Uteruswand bei Placenta increta. 9 = Uterusmuskulatur. 10 = Dezidua. 11 = Plazenta

an normaler Stelle wurde, z. B. durch die Implantationsblutung (S. 258) die Eizelle wieder weggespült und implantiert sich nun erneut an tieferer Stelle.

Höheres Alter und zahlreiche vorangegangene Geburten und/oder Abrasionen fördern das Vorkommen der Placenta praevia. In diesen Fällen finden sich häufiger Narben oder auch andere Veränderungen der Gebärmutterschleimhaut.

➤ **Symptome.** Durch die Vorwehen wird das untere Uterinsegment gedehnt und von der Plazenta abgeschert. Hierdurch kommt es zur Teilablösung der Placenta praevia und damit zur **„schmerzlosen Blutung in der 2. Schwangerschaftshälfte"**. Gelegentlich können jedoch die Vorwehen, die zur Ablösung der Plazenta führen, auch schmerzhaft sein!

Die (meist materne) Blutung kann für Mutter und Kind bedrohlich werden. Krankenhausbehandlung ist daher notwendig.

➤ **Diagnose.** Anamnese, Symptome, Quer- oder Steißlage oder ein hochstehender Kopf erwecken den Verdacht, daß „etwas" im kleinen Becken liegt.
Die Darstellung der Plazenta mittels Ultraschall (Vaginalsonde) oder (heute selten) durch weiche Röntgenstrahlen oder (noch seltener) durch Isotopen ermöglicht in den meisten Fällen eine Lokalisierung. **Eine vaginal-zervikale Untersuchung darf nur in Operationsbereitschaft erfolgen,** da hierbei eine lebensbedrohliche Blutung entstehen kann. Bei vorsichtiger rein vaginaler Untersuchung ist meist schon ein durch eine „weiche Masse" bedingter größerer Abstand zwischen Scheidengewölbe und Kopf zu tasten (vgl. Abb. 26.**3** u. 30.**2, 1**).

➤ **Therapie.** Je nach Schwangerschaftsstadium Grad des Vorliegens der Plazenta und Ausmaß der Blutung ist konservative Therapie (Bettruhe, Wehenhemmung bzw. Vermeidung der Wehenentstehung durch Gabe von Magnesium [zunächst i. v., später per os], Bereitstellung von Blutkonserven, strenge Hb-Kontrollen, CTG) oder sofortige Entbindung auf vaginalem Wege oder per Sektio notwendig. *Für ausreichenden Blutersatz ist zu sorgen.*

➤ **Gefahren** für die Mutter: Anämie, ja sogar Verblutung während der Schwangerschaft oder nach Ausstoßung der Plazenta, da die Blutstillungsmechanismen im unteren Uterinsegment unvollkommen sind; Geburtsverletzungen; Infektion.
Auch das Kind kann verbluten, oder es kommt durch Ablösung oder Kompression der Plazenta (durch den tiefer tretenden Kopf) zur akuten Plazentainsuffizienz, der das Kind erliegen kann.

Vorzeitige Plazentalösung

➤ **Ursachen** der vorzeitigen Lösung der normal sitzenden Plazenta können Gefäßveränderungen infolge Präeklampsie, Eklampsie, Hypertonie oder Nierenkrankheit sein. Seltener erfolgt die vorzeitige Lösung durch ein Trauma, das den Bauch traf, eine extrem kurze Nabelschnur oder fehlerhafte Plazentaentwicklung. Häufiger ist sie nach der Geburt des 1. Zwillings.

Das Blut aus den eröffneten Gefäßen kann entweder aus dem Muttermund abfließen oder durch festsitzende Eihäute daran gehindert werden; in diesem Fall entsteht ein **retroplazentares Hämatom**.

Diese Schwangerschaftskomplikation ereignet sich 1 × bei 85 bis 250 Graviditäten (wenn auch die leichten Grade einbezogen werden) und ist gefährlich für Mutter und Kind. Wenn die Hälfte der Plazenta oder mehr gelöst ist, stirbt das Kind infolge akuter Plazentainsuffizienz. Der Mutter drohen durch die Blutung: Schock, Hypofibrinogenämie und Nierenschädigung.

➤ **Diagnose.** Hinweise kann die Anamnese geben (s. auslösende Ursachen). In der Mehrzahl wird ein plötzlicher Schmerzbeginn angegeben. Beim retroplazentaren Hämatom ist der Uterus meist spastisch kontrahiert, es besteht ein Dauerschmerz, und die kindlichen Herztöne sind oft verlangsamt unregelmäßig, stolpernd oder fehlen bereits.

➤ **Therapie.** Die Behandlung besteht in schneller Entbindung, häufig durch Sektio sowie Behandlung der Folgeerkrankungen.

Plazentarandblutung

Um das Blut abzuleiten, das nicht im Bereich der jeweiligen Kotyledone abfließt, umzieht ein größerer Blutleiter, der **Randsinus**, *mehr oder weniger vollständig* die Zirkumferenz der Plazenta. Bei einer Randablösung kann es zur Eröffnung des Sinus kommen.

➤ **Klinische Bedeutung.** Die Plazentarandblutung hat eine gesteigerte Frühgeburtenhäufigkeit und eine erhöhte kindliche Mortalität zur Folge. Die genaue Herkunft des Blutes kann erst nach der Geburt der Plazenta geklärt werden.

Placenta adhaerens, accreta, increta und percreta

Ein **zu festes Haften der Plazenta** kann bedingt sein z. B. durch eine **Placenta membranacea**, die einfach nicht durch die Uteruskontraktion abgelöst werden kann, ohne daß eine festere Verhaftung mit der Uteruswand als üblich besteht. Auch die in einer **Tubenecke** oder über einer **Sektio- oder Abrasionsnarbe sitzende Plazenta** löst sich schwerer.

Bei der **Placenta accreta** (Abb. 30.**2**) *fehlt die deziduale Trennschicht* zwischen Plazentazotten und Uterusmuskulatur, wodurch die Ablösung der Plazenta erschwert wird. Unmöglich ist die Ablösung, wenn die Zotten sogar in die Muskularis hineingewachsen sind **(Placenta increta)** (s. Kap. 20).

➤ **Therapie.** Die Lösung der festsitzenden und der akkreten Plazenta erfolgt mit der Hand; u. U. wird es nötig, daß man mit einer großen stumpfen Kürette nachabradiert. Sind große Partien fest verwachsen, evtl. sogar die Zotten bis zum Perimetrium durchgewachsen (Placenta percreta) und kommt es zu starker Blutung, muß der Uterus entfernt werden.

Plazentainsuffizienz

➤ **Ursache.** Durch **Überalterung** der nur für eine bestimmte Lebenszeit angelegten Plazenta, durch **Gefäßverschlüsse** (z. B. Thrombose), **Plazentainfarkte** oder **Gefäßwanddegeneration** (Verkalkung z. B. bei Hypertonie, Diabetes), **Teilablösung der Plazenta, Unterentwicklung** der Plazenta und weiteren uns z. T. noch unbekannten Gründen, kann die Plazenta nicht oder nicht mehr ausreichend O_2 und Nahrungsstoffe heran- sowie CO_2 und andere Abfallprodukte abtransportieren – sie wird insuffizient. Das Kind leidet und entwickelt sich mangelhaft, bei höhergradiger Insuffizienz stirbt es ab.

Chronische Plazentainsuffizienz. Hier zeigt das Kind ein vermindertes Wachstum, es ist kleiner (Ultraschallkontrollen in kurzen Abständen) und leichter als es der Tragzeit entspricht. Die Fettpolster fehlen, und es ist ausgetrocknet (Fetus dysmaturus oder small for date baby), das Kind kann schließlich verhungern und verdursten, wenn mehr als $2/3$ der Plazentafunktion (langsam) ausfallen.

Voraus geht oft eine Phase vermehrter Kindsbewegungen, die fälschlich als Zeichen des Wohlbefindens des Kindes gedeutet werden können.

Akut auftretende Form. Hier erstickt es (schon bei Ausfall der Hälfte der Plazenta).

Disponierend für eine Plazentainsuffizienz sind:
- fortgeschrittenes Alter der Mutter,
- Gestosen,
- Übertragung,
- überlange Geburtsdauer.

Aber auch bei Zwillingsschwangerschaften, starken Raucherinnen (mehr als 10–20 Zigaretten täglich) und schlechtem sozioökonomischem **Milieu** zeigen die Kinder häufiger Zeichen einer mangelhaften Plazentafunktion.

382   30. Anomalien und Erkrankungen der Plazenta

➤ **Diagnose.** Da bei der Insuffizienz die Hormonproduktion der Plazenta nachläßt, kann man mit Hilfe der im Venenblut oder im 24-Stunden-Urin enthaltenen *Östrogenmenge* auf ihre Funktion schließen.

Eine weitere diagnostische Möglichkeit besteht in einer Belastung der „fetoplazentaren Einheit" durch eine dosierte körperliche Arbeit der Mutter (z.B. Kniebeugen) oder durch medikamentöse Wehenauslösung (langsam gesteigerter Oxytocindauertropf). Die Pulsfrequenz des Kindes zeigt, ob die Kapazität der Plazenta groß genug ist, um es auch unter der (Wehen-)Belastung noch ausreichend zu versorgen; denn bei mangelhafter Versorgung kommt es beim Kind zu starkem Pulsanstieg bzw. -abfall (letzterer ist ein besonders schlechtes Zeichen).

Die *Fruchtwassermenge* ist geringer als normal und kann Mekonium enthalten; meist fehlen die Vernixflocken (Amnioskopie). Die kindliche Wachstumsverzögerung läßt sich mittels wiederholter(!) *Ultraschallmessung* u. a. des biparietalen Durchmessers erkennen.

➤ **Therapie.** Die *Behandlung* besteht in strenger Bettruhe, da in horizontaler Lage die Plazenta am besten durchblutet wird, sowie in medikamentöser Steigerung der Plazentadurchblutung und in vorzeitiger Entbindung, sobald das Kind ausreichend lebensfähig ist.

Da schon die gesunde Plazenta etwa 3 Wochen vor dem normalen Geburtstermin – also etwa in der 37. Woche – alle ihre Funktionen reduziert, ist dies bei der insuffizienten Plazenta um so mehr zu befürchten. Ab der 37. Woche bedarf daher jede Schwangere einer sehr sorgfältigen Überwachung.

Die Entbindung wird besonders schonend durchgeführt, und die Möglichkeit zu einer Sektio muß jederzeit gegeben sein.

Vorzeitiger Blasensprung

Den Blasensprung bei vollständig eröffnetem Muttermund definiert man als **rechtzeitigen Blasensprung**. Recht häufig ist der **frühzeitige Blasensprung**, der nach Wehenbeginn, aber noch vor vollständiger Eröffnung des Muttermunds, erfolgt. Meist führt er zu einer Beschleunigung des Geburtsablaufes. In der klinischen Praxis sprengt man daher die Blase u.a. zur Verstärkung schwacher Wehen.

Bedeutsamer ist der Blasensprung **vor** Wehenbeginn – der **vorzeitige Blasensprung**. Er ist oft Ursache einer Frühgeburt, da es meist zu Wehen kommt, wenn das Fruchtwasser abgelaufen ist.

➤ **Ursachen.**

- Amnionitis (aufsteigende Kolpitiskeime!),
- intrauterine Drucksteigerung,
- mangelhafte Anlage der Eihäute,

Plazentapolyp **383**

- (weit) offenstehender Zervikalkanal,
- rüde transzervikale Untersuchung.

➤ **Komplikation.** Hier ist v.a. der Nabelschnurvorfall und – wenn die Geburt nicht innerhalb der nächsten 24 Stunden erfolgt – die aufsteigende Infektion gefürchtet. Der vorzeitige Blasensprung erfordert daher die sofortige Klinikeinweisung (möglichst im Liegen!), Bettruhe, Infektionsprophylaxe, Uterusrelaxanzien und regelmäßige, kurzfristige Kontrolle der Temperatur und der Leukozyten (falls möglich auch des C-reaktiven Proteins = CRP), um eine beginnende Entzündung zu erkennen.

➤ **Therapie.** Vor Ende der 34. Woche möglichst Wehenhemmung, Infektionsprophylaxe/-therapie und Therapie der drohenden Frühgeburt; nach der 36. Woche: Geburtseinleitung (dazwischen je nach Befund).

Amnionitis-Plazentitis, Amnioninfektionssyndrom

Die Keime können entweder kanalikulär, aus der infizierten Vagina, durch Eingehen in den Muttermund mit unsterilem Fingerling, auf dem Blutweg oder durch das Fruchtwasser herankommen.

➤ **Ursache** einer Amnionitis im Bereich des Muttermundes ist möglicherweise ein vorzeitiger Blasensprung oder eine sehr protrahiert verlaufende Geburt, wobei das abfließende Fruchtwasser die Brücke für die Keimaszension bildet.

Umgekehrt kann eine Amnionitis im Bereich des Muttermundes Ursache des vorzeitigen Blasensprungs sein.

➤ **Therapie.** Am sichersten ist eine baldige Entbindung; Antibiotika gelangen nur in sehr starker Verdünnung in die Amnionhöhle.

Plazentapolyp

Der Plazentapolyp (Abb. 30.**2**) ist **kein echter Polyp**! Wenn im Uterus ein kirschgroßes oder größeres Plazentastück zurückbleibt, ist an dieser Stelle die Blutstillung unvollständig. Es kommt zur postpartalen Blutung. Ein Teil des Blutes gerinnt und setzt sich auf dem Plazentastückchen fest. Immer neues Blut fließt darüber und gerinnt, so daß ein ständig größer werdendes, recht festes, fingerförmiges **Blutgerinnsel** entsteht, das man als Plazentapolyp bezeichnet.

➤ **Komplikation.** Die Patientin wird immer **anämischer**, bis der „Polyp" durch **Abrasio** entfernt wird. Gefährlich ist die *Infektion* des „Polypen" und davon ausgehend die des puerperalen Uterus.

Zysten und Geschwülste der Plazenta

Sie sind selten und noch viel seltener bösartig.

Vergrößert und hydropisch-blaß ist die Plazenta bei Lues und schwerem Morbus haemolyticus (s. auch Chorionkarzinom S. 189).

Nabelschnuranomalien

Nabelschnurlänge. Sie kann variieren zwischen 10 und 150 cm. Die zu kurze Nabelschnur erschwert in erster Linie das Tiefertreten des Kindes unter der Geburt. Bei zu langer Nabelschnur können durch die Kindsbewegungen *wahre Nabelschnurknoten* entstehen. Unter der Geburt schützt die spiralige Anordnung der Arterien die Gefäße zunächst vor einem Verschluß durch Abknickung. Bei straff zugezogenem Knoten kann das Kind absterben. Die sog. *falschen Nabelschnurknoten* sind ein Gefäßknäuel oder lokale Ansammlungen von Whartonscher Sulze in der Nabelschnur.

Hautnabel. Hiervon spricht man, wenn die Nabelschnur schon einige mm oder cm, bevor sie in die Bauchdecke des Kindes tritt, von mit Nerven versorgter Haut statt vom Amnion bedeckt ist. Nach dem Abfallen des Nabelschnurrests – an der Stelle, an der das Amnion in die Haut übergeht – schrumpft der Hautnabel zu einem kleinen Bürzel, der meist in der Nabelgrube verschwindet.

Prüfungsfragen zu Kapitel 30
Es kann immer nur ein Antwortangebot richtig sein

1. Wie oder wann entsteht eine Blasenmole?	a) Bei unvollständig implantiertem Ei b) Nur bei Frauen über 40 Jahren c) Aus Windeiern d) Angebote b und c sind richtig e) Dadurch, daß keine Gefäße in die Zotten einwachsen bzw. wieder zugrundegehen
2. Was erweckt den Verdacht auf eine Blasenmole?	a) Abgang von blasigem Fluor b) Der Fundus uteri steht schon im 5. Monat 2 QF unterhalb des Nabels c) Positive Schwangerschaftstests noch bei extremer Urinverdünnung d) Schmerzen in der Blasengegend und häufiger Harndrang e) Keine der Angaben stimmt

3. Was ist außer der operativen Therapie bei einer Blasenmole noch zu beachten?

a) Daß intensiv scharf nachkurettiert wird
b) Daß eine Hysterosalpingographie gemacht wird
c) Daß eine neue Schwangerschaft für 1 – 2 Jahre möglichst verhindert und die Gonadotropinausscheidung quantitativ und regelmäßig kontrolliert wird
d) Daß die Teer- und Schokoladenzysten operativ entfernt werden
e) Keine der Angaben stimmt

4. Was spricht für eine Plazentainsuffizienz am Ende der Schwangerschaft?

a) Zunahme der Gonadotropine
b) Gewichtszunahme der Schwangeren
c) In der Stärke gleichbleibende Kindsbewegungen
d) Zervixinsuffizienz
e) Abnahme des Leibesumfangs

5. Wofür spricht eine Abnahme der Fruchtwassermenge?

a) Für eine Ösophagusatresie des Kindes
b) Für eine Nabelschnurumschlingung
c) Für eine Plazentainsuffizienz
d) Für Zwillinge
e) Für einen Morbus haemolyticus

6. Welche Komplikation ist beim Hydramnion *nicht* häufiger als gewöhnlich anzutreffen?

a) Nabelschnurvorfall
b) Lageanomalie
c) Frühgeburt
d) Atonische Nachblutung
e) Eine oder mehrere Nebenplazenten

7. Was ist eine Nebenplazenta?

a) Eine Placenta fenestrata
b) Eine Placenta succenturiata
c) Eine Placenta membranacea
d) Eine Placenta extrachorialis
e) Kein Angebot ist richtig

8. Was kann die Ursache für die Geburt eines Fetus dysmaturus sein?

a) Falsche Geburtsleitung
b) Übertragung
c) Chronische Plazentainsuffizienz bei Toxikose
d) Insertio velamentosa
e) Angebot b und c sind richtig

30. Anomalien und Erkrankungen der Plazenta

9. Was versteht man unter tiefem Sitz der Plazenta?

a) Daß Chorionzotten in das Myometrium eingewachsen sind
b) Daß Chorionzotten bis unter das Peritoneum vorgewachsen sind
c) Daß bei 2 – 3 cm großem Muttermund die Plazenta in der Lichtung tasbar ist
d) Daß bei 2 – 3 cm großem Muttermund der untere Plazentarand gerade mit dem Finger erreichbar ist
e) Daß die Plazenta in einer Tubenecke sitzt

10. Was ist eine Placenta membranacea?

a) Plazenta mit fibrinösen Auflagerungen am Rande
b) Ein dünner, häutiger Mutterkuchen
c) Eine Plazenta mit zottenfreien Stellen an der maternen Seite der Plazenta
d) Eine Plazenta mit Unterteilung in Haupt- und Nebenplazenten
e) Eine Plazenta mit häutiger Nabelschnurinsertion

11. Wann kommt das Hydramnion gehäuft vor?

a) Bei Zwillingsschwangerschaft
b) Bei Diabetes
c) Bei Hydrops fetalis
d) Bei Anenzephalus
e) Alle Antwortangebote sind richtig

12. Wann spricht man von Placenta praevia?

a) Wenn die Nabelschnur am Rand der Plazenta inseriert
b) Wenn größte Bezirke der Plazenta infarziert sind
c) Wenn bei insuffizienter Dezidua die Plazentazotten in das Myometrium hineinreichen
d) Wenn die Plazenta über den inneren Muttermund reicht
e) Wenn die Nabelschnur in den Eihäuten inseriert

13. An welche Ursache denken Sie bei der Diagnose: Hydramnion?

a) Toter Fet
b) Genital-Tbc ist häufig die Ursache, daher auszuschließen
c) Trichomonadeninfektion des Fruchtwassers
d) Diabetes
e) Aszites

14. Ab welcher Fruchtwassermenge spricht man von Hydramnion?

a) 500 ml
b) 750 ml
c) 1000 ml
d) 2000 ml
e) 3000 ml

Prüfungsfragen 387

15. Bei welcher fetalen Mißbildung kommt es zu Oligohydramnie?

a) Thorakophagus
b) Nierenaplasie
c) Anenzephalus
d) Amelie
e) Akardiakus

16. Welcher Zustand disponiert *nicht* zur Plazentainsuffizienz?

a) Toxikose
b) Übertragung
c) Langdauernde und verstärkte Wehentätigkeit
d) Alte Erstgebärende
e) Zervixinsuffizienz

17. Wovon leitet sich das Chorionkarzinom ab?

a) Von der Dezidua
b) Vom Trophoblasten
c) Vom Myometrium
d) Von undifferenzierten Keimdrüsenzellen
e) Keine der Angaben stimmt

18. Warum kommt es bei Placenta praevia häufiger zur Querlage?

a) Das Kind legt sich reflektorisch auf die weiche Plazenta, gleichgültig, wo sie liegt
b) Kein Platz im kleinen Becken
c) Die Behauptung stimmt nicht
d) Das Kind stellt sich mit seiner Längsachse möglichst parallel zur Plazentaoberfläche
e) Angebote a und b sind richtig

19. Was versteht man unter einem „frühzeitigen Blasensprung"?

a) Das Springen der Fruchtblase vor Geburtsbeginn
b) Das Springen der Fruchtblase vor Geburt der Plazenta
c) Das Springen der Fruchtblase vor Eintritt der Wehen
d) Das Springen der Fruchtblase nach Wehenbeginn, aber vor vollständiger Eröffnung des Muttermunds
e) Das Springen der Fruchtblase zwischen 4 und 8 Uhr morgens

31. Schwangerschaftsbedingte Erkrankungen = Gestosen

Definition, Einteilung, Häufigkeit

Die in diesem Abschnitt zusammengefaßten Erkrankungen werden *durch* eine Schwangerschaft ausgelöst, an die sich der Organismus der betreffenden Frau nicht ausreichend adaptieren (anpassen) kann. Sie sind schwangerschaftsspezifisch und werden deshalb als **Gestosen** bezeichnet (Gestation = Schwangerschaft). Dementsprechend schwinden sie auch bald nach der Entbindung.

Früher nahm man an, daß sie durch ein Schwangerschaftsgift erzeugt würden und bezeichnete sie deshalb als „Toxikosen". Da aber bis jetzt kein derartiges Gift nachgewiesen werden konnte, sollte man diese Bezeichnung nicht gebrauchen.

Man **unterscheidet** hinsichtlich des Zeitpunkts des Auftretens, der Entstehungsursache und dem Schweregrad verschiedene Formen, die sich z. T. überschneiden.

Zeitpunkt des Auftretens

Frühgestosen. Sie treten in der ersten Schwangerschaftshälfte auf.

Spätgestosen. Sie manifestieren sich nach der 28. Schwangerschaftswoche.
Im allgemeinen ist die Hyperemesis eine Frühgestose und die Eklampsie eine Spätgestose. Aber bei sehr stürmischem Verlauf und Mehrlingsschwangerschaft kann sich eine üblicherweise nach der 28. Woche auftretende Erkrankung auch schon früher manifestieren.

Entstehungsursache

Reine Gestosen

Es ist keine andere Ursache als die Schwangerschaft erkennbar.
Sie sind häufiger bei jungen Erstgebärenden und treten meistens erst nach der 28. Schwangerschaftswoche auf.

Pfropfgestosen

Auf eine schon **vor der Schwangerschaft** vorhandene Erkrankung wird eine Gestose aufgepfropft.

Meist handelt es sich um ein vaskuläres (mit dem Gefäßsystem zusammenhängendes) **Grundleiden** („essentielle" Hypertonie), um eine vorbestehende Nierenerkrankung (chronische Pyelonephritis) oder um vorbestehende Leberschäden (chronische Hepatitis). Dementsprechend finden wir die Pfropfgestosen häufiger bei älteren Mehrgebärenden. Sie treten in der Mehrzahl schon vor der 28. Schwangerschaftswoche auf. Kommt eine Patientin erst in der Gravidität wegen einer Gestose zur Erstbehandlung, so ist es schwer bzw. unmöglich, zwischen der reinen und der aufgepfropften Form zu unterscheiden. Während die Behandlung die gleiche ist, ist jedoch die Prognose sehr verschieden, da die reine Gestose nach der Gravidität heilt, während bei der Pfropfgestose die Grundkrankheit durch die Schwangerschaftsbelastung meist verschlechtert zurückbleibt.

> Es ist daher unbedingt wichtig, daß sich die Patientinnen nach der Schwangerschaft genauestens kontrollieren und evtl. behandeln lassen.

➤ **Prognose.** Sie ist, wenn folgende Veränderungen bereits vor Schwangerschaftsbeginn bestehen, besonders schlecht:

- Blutdruck von 180/100 mmHg und höher (sowie Nichtabsinken des Blutdrucks im mittleren Schwangerschaftsdrittel),
- Augenhintergrundsveränderungen,
- Herzvergrößerung,
- gestörte Nierenfunktion,
- Diabetes (Morbus Kimmelstiel-Wilson).

Terminologie und verschiedener Schweregrad der Gestosen

Gestosen. (Schwangerschafts-)Ödeme oder (Schwangerschafts-)Proteinurie oder (Schwangerschafts-)Hypertonie (= monosymptomatische Erkrankungen).

Nach den Anfangsbuchstaben der englischen Bezeichnungen dieser Symptome bezeichnet man die Gesamtheit der schwangerschaftsbedingten Erkrankungen als EPH-Gestosen. Eine reine Proteinurie in der Gravidität kann danach auch als „P-Gestose" bezeichnet werden; Kombinationen (s. u.) z. B. als EH-Gestose oder schließlich als EPH-Gestose.

➤ **Ursache.** Sie kann hierbei ganz verschieden sein. Ödeme treten z. B. bei Hypoproteinämie, bei Gefäßerkrankungen und bei Nierenerkrankungen auf.

390   31. Schwangerschaftsbedingte Erkrankungen = Gestosen

Präeklampsie. Es handelt sich um diese, wenn mindestens 2 der o.g. Symptome zusammen vorkommen.
Diese teilt man ein in die

- *Leichte Präeklampsie* mit einem
  - Blutdruck zwischen 140/90 mmHg bis 160/100 mmHg und/oder
  - Albuminurie zwischen 0,3–2 g/24 h und/oder
  - morgendliche Ödeme der unteren Extremitäten und/oder
  - wöchentliche Gewichtszunahme zwischen 500 und 1000 g.
  Kopfschmerzen, Augenflimmern, Erbrechen usw. fehlen.

- *Schwere Präeklampsie* mit einem
  - Blutdruck über 160/100 mmHg und/oder
  - Albuminurie über 2 g/24 h und/oder
  - Ödeme der unteren und oberen Extremitäten und des Gesichts und/oder
  - Urinausscheidung weniger als 1000 ml/24 h und/oder
  - wöchentliche Gewichtszunahme über 1000 g und/oder
  - Organschäden, z.B. Retinopathie, (Haut-)Blutungen und/oder
  - Kopfschmerzen, Augenflimmern, Erbrechen.

Sowie es zu einem *Krampfanfall und/oder Bewußtlosigkeit* gekommen ist, handelt es sich nicht mehr um eine Präeklampsie, sondern um eine Eklampsie (gr. = Aufblitzen).

➤ **Häufigkeit.** Die Häufigkeit der verschiedenen Formen ist sehr unterschiedlich. Besonders die schweren Formen sind in gleichem Maß selten geworden wie die Sorgfalt der Schwangerenvorsorgeuntersuchungen zunahm.
Sämtliche Formen der Gestosen kommen bei 5–10% aller Graviditäten vor. Hiervon sind 30–50% reine Hypertonien. Eine schwere Präeklampsie findet sich in ca. 1%. Die Eklampsie trat früher in 1–2% aller Graviditäten auf. Von den Gestosen sind etwa $1/3$ bis die Hälfte Pfropfgestosen auf eine meist vorbestehende Hypertonie. Die Gestosen sind die häufigste (oder zweithäufigste) mütterliche Todesursache im Zusammenhang mit Schwangerschaft, Geburt und Wochenbett.

➤ **Mortalität.** Die mütterliche Mortalität beträgt bis 0,5% ohne Anfälle, 5–10% mit Anfällen und beim HELLP-Syndrom (S. 393) 3–5%. Die kindliche Mortalität liegt zwischen 5–30% je nach Schweregrad der Gestose, bei den Pfropfgestosen zwischen 25 und 30%.

Hyperemesis gravidarum

Es ist dies eine Steigerung des morgendlichen Erbrechens. Die Patientin erbricht nicht nur sowie sie etwas gegessen oder getrunken hat, sondern auch bei leerem Magen. Es wird dann Schleim, Galle und evtl. Blut herausgewürgt. Im weiteren Verlauf entwickelt sich ein Hungerzustand mit Gewichtsverlust, es kommt zur Dehydratation, Pulssteigerung, Azetonurie und zu Aceton in der Ausatmungsluft (mangelhafte Fettverbrennung), Unruhe, Delirium, Somnolenz. In schweren Fällen ist mit Temperatursteigerung, Ikterus, Anurie, Koma und Krämpfen zu rechnen. Der Chlorverlust durch das Erbrechen der Magensalzsäure steigert den Brechreiz.

➤ **Ursache.** Die Änderung der Hormonlage und insbesondere psychische Faktoren (Ablehnung der Schwangerschaft, Streit mit Mann oder [Schwieger-]Mutter, schlechte Wohnverhältnisse, finanzielle Schwierigkeiten usw.) werden mit diesem Zustand in Zusammenhang gebracht.

➤ **Therapie.** Bei der Behandlung müssen die gar nicht selten psychischen Ursachen berücksichtigt werden. Änderung der Umgebung (Krankenhauseinweisung), Sedativa, ausreichende körperliche und seelische Ruhe tragen oft entscheidend zur Besserung des Zustands bei. Der Salz- und Wasserverlust ist auszugleichen und der Hungerzustand zu beheben. Nach Infusionen und evtl. Sondenernährung erfolgt der Übergang zur festen Nahrung bei vielen kleinen Mahlzeiten.
In schweren Fällen sind Antiemetica (z. B. Vomex) indiziert, da sonst häufiger Mißbildungen auftreten.
Die Schwangerschaftsunterbrechung gehört heute nicht mehr zur Therapie der Hyperemesis (s. Kap. 25).

Schwangerschaftsödeme und Hydrops gravidarum

Sie entstehen durch übermäßige (Salz- und) Wasserretention im Gewebe und machen sich zuerst an den abhängigen Körperpartien mit lockerem Bindegewebe, schließlich aber auch an Bauchdecken, am äußeren Genitale, an den Fingern und im Gesicht bemerkbar. Selten kommt es auch zu einem Aszites. Ursache der (extrazellulären) Wasserretention sind z. B. Hypoproteinämie, Gefäßerkrankungen, Nierenerkrankungen (S. 315).

Proteinurie

Eine minimale Eiweißausscheidung mit dem Urin kann bei der Schwangeren als normal angesehen werden, da alle Gewebe und somit auch das Nierenparenchym, vermehrt durchlässig sind. Wichtig ist die Bestimmung des Eiweißverlustes innerhalb 24 Stunden, da es durch höhergradige Proteinurie zu erheblicher Eiweißverarmung des Blutes usw. kommen kann. (Mit Quarkzwischenmahlzeiten kann dem entgegengewirkt werden.)
Die Eiweißausscheidung mit dem Urin während der Schwangerschaft beruht allerdings nicht nur auf einer gesteigerten Eiweißdurchlässigkeit der Niere, sondern auch auf einer schwangerschaftsspezifischen Umstel-

392   31. Schwangerschaftsbedingte Erkrankungen = Gestosen

lung der Nierenfunktion, z.B. hinsichtlich der Durchlässigkeit bzw. Nicht-durchlässigkeit für bestimmte Eiweißbausteine (Aminosäuren).

Bei stärkerer Nierenschädigung können **Zylindrurie** (Zellausgüsse der Nierenkanälchen, die mit dem Urin abgehen), **Oligurie** oder **Anurie** (Einschränkung oder Stopp der Urinproduktion) und **Hämaturie** (Blutbeimengung zum Urin) hinzukommen.

Hypertonie

Blutdruckwerte von 140/90 mmHg und darüber sind pathologisch und erfordern eine **Behandlung**, die anfangs meist einfach ist und mit (Bett)-Ruhe, Salzentzug (aber nicht „salzlos") und 1–2mal wöchentlich Reis- und Obsttagen beginnt. Keine Einschränkung der (normalen) Flüssigkeitsaufnahme, da die Nieren Flüssigkeit zur Ausscheidung der Stoffwechselschlacken benötigen (S. 307)!

Mehrmalige Kontrollen des Blutdrucks im Liegen (an einem auf einer Unterlage entspannt liegenden Arm!) sind notwendig, da es auch durch Aufregung bei der Untersuchung zu Blutdrucksteigerungen kommen kann.

Eine vorbestehende Hypertonie findet sich häufiger bei älteren Frauen und Multiparen. Falls keine Nierenerkrankung vorliegt, verläuft die Schwangerschaft eher normal, der Blutdruck sinkt wie üblich in der Mitte der Gravidität ab. Allerdings werden Aborte und Frühgeburten, vorzeitige Lösung der Plazenta und intrauterines Absterben des Kindes etwas häufiger beobachtet. Auch sind die Kinder oft kleiner – infolge einer Plazentainsuffizienz.

Um einer Pfropfgestose vorzubeugen, ist eine besonders intensive Kontrolle notwendig. Kommt es zur Gestose, dann führt diese nicht selten zu Herzversagen und Hirnblutungen.

Präeklampsie

Die Präeklampsie (ebenso wie die Eklampsie) ist eine Erkrankung, die nur die menschliche Schwangerschaft betrifft. Sie findet sich hauptsächlich in den letzten 10 Schwangerschaftswochen.

Wenn sie früher auftritt, liegt ihr oft eine Blasenmole, eine Mehrlingsschwangerschaft oder eine vorbestehende Krankheit (meist Hypertonie) zugrunde. Bevorzugt befallen werden besonders junge und besonders alte Erstgebärende sowie Frauen mit Diabetes oder Hypertonie.

➤ **Ursache.** Sie ist in den schwangerschaftsbedingten Veränderungen des Stoffwechsels und des Hormonhaushalts zu suchen. Eiweißmangel wie auch Überernährung scheinen die Entstehung zu fördern.

Es kommt zu einer Minderdurchblutung u.a. von Uterus und damit der Plazenta, Nieren, Gehirn und Leber. Fällt die Durchblutung (O_2- und Nährstoffversorgung) unter einen Grenzwert ab, so führt dies zu Blutungen in die Organe und/oder zu Nekrosen (Infarkte).

- **Früheste Warnsymptome** in der Praxis sind der meist plötzlich auftretende Blutdruckanstieg und starke Gewichtszunahme von wöchentlich mehr als 500 g, die sofortige Klinikeinweisung erfordern.

➤ **Prophylaxe** und **Therapie.** Bettruhe, Nahrungs- bzw. Kalorienreduktion, aber quantitativ und qualitativ ausreichende Eiweißzufuhr – besonders bei Patienten mit Proteinurie, Reis- und/oder Obsttage, salzlose oder -arme Diät, harntreibende Medikamente und ausreichende Flüssigkeitszufuhr, um die Ausscheidung harnpflichtiger Substanzen zu ermöglichen. Blutdrucksenkende Medikamente müssen einschleichend eingesetzt werden, da bei plötzlicher Blutdrucksenkung die Plazentadurchblutung derart stark absinkt, daß das Kind absterben kann! Günstig ist zunächst die Infusion von Presinol, da man den Tropf jederzeit, je nach Bedarf, steigern oder drosseln kann. In ganz schweren Fällen ist eine vorzeitige Entbindung notwendig.

➤ **Komplikationen.** Unterentwicklung des Kindes durch die Plazentainsuffizienz, vorzeitige Plazentalösung und intrauterines Absterben des Kindes. In solchen Fällen ist die – spontane oder induzierte – Frühgeburt manchmal die einzige Möglichkeit des Kindes, zu überleben! Wehenhemmung darf also nicht eine reflektorische Maßnahme, sondern muß wohlüberlegt sein!

Eine besonders schwere Verlaufsform der Präeklampsie wird als **HELLP-Syndrom** (*h*emolyse, *e*levated *l*iver enzymes, *l*ow *p*latelets) besonders hervorgehoben: Durch starke Gefäßspasmen kommt es: 1. zur mechanischen Erythrozytenzerstörung und damit zur Hämolyse, 2. zur Mangeldurchblutung kleinerer und größerer Leberbezirke und damit zur Leberschädigung, die an einem Anstieg der Leberenzyme zu erkennen ist; außerdem schwillt die Leber an, und es treten infolge der Kapselspannung rechtsseitige Oberbauchschmerzen auf. 3. Weiterhin entsteht durch vermehrte Thrombozytenaggregation eine Thrombozytopenie. Ist das Kind einigermaßen überlebensfähig, wird man – falls noch möglich – nach Lungenreifungsprophylaxe die Patientin (durch Sektio) entbinden.

Eklampsie

Treten zu den Symptomen der schweren Präeklampsie tonisch-klonische Krämpfe von $1/2$–1 min Dauer **und/oder** Bewußtlosigkeit hinzu, verschlechtert sich die Prognose wesentlich für Mutter und Kind. Die Eklampsie tritt meist während der späten Gravidität (in ca. 50%) oder unter der Ge-

394   31. Schwangerschaftsbedingte Erkrankungen = Gestosen

burt (35–40%) auf. Die Wochenbetteklampsie ist besonders gefürchtet, aber glücklicherweise selten (10%).

➤ **Prognose.** Durch jeden Krampfanfall wird die Prognose quoad vitam (lat. das [Über-]Leben betreffend) erheblich verschlechtert.

Weitere Zeichen für eine Verschlechterung sind:
- Versagen der konservativen Therapie,
- Oligurie, Anurie,
- Lungenödem,
- Hämokonzentration,
- Puls- und Temperaturanstieg,
- Blutdruckabfall,
- Rest-N-Anstieg,
- Ikterus,
- langdauerndes Koma.

➤ **Komplikationen** wie Kreislaufversagen, Anurie, Lungenödem, Gehirnblutung sind besonders gefürchtet, da sie zur Todesursache werden können!

Steht die Störung *eines* Organs sehr im Vordergrund, so kann man z.B. von einer „hepatogenen" oder „zerebralen" Eklampsie sprechen.

Durch Störungen des *Zentralen Nervensystems* (ZNS) kommt es zu Erbrechen, Augenflimmern, Ohrensausen, Kopfschmerzen, Hyperreflexie, tonisch-klonischen Krampfanfällen, Koma.

Bei *stärkerer Leberschädigung* können Oberbauchschmerzen (Kapselspannung), Ikterus und alle anderen Folgen der Leberinsuffizienz auftreten.

➤ **Differentialdiagnose.** Auszuschließen sind: akute Nephritis, Glomerulonephritis, Nephrose, Epilepsie, Gehirntumor, Diabetes, Vergiftung, akute Leberatrophie.

➤ **Therapie.** Die beste Behandlung ist die Entbindung. Ist sie noch nicht möglich, wird die Patientin sediert und erhält antikonvulsive Medikamente (z.B. Magnesiumsulfat). Sodann versucht man, den erhöhten Blutdruck langsam(!) zu senken, das Herz zu stützen und die Diurese zu steigern bzw. in Gang zu bringen. Die Patientin muß in verdunkeltem Raum (weniger Reize) sehr gut überwacht werden, damit sie sich nicht während eines Anfalls verletzt (u.a. Gummikeil zwischen die Zähne, da Gefahr des Zungenbisses) und nicht Erbrochenes aspiriert (Pneumonie, Lungenabszeß). Da während der Schwangerschaft nicht mit der völligen Abheilung zu rechnen ist – auch wenn keine Krämpfe unter der Therapie mehr auftreten –, sollte das Kind spätestens 2–3 Wochen vor dem Geburtstermin entbunden werden, um die Gefahren der sich gerade in dieser Zeit verstärkenden Plazentainsuffizienz zu vermeiden.

Prüfungsfragen zu Kapitel 31
Es kann immer nur ein Antwortangebot richtig sein

1. Welche der nachfolgenden Symptome sprechen für eine Gestose?
a) Kopfschmerzen
b) Hypertension
c) Wasserretention
d) In die Beine ausstrahlende Schmerzen
e) Antwortangebote a, b und c treffen zu

2. Was ist eine Hyperemesis gravidarum bzw. wodurch ist sie bedingt?
a) Eine organische Magenerkrankung, die mit dem Ende der Gravidität spontan ausheilt
b) Sie ist bedingt durch eine schwangerschaftsspezifische Erschlaffung des Magenpförtners
c) Eine Reaktion des mütterlichen Organismus auf die Schwangerschaft
d) Durch eine gesteigerte Durchsaftung der Epiglottis
e) Antworten c und d sind richtig

3. Wann besteht erhöhte Gestosegefahr?
a) Bei vorbestehender Hypertonie
b) Bei Übergewichtigkeit
c) Bei Zwillingen
d) Antwortangebote a, b und c sind richtig
e) Antwortangebote a und b sind richtig

4. Was ist das Hauptsymptom der Eklampsie?
a) Ödeme
b) Intrauteriner Fruchttod
c) Hypertonie
d) Krampfzustände
e) Proteinurie

5. Welcher Faktor ist für eine Pfropfgestose charakteristisch?
a) Jugendliches Alter der Schwangeren
b) Erstgebärende
c) Auftreten der Gestose im letzten Schwangerschaftsdrittel
d) Rasche Abheilung nach der Geburt
e) Früher durchgemachte Nierenerkrankung

6. Welche der aufgeführten Diagnosen ist die beste bei folgendem Befund: Blutdruck von 150/100 mmHg, 2% Eiweiß im Urin und leichte Ödeme
a) Pfropfgestose
b) Leichte Präeklampsie
c) Schwangerschaftshochdruck
d) Unbedeutende Abweichung von der Norm
e) Schwere Präeklampsie

31. Schwangerschaftsbedingte Erkrankungen = Gestosen

7. Wodurch wird die Prognose einer Pfropfgestose *nicht* verschlechtert?

a) Durch das Nichtabsinken eines erhöhten Blutdrucks im mittleren Schwangerschaftsdrittel
b) Durch das Hinzukommen einer extremen Varikosis
c) Durch das Hinzukommen von Augenhintergrundsveränderungen
d) Durch das Hinzukommen einer Herzvergrößerung
e) Alle unter a – d aufgezählten Möglichkeiten verschlechtern die Prognose einer Pfropfgestose

8. Was ist richtig?

a) Eine Pfropfgestose tritt bei Mehrgebärenden seltener auf als bei Erstgebärenden
b) Eine Pfropfgestose hinterläßt keine Defektheilungen
c) Eine Pfropfgestose ist prognostisch für das Kind ungünstiger als die essentielle Toxikose
d) Eine Pfropfgestose ist um so ungünstiger für das Kind, je früher sie auftritt
e) Angebote c und d sind richtig

9. Was ist bei der Eklampsie prognostisch *ungünstig* zu werten?

a) Einsetzende Polyurie
b) Aufhören der Krampfanfälle
c) Lungenödem
d) Varikosis
e) Angebote c und d treffen zu

10. Was ist richtig?

a) Das Auftreten der Präeklampsie/Eklampsie ist in sozial schlechter gestellten Bevölkerungskreisen häufiger als in besser gestellten
b) Das Auftreten der Präeklampsie/Eklampsie ist in sozial schlechter gestellten Kreisen seltener als in besser gestellten
c) Das Auftreten der Präeklampsie/Eklampsie ist durch ärztliche Maßnahmen nicht zu beeinflussen
d) Das Auftreten der Präeklampsie/Eklampsie verschlechtert die Prognose einer Gestose nicht
e) Angebote a und d sind richtig

11. Welchen Einfluß hat die mütterliche Hypertonie auf den Feten?

a) Sie ist günstig, da durch den erhöhten Blutdruck auch das Angebot an Sauerstoff besser ist
b) Sie ist ungünstig, da sie die kindliche Mortalität in schweren Fällen erhöht
c) Sie ist unbedeutend, da der Kreislauf von Mutter und Kind getrennt ist
d) Sie ist günstig, da die Plazenta besser durchblutet wird
e) Sie bedingt, besonders bei hohem diastolischem Druck, rasch eine Hypertrophie des kindlichen Herzens

12. Wie beeinflußt die Schwangerschaft eine Hypertonie der Graviden?	a) Überhaupt nicht b) Derart, daß es bei einem normalen Schwangerschaftsverlauf im mittleren Trimenon häufig zu einem Blutdruckabfall kommt c) Stets im Sinne einer Verschlechterung für die Dauer der Gravidität d) Stets im Sinne einer Verschlechterung, die für das ganze Leben bestehen bleibt e) Anders als unter a–d angegeben
13. Gestosehäufigkeit?	a) 0,1% aller Graviden b) 1–2% aller Graviden c) 5–10% aller Graviden d) 5–10% aller Neugeborenen e) Ca. 20% aller Graviden
14. Was ist richtig?	a) Pfropfgestosen kommen fast ausschließlich bei noch sehr jugendlichen Müttern vor b) Pfropfgestosen sind Gestosen, die mit einem vorbestehenden, vaskulären, renalen oder anderen Grundleiden kombiniert sind c) Pfropfgestosen sind Adnexitiden, die aufsteigend aus einer Kolpitis, Zervizitis oder Endometritis entstanden und mit ihnen kombiniert sind d) Pfropfgestosen sind Neugeborenenerkrankungen, die durch die Muttermilch übertragen werden e) Pfropfgestosen sind etwas anderes als unter a–d angegeben
15. Welches sind die Kardinalsymptome der Spätgestosen?	a) Übermäßige Zunahme des Fruchtwassers, kombiniert mit Abnahme der Kindsbewegungen b) Flüssigkeitsretention und Ödeme, Hypertension und Proteinurie c) Bakteriurie, Ischuria paradoxa, unregelmäßige kindliche Herztöne d) Antwortangebote b und c treffen zu e) Antwortangebote a und b treffen zu

32. Erkrankungen in der Schwangerschaft

Allgemeines

Alle Erkrankungen, die außerhalb der Gravidität vorkommen, können auch während der Gravidität eintreten bzw. bestehen bleiben. Nicht selten werden sie aber in Verlauf und Schweregrad durch die Schwangerschaft beeinflußt, wie sie auch ihrerseits den Schwangerschaftsverlauf beeinflussen können. Sie werden hier nur im Hinblick auf die Schwangerschaft besprochen. Ausführlich werden sie in den Lehrbüchern der entsprechenden Fachgebiete abgehandelt.

Sie stellen – nach Blutung und Gestose – die **dritthäufigste mütterliche Todesursache** dar.

Hieraus ergibt sich die außerordentliche Bedeutung der frühzeitigen gründlichen Allgemeinuntersuchung der Frau vor oder zu Beginn der Schwangerschaft. Für das Kind bedeuten die meisten mütterlichen Erkrankungen ein erhöhtes Risiko.

Grundsätzliche Fragen bei allen Erkrankungen in der Gravidität sind die folgenden:
- Beeinflußt die Gravidität den Krankheitsverlauf?
- Beeinflußt die Krankheit den Verlauf von Schwangerschaft, Geburt und Wochenbett?
- Hat die Krankheit einen Einfluß auf das Kind (Abort, Frühgeburt, intrauteriner Fruchttod, Mißbildungen)?
  Ist die Gravidität evtl. kontraindiziert, ist eine Interruptio mit oder ohne Tubensterilisation medizinisch angezeigt?
- Ist evtl. die Interruptio gefährlicher als das Austragen der Schwangerschaft?
- Welche prophylaktischen Möglichkeiten stehen zur Verfügung?
- Welche therapeutischen Konsequenzen ergeben sich aus der Kombination?

➤ **Diagnostik.** Manche diagnostischen Maßnahmen müssen in der Schwangerschaft *unterlassen* bzw. dürfen nur bei *sehr strenger Indikation* angewandt werden, wie z. B. Injektionen von Isotopen zur Schilddrüsendiagnostik, Röntgenaufnahmen (auch bei Thoraxaufnahmen gelangen Streustrahlen ins Abdomen), Pertubation oder Hysterosalpingographie, hohe Konisation der Portio (kleine, evtl. multiple Probeexzisionen sind weniger gefährlich).

➤ **Therapie.** Auch bei der Behandlung ist Vorsicht geboten!

Bei Anwendung der **physikalischen** Therapie wie Diathermie und Ultraschall in **therapeutischer** Dosis(!) können Mißbildungen bewirkt werden. Der Elektroschock ist für das Kind ungefährlich. Abdominale Chirurgie sollte man nur in Notfällen ausführen, da leicht Wehen ausgelöst werden können. Röntgenbestrahlung, die den Fet direkt trifft, kann ihn bis zu intrauterinem Absterben schädigen. Auch eine feste Massage der Bauchdecken oder der Kreuzgegend ist wegen der gelegentlichen Abort- und Frühgeburtengefahr kontraindiziert (reflektorische Wehenauslösung!).

Hinsichtlich der **medikamentösen** Therapie gilt der Grundsatz: Keine Medikamente während der Gravidität, wenn sie nicht unbedingt notwendig sind – besonders nicht in den ersten 12 Wochen (s. auch Kap. 25 „Medikamente in der Schwangerschaft"!) Thyreostatische Medikamente schädigen die kindliche Schilddrüse bzw. regen sie zu reaktiver Vergrößerung an. Radioaktiver Phosphor zur Behandlung der Leukämie schädigt das hämatopoetische Gewebe des Kindes. Männliches Hormon oder Gestagene mit virilisierender Komponente verursachen bei weiblichen Früchten Genitalmißbildungen und evtl. zentrale Störungen in der späteren Gonadotropinproduktion. Mutterkornalkaloide, z. B. zur Therapie der Migräne, können Wehen auslösen, ebenso Hypophysenhinterlappenpräparate, wie sie zur Therapie des Diabetes insipidus verwandt werden, desgleichen Chinin, das außerdem noch Nervenschädigungen bewirken kann.

Süchtige Mütter, die während der Gravidität die Droge einnehmen, gewöhnen auch ihr Kind daran, das nach der Geburt – wenn es die Droge nicht mehr zugeführt bekommt – richtige Entziehungserscheinungen zeigt.

Nebennierenrindenhormone sind bei Nebennierenrindeninsuffizienz unbedingt vonnöten, ihre Dosierung ist unter der Geburt meist zu erhöhen.

Sulfonamide, die in den letzten Schwangerschaftswochen gegeben wurden, und bei der Geburt noch nicht wieder vom Kind über die Plazenta an die Mutter abgegeben sind, belasten zusätzlich den noch schwachen Ausscheidungsmechanismus des Kindes, der mit der Ausscheidung des Bilirubins (aus dem kontinuierlich erfolgenden Blutzerfall) voll ausgelastet, ja oft schon zeitweise überlastet ist (Neugeborenenikterus!). Es kann zum *Drogenikterus* kommen.

Antikoagulanzien lösen u. U. Blutungen aus, deshalb sind sie vor der Entbindung abzusetzen und durch Gabe ihres Antidots zu neutralisieren. Beim Kind können sie Hirnblutungen, Membransyndrom (in der Lunge) usw. verursachen.

Folsäureantagonisten und andere Zytostatika können Mißbildungen und sogar den Tod des Kindes hervorrufen.

Tetracycline, im letzten Trimester an die Schwangere verabreicht, verfärben die kindlichen Zähne, da sie in deren Hartsubstanz eingebaut werden.

Genitale

Vulva- und **Vaginalhaut.** Sie bieten während der Gravidität bessere Bedingungen für die Ansiedlung von Bakterien und Pilzen; Fluor, Pruritus und sogar Schmerzen sind die Folgen. In der Schwangerschaft gelingt *oft nicht die völlige Ausheilung, häufiger kommt es zur Reinfektion.* Besteht lediglich ein abakterieller Fluor, so sind Waschungen (der Vulva, nicht der Vagina!), gerbende Spülungen, Kamillensitzbäder oder lokale Anwendung von Cortison zu empfehlen.

Es besteht ein erhöhtes Risiko zur Bildung von *Vulvavarizen* und *Hämorrhoiden.* Während die Varizen (auch unter der Geburt) kaum Beschwerden verursachen, können die Hämorrhoiden bluten, jucken und schmerzen. Zu empfehlen sind kühlende Vorlagen, Sitzbäder, Hämorrhoidenzäpfchen und -salben bzw. die Kombination beider als „Tampositorien B" **nach jedem** Stuhlgang über längere Zeit (anfangs mit Oberflächenanästhetika) sowie Sorge für regelmäßigen und weichen Stuhlgang.

Vulva und Anus sind besonders leicht mit Hilfe der „Sitzbadfolie", die über die Toilettenbrille gezogen wird, mit täglichen (Mini-)Sitzbädern mit Kamillobad (billiger als Kamillosan!) zu behandeln.

Die „Sitzbadfolie" kann leicht ersetzt werden durch eine Plastiktüte die über die Toilettenbrille gezogen wird und deren offenes Ende durch Einrollen einer Ecke (durch Wäscheklammer fixieren) verengt und damit befestigt wird.

Uterus und seine Anhänge. Hierin entstehen während der Gravidität viele große Gefäße. Sie werden im Wochenbett nicht mehr benötigt, das in ihnen enthaltene Blut gerinnt. *Thromben* und Gefäßwände bilden sich im Verlauf des Wochenbetts zurück.

Gelegentlich können die Thromben über den Genitalbereich hinauswachsen und Gefäße ergreifen, die für die Zirkulation notwendig sind, wodurch venöse (häufiger) oder arterielle (seltener) *Stauungen* entstehen. Reißt ein Thrombus ab, kommt es zur *Lungenembolie,* auf die man, je nach Schweregrad, gelegentlich nur durch einen kurzen Hustenreiz und einige Tage später durch braun-blutigen Auswurf aufmerksam wird. Es kann aber auch durch den Embolus und den begleitenden Spasmus benachbarter Bronchien und Gefäße derart viel Lungengewebe funktionsuntüchtig werden, daß die Patientin wochenlang schwer krank ist oder – schlimmstenfalls – unmittelbar stirbt.

➤ **Prophylaxe.** Frühaufstehen (beginnend mit dem Gang vom Entbindungsbett zum weichen Bett), Wochenbettgymnastik und thrombosehemmende Medikamente werden vorbeugend angewandt. Ist es zu einer starken Thrombose gekommen (tiefe Thrombose), so muß die Patientin – nach vorherrschender Meinung – streng liegen, damit kein Thrombus abreißt und zum Embolus wird. Sie erhält u. a. auch thrombolytische (thrombusauflösende) Medikamente, wenn die ehemalige Plazentahaftstelle abgeheilt ist. Oberflächliche Thrombophlebitiden werden mit Bewegung, elastischen Verbänden, Hirudoidsalbe, evtl. auch Blutegeln behandelt.

Myome. Diese sind in dem Alter in dem eine Frau meist schwanger wird selten. Sie können während der Gravidität schneller wachsen; meist werden sie besser fühlbar. Im Wochenbett unterliegen sie ebenfalls den Rückbildungseinflüssen. Die Gefahr, daß sie dann nekrotisch werden, daß es in sie hineinblutet, und daß sie infiziert werden, ist relativ groß und für das Leben der Mutter bedrohlich. Während der Gravidität verursachen sie oft, je nach Lage, Schmerzen, Abort oder Frühgeburt sowie Lageanomalien und Geburtsschwierigkeiten.

Ovarialzysten und -tumoren. Sie können sich infolge der Lageveränderungen im Bauchraum leichter drehen (S. 170 f). Entwickeln sie sich im kleinen Becken, so stellen sie ein Geburtshindernis dar, das man entweder operiert oder (Zysten) unmittelbar unter der Geburt abpunktiert (cave: z. B. Senkniere!).

Adnexe. Sind diese narbig fixiert, dann können, wenn sie vom wachsenden Uterus in die Höhe gezogen werden, erhebliche Dauerschmerzen entstehen.

Bauchdecken

Bruchpforten nehmen gelegentlich an Größe zu, **Hernien** entstehen oder vergrößern sich ebenfalls. Unter Umständen und besonders in der ersten Schwangerschaftshälfte ist eine **Einklemmung** von Darmschlingen möglich. In der 2. Schwangerschaftshälfte kann sich der sich immer mehr ausdehnende Uterus von innen vor die Bruchpforte legen und sie verschließen. Durch Druck oder Zug an im Hernienbereich bereits fixierten Darmschlingen entsteht daraus aber gelegentlich ein **Ileus**.

Bei Hydramnion, Zwillingen oder vielen aufeinanderfolgenden Schwangerschaften können die Bauchdecken derart *überdehnt* werden, daß sie erschlaffen. Nur in solchen Fällen sind Leibbinden angezeigt, die evtl. auch *nach* der Gravidität noch getragen werden müssen.

Hormondrüsen

Hypophyse. Sie steuert alle anderen Hormondrüsen, *mit Ausnahme der Plazenta.*

Schwerwiegendere Erkrankungen der Hypophyse bedingen eine Sterilität. Überproduktion des Wachstumshormons führt bei Erwachsenen zur Akromegalie (Wachstum der Körperenden, d.h. der Hände, Füße, Nase,

402   32. Erkrankungen in der Schwangerschaft

Stirn und des Kinns). In der Schwangerschaft kommt es schon „normalerweise" zur Mehrproduktion des Wachstumshormons und häufig zu ganz leichten akromegalen Symptomen, so daß eine schon bestehende Akromegalie gesteigert werden kann.

Sofern trotz einer Insuffizienz der Hypophyse eine Gravidität eintritt, ist durch den schwangerschaftsbedingten Mehrbedarf ein **Mangel an Nebennierenrindenhormon** möglich, wenn diese zu wenig stimuliert wird. Es muß dann entweder das nebennierenrindenstimulierende Hormon (ACTH) oder das Nebennierenrindenhormon selbst verabreicht werden. Entsprechendes gilt für die primäre Nebennierenrindeninsuffizienz.

Erkrankungen der Ovarien (z. B. Zysten). Diese beeinflussen entweder die Gravidität meist nicht oder sie verursachen eine Sterilität. Hormonbildende Tumoren sind sehr selten. Produzieren sie männliches Hormon, kann es zur Virilisierung weiblicher Feten kommen.

Unterfunktion der Schilddrüse (Hypothyreoidismus). Sie führt bei ausgeprägtem Krankheitsgeschehen ebenfalls zur Sterilität und in leichteren Fällen gehäuft zu Aborten und Mißbildungen des Kindes. Notwendig ist eine gute Kontrolle mit ausreichender Substitutionstherapie.

Überfunktion der Schilddrüse (Hyperthyreoidismus, Morbus Basedow). Eine leichte Funktionssteigerung ist in der Gravidität normal. Stärkere Grade mit merklicher Grundumsatzsteigerung und Vermehrung des proteingebundenen Iods können zur Unterdrückung der fetalen Schilddrüsenfunktion führen.

Erkrankung der Inselzellen. Diese ist in diesem Kapitel im Abschnitt Diabetes gesondert behandelt.

Brustdrüsen

Sie verursachen bei der Graviden schon sehr früh in der Schwangerschaft Spannungsgefühl und öfter auch Schmerzhaftigkeit. Durch die Gewichtsvermehrung im Verlaufe der Gravidität kann es durch zu starken Zug ebenfalls zu Schmerzen kommen (Büstenhalter, vgl. S. 25 ff.).

Nebenbrüste werden von den Schwangerschaftsveränderungen ebenfalls mitbetroffen. Bei einer vorausgegangenen Mammastraffung wird das Operationsergebnis durch die Schwangerschaftshypertrophie größtenteils zunichte gemacht. Außerdem droht durch durchtrennte und obliterierte Ausführungsgänge die Gefahr einer Milchstauung (Abstillen).

Haut

Nicht selten kommt es zu einem lokalisierten oder generalisierten **Pruritus**, der besonders dann sehr quälend sein kann, wenn er Schlaflosigkeit verursacht. Durch das Kratzen entstehen Hautdefekte, die infiziert werden können. Die Behandlung ist schwierig. Meist geht der Pruritus im Wochenbett zurück. Bis dahin muß man sich manchmal mit einer symptomatischen Behandlung (Oberflächenanästhetika, Antihistaminika, Cortisonpräparate, evtl. Verzicht auf Seife [und Wasser] an den betroffenen Hautpartien, evtl. Töpfers Kleiebad) begnügen. Ein starker **Hautausschlag** kann Krankenhausbehandlung erforderlich machen.

➤ **Kindliche Mortalität.** Aus noch unbekannten Gründen ist sie erhöht, ebenso die Mißbildungshäufigkeit (Infektion?).

➤ **Prognose.** Für die Mutter ist die Prognose dagegen gut.

Muttermale. Sie sollen kontrolliert werden (Größe, Dicke, Farbe, Blutungen), da sie in der Schwangerschaft (allerdings selten!) größer werden und auch sogar maligne entarten können.

Pigmenteinlagerung (s. Kap. 23).

Psoriasis. Sie bessert sich oder schwindet sogar häufig während der Schwangerschaft, tritt aber im Wochenbett (verstärkt?) wieder auf.

Ekzeme. Sie verschlimmern sich dagegen öfter während der Gravidität. Sofern es sich um endogene Ekzeme handelt, ist auch damit zu rechnen, daß das Neugeborene die Anlage geerbt hat, und schon bei der Geburt ekzematöse Hautveränderungen aufweist.

Zentralnervensystem und Psyche

Hirntumoren. Sie können durch schwangerschaftsbedingte Wassereinlagerung quellen und erstmals oder vermehrt (Hirndruck-)Symptome verursachen. Sofern in einem solchen Fall Leben oder Persönlichkeit der Mutter bedroht sind, wird die Schwangerschaft erst in 2. Linie berücksichtigt. Bei der Indikation zur Unterbrechung der Gravidität muß auch erörtert und bedacht werden, ob und wie die Mutter ihr Kind später versorgen kann und wie die Belastung durch das geborene Kind den Zustand der Mutter beeinflußt.

Bandscheibenerkrankungen. Die, die zu neurologischen Symptomen führen, müssen möglichst ohne Röntgendiagnostik geklärt und konservativ behandelt werden. Sofern es dabei aber zu ausgedehnten Lähmungen kommt, wird ein aktives chirurgisches Vorgehen notfalls auf Kosten der Schwangerschaft notwendig.

404   32. Erkrankungen in der Schwangerschaft

Multiple Sklerose (MS). Sie beeinflußt nach Meinung der meisten Experten den Schwangerschaftsverlauf nicht, wie sie auch andererseits nicht von der Schwangerschaft beeinflußt wird.

Aneurysmen von Gehirngefäßen. Sie rupturieren leichter in der Gravidität oder während der Preßwehen. Sie sind *oft multipel* angelegt.

➤ **Prophylaxe.** Man wird das Kind durch eine *Sektio vor Wehenbeginn*, seltener durch eine *frühe Zangen-* oder *Vakuumextraktion* entbinden. Da ein Aneurysma meist Kopfschmerzen auslöst, besteht **Verwechslungsgefahr** mit einer Gestose.

Epilepsie. Bei Anfällen in der Gravidität oder unter der Geburt ist auch an Eklampsie zu denken! Wenn es nicht im Anfall zu Störungen der Schwangerschaft kommt, wird der Verlauf der Gravidität normal sein. Die antikonvulsiven Mittel sind unbedingt auch während der Schwangerschaft einzunehmen; plötzliches Absetzen kann zum *Status epilepticus* führen. Die heutigen Antiepileptika sollen keine teratogene (Mißbildung auslösende) Wirkung haben.

Sofern die Krampfanfälle auf Hirntraumen zurückzuführen sind, ist nicht zu befürchten, daß die Anlage vererbt wird.

Neuralgien, seltener sogar **motorische Lähmungen.** In praktisch allen Körperpartien, können diese infolge des erhöhten Vitaminbedarfs in der Gravidität durch Vitamin-B_1-Mangel bedingt sein. Die Medikation von Vitamin-B_1-Präparaten führt in solchen Fällen prompt zum Erfolg.

Schmerzen. Im Bereich der Rippen, der unteren Thoraxapertur und Ischiasschmerzen entstehen in der fortgeschrittenen Gravidität und Druck des Fundus bzw. des vorangehenden Kopfes. Lagewechsel und Schmerzmittel (u.a. auch Vitamin B_1) müssen die Zeit bis zur Entbindung überbrücken helfen.

Migräne. Sie schwindet fast immer für die Dauer der Gravidität, da diese die Gehirndurchblutung verbessert. Bleibt sie bestehen oder tritt sie erst während der Schwangerschaft auf, muß eine organische oder schwangerschaftsspezifische (Gestose) Ursache angenommen und gezielt untersucht werden.

Psychosen. Diese sind in der Schwangerschaft selten und ihre Prognose ist gut (Wochenbettpsychose s. S. 513).

Skelett

Relativ häufig ist während der Schwangerschaft die **Symphysenlockerung**, sehr viel seltener die tatsächliche **Symphysenruptur** zu beobachten. Ebenfalls selten verursacht die Gravidität eine stärkere Entkalkung des

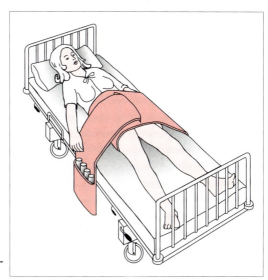

Abb. 32.**1**
Naujoksscher Schlaufenverband

Knochens. Es treten dann Druck- und Spontanschmerzen über der Symphyse und den Sakroiliakalgelenken bzw. den entkalkten Partien auf, evtl. kommt es sogar zum Watschelgang. Die Festigkeit des Beckenrings läßt sich steigern, und die Schmerzen lassen sich verringern durch einen sog. „Symphysengürtel", der um das Becken in Höhe der Symphyse und der Trochanterköpfe gelegt und mittels eines Hebelverschlusses fest angespannt wird.

Die Festigung erfolgt meist rasch bei *Bettruhe* und – bei höhergradiger Symphysenlockerung – *Naujoksschem Schlaufenverband* (Abb. 32.**1**) sowie unter Zuführung von *Kalk und Vitamin-D-Gabe* und *Höhensonnenbestrahlung* im Wochenbett.

Im Schlaufenverband kann sich die Patientin bewegen. Trotzdem werden die Beckenknochen durch einen konstanten Zug zusammengehalten, der dosierbar ist durch das Gewicht der Sandsäcke, die in die beiden Taschen der Schlaufe gelegt werden.

Lunge

In der Spätgravidität, mit einem Maximum in der 36. Woche, entwickeln sich durch Zwerchfellhochstand in den Unterlappen Atelektasen (luftleere Bezirke). Hier breiten sich dann Infektionen besonders leicht aus. Ebenso

406   32. Erkrankungen in der Schwangerschaft

besteht eine erhöhte Infektionsgefahr im Wochenbett, wenn diese Atelektasen sich wieder entfalten.

Lungentuberkulose. Dank umfangreicher therapeutischer und prophylaktischer Maßnahmen ist die aktive Lungen-Tbc bei erwachsenen Frauen in Deutschland heute selten geworden. Sie kommt etwa einmal bei 1000 Schwangeren vor. Unter den Frauen der ausländischen Gastarbeiter ist sie deutlich häufiger.

Bei bekannter Tbc müssen Kontrolle und Behandlung (Chemotherapie und evtl. auch chirurgische Behandlung) durch einen Lungenfacharzt erfolgen. Etwa 4 Wochen vor dem Entbindungstermin soll die Patientin in der *geburtshilflichen Abteilung einer Lungenheilstätte* aufgenommen, dort (um nicht andere Gravide zu gefährden) am Termin entbunden (Vakuumextraktion oder Zange, um das Pressen zu vermeiden) und noch einige Wochen oder Monate nachbehandelt werden. Um der Patientin eine zusätzliche Belastung und Schwächung zu ersparen, sollte sie nicht stillen.

Wegen der Infektionsgefahr wird das Kind sofort BCG-geimpft. Es darf erst nach ca. 2 Lebensmonaten engeren Kontakt mit seiner Mutter haben. Eine intrauterine Infektion ist sehr selten.

Für alle Personen, die mit der Patientin in Kontakt kommen, ist wichtig zu wissen, daß 3–4 Wochen nach Beginn einer Chemotherapie praktisch keine Infektionsgefährdung durch Tröpfcheninfektion mehr besteht.

Pneumonie (Lungenentzündung). Sie zählt zu den ernsten Komplikationen der Schwangerschaft. Sie erfordert frühzeitigen Einsatz hochwirksamer Medikamente (Antibiotika) sowie eine Herzunterstützung, da das Herz schon aufgrund der Gravidität vermehrt arbeiten muß und nun das Blut durch die entzündete Lunge schwerer hindurchgepumpt werden kann. Wegen der verschlechterten Sauerstoffaufnahme sind Mangelerscheinungen beim Kind möglich, es besteht dadurch die Gefahr seines Absterbens oder auch seiner vorzeitigen Geburt.

Bronchialasthma. Diese und Gravidität beeinflussen sich gegenseitig meist nicht, es sei denn, daß psychische Faktoren (z. B. unerwünschte Gravidität) Bronchialspasmen auslösen. Bei fortgeschrittener Schwangerschaft bessert sich gelegentlich ein vorbestehendes Asthma.

Kyphoskoliose. Ist sie hochgradig und am Rande der Kompensation, wirkt sich das Hochsteigen der Bauchorgane deletär aus! Deshalb ist eine frühe Interruptio zu erwägen.

Herz und Gefäßsystem

Im Verlauf der Schwangerschaft kommt es zu einer Steigerung der Herzarbeit bis zum 7. Monat, danach nimmt sie wieder ab. Die meisten herzkranken Frauen überstehen diese Zeit ohne Schaden.

1–4% (je nach Gegend) aller Graviden leiden an einer Herzkrankheit (auch die leichtesten Formen eingeschlossen). Meist ist die Ursache auf rheumatisch-entzündliche Erkrankungen zurückzuführen (90–95%). Angeborene Herzklappenfehler, meist mit sekundärer Herzmuskelbeteiligung bzw. Herzmuskelschädigung, kommen mit einer Häufigkeit von 2–5% vor. In abnehmender Häufigkeit werden Mitralstenose, Mitralinsuffizienz, Aorteninsuffizienz, Aortenstenose und kombinierte Vitien beobachtet.

Selten sind in der Altersgruppe der Schwangeren Herzschäden durch Bluthochdruck, Perikarditis (Herzbeutelentzündung) oder Koronarinsuffizienz (mangelnde Durchblutung der Herzkranzgefäße).

Wenn auch die schweren Herzkrankheiten bei Schwangeren selten sind, stellen sie doch einen Hauptfaktor der Müttersterblichkeit dar und verursachen häufig Frühgeburten und perinatale Todesfälle.

➤ **Mütterliche Mortalität.** Die Müttersterblichkeit bei Herz- und Gefäßerkrankungen wird in Deutschland mit 1–3% angegeben. Bei guter internistischer und gynäkologischer Kontrolle und Behandlung sinkt sie auf 0,5%; ohne jede Kontrolle beträgt sie ca. 20%.

➤ **Kindliche Mortalität.** Selbst bei kompensierten mütterlichen Herzfehlern steigt sie deutlich an und wird mit bis zu 10% angegeben. Bei Dekompensation erreicht sie etwa 50%.

Am häufigsten kommt es zur *Dekompensation* eines schweren, schon vorbestehenden Herzklappen- und/oder Herzmuskelschadens. Die größte Gefahr droht um den 7. Monat und unter der Geburt wegen der Zunahme des Schlag- und Minutenvolumens sowie im frühen Wochenbett infolge der Mangeldurchblutung des Herzens.

➤ **Prognose.** Sie ist *günstig* bei: fehlender oder nur geringfügiger Herzvergrößerung, Fehlen einer anamnestischen Dekompensation oder nur geringfügigen Reizleitungsstörungen, Fehlen anderer Krankheiten, vorhandener guter ärztlicher Kontrolle.

Ungünstiger ist sie bei: kombinierten Vitien, Alter über 35 Jahren, Auftreten einer Gestose, Hinzukommen einer Infektionskrankheit oder deutlichen Anämie, schlechter sozioökonomischer Stellung, schon früher einmal aufgetretener Dekompensation, Vorhofflimmern, Übergewichtigkeit, früherer rezidivierender Endokarditis.

Herzkranke Schwangere sollen mindestens 10 Stunden Nachtruhe einhalten und tagsüber besonders viele Ruhepausen einlegen. Sie dürfen nur soviel körperliche Arbeit leisten, wie sie ohne Anstrengung vollbringen können. *Im 7. Monat und 1–3 Wochen vor dem Geburtstermin ist eine stationäre Auf-*

408   32. Erkrankungen in der Schwangerschaft

nahme der Patientin wünschenswert. Droht Dekompensation (Atemnot, Husten, Tachykardie, Unterschenkelödeme) oder ist sie bereits eingetreten, sollte **bis zur Entbindung Bettruhe** eingehalten werden. Besonders zu vermeiden bzw. sofort zu behandeln sind Erkältungen, Pneumonie und Anämie.

Gerade bei Herzkranken muß die Geburtsdauer insgesamt abgekürzt und sollten besonders die Preßwehen vermieden werden (Vakuumextraktion oder Zangenentbindung sowie Muttermund eröffnet ist und Leitstelle möglichst unter der Interspinallinie steht).

➤ **Prophylaxe.** Da es im Wochenbett immer zu einer Mangeldurchblutung des Herzens kommt, muß in den ersten Wochenbettstagen die herzkranke Wöchnerin besonders sorgfältig überwacht und behandelt werden. Wegen der erhöhten Gefahr eines Endokarditisrezidivs empfehlen manche Autoren vorbeugend die Verabreichung eines Antibiotikums im Wochenbett.

Herzoperationen sollten *vor* einer Gravidität ausgeführt werden. Wenn sie jedoch während der Schwangerschaft notwendig sind, dann möglichst im 4.–5.–6. Monat. Bei schwerer Herzerkrankung ist eine frühe(!) Interruptio zu erwägen – besser wäre eine sichere Schwangerschaftsverhütung evtl. durch Tubenligatur.

Wenn bei einer Patientin mit bekanntem, mäßig starkem Herzfehler Kinderwunsch besteht, dann sollten die Schwangerschaften in möglichst jungen Jahren eintreten, da die Leistungsreserve des Herzens mit zunehmendem Alter normalerweise abnimmt, denn die Ruheleistung des Herzens muß mit fortschreitendem Alter zunehmen, u. a. um die schlechter werdenden Austauschbedingungen zu überwinden. Gleichzeitig nimmt die maximale Leistungsfähigkeit des Herzens ab. Im 6.–7. Monat ist das Minutenvolumen *in Ruhe* um ca. 2 l gesteigert, die Leistungsbreite also entsprechend eingeengt, bzw. wird die Leistungsgrenze erreicht oder überschritten.

➤ **Beurteilungsmaßstab** (von der New York Heart Association). Zur Erkennung des Schweregrads eines Herzfehlers und damit der noch vorhandenen Reserven gibt es ein relativ einfaches Schema:

1. Grad: Keine Beschwerden bei schwerer Arbeit; keine Einschränkung der Arbeitsfähigkeit.

2. Grad: Keine Beschwerden bei leichter Arbeit; Beschwerden treten erst bei schwerer Arbeit auf.

3. Grad: Keine Beschwerden in Ruhe; Beschwerden treten schon bei leichten Belastungen auf.

4. Grad: Schon in Ruhe Zeichen der Herzinsuffizienz.

Patientinnen mit Schweregrad 1 und 2 können eine Schwangerschaft austragen. Es sind dies 90 % aller Herzkranken. Schweregrad 4 erfordert eine Schwangerschaftsunterbrechung. Bei Schweregrad 3 muß individuell entschieden werden.

Blut **409**

Hypertonie (hoher Blutdruck). Sie verschlechtert u.a. die Plazentadurchblutung und beeinflußt damit die Prognose für das Kind. Der Bluthochdruck kann sich infolge der Gravidität aber auch bessern (schwangerschaftsbedingte Gefäßweitstellung). Das Absinken des Blutdrucks im mittleren Schwangerschaftsdrittel kann als prognostisch günstig gewertet werden. Die Hypertonie ist bei den Gestosen (Kap. 31) ausführlicher besprochen.

Thrombose und Thrombophlebitis. Diese kommen in den oberflächlichen Varizen der Beine während der Gravidität häufiger vor. Im Wochenbett gehört die Thrombose zahlreicher Uteringefäße sogar zu den *normalen Rückbildungsvorgängen.*

Während der Gravidität ist bei der Verwendung von Antikoagulanzien besondere Vorsicht geboten, da sie zur Schädigung des Kindes führen können. Bei eingeschränkter Gerinnung droht Blutung – weniger aus der Plazentahaftstelle als aus Verletzungen des Geburtskanals. Hier zeigt auch die Schwangerschafts- und Wochenbettgymnastik gute Erfolge in der Prophylaxe.

Blut

Anämien. Die nur angeblich *„physiologische" Schwangerschaftsanämie* ist in Kap. 23 erwähnt. Nichtschwangere Frauen haben durchschnittlich 3,5–4 l Blut, ein Hb von 13,5–14 g% und ein Minutenvolumen (die Menge Blut, die das Herz in einer Minute auswirft) von 4,2 l (S. 283). Die maximale Leistungsfähigkeit des Herzens nimmt aber in der Gravidität ab, dagegen das Herzminutenvolumen um ca. 2 l zu! Tritt jetzt noch eine Anämie auf, kann diese nur begrenzt durch eine Minutenvolumensteigerung ausgeglichen werden. Wenn nur noch eine weitere Anstrengung (Geburtswehen) oder ein Blutverlust (Placenta praevia) hinzukommt, kann rasch ein Herzversagen eintreten! Deshalb ist die Kontrolle des Hb und entsprechende Eisenzufuhr so dringend notwendig.

Es entsteht eine *Eisenmangelanämie,* wenn der Eisenbedarf im Organismus ansteigt (Fet; mütterliche Blut- und Gewebsneubildung) und der Mehrbedarf nicht durch vermehrte Zufuhr gedeckt wird. Deshalb sind Fleisch, Eier und grünes Gemüse notwendig, am besten ergänzt durch eine tägliche „Eisentablette" (S. 283) **nach** dem Essen wegen der möglichen Magenbeschwerden. Liegt der Hämoglobinwert unter 12 g%, so erhöht man die Eisenzufuhr (u. U. i. v.). Steht die Geburt unmittelbar bevor und droht eine Blutung (z.B. Placenta praevia) und ist das Hämoglobin unter 10,5% abgesunken, so überträgt man sofort Blut bzw. bereitet alles vor (Blutgruppe, Konserven kreuzen), um bei stärkerer Blutung unmittelbar transfundieren zu können.

410   32. Erkrankungen in der Schwangerschaft

➤ **Prophylaxe** und **Therapie.** Da die *Schwangerschaftsperniziosa* auf einem Folsäuremangel beruht, kombiniert man am besten die prophylaktische Eisengabe mit Folsäure (z. B. Eryfer comp. Kapseln).

Leukämie und Schwangerschaft beeinflussen sich gegenseitig nicht unmittelbar, soweit man dies schon sagen kann, da sie selten gemeinsam vorkommen. Relativ oft führt aber eine Verschlimmerung der Krankheit über den schlechten Allgemeinzustand der Mutter zum Absterben des Kindes, zu Abort oder Frühgeburt.

➤ **Therapie.** Bei der Behandlung wird man auf das Schwangerschaftsstadium und den Wunsch der Mutter Rücksicht nehmen. Man wird evtl. vorzeitig entbinden, um alle therapeutischen Möglichkeiten (Zytostase, Röntgenbestrahlung usw.) voll einsetzen zu können.

Uropoetisches System

Zystitis und Pyelonephritis gravidarum. In der Gravidität – besonders nach dem 5. Monat – kommt es häufig zur *Exazerbation vorbestehender Infektionen* des Harntraktes sowie zu *Neuinfektionen.* Insgesamt sind ca. 2% aller Graviden davon betroffen.

Infolge der Verlangsamung des Harnstroms, der Weitstellung der Ureteren oder ihrer Abklemmung oder Abknickung durch den wachsenden Uterus sowie der gesteigerten Durchlässigkeit aller Gewebe (auch für Keime) wird die Gefahr einer Infektion vergrößert. Der Grund für das Überwiegen der rechtsseitigen Pyelonephritis liegt in der besonderen Topographie: Da die rechte Niere nämlich mit einer viel größeren Fläche dem Darm anliegt als die linke, können rechts mehr Keime überwandern. Die häufigsten Erreger sind Kolibakterien oder Streptokokken.

➤ **Symptome.** Es kommt zu Fieber, Schüttelfrost, (Klopf-)Schmerzen im befallenen Nierenlager und Dysurie (Schmerzen beim Wasserlassen). Öfter bestehen auch eine Obstipation, Übelkeit und Erbrechen.

Im Urin (Teststreifen, Sediment, Kultur) finden sich Leukozyten und Bakterien, Erythrozyten, Hb und (bei Koliinfektion) Nitrit.

➤ **Therapie.** Die Antibiotikabehandlung hat bis zur Bakterienfreiheit des Urins *bei mehreren Kontrollen* zu erfolgen.

Die Pyelonephritis kann durch die Toxine der Bakterien einen Abort oder eine Frühgeburt auslösen. Dies droht auch zu Beginn jeder Antibiotikatherapie durch die plötzlich freiwerdenden Endotoxine der zerfallenden Bakterien. Deshalb an Wehenhemmung denken! Wird die Erkrankung nicht ausgeheilt, so bricht sie mit einer ca. 40%igen Wahrscheinlichkeit in der nächsten Schwangerschaft wieder aus.

Ein Harnstau in den Ureteren kann durch eine gegebenenfalls wochenlange Einlage eines Katheters zwischen Nierenbecken und Blase (Splint) bis nach der Entbindung therapiert werden.

Nur schwere, therapieresistente Fälle erfordern eine Schwangerschaftsunterbrechung.

Nierenbeckensteine. Sie wandern gelegentlich aufgrund der Ureterenweitstellung tiefer. Es kommt, je nach ihrer Größe und Form, zum einfachen Abgang oder zu Verletzungen des Ureters mit Koliken, gegebenenfalls sogar zum Ureterverschluß.

▶ **Therapie.** Ein mehr konservatives Vorgehen (viel Trinken, Spasmolytika, Schmerzmittel) hat in der Gravidität oft gute Chancen. Die Operation wird durch den großen Uterus erheblich erschwert und kann eine(n) Abort/Frühgeburt provozieren.

Akutes Nierenversagen. Dieses kann in der Gravidität durch septischen oder Seifenabort, Eklampsie, Schock infolge starker Blutung (Placenta praevia), vorzeitige Plazentalösung bedingt sein. Entweder erfolgt die Schädigung durch eine *zu geringe Durchblutung der Nieren* (Blutverlust, Gefäßspasmen) oder durch eine *Vergiftung* (Seife, Bakterientoxine).

▶ **Frühsymptom.** Wichtigstes erstes Symptom ist die Anurie (weniger als 200 ml Urin in 24 h).

▶ **Therapie.** Die Behandlung hat Körperflüssigkeit und Elektrolyte in normaler Konzentration zu halten, die notwendigen Nahrungsstoffe möglichst schlackenfrei zuzuführen, und die fehlende Ausscheidungsfunktion (Anstieg von Rest N, Kreatin, Kreatinin, Harnsäure) der Nieren solange zu ersetzen („Blutwäsche"), bis die Nieren ihre Funktion wieder aufnehmen.

Das Nierenversagen ist eine lebensbedrohliche Komplikation. Wenn innerhalb von 2–3 Tagen keine Besserung auftritt, muß die Schwangerschaft unterbrochen werden.

Magen-Darm-Kanal

Zähne. In Anbetracht der Pathogenese und des klinischen Verlaufs der *Zahnfäule (Karies)* besteht zwischen ihr und der „Caries gravidarum" kein grundsätzlicher Unterschied.

Für das vermehrte Auftreten der Karies in der Schwangerschaft kann „ein Kalkentzug aus den mütterlichen Zähnen" *nicht* verantwortlich gemacht werden, da eine endogene Demineralisation (von innen her erfolgender Kalkentzug) des durchgebrochenen Zahns über die Pulpa nicht möglich ist. Falls die Kalksalze der Mutter nicht in ausreichender Menge exogen zugeführt werden, wird der *Kalkbedarf des Feten ausschließlich aus den mütterlichen Skelettknochen* gedeckt (vgl. S. 306 f.).

412   32. Erkrankungen in der Schwangerschaft

Die Ursache der Caries gravidarum kann also nur durch die schwanger-schaftsbedingte erhöhte Kariogenizität (kariesverursachende Wirkung) des Mundmilieus während der Schwangerschaft bedingt sein:

- Veränderungen des Speichels,
- evtl. mangelhafte Mundhygiene,
- Hyperemesis gravidarum und
- schwangerschaftsbedingte Veränderung der Gingiva (Zahnfleisch).

Diät. Durch eine entsprechende Ernährung läßt sich die Kariogenizität des Mundmilieus reduzieren:

- Ausreichende Deckung des erhöhten Bedarfs an Kalorien, Aufbaustof-fen, Mineralien und Vitaminen in einer für Mutter und Kind adäquaten Zusammensetzung.
- Vermeidung einer ernährungsbedingten Verschlechterung der Stoff-wechsellage, die schwangerschaftsbedingt schon angespannt ist.
- Die unmittelbare physikalische und chemische Wirkung der Nahrung auf die Zähne darf die Karies nicht fördern (keine Bonbons!).
- Ausreichendes Angebot an Eiweiß, Mineralien und Vitaminen für die Entwicklung des kindlichen Gebisses.

Hierfür sind die folgenden diätetischen und medikamentösen Faktoren zu erwähnen:

- Eine direkte Beeinflussung der Zahnstruktur und der chemischen Zu-sammensetzung der mütterlichen Zähne durch vermehrte oder vermin-derte Zufuhr der Kohlenhydrate, Proteine und Fette ist nicht beobachtet worden.
- Durch Zugabe von *Mineralien* wird aber die Struktur des sich in der Ent-wicklung befindlichen Zahns beeinflußt und dadurch seine Kariesresi-stenz erhöht.
- Auf die Entwicklung des Zahnsystems haben die 3 Vitamine A, C und D einen Einfluß. Der Vitamin- und Mineralbedarf kann am einfachsten durch Multivitamin-Mineralstoff-Kombinationspräparate gedeckt wer-den (z.B. Multibionta plus Mineral, Pregnavit, Supradyn).

Appendizitis. Sie stellt für Gravidität und Wochenbett eine sehr ernste Komplikation dar!

Sie wird in der Schwangerschaft häufiger beobachtet (ca. einmal auf 1000 bis 2000 Graviditäten) und neigt hier auch rascher zur Perforation. Vermut-lich spielen die Gewebsauflockerung und Steigerung der Durchblutung durch die Schwangerschaftshormone hierbei eine Rolle.

➤ **Diagnose.** Sie wird erleichtert, wenn man daran denkt, daß mit dem Fundus uteri auch Zäkum und Appendix hochsteigen und evtl. mehr nach der Seite oder hinten gedrängt werden. Wegen der Gefahr der Per-foration mit generalisierter Peritonitis sollte man in der Gravidität bei Verdacht auf Appendizitis immer operieren.

Differentialdiagnose. Teilweise Ablösung der rechtssitzenden Plazenta, Pyelonephritis, Cholezystitis, Gallenblasen- oder Darmperforation, Abgang eines Nieren- oder Gallensteins, Schwangerschaftsobstipation.

Gallensteine. Deren Entstehung wird durch eine Gravidität begünstigt. Die allgemeine Weiterstellung auch der Gallengänge kann einmal den Abgang eines Steins begünstigen, es kann aber auch zum Verschluß des Gallengangs mit nachfolgender Gelbsucht kommen.

Cholezystitis und Pankreatitis. Sie sind sehr selten in der Schwangerschaft und erfordern rasch konservative Therapie.

Leber. Diese wird in der Gravidität vermehrt belastet, sie wird aber – allein durch die Schwangerschaft – nicht krank. In der Schwangerschaft gelten andere Normwerte für die Leberfunktionsproben.

Ikterus. Er kann entweder zufällig in der Schwangerschaft auftreten (Hepatitis, Gallensteine, Blutzerfall) oder durch eine Schwangerschaftsüberbelastung bedingt sein („Schwangerschaftstoxikosen").

➤ **Therapie.** Die Behandlung richtet sich ganz nach den entsprechenden Bedürfnissen. Auch eine Operation wird man notfalls während der Gravidität ausführen müssen.

Magengeschwüre. Sie entstehen in der Schwangerschaft extrem selten, schon vorhandene heilen oder verursachen zumindest keine Beschwerden. Sowie sich im Wochenbett die Schwangerschaftsveränderungen wieder zurückbilden, können die Beschwerden erneut auftreten.

Obturationsileus (Darmverschluß). Er kann durch die enormen Verlagerungen, die im Bauchraum vor sich gehen, ausgelöst werden. Das ist vor allem der Fall, wenn aufgrund früherer Operationen oder Entzündungen Verwachsungsstränge bestehen.

Die Erschlaffung der Darmmuskulatur kann besonders in den letzten Schwangerschaftswochen bis zur Darmlähmung **(paralytischer Ileus)** führen.

➤ **Diagnose** und **Differentialdiagnose.** Bei der *Auskultation* des Abdomens weisen verstärkte Peristaltik und Dauergeräusche auf einen Verschlußileus, Totenstille, Auftreibung des Leibes auf einen paralytischen Ileus hin. Die Ultraschalluntersuchung zeigt gesteigerte oder fehlende Peristaltik und/oder vermehrt flüssigkeitsgefüllte Darmschlingen oder Aszites. Gasansammlungen in den Därmen können von den Ultraschallstrahlen allerdings nicht durchdrungen werden. Die *Röntgenaufnahme* führt zur endgültigen Klärung des Krankheitsbildes: Sie zeigt *Spiegelbildung* (unten abgeflachte Gasblasen in flüssigkeitsgefüllten Därmen im Stehen)!

➤ **Therapie.** Beim **Verschlußileus** muß rechtzeitig operiert und das Passagehindernis entfernt werden. Wenn möglich, wird zunächst das Kind durch Sektio entbunden. Bei stärkerer Schädigung des Dickdarms ist eine (evtl. nur vorübergehende) Anlegung eines Anus praeternaturalis notwendig.

Beim **Lähmungsileus** muß der Darm tonisiert und der Flüssigkeits- und Mineralverlust (in den Darm hinein) durch reichliche Infusionen wieder ausgeglichen werden. Die Medikamente, die die glatte Darmmuskulatur zur Kontraktion anregen, tonisieren jedoch auch die glatte Uterusmuskulatur. Ein Abort oder eine Frühgeburt sind daher als Therapiefolge nicht ausgeschlossen.

Die Auflockerung der Gewebe kann bewirken, daß die Öffnung im Zwerchfell, durch die der Ösophagus zieht, weiter wird, so daß Teile des Magens sich in den Brustkorb verlagern können und eine sog. **Hiatushernie** entsteht. Die Folgen sind meist Sodbrennen, Magenschmerzen und Erbrechen.

Augen und Ohren

Bei hochgradiger Kurzsichtigkeit, Zustand nach behandelter Netzhautablösung oder bei Gestose droht eine **Netzhautablösung** durch die Blutdrucksteigerungen bei den Preßwehen. Frühzeitige Entbindung durch Vakuumextraktion oder Zange!

Eine bestehende **Otosklerose** verschlechtert sich durch die Gravidität, sie kann möglicherweise eine Indikation zur Schwangerschaftsunterbrechung darstellen.

Infektionskrankheiten

Sie verlaufen oft schwerer als außerhalb der Gravidität. Bekannt ist dies bei Grippe, Pneumonie, Scharlach, Masern, Diphtherie, Typhus und Pocken. Außerdem können sie Aborte und Frühgeburten auslösen, entweder durch Infektion der Frucht oder durch das Fieber bzw. die Toxine, die Wehen hervorrufen.

Pneumonie. Hier fällt das erkrankte Lungengewebe für die Atemfunktion aus, die durch den hochsteigenden Uterus ebenfalls schon eingeschränkt sein kann. Infolge der Entzündung der befallenen Lungenlappen wird der Widerstand gegen den Blutdurchfluß größer, so daß das Herz erheblich mehr Arbeit zu leisten hat.

Grippe. Sie bewirkt, wie jede fieberhafte Erkrankung, eine vermehrte Herz-Kreislauf-Belastung. Gefährlich ist die Grippepneumonie.

Röteln und **Masern.** Diese können (müssen nicht!), wenn sie im ersten Trimenon auftreten, zu Mißbildungen führen oder einen Abort auslösen. Rö-

Infektionskrankheiten 415

telninfektion führt im 1. Monat in 50%, im 2. Monat in 28%, im 3. Monat in 4% zu Mißbildungen. Alle anderen Viruserkrankungen (Windpocken, Herpes zoster usw.) können ebenfalls – wenn auch viel seltener – Mißbildungen bewirken.

➤ **Prophylaxe.** Hat die Schwangere Kontakt mit Erkrankten gehabt, ist die sofortige Verabreichung von Gammaglobulin notwendig (nach vorheriger Blutentnahme zur Untersuchung auf Antikörper), falls keine Immunität durch vorherige Erkrankung oder Impfung besteht.

Scharlach und **Erysipel.** Sie sind besonders im Wochenbett wegen einer evtl. folgenden Puerperalsepsis gefürchtet. Deshalb sind frühzeitige und ausreichend hochdosierte Antibiotikagaben indiziert.

Pocken. Sie können Abort und Frühgeburt verursachen. Reisen in Pockengebiete sollten während der Gravidität unterlassen werden. Sind sie unbedingt notwendig, so ist bei der Schwangeren vorher eine Schutzimpfung durchzuführen.

Typhus. Dieser muß als besonders ernste Komplikation für Mutter und Kind angesehen werden, da er oft zu Abort oder sonstigen Störungen im Schwangerschaftsverlauf führt.

Diphtherie. Sie kann auch außerhalb der Gravidität das Genitale befallen; im Wochenbett ist diese Gefahr besonders groß.

Poliomyelitis, an der relativ häufig schwangere Frauen erkranken, verläuft um so schwerer, je näher der Zeitpunkt der Infektion und der Geburtstermin beieinanderliegen. Eine Schutzimpfung ist deshalb auch in der Schwangerschaft sehr empfehlenswert (Tab. 25.**2**).

Infektiöse Hepatitis. Sie ist infolge der vorbestehenden Schwangerschaftsbelastung der Leber sehr gefährlich und erfordert alle uns mögliche Therapie. Die Mortalität ist deutlich gesteigert.

Chronische Tuberkulose. Diese ist in diesem Kapitel bei den Erkrankungen der Lunge abgehandelt.

Unbehandelte Syphilis (Lues). Sie führt zunächst zum Spätabort. Weitere Schwangerschaften enden zu einem immer späteren Zeitpunkt, zunächst mit toten Frühgeburten, bis schließlich scheinbar gesunde Kinder termingerecht zur Welt kommen. *Sie sind aber alle infiziert!* Nur wenn die Mutter erst in den letzten Wochen der Gravidität angesteckt wurde, besteht die Möglichkeit, ein noch gesundes Kind zur Welt zu bringen.

Die hochempfindlichen Bluttests können während der Schwangerschaft auch einmal **falsch-positiv** ausfallen. Bei positivem Ergebnis muß zunächst mehrmals kontrolliert werden, falls nicht andere Hinweise auf eine Syphilis bestehen. Eine ausreichende Behandlung vor der Schwangerschaft oder eine Sicherheitskur in der Gravidität schützen das Kind mit größter Sicher-

416   32. Erkrankungen in der Schwangerschaft

heit vor der Infektion. Das Nabelschnurblut eines Neugeborenen kann bereits auf eine Lues untersucht werden.

Die syphilitische Plazenta ist sehr groß und blaß (ödematös). Bei der Pflege von Mutter und Kind muß man sich vor eigener Infektion schützen.

Gonorrhö. In der Gravidität bedroht diese in erster Linie die Augen des Neugeborenen. Die *gonorrhoische Konjunktivitis war früher die häufigste Ursache der Erblindung im Kindesalter.* Sie muß sofort behandelt werden. Deshalb ist die Credésche Augenprophylaxe bei jedem Neugeborenen der Hebamme gesetzlich vorgeschrieben. Am besten nimmt man hierzu Einmaltropfampullen (Mova Nitrat Pipetten) mit 1%iger $AgNO_3$-Lösung, da bei Verwendung von Spritzflaschen oder dgl. am Ausguß ein Tropfen hängenbleiben und verdunsten kann. Das dann entstehende Silbernitratkristall kann dem nächsten Kind, das die Tropfen erhält, ins Auge fallen und Entzündungen/Verätzungen hervorrufen! Ersatzlösungen wie z. B. Penicillinlösung haben sich nicht bewährt. Intrauterin beeinträchtigen die Gonokokken das Kind nicht. Sie befallen Ureteren, Vulva und Vagina(!) der Schwangeren. Erst nach innerlichen Untersuchungen oder nach der Geburt kann es zur Aszension der Gonokokken kommen. Der Ausfluß bzw. die Lochien sind äußerst infektiös.

Akute Listeriose und **Toxoplasmose.** Sie rufen in der Frühschwangerschaft das Absterben (Abort) des Embryos hervor, später können sie zu schweren Fetopathien führen. Eine vor der Gravidität überstandene Infektion mit verbleibendem hohen Antikörpertiter schützt vor Neuinfektion und damit vor Erkrankung des Kindes, es sei denn, die Erreger sitzen in der Dezidua – was selten oder (nach Aussage anderer Autoren) nicht möglich ist.

➤ **Therapie.** Zur Behandlung werden Chemotherapeutika eingesetzt, die aber ihrerseits ebenfalls Fruchtschäden bewirken können!

➤ **Prophylaxe.** Sie ist hier wichtiger: In der Gravidität engen Kontakt mit Tieren vermeiden und kein rohes Fleisch essen, wenn Antikörper gegen Listeriose und Toxoplasmose fehlen.

Stoffwechselkrankheiten

Diabetes. Vor der Insulinära (bis 1921/22) starben kindliche Diabetiker meist schon vor der Geschlechtsreife. Wenn sie jedoch in das geschlechtsreife Alter kamen, waren sie häufig so krank, daß sie nur selten konzipierten oder, wenn eine Schwangerschaft eintrat, diese fast immer zum Abort führte oder die Schwangeren selbst während der Gravidität starben. Bei guter Überwachung und Insulineinstellung unterscheidet sich dagegen heute die Schwangerschaftsrate der Diabetikerinnen kaum vom Durchschnitt gesunder Frauen! Bei etwa 0,1 bis 0,3% aller Graviden wird ein Diabetes diagnostiziert. Frauen zwischen 35 und 45 Jahren sind dreimal häufiger erkrankt als Frauen zwischen 20 und 34 Jahren.

Stoffwechselkrankheiten **417**

➤ **Prognose.** Für die Mutter ist sie bei optimaler Behandlung sehr gut. Die Mortalität ist bei der *Mutter*, wenn keine zusätzlichen diabetischen Gefäßschäden vorliegen, nicht erhöht, beim *Kind* liegt sie bei etwa 10%.

Es muß deshalb bei jeder Schwangeren der Urin auf Zuckergehalt kontrolliert werden; noch aussagekräftiger (s. u.) ist ein *Zuckerbelastungstest in der Schwangerschaft.*

Vererbung. Im allgemeinen wird der Diabetes rezessiv, nur selten dominant vererbt. Die Diabetesanlage ist jedoch sehr verbreitet, ca. 20 bis 40% der Bevölkerung sind Anlageträger, ca. 10% sind krank. Es ist aufgrund besserer medizinischer Versorgung von Mutter und Kind mit einer weiteren Zunahme der Diabeteshäufigkeit zu rechnen. Die Wahrscheinlichkeit der Geburt eines Kindes, das später einen Diabetes bekommen wird, beträgt:

bei einem kranken und bei einem gesunden Partner 25%,

bei einem kranken Partner und einem Konduktor (gesunder Mensch, der aber die Erbanlage in sich trägt) 50%.

In der Schwangerschaft drohen: „Verwilderung des Diabetes", diabetisches Koma und Gestosen, besonders bei nicht sorgfältiger Kontrolle. Vermehrt werden beobachtet: Hydramnion und Mißbildungen, Übergewichtigkeit des Kindes mit entsprechenden geburtshilflichen Komplikationen (Schulterdystokie), vorzeitiges Absterben des Kindes infolge einer Plazentainsuffizienz.

➤ **Therapie.** Grundsätzlich ist die *weitgehende Normalisierung des Blutzuckerspiegels anzustreben,* um die genannten Komplikationen auf ein Minimum zu reduzieren. Wegen der Gefahr des hypoglykämischen Schocks muß dabei u. U. eine geringe **Restglukosurie** in Kauf genommen werden.

Der Insulinbedarf nimmt bis zur etwa 34. Woche zu und sinkt dann wieder ab. Im Frühwochenbett kann der Bedarf sogar kurzfristig unter dem vor der Schwangerschaft liegen.

➤ **Diät.** Etwa 2400 kcal täglich, davon 200 g Kohlenhydrate sowie 2 g Protein/kg KG. Der Fettanteil ist beliebig. Bei Übergewicht Reduktion der Kalorienzufuhr auf 2000 und weniger. Keine dramatischen Abmagerungskuren! *Insulin:* Im allgemeinen steigt der Bedarf in der Gravidität an und sinkt post partum wieder ab. Ein Absinken in der Gravidität läßt eine Plazentainsuffizienz befürchten und weist keineswegs auf eine Heilung des Diabetes hin!

➤ **Therapie.** Je nach dem Schweregrad des Diabetes wird wegen drohender Plazentainsuffizienz am Geburtstermin oder früher entbunden. Beim Neugeborenen besteht die *Gefahr eines hypoglykämischen Schocks* (Schock [s. dort] infolge Unterzuckerung), deshalb gibt man es am besten in die Obhut eines Kinderarztes.

Die Kinder von Diabetikerinnen weisen oft eine **„trügerische" Reife** auf,

418 32. Erkrankungen in der Schwangerschaft

sie sind aber trotz ihres Übergewichts wie Frühgeburten zu behandeln. Auch Kinder, die vom Vater den Diabetes geerbt haben (und deren Mutter nicht an Diabetes erkrankt ist), sind oft übergewichtig.

➤ **Prognose.** Die Prognose **für das Kind** ist abhängig von Dauer und Schwere des mütterlichen Diabetes, Alter der Mutter, Zeitpunkt des Erkrankungsbeginns, Vorliegen von renalen oder vaskulären Komplikationen, vor allem aber von der Sorgfalt der Überwachung in der Gravidität!

➤ **Kindliche Mortalität.** Sie ist mit 10(−20)% (je nach Patientengut) deutlich erhöht. Bei sicherem Diabetes, besonders bei Verkalkung der Beckengefäße und bei schlechter Kontrolle steigt sie bis zu 50% an. Die kindlichen Todesfälle ereignen sich zu ca. 50% nach der Geburt. 15−20% aller Todesfälle sind durch Mißbildungen bedingt; die Mißbildungsrate bei Kindern diabetischer Mütter beträgt 2−3%. *Die gleichen Gefahren drohen dem Kind bereits im latenten Stadium des Diabetes!*

➤ **Todesursachen** sind Ketoazidose, Präeklampsie und Eklampsie, Übergewicht des Kindes und Geburtstrauma; respiratorisches Insuffizienzsyndrom mit hyalinen Membranen (s. dort), Mißbildungen. Zum Teil ist die Ursache unbekannt. Die Kinder sterben vor allem in den letzten 2−4 Wochen vor dem Geburtstermin (deshalb: vorzeitige Entbindung) und in den ersten 24 Stunden post partum (deshalb: sofortige pädiatrische Betreuung).

Nichtdiabetische Frauen, die überschwere Kinder (4500 g bzw. 5000 g oder mehr) entbinden, sollten in der Folgezeit gelegentlich kontrolliert werden, da sie öfter einen Diabetes entwickeln, dessen Anlage sie schon in sich tragen. Unter der Schwangerschaftsbelastung wird auch häufiger ein Diabetes vorübergehend manifest, der erst später auftritt.

➤ **Prognose.** Nach einem guten Schwangerschaftsverlauf verschlechtert sich der Diabetes nicht.

Unfälle und Operationen

Obwohl durch die moderne Anästhesiologie und die modernen chirurgischen Methoden die Operationsbelastung gegenüber früher stark gesenkt werden konnte, sollten doch nur die dringend notwendigen Operationen während der Schwangerschaft – möglichst im mittleren Drittel – ausgeführt werden.

Auto- und **Motorradunfälle.** Bei einer normalen Gravidität wurden schon schwerste dieser Unfälle mit mehrfachen Beckenringbrüchen ohne Schaden für das Kind überstanden. Trotzdem sollte die Gravide nach einem Sturz immer 1−2 Tage Bettruhe einhalten.

Ein **ursächlicher Zusammenhang** mit dem Unfall ist anzunehmen, wenn es unmittelbar oder wenige Tage danach zu Wehen, Blutungen oder Fruchtwasserabgang kommt.

Knochenbrüche. Sie können selbstverständlich gegipst und auch genagelt werden.

Zerreißung von Organen der Brust-Bauch-Höhle. Sie bedrohen in erster Linie durch Blutung und deren Folgen das Leben der Mutter (und damit auch des Kindes). Hier sind auch große Operationen immer noch das kleinere Übel.

Benigne Tumoren und Zysten

Uterusmyome. Sie sind in Kap. 32 besprochen. Eine konservative Myomoperation wird notwendig, wenn ein Myom die Gravidität beeinträchtigt. Ebenso kann es in den *Brüsten* infolge der enormen hormonellen Wachstumsstimulation zur raschen Vergrößerung von Tumoren und Zysten kommen.

Auch an anderen Körperstellen sind während der Gravidität benigne Neubildungen möglich. Da meist nicht sicher ist, ob sie gut- oder bösartig sind, ist ihre Entfernung (nicht Probeexzision!) und histologische Untersuchung angezeigt.

Maligne Tumoren

Während einer Gravidität sind sie selten. Am häufigsten werden das Mammakarzinom und das Zervixkarzinom beobachtet.

➤ **Prognose:**

Mammakarzinom. Bei der Schwangeren sollte dieses unmittelbar operativ entfernt werden, da während der Gravidität die Prognose nicht schlechter ist als bei gleichaltrigen nichtschwangeren Frauen mit gleicher Histologie und gleichem Stadium. Nach der Gravidität hat es eine schlechtere Prognose, gleichgültig welche Therapie man einschlägt, denn es wächst besonders rasch im Wochenbett, sowohl nach vorzeitiger als auch nach rechtzeitiger Entbindung.

Karzinom des Gebärmutterhalses. Es tritt in der Gravidität in einem Verhältnis von etwa 1:5000 auf. Wird das Karzinom bei bereits bestehender Lebensfähigkeit des Kindes entdeckt, entbindet man durch Sektio und behandelt dann je nach Stadium.

Am Anfang der Gravidität wird man ohne Rücksicht auf das Kind operieren und/oder bestrahlen. Schwierig wird die Entscheidung einige Wochen oder Monate bevor das Kind lebensfähig ist.

Bindegewebskrebse (Sarkome). Diese neigen in der Schwangerschaft zu rascher Metastasierung.

Carcinoma in situ der Portio. Hier kann man eine Konisation oder Portioamputation vornehmen, später durch Sektio entbinden und die Hysterektomie anschließen. Besonders bei jüngeren Frauen wird man eher dazu neigen, unter fortlaufender Kontrolle das Ende der Gravidität und die Involution des Uterus abzuwarten, um dann erneut zu kontrollieren, *da es im Wochenbett manchmal zur Rückbildung der verdächtigen Befunde kommt.*

Prüfungsfragen zu Kapitel 32
Es kann immer nur ein Antwortangebot richtig sein

1. Welche Vorgänge in der Gravidität verursachen in erster Linie die Geburt eines untergewichtigen Kindes?	a) Diabetes der Mutter b) Röteln im 7. Schwangerschaftsmonat c) Lageanomalien des Kindes d) Nichterhöhung der Nahrungszufuhr während der Gravidität e) Plazentainsuffizienz
2. Welche Gefahren drohen einer 23jährigen Erstgebärenden mit rachitischer Kyphoskoliose?	a) Es ist mit Beckendeformität und entsprechender Geburtserschwerung zu rechnen b) Kardiale Insuffizienz c) Einschränkung der Vitalkapazität und respiratorische Insuffizienz d) Angebote a und b treffen zu e) Angebote a, b und c treffen zu
3. Welches ist die häufigste Anämie im Schwangerschaftsablauf?	a) Blutungsanämie b) Toxische Anämie c) „Verdünnungsanämie" d) Eisenmangelanämie e) Angebote c und d treffen zu
4. Welche Art der Entbindung ist für herzkranke Frauen die schonendste?	a) Spontangeburt im Dämmerschlaf b) Sektio bei Wehenbeginn c) Sektio in der 38. Schwangerschaftswoche d) Forzeps (Zangenentbindung) oder Vakuumextraktion sowie die Wehen beginnen e) Forzeps oder Vakuumextraktion aus Beckenausgang

5. Welches ist die häufigste Ursache der Schwangerschaftsanämie?	a) Erstausstattung des fetalen Kreislaufs mit Blut b) Eisenmangel, u. a. da der Fet sein Eisen von der Mutter bezieht c) Appetitveränderungen in der Frühschwangerschaft d) Gefäßerweiterung durch Progesteron, wodurch ein Mißverhältnis zwischen Fassungsraum und vorhandenem Blut entsteht e) Angebote a und d treffen zu
6. Welche Herzerkrankung steht in der Gravidität zahlenmäßig im Vordergrund?	a) Herzwassersucht b) Kongenitaler Klappenfehler c) Offener Ductus arteriosus Botalli d) Hypertensive Herzschädigung e) Chronisch-rheumatische Mitralstenose oder -insuffizienz
7. Wie häufig ist die Kombination von Herzkrankheit und Schwangerschaft?	a) 0,01 – 0,25% b) 1 – 4% c) 1 – 40% d) 5 – 10% e) 12 – 15%
8. Welche Schwangerschaftskomplikation tritt gehäuft auf, wenn die Mutter an einem Diabetes erkrankt ist?	a) Kindliche Mißbildungen b) Plazentainsuffizienz c) Kindliches Übergewicht d) Hydramnion e) Alle Antwortangebote treffen zu
9. Welches Vorgehen zur Beendigung der Schwangerschaft würden Sie bei einer Schwangeren mit einem manifesten Diabetes empfehlen?	a) Die Geburt möglichst hinausschieben, um dem Kind eine bessere Überlebenschance zu geben b) Zangenentbindung am Termin zur Entlastung der Mutter c) Vaginale Blasensprengung zur Entlastung der Mutter bei Hydramnion vor Wehenbeginn d) Vorzeitige Geburtseinleitung, je nach Schweregrad des Diabetes, auch wenn das Kind noch unreif ist e) Stets Sektio am Geburtstermin
10. Wozu dient der Glucosebelastungstest in der Schwangerschaft?	a) Zur Prüfung der Nierenfunktion b) Zur Beurteilung der kindlichen Insulinproduktion c) Zur Erfassung prädiabetischer Zustände d) Als Grundlage der Insulindosierung e) Er ist in der Gravidität verboten wegen des häufigen Vorkommens von Mißbildungen

422   32. Erkrankungen in der Schwangerschaft

11. Welches sind die Gefahren einer Infektionsprophylaxe bzw. einer Infektionskrankheit in der Schwangerschaft?

a) Die Bakterien passieren i. allg. die Plazenta rasch
b) Die Polioschluckimpfung ist in der Gravidität wegen Gefahren für das Kind und die Umgebung verboten
c) Rubeolen verursachen in 10 – 20% kindliche Mißbildungen
d) Falls es in der zweiten Schwangerschaftshälfte zu einer Virusinfektion kommt, besteht die besondere Gefahr der Organmißbildungen
e) Angebote b und c treffen zu

12. Wie hoch ist die perinatale kindliche Mortalität beim mütterlichen Diabetes?

a) Bei schlechter oder fehlender Einstellung bis zu 50%
b) 50%, unabhängig von der Diabeteseinstellung
c) Bei guter Einstellung ca. 0,5%, kaum darüber
d) Bei guter Einstellung ca. 10%
e) Angebote a und d treffen zu

13. In welchem Zusammenhang steht ein latenter Diabetes der Frau mit der Gravidität?

a) Die Wahrscheinlichkeit, außerdem noch eine Toxikose zu bekommen, wird hierdurch erhöht
b) Es wird während der ganzen Gravidität eine prophylaktische Insulinbehandlung notwendig
c) Solange der Diabetes nicht manifest wird, bestehen weder für die Mutter noch für das Kind irgendwelche diesbezüglichen Risiken
d) Die Wahrscheinlichkeit, außerdem noch eine Toxikose zu bekommen, wird hiermit reduziert
e) Angebote b und d treffen zu

14. Was ist richtig?

a) Diabetes und Schwangerschaft war vor der Insulinära eine seltene Kombination, da die Mehrzahl der Diabetikerinnen vor Erreichen des geschlechtsreifen Alters verstarben
b) Diabetes und Schwangerschaft ist heute eine seltene Kombination, da die Diabetikerinnen meist amenorrhoisch sind
c) Diabetes und Schwangerschaft erfordert meist eine Sektio vor Schwangerschaftsende, da durch die Gravidität der Diabetes immer wesentlich verschlechtert wird
d) Diabetes und Schwangerschaft kommt heute relativ häufig vor, da bei guter Behandlung die Fertilität kaum herabgesetzt ist
e) Angebote a und d treffen zu

Prüfungsfragen

15. Wie ist das Absinken des Blutdrucks im mittleren Drittel der Schwangerschaft bei bestehender Hypertonie prognostisch zu werten?

a) Schlecht, wegen der Schockgefahr
b) Günstig
c) Es ist unbedeutend
d) Es ist nicht zu verwerten
e) Es ist nur im Winter günstig zu bewerten

16. Wie ist eine Porteinurie von über 1% in der Spätschwangerschaft zu bewerten?

a) Sie ist unbedeutend, weil physiologisch
b) Sie ist Symptom einer Gestose
c) Als Zeichen der bevorstehenden Geburt
d) Als Symptom der Ureterenweitstellung in der Schwangerschaft
e) Alle Angebote sind falsch

17. Was ist richtig?

a) Eine Pyelonephritis ist in der Schwangerschaft sehr häufig
b) Eine Pyelonephritis kommt bei 1 – 2% aller Graviden vor
c) Eine Pyelonephritis sollte in der Schwangerschaft nicht behandelt werden (Mißbildungsgefahr)
d) Eine Pyelonephritis exazerbiert, wenn sie nicht ausgeheilt ist, in 40% der Fälle in der nächsten Schwangerschaft
e) Antwortangebote b und d sind richtig

33. Normale Geburt

➤ **Definition.** Unter „Geburt" versteht man die vollständige Entleerung des Uterus nach der 26. Schwangerschaftswoche. Die Begriffe **„Lebendgeburt"** bzw. **„Totgeburt"** gelten dagegen für den Zustand des Kindes unmittelbar nach der Geburt: Als Totgeburt bezeichnet man ein Kind, das tot nach der 26. Schwangerschaftswoche geboren wurde. Eine „Lebendgeburt" ist dagegen *jedes* Kind, das nach der Geburt Zeichen des Lebens (Bewegungen, Herzschlag, Atmung usw.) zeigte – *unabhängig* von Tragzeitdauer und Gewicht und unabhängig wie lange es nach der Geburt noch lebte. (Zur Berechnung der „perinatalen Mortalität" wurden bisher nur Kinder über 1000 g Geburtsgewicht berücksichtigt. Die Grenze ist jetzt auf 500 g festgelegt worden (vgl. S. 357 f.).

Wehen

Als *auslösende Faktoren* des *Wehenbeginns* werden verschiedene Möglichkeiten diskutiert (wahrscheinlich spielen alle gemeinsam eine Rolle, jedoch ist ihre Bedeutung im einzelnen Fall verschieden):

Gesteigerter Uterusinnendruck, da die Uteruswand langsamer als ihr Inhalt wächst; zunehmende Oxytocinwirkung, da immer weniger das (das Oxytocin abbauende) Ferment Oxytokinase gebildet wird; nachlassende Progesteronwirkung, da die Plazentahaftfläche relativ kleiner wird; Dehnung der Uterusmuskelfasern; Umstellung im Tonus der Innervation von Zervix und Korpus; ja sogar direkte Einflüsse, die vom Kind selbst ausgehen.

Verschiedene Wehenarten

Schwangerschaftswehen (Vorwehen/Stellwehen/auch falsche Wehen genannt). Sie bleiben in ihrer Stärke etwa gleich und bewirken bei Erstgebärenden keine und bei Mehrgebärenden eine höchstens sehr langsame (über Tage und Wochen verlaufende) und nicht über ca. 2 cm hinausgehende Muttermunderöffnung. **Sie enden früher oder später wieder während der Gravidität.**

Geburtswehen (die eigentlichen Wehen). Sie nehmen an Häufigkeit (Abstand 10 min oder kürzer), Stärke und Dauer zu und verkürzen die

Zervix zügig bzw. eröffnen den Muttermund, und **führen, ohne daß längere Pausen auftreten, zur Geburt.** Die Geburtswehen werden unterteilt in

- *Eröffnungswehen,*
- *Austreibungs- oder Preßwehen,*
- *Nachgeburtswehen.*

Nachwehen.

Biochemische Voraussetzungen für das Zustandekommen von Wehen

Damit eine Wehe, d.h. eine Muskelkontraktion, möglich werden kann, sind einige *Voraussetzungen* notwendig:

- **Kontraktile Proteine** (Eiweißmoleküle, die sich verkürzen können) müssen in ausreichender Menge vorhanden sein!
- Die Muskelzelle kann nur Arbeit leisten (sich zusammenziehen), wenn sie vorher genügend **Energie** gespeichert hat!

Es werden in der Leber zunächst sogenannte energiereiche Phosphate aufgebaut, mit dem Blut zur Muskulatur gebracht und dort als **„Energiedonatoren"** (Kraftgeber) in die Zellen gleichsam auf Abruf eingelagert. Es handelt sich um *Adenosintriphosphat* (ATP), das ganz rasch unter Freigabe von Energie in Adenosindiphosphat (ADP) und Phosphor zerfallen kann.

- Die eben geschilderten Vorgänge können aber nur ablaufen, wenn zwischen dem Zellinneren (Protoplasma) und der Zellumgebung (Gewebsflüssigkeit) eine bestimmte **elektrische Spannung** besteht. Diese entsteht dadurch, daß in der Zelle **Elektrolyte** in teils höherer, teils niedrigerer Konzentration vorhanden sind als in der Gewebsflüssigkeit. Die Aufrechterhaltung dieses Elektrolytgefälles ist die Aufgabe der Zellwand, die in diesem Zusammenhang als „Ionenpumpe" bezeichnet wird. Bei langen schweren Geburten, Operationen usw. müssen deshalb durch Infusion von Elektrolytlösungen die erforderlichen Elektrolyte immer erneut zugeführt werden.

Stadien der Geburt und ihre Dauer

Allgemeines

Die auch während der Gravidität in unregelmäßigen Abständen *immer* vorhandenen Uteruskontraktionen werden anfangs als **„Konsistenzwechsel des Uterus"**, später als **„Stellwehen"** oder **„Senkwehen"** bezeichnet. Die Geburts*vorgänge* (noch nicht die Geburt) beginnen, sobald diese Kontraktionen die Zervix beeinflussen, d.h. daß sie kürzer und weicher wird und sich zentriert, und sich der Muttermund bei Mehrgebärenden evtl. leicht öffnet.

426   33. Normale Geburt

In Analogie zur Stadieneinteilung der Karzinome nennt man dieses **Geburtsvorstadium „Stadium 0"** oder **„Phase 0"**. Es kann Stunden, Tage oder einige Wochen andauern.

Geburtsstadien:

- *„Erstes Stadium der Geburt" ("Eröffnungsphase"):* Wenn regelmäßige Wehen in höchstens 10minütigen Abständen einsetzen, dann beginnt dieses Stadium. Es ist beendet, wenn sich der Muttermund völlig eröffnet hat.
- *Zweites Stadium der Geburt: (Austreibungsphase):* Dieses schließt sich an und endet mit der Geburt des Kindes.
- *Drittes Stadium der Geburt (Plazentarperiode):* Dieses folgt bis Plazenta und Eihäute ausgestoßen sind.
- *Viertes Stadium der Geburt (Postplazentarperiode):* Es umfaßt die der Geburt der Plazenta folgenden 2 Stunden. Diese „Phase" wurde aus Sicherheitsgründen geschaffen, da in dieser Zeit die Mehrzahl aller postpartalen Komplikationen eintritt oder zumindest beginnt.

Geburtsdauer (d.h. die Stadien 1–3). Sie variiert individuell sehr, je nach Stärke der Wehen, ihrer Wirksamkeit und Häufigkeit und den zu überwindenden Widerständen (z.B. enges Becken, großes Kind).

Da 75–90% der Geburtsdauer auf die 1. Phase entfallen, ist es sehr wesentlich, wie weit die Reifungsvorgänge der Zervix für die Geburt (Stadium 0) bei Wehenbeginn vorangeschritten sind.

Die *mittlere Geburtsdauer* (ohne Wehenmittel!) beträgt bei

- Nulliparen   12–18 Stunden,
- Multiparen   8–12 Stunden.

Davon entfallen auf die **Eröffnungsphase** bei

- Nulliparen   10–16 Stunden (2–48 Std.),
- Multiparen   6–10 Stunden (1–24 Std.),

Nach ca. 150 Wehen ist der Muttermund verstrichen.

Die **Austreibungsphase** dauert bei

- Nulliparen $^1/_2$–2 Stunden ($^1/_4$–3 Std.),
- Multiparen $^1/_4$–$^3/_4$ Stunden (1 Wehe – 1 Stunde).

In Klammern ist jeweils die Schwankungsbreite angegeben.

Unbeeinflußt dauert sie bei 75% der Nulliparen bis zu 25 Wehen, bei 20% bis zu 50 Wehen und bei 5% bis zu 75 Wehen.

Eine rechtzeitige und ausreichende Episiotomie schützt nicht nur den Damm vor Überdehnung, sondern kürzt ganz wesentlich die Austreibungsphase ab und trägt zur Senkung der kindlichen und mütterlichen Morbidität und Mortalität bei!

Die kindliche perinatale Mortalität steht in sehr engem Zusammenhang mit der Geburtsdauer! Liegt die Geburtsdauer (ohne wehenlose Pausen!) unter 14 Stunden, so ist die Mortalität „normal". Bei einer Geburtsdauer über 24 Stunden steigt die Mortalität auf über 5% an. Dauert dagegen die Geburt 48 Stunden und länger, so liegt die Mortalität über 20%.

Die Art der Leitung der Geburt beeinflußt auch die Geburtsdauer ganz wesentlich. Eine „aktive" Leitung, die nicht alles „der Natur" überläßt, mit freizügiger, aber gezielter Gabe von Schmerz-, Entspannungs- und Wehenmitteln und guter Vorbereitung der Geburt (Read-Kurs) zeitigt kürzere Geburten.

Die durch Medikamente *nicht beeinflußte* **Plazentarperiode** dauert bei Erst- und Mehrgebärenden 5–20 min (1 Wehe – mehrere Stunden).

Erstes Geburtsstadium = Eröffnungsphase

Die Bezeichnung „Eröffnungsphase" könnte zu der irrtümlichen Meinung verleiten, daß sich in dieser Zeit *nur* der Muttermund eröffnet. Es sei deshalb ausdrücklich darauf hingewiesen, daß *gleichzeitig auch z.B. der Kopf des Kindes aus dem Beckeneingangsraum tiefer tritt,* bis auf den Beckenboden bzw. bis kurz darüber.

Ist die Zervix noch nicht völlig „aufgebraucht" oder „verstrichen", d.h. verschwunden, so werden die ersten Stunden der Geburt dazu verwandt. Das ist bei den Nulliparen die Norm. Erst dann beginnt sich bei den Erstgebärenden der Muttermund zu öffnen. Bei den Multiparen gehen Verkürzung der Zervix und Eröffnung des Muttermundes häufig gemeinsam voran; zumeist ist bei ihnen die Zervix bei Geburtsbeginn weitgehend verstrichen.

Es ist für den Geburtsfortschritt gleichgültig, ob die Patientin in dieser Zeit herumläuft, sitzt oder liegt; im Liegen geht es lediglich etwas langsamer.

Die Eröffnung erfolgt durch das *Vordrängen* des vorangehenden Teiles (Kopf, Steiß, Fruchtblase) *und die Kontraktion* der Korpusmuskulatur, wodurch die – durch entgegengesetzte Nervenimpulse zur Erschlaffung gebrachten – Zervixfasern vom Muttermund weggezogen werden. Hierdurch wird die Wand des unteren Uterinsegments immer dünner und die Korpuswand immer dicker. Die Grenze zwischen beiden Anteilen ist als sog. **Bandlsche Furche** (oder Bandlscher Ring) durch dünne Bauchdecken zu tasten. Bei voller Eröffnung des Muttermundes steht sie 4 Querfinger über der Symphyse; steht sie 2 Querfinger über der Symphyse, so ist der Muttermund ca. 3 cm eröffnet.

Die Muttermundseröffnung geht nicht kontinuierlich vonstatten, sondern im ersten, zweiten und vierten Viertel der Eröffnungsphase langsam, dagegen im dritten Viertel sehr schnell.

Der lichte Durchmesser des Muttermundes wird in cm angegeben. Bei vollständiger Eröffnung ist der Muttermund verstrichen und ca. 10 cm im

428   33. Normale Geburt

Durchmesser. Außerdem beurteilt man die Dicke des Randes und seine Elastizität bzw. die Länge der Zervix und ihre Konsistenz.

Bei einer Muttermundsweite von 3–5 cm löst sich meist der Schleimpfropf von der Wand des Zervikalkanals mitsamt etwas Mukosa. Er geht dann als blutiger Schleim ab, was allgemein mit dem Begriff **Zeichnen** beschrieben wird.

Während der Eröffnungsperiode werden die Wehen stärker, längeranhaltend und folgen in kürzeren Intervallen. Am Ende des Geburtsvorgangs beträgt der Abstand der Wehen meist 2 Minuten oder etwas mehr, ihre Dauer 45–60 (bis 90) Sekunden. Die Wehenpausen sind wichtig, da hier die Blutzirkulation durch die Uteruswand wieder einsetzt und Kind und Uterus u.a. mit Sauerstoff versorgt werden. Bei älteren Erstgebärenden und Frauen mit Beckenendlagen dauert die Eröffnungsphase länger.

Die normale Wehe läuft vom Fundus zum Muttermund hin und ergreift alle Muskelfasern hintereinander. Ungeordnete Kontraktionen fördern das Kind nicht nach außen und verschlechtern die Blutversorgung. Bleibt die Kontraktion des Uterus längere Zeit (länger als 1 Wehe) bestehen, handelt es sich um einen *Tetanus uteri* – einen für das Kind sehr gefährlichen Zustand, der sofort und mit allen Mitteln unterbrochen werden muß. Am besten erschlafft der Uterus durch Lachgasinhalation, was allerdings auch die Gefäße erweitert und bei Operationen zu verstärkter Blutung führen kann.

> Die Herztöne sind bei Normalgeburten alle 10–15 Minuten auszuzählen – und zu beurteilen! Besser ist ihre kontinuierliche Registrierung und Beurteilung der CTG-Kurve ebenfalls alle 10–15 Minuten. Bei starken Wehen, jedweder Pathologie unter der Geburt und bei laufendem Wehentropf muß **kontinuierlich** ein CTG geschrieben und beurteilt werden.

Zweites Geburtsstadium = Austreibungsphase

Im allgemeinen steht jetzt nur bei der Erstgebärenden der Kopf des Kindes auf dem Beckenboden oder wenig darüber. Bei Mehrgebärenden oder bei leichter Beckenverengerung kann er am Ende der Eröffnungsphase noch höher, ja sogar im Beckeneingang stehen und dann recht rasch tiefer treten. Wenn der Kopf den Beckenboden erreicht hat, drückt er auf das Rektum, so daß die Patientin Stuhldrang oder „Druck nach unten" verspürt.

In dieser Zeit beginnt die Patientin meist, zunächst willkürlich, später aber unwillkürlich, *zu pressen*, d.h. sie atmet halb ein, schließt die Stimmritze und spannt nun die Bauchmuskeln, das Zwerchfell und die übrige Atemmuskulatur an und erhöht damit den intraabdominellen Druck. Er pflanzt sich auf den Uterus fort und unterstützt die Austreibung des Kindes. Der *zusätzliche Preßdruck* ist ebenso bis doppelt so groß wie der Wehendruck!

Stadien der Geburt und ihre Dauer 429

Bevor die Patientin zu pressen beginnt, muß man sich überzeugen, daß der Muttermund vollständig erweitert ist, da er sonst zwischen Kopf und Symphyse eingeklemmt werden oder einreißen könnte.

 Faustregel. Man soll erst pressen, wenn man sich nicht mehr dagegen wehren kann.

Wenn der Damm durch den Kopf vorgewölbt wird, wird der Anus gedehnt. Es geht Stuhl ab, falls die Ampulle nicht leer ist.

Der Damm wird dünner, die Haut und/oder die Muskulatur des Beckenbodens kann reißen oder überdehnt werden. Dies zu vermeiden, ist die Aufgabe des **Dammschutzes** und der **rechtzeitigen Episiotomie**.

Der Dammschutz hat einzusetzen, wenn der Kopf in der Vulva erscheint und nicht mehr zurücksinkt. Dann wird die linke Hand auf den kindlichen Kopf gelegt, um ein zu schnelles „Durchschneiden", d.h. Geborenwerden des Kopfes zu vermeiden, da dann nur die Elastizität, nicht aber die langsamer wirksam werdende Plastizität des Beckenbodens ausgenutzt werden könnte. Weiterhin verhindert die aufgelegte Hand eine zu frühe Deflexion des Kopfes, denn es soll ja die kleinste Kopfebene durch den Geburtskanal treten (Abb. 33.**1**).

Die rechte Hand kann von den Seiten her Gewebe zur Mitte drängen und durch den Damm hindurch mittels Druck auf Stirn oder Kinn den Kopf langsam nach ventral und kaudal um die Symphyse herum drücken (Ritgenscher Hinterdammgriff). Bietet der Damm ein zu großes Hindernis oder wird er zu stark gedehnt, durchtrennt man ihn median (Richtung Anus) oder lateral (Richtung Sitzbeinhöcker) durch einen Scheiden-Damm-Schnitt = Episiotomie (s. dort).

Der in der Vulva während der Wehe sichtbare Kopf wird in der Wehenpause zunächst wieder vom Damm zurückgedrängt. Schließlich bleibt er in der Wehenpause in der Vulva sichtbar und wird dann mit den nächsten Wehen geboren. Eventuell können die Schultern beim Durchtritt durch den Geburtskanal nochmals gewisse Geburtsschwierigkeiten bereiten. Der restliche Rumpf und die Beine folgen mühelos.

Der **Augenblick, in dem der letzte Kindsteil den Geburtskanal verlassen hat, ist der Zeitpunkt der Geburt** (nicht die Durchtrennung der Nabelschnur). Der Fundus uteri steht dann in Nabelhöhe. Die *Atmung* bzw. der *erste Schrei* des Kindes erfolgt kurz nachdem der Kopf und der Rumpf geboren sind.

Unmittelbar nach der Geburt des Kopfes (spätestens des ganzen Kindes) und möglichst **vor** dem ersten Atemzug, werden Nase, Mund und Rachen von Schleim und Fruchtwasser befreit, am besten durch Absaugen mit einem weichen Katheter. Es ist wegen der evtl. Verletzungsgefahr umstritten, auch den Magen abzusaugen. Ich habe gute Erfahrungen damit gemacht, da dann das verschluckte Fruchtwasser nicht mehr zurücklaufen und in die Lungen (Pneumonie!) gelangen kann.

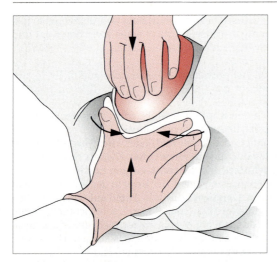

Abb. 33.**1 Dammschutz.** Die rechte Hand schiebt den Kopf symphysenwärts und drängt von den Seiten her Gewebe zur Mitte. Die linke Hand reguliert das Tempo des Durchschneidens (modif. nach Martius, G.: Lehrbuch der Geburtshilfe, 7. Aufl. Thieme, Stuttgart 1970)

Man kann *nach* dem Abnabeln das nackte Kind der Mutter kurz(!) auf den Bauch setzen oder legen oder ihr zeigen. (Vor dem Abnabeln könnte das Kind in die dann ja tieferliegende Plazenta verbluten, auf jeden Fall würde es viel Blut verlieren.)

Dieser Körperkontakt mit dem Kind ist für manche Frauen aus psychologischen Gründen sehr wichtig und fördert die Uteruskontraktion zur Plazentalösung sowie das Ingangsetzen des Mechanismus zur Milchproduktion. Danach muß das Kind aber rasch versorgt und angezogen werden, da es sich jetzt ja in einer (für das Kind) sehr kalten Umgebung befindet (S. 369 u. 521 f.).

Drittes Geburtsstadium = Nachgeburtsperiode = Plazentarperiode

In dieser für die Mutter gefährlichsten Zeit der Geburt werden Plazenta und Eihäute ausgestoßen. Zunächst kommt es zu einer Wehenpause, in der sich die Uteruswand durch Retraktion und Umlagerung der Muskelfasern verdickt. Hierdurch wird der Uterusinnenraum verkleinert – er paßt sich dem verringerten Inhalt an. Danach kommt es günstigenfalls zu einer kräftigen Wehe, in der sich der Uterus und *jetzt auch der Wandteil, dem die Plazenta aufsitzt*, kontrahieren. Die Uterusinnenfläche wird hierdurch wesentlich verkleinert. Da die Plazenta nicht kompressibel ist, wird sie in der

Stadien der Geburt und ihre Dauer **431**

spongiösen Schicht der Dezidua von ihrer Unterlage abgeschert. Solange sie nicht völlig gelöst ist, besteht eine Blutung *(Lösungsblutung)*, da ja die uteroplazentaren Gefäße eröffnet werden und an dieser Stelle nicht durch die Uteruskontraktion verschlossen werden können.

Es gibt zwei Lösungsmechanismen:

1. Modus Schultze: Die meist im Fundus liegende Plazenta löst sich zentral, stülpt sich um und wird mit der kindlichen Seite zuerst geboren.

2. Modus Duncan: Eine an der Vorder- oder Rückwand anhaftende Plazenta löst sich häufig zuerst am tiefsten Rand ab, die Lösung schreitet dann bis zum oberen Rand fort, und die Plazenta wird mit ihrer Kante – also der mütterlichen Seite – zuerst geboren. Beim Lösungsmodus nach Duncan ist der Blutverlust größer.

Früher rechnete man mit einer durchschnittlichen Lösungsblutung von 200–400 ml. Heute hat sich allgemein durchgesetzt, beim Durchtritt der Schultern oder unmittelbar nach der Geburt des Kindes ein Sekalepräparat zu injizieren und die Ausstoßung der Plazenta auch manuell zu unterstützen, um die Lösungsblutung zu verringern.

Hierzu wird sofort nach der i. v. Injektion bzw. etwas später nach der i. m. Injektion die Hand auf den Fundus gelegt und die medikamentös induzierte oder zumindest unterstützte Uteruskontraktion *abgewartet* (evtl. kann man durch leichtes Reiben des Fundus die Wehe „locken"). Sowie die Kontraktion tastbar ist, quetscht man mit den 4 Fingern von hinten und dem Daumen von vorn den Uterus und unterstützt damit die Ablösung und Ausstoßung der Plazenta.

Man kann aber auch mit der flachen Hand oberhalb der Symphyse eingehen, damit den Fundus nach oben drängen und gleichzeitig zart an der Nabelschnur ziehen (Handgriff nach Brandt-Andrews). Die Patientin unterstützt diese Maßnahme durch Pressen. Eine weitere Möglichkeit der Plazentalösung besteht darin, daß man, wie eben geschildert, die erste Uteruskontraktion abwartet und die Patientin dann auffordert, stark zu pressen. Die Bauchpresse unterstützt man durch Zusammenraffen der momentan sehr schlaffen Bauchdecken.

Durch diese Maßnahme kann der durchschnittliche Blutverlust auf ca. 100–150 ml reduziert werden, und besonders die großen Blutverluste – über 500 ml – treten wesentlich seltener auf.

Wird die Plazenta bei der medikamentös verstärkten Lösungswehe nicht ausgestoßen, oder versäumt man, die Ausstoßung durch Zug an der Nabelschnur zu unterstützen, kommt es leicht zu einer – harmlosen – Retention der gelösten Plazenta infolge Muttermundsspasmus. Er löst sich meist spontan nach wenigen Minuten, wenn Oxytocin verwendet worden ist.

Die Blutgefäße zur Plazenta ziehen durch die Uteruswand. Bei der Uteruskontraktion werden sie abgeklemmt, was die sofortige **Blutstillung** bewirkt. Gleichzeitig beginnen Gerinnungsvorgänge, die an der Plazentalösungsstelle viel rascher vor sich gehen als in den übrigen Körperpartien, da mit der zerfallenden Dezidua reichlich gerinnungsfördernde Faktoren frei werden.

Merke: Die Blutgerinnung an der Plazentalösungsstelle dauert etwa soviele Sekunden, wie sie an den übrigen Körperpartien Minuten dauert.

Die Eihäute werden durch die tiefer tretende Plazenta von der Uteruswand abgezogen und nach ihr geboren.

Nach der Ausstoßung der Plazenta steht der Fundus uteri etwa zwischen Nabel und Symphyse.

Die Plazenta wird auf ihre Vollständigkeit untersucht (vgl. Kap. 24 u. 30).

Bestehen **Zweifel**, ob die Plazenta vollständig ist, tastet man im Uteruskavum nach etwa zurückgebliebenen Resten nach. Da die Austastung ihr Risiko weitgehend verloren hat, entfernen einige Ärzte auch größere im Uterus zurückgebliebene Eihautreste, damit es nicht zu Lochialstauungen kommt.

Viertes Geburtsstadium = Postplazentarperiode

Man fordert die Patientin auf, die Beine übereinanderzulegen – dadurch sammelt sich alles abfließende Blut zwischen den Oberschenkeln an, und eine eventuelle Blutung wird frühzeitig bemerkt. Wesentlich ist, daß sich jetzt die Patientin von den Geburtsanstrengungen erholen kann, sich wäscht – bzw. gewaschen wird –, die Zähne putzt, die Haare in Ordnung bringt usw. und in ein frisch überzogenes Bett kommt. Bei gutem Zustand kann die Frischentbundene – unter ständiger Kontrolle – im Stehen duschen. Eine gute Beobachtung der Wöchnerin ist wichtig, um die in dieser Zeit häufiger auftretenden Blutungskomplikationen frühzeitig zu erkennen und zu behandeln.

Viele Mütter beginnen jetzt auch zu frieren und heftig zu zittern. Dies ist als Entspannungsreaktion nach der Zeit der Anspannung anzusehen und nicht schlimm. Eine warme Decke, ein heißes Getränk und beruhigender Zuspruch helfen bald.

Der Fundusstand und die Uteruskontraktionen sind auch während der ersten 2 Stunden kurzfristig zu kontrolllieren, da es *in einen erschlafften Uterus hineinbluten kann, ohne daß das Blut nach außen tritt!*

In dieser Zeit sollte das Bettchen des Kindes neben dem der Mutter stehen, die es dann sehen und fühlen und mit ihm schmusen kann.

Lage des Kindes im Genitale

(vgl. auch „Umfangmaße des Kindes in bezug auf die Geburtshilfe" S. 22 f.)

Mit der **Lage** wird das Verhältnis der kindlichen zur mütterlichen Längsachse angegeben (Abb. 33.**2**).
Es gibt:

- *Längslagen* (über 99%),
- *Schräglagen* (ca. 0,5%),
- *Querlagen* (ca. 0,5%).

➤ **Ursache.** Die *längliche Form der Bauchhöhle und des Uterus* bedingt die überwiegende Zahl der Längslagen. Ein schlaffer Uterus und schlaffe Bauchdecken sowie raumeinengende Prozesse im kleinen Becken fördern die Querlagen. Bei Multiparen mit Quer- oder Schräglage infolge eines schlaffen Uterus wird meist erst nach Wehenbeginn die Längslage hergestellt, vorher besteht kein Grund zur Aufregung.

Vorangehender Teil (Poleinstellung). Er ist in der Regel der Schädel (96%) oder das Beckenende (Steiß, Knie, Fuß 3,5%) und bei Querlagen meist eine Schulter (ca. 0,5% oder weniger).

➤ **Ursache.** Das Durchtrittsplanum des Schädels ist oval. Wenn der Kopf ins kleine Becken eintritt, stellt er sich so ein, daß dem Tiefertreten möglichst wenig Widerstand entgegensteht. Dies ist dann der Fall, wenn sich die (ovale) Form der Durchtrittsebene in die meist querovale Form des Beckeneingangs eingestellt hat. Der Zwang zur Einstellung des Rückens und der Zwang zur Einstellung des Kopfes stimmen in diesem Fall überein. Dies ist normal. Das Überwiegen der Schädellage beruht auf dem *Streben nach bester Formübereinstimmung* von Kind und Uterushöhle.

Stellung. Sie wird bei Längslagen durch die Stellung des kindlichen Rückens im Uterus definiert, also:

- links vorn (Ia) und links hinten (Ib),
- rechts vorn (IIa) und rechts hinten (IIb).

Links bezeichnet man auch mit „I", rechts mit „II", vorn mit „a" und hinten mit „b".

➤ **Ursache.** Der hochschwangere Uterus schmiegt sich rechts oder links der Wirbelsäule in die hintere Ausbuchtung der Leibeshöhle. Hierdurch kommt es zu einer leichten Torsion des Uterus. Wenn er sich nach rechts dreht (häufiger, da in der linken Ausbuchtung der Leibeshöhle das Sigma liegt), dann ist die linke Wand des Uterus mehr vorn. Am Ende der Schwangerschaft kann sich daher die nach vorne gekehrte Uteruskante auch besser ausdehnen als die hinten liegende, deren Ausdehnung durch Knochen begrenzt ist. Deshalb liegt die voluminösere Kopf-Rücken-Partie häufiger (links) vorn und die Extremitäten (rechts) hinten (Abb. 33.**3**).

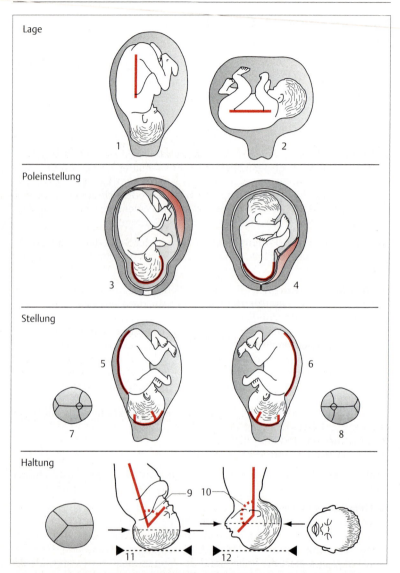

Abb. 33.**2** **Lage des Kindes im Genitale.** 1 = Längslage. 2 = Querlage (Übergang von 1 zu 2 = Schräglage). 3 = Schädeleinstellung. 4 = Beckenendeinstellung. Weiterhin gibt es: Schultereinstellung bei Querlage, ein- oder beiderseitige Knieeinstellung = Haltungsanomalie, ein- oder beiderseitige Fußeinstellung = Haltungsanomalie. 5 = Rücken rechts

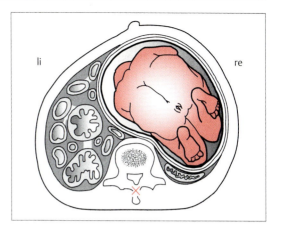

Abb. 33.**3 Lage von Uterus und Kind am Ende der Gravidität.** Der hochschwangere Uterus „rutscht" vom Promontorium herunter (meist nach rechts, da links das Sigma liegt). Der Rücken liegt meist zur dehnbaren Bauchdecke, da er mehr Platz als die Extremitäten benötigt. X = Lokalisation der Periduralanästhesie

Kindliche Einstellung. Diese kann man auch mit Hilfe des tastbaren Kopfes definieren und sich nach dem *Hinterhaupt* bzw. der *Pfeilnaht und der großen sowie kleinen Fontanelle* richten:

- Linke oder rechte okzipitoanteriore Stellung = Hinterhaupt links oder rechts vorn.
- Linke oder rechte okzipitoposteriore Stellung = Hinterhaupt links oder rechts hinten.
- Bei androider (= längsovaler) Beckeneingangsform der Mutter kann die Pfeilnaht auch genau von vorn nach hinten verlaufen, die Einstellung also rein okzipitoanterior oder -posterior sein.

Dann stimmen die Zwänge zur Einstellung des Rückens und zur Einstellung des Schädels nicht überein: Es entwickeln sich auf diese Weise leichte Stellungs- und Haltungsanomalien.

---

vorn = äußerer Tastbefund. 6 = Rücken links vorn = äußerer Tastbefund. 7 = kleine Fontanelle rechts, große Fontanelle links = vaginaler Tastbefund. 8 = kleine Fontanelle links, große Fontanelle rechts = vaginaler Tastbefund. 9 = Flexionshaltung (normal). 10 = Deflexionshaltung (pathologisch). 11 = Leitstelle bei (normaler) vorderer Hinterhauptseinstellung auf der Interspinalebene: größter Umfang (Planum suboccipitobregmaticum [lat. planum = Fläche; sub = unter; occiput = Hinterhaupt; gr. bregma = Vorderkopf]) passiert gerade die engste Stelle des Beckeneingangs bzw. hat sie gerade passiert. 12 = Leitstelle bei (pathologischer) Gesichtslage auf Interspinalebene: größter Umfang (Planum mentooccipitale [lat. mentum = Kinn]) steht noch *über* Beckeneingang und ist dann größer als unter 11 beschrieben

436   33. Normale Geburt

Bei Deflexionshaltung (s. u.) richtet man sich in der Definition nach dem *Kinn* des Kindes:

- mentoanterior = Kinn vorn,
- mentoposterior = Kinn hinten.

Bei Querlagen richtet man sich nach der Stellung des kindlichen Schädels:

- links oder rechts.

Leitstelle. Sie ist der jeweils tiefste – der führende – Punkt des Kindes unter der Geburt. Man gibt ihren *Abstand in cm zur Interspinallinie* an (Abb. 6.1 und S. 17 ff.).

Die Messung muß in der Beckenführungslinie – also der Mitte des Geburtskanals – erfolgen und nicht unmittelbar unter der Symphyse, da damit ein Tiefstand nur vorgetäuscht würde. Auch ist die Dicke der Geburtsgeschwulst (S. 518) zu berücksichtigen.

Haltung. Hierunter versteht man die Beziehung zwischen den Kindsteilen zum *kindlichen* Rumpf.

Die *Beine* sind in Knie- und Hüftgelenk gebeugt, so daß die Oberschenkel dem Bauch anliegen. Die *Arme* sind im Ellenbogengelenk gebeugt und liegen dem Thorax an.

Der kindliche Kopf ist zum kindlichen Rumpf geneigt. Ist das Kinn maximal der Brust genähert, handelt es sich um eine **Flexion**. Ist es mehr von der Brust entfernt oder das Hinterhaupt gar zum Rücken gebeugt, so handelt es sich um eine **Deflexion** (Haltungsanomalie), die ein schweres Geburtshindernis darstellt, da der Kopf mit einem größeren Querschnitt durch den Geburtskanal tritt und meist auch eine falsche Stellung vorliegt.

Bei Schädellage und normaler Flexion führt die kleine Fontanelle, bei (zunehmender) Deflexion führen der Scheitel, die große Fontanelle, die Stirn oder schließlich das Gesicht.

Die *Haltungsanomalien der Extremitäten* sind meist weniger bedeutend. Bei Querlage fallen häufiger die Arme vor, bei Steißlagen ein oder beide Füße oder die Knie, es können auch beide Beine nicht im Knie gebeugt, sondern hochgeschlagen sein (unvollständige Steißlage); bei Beckenendlagengeburt können die Arme längs des Kopfes hoch- oder in den Nacken geschlagen sein.

Der Kopf kann nicht nur nach vorn oder hinten, sondern auch nach der Seite gebeugt und damit einer Schulter genähert sein. Man nennt dies **Asynklitismus**. Es gibt einen vorderen – wenn die querlaufende Pfeilnaht der Symphyse genähert ist (verstärkte Naegelesche Obliquität) – und einen hinteren Asynklitismus, wenn die Pfeilnaht nach hinten aus der Achse des Geburtskanals abgewichen ist (verstärkte Litzmannsche Obliquität; Ursachen s. nächster Abschnitt). *Leichtere Grade kommen immer während der Geburt vor.* Schwerere Grade werden zum Geburtshindernis, da durch sie wiederum ein größerer Kopfdurchmesser in den Geburtskanal eingestellt wird.

➤ **Ursache.** Siehe Kap. 34.

Im täglichen Sprachgebrauch vereinfacht man und versteht z. B. unter einer „I. vorderen Hinterhauptslage" eine Längslage, bei der der Kopf führt, die Stellung des Rückens links (= I) vorn, die Haltung des Kopfes flektiert (da das Hinterhaupt führt) eingestellt in der Beckenführungslinie und damit vorangehender Teil ist: führender Teil ist die kleine Fontanelle (Hinterhaupt).

Normaler Geburtsmechanismus bei Schädellage

Kurz vor Geburtsbeginn liegt das Kind mit angezogenen Beinen, vor der Brust verschränkten Armen und leicht flektiertem Kopf im Uterus. Daß sich die Extremitäten und der Kopf meist so und nicht anders an den Rumpf legen, hängt einmal von den *möglichen Bewegungsrichtungen in den Gelenken* ab und wird zum anderen durch den *Verlauf und die Spannung der Blutgefäße* gefördert. Die Gefäße wachsen – ebenso wie das Rückenmark – langsamer als die Knochen, mit denen sie verwachsen sind. Infolge des schnelleren Knochenwachstums werden sie gedehnt und versuchen, sich zusammenzuziehen. Die großen Gefäße laufen vor der Halswirbelsäule zum Kopf – sie ziehen ihn also nach vorn. Im Ellbogengelenk und Hüftgelenk verlaufen sie vorn, im Kniegelenk hinten. Auch hier fördert ihr Zug die jeweilige Beugung.

Entsprechend den Raumverhältnissen im Uterus und des Beckeneingangs liegt das Kind so, daß der Längsdurchmesser seines Kopfes, die Pfeilnaht, etwa quer im Beckeneingang steht.

Die *Wirbelsäule setzt nicht genau in der Mitte, sondern im hinteren Anteil* der Schädelbasis an, so daß, wenn sie den Druck der Uteruskontraktionen auf den Kopf überträgt und ihn nach unten bewegt – bei ringsum gleichem Reibungswiderstand – das Hinterhaupt rascher nach unten gedrückt wird als das Gesicht (Hebelgesetze). Hierdurch wird die Flexion verstärkt.

Tritt der flektierte Kopf nun tiefer, gelangt er in die Beckenhöhle. Hier wird auf beiden Seiten der Raum durch den Levator ani und den M. iliopsoas eingeengt, dagegen ist in der Kreuzbeinhöhle relativ viel Platz.

Es legt sich deshalb der weiter ausladende Teil des Kopfes, der Gesichtsschädel, in die Kreuzbeinhöhle. Dadurch macht das Kind – zumindest der Kopf – eine Drehung um ca. 90 Grad (= **innere Drehung**). Bleibt die Rotation aus, entwickelt sich ein „tiefer Querstand", d. h. die Pfeilnaht steht auf dem Beckenboden quer. Manchmal erfolgt dann noch die Rotation.

In dieser Haltung (Flexion) und Stellung (okzipito- oder dorsoanterior) kann der Kopf nun noch tiefer treten, bis das Schädeldach auf den Beckenboden stößt und sich gleichzeitig der Nacken gegen die Symphyse stemmt. Nun muß der Kopf maximal deflektiert werden – um die Symphyse herum – damit er durch die Vulva geboren werden kann. In der Vulva über dem

438 33. Normale Geburt

Damm erscheint zuerst das Hinterhaupt, dann folgen die Stirn, die Augen, die Nase und zuletzt das Kinn.

Damit jetzt den Schultern der Durchtritt durch den längsovalen Hiatus genitalis möglich wird, muß sich das Kind wiederum um etwa 90 Grad drehen. So kommen die Schultern in den Beckenlängsdurchmesser. Der Kopf dreht sich mit: **äußere Drehung**.

Bei rechter oder linker hinterer Einstellung des Rückens und Hinterhaupts muß die innere Drehung größer sein, damit das Hinterhaupt nach vorn zu liegen kommt. Seltener (in weniger als 1%) dreht sich das Hinterhaupt nach hinten und wird aus dorsoposteriorer Lage geboren. Hierdurch kommt es zur Erschwerung der Geburt, denn der Geburtskanal ist nach vorn (ventral) gebogen, der flektierte Kopf in okzipitoposteriorer Haltung kann sich aber nur wenig noch weiter nach vorn abbiegen.

In den letzten Jahren ist man dazu übergegangen, frühzeitig die Episiotomie auszuführen, wenn der Damm nicht gerade sehr elastisch ist. Dadurch entfällt ein Großteil des Beckenbodenwiderstands, und der untere (letzte) Teil des Geburtskanals ist nicht mehr so steil nach oben gerichtet – die untere Biegung der Führungslinie ist flacher. Die Austreibungsphase wird dadurch kürzer und leichter für Mutter und Kind.

Sofort nach der Geburt des Kopfes beginnt man Schleim und Fruchtwasser aus Rachen und Nase abzusaugen. Es hat sich als sehr günstig erwiesen, nach der Geburt des ganzen Kindes auch den Magen abzusaugen, da sich in ihm oft sehr viel Fruchtwasser befindet, das – wenn es in den Nasen-Rachen-Raum zurückläuft – aspiriert werden kann. (Es kann allerdings zu Schürfungen/Blutungen der Rachenhaut kommen.) Dann erfolgt, wenn die Atmung eingesetzt hat und evtl. die Nabelschnurpulsationen aufgehört haben, die *Abnabelung*, d.h. die Durchschneidung der Nabelschnur zwischen zwei Klemmen. Jetzt kann das Kind der Mutter *kurz* (Auskühlung!) auf den Bauch gelegt werden. Um Verwechslungen vorzubeugen, wird – ebenfalls sofort – ein vorbereitetes(!) *Bändchen mit dem Namen der Mutter am Handgelenk des Kindes* befestigt.

Atmungsarten unter der Geburt

Spätestens während der Eröffnungsphase sollten mit der werdenden Mutter **3 verschiedene Atemtypen** mehrmals geübt werden. Sie dienen nicht nur der Unterstützung des Geburtsfortschritts, sondern verhelfen auch dazu, der Frau das Gefühl zu nehmen, „den Schmerzen hilflos ausgeliefert zu sein".

- *Erster Atemtyp.* Er ist während der Eröffnungsphase anzuwenden; es ist eine **tiefe Brustatmung** mit leicht geöffnetem Mund. Zu Beginn jeder Eröffnungswehe wird mit einer ganz langsamen Einatmung begonnen, die in eine ebenso langsame Ausatmung übergeht. Die Wehe sollte mit höchstens drei, möglichst zwei und am besten nur einem Atemzug „veratmet" werden. Dies fördert die Entspannung (u.a. auch deshalb, weil die Frau nun eine Aufgabe hat) und sorgt zugleich für eine gute Sauerstoffversorgung des Kindes.

- *Zweiter Atemtyp.* Dieser unterstützt die Austreibung des Kindes. Zu Beginn jeder Austreibungswehe (Preßwehe) atmet die Gebärende etwa die Hälfte ihrer Lungenkapazität ein (extreme Einatmung vermindert die Preßkraft), hält die Luft an (*nicht* durch Verschluß des Mundes, sondern des Kehldeckels!) und **preßt mit aller Kraft nach unten** „wie zum Stuhlgang". Während einer Preßwehe wird 2–3mal gepreßt, dazwischen jeweils 2mal tief ein- und ausgeatmet. Viele Frauen empfinden es als große Erleichterung, „gegen den Schmerz" pressen und „jetzt endlich etwas tun" zu können. Das Pressen belastet das Herz, vgl. Valsalvascher Preßversuch.

- *Dritter Atemtyp.* Es ist ein **Hecheln.** Wenn der Kopf des Kindes durchschneidet, wird die Dammhaut gedehnt, dies schmerzt. Außerdem sollte der Kopf langsam durchtreten, deshalb darf jetzt nicht mehr gepreßt werden. Wenn man wieder etwa $2/3$ der Lungenkapazität einatmet und jetzt aber so rasch wie möglich mit weit offenem Mund das normale Atemvolumen aus- und einatmet, wird man bald eine gewisse Benommenheit verspüren, die auch die Schmerzempfindlichkeit verringert. Außerdem kann bei dieser Atmung nicht gepreßt werden.

Medikamentöse Geburtsleitung

Oxytocin (Orasthin, Oxytocin Horm, Syntocinon). Es wird heute synthetisch gewonnen. Es bewirkt *rhythmische Kontraktionen* der Gebärmutter und ist deshalb **das Mittel der Eröffnungs- und Austreibungsphase.** Man verabreicht es heute zumeist in Form des *Oxytocindauertropfs:* 3–5 IE in 500 ml Glucose tropfenweise i. v. Hierdurch ist die Zufuhr sehr gut zu steuern. Zur Unterstützung der Austreibung der Plazenta gibt man zusätzlich 3 IE i. v.

Secalepräparate (Methergin, Syntometrin). Sie sind pflanzlicher Herkunft (Mutterkorn = Secale cornutum = die rötliche Dauerform eines Fadenpilzes, der das Brotgetreide befallen kann). Sie bewirken lang anhaltende *Dauerkontraktionen* der glatten Muskulatur. Man gibt sie **nach** der Ausstoßung der Plazenta und in der Postplazentarperiode.

Chinin. Dieses hat in der Geburtshilfe an Bedeutung verloren. Es *erhöht die Ansprechbarkeit der glatten Muskulatur auf Kontraktionsreize,* kann daher leichter einmal zum **Tetanus uteri** führen.

Spasmolytika. Sie sind bei Muskelspasmen sicher indiziert, wenn auch der Muskelanteil der Zervix sehr gering ist (nur noch ca. $1/10$ des Anteils im Fundus, s. Abb. 23.**1**).

440   33. Normale Geburt

Schmerzmittel. Diese können einen ausgezeichneten geburtsfördernden Effekt haben, wenn sie die Abwehrspannung nehmen.

Bei Erschöpfung kann auch z. B. **Dolantin** angezeigt sein, da nach einer Schlafpause sehr oft kräftige Wehen ausgelöst werden. Es darf aber spätestens 4 Stunden vor der Geburt gegeben werden, da es die Atemfunktion des Kindes beeinträchtigt. Bei geringerer Ermüdung hilft **Coffein** (eine Tasse Bohnenkaffee) die Wehentätigkeit zu verbessern.

Schmerzbekämpfung unter der Geburt

➤ **Ursache.** Ursächlich werden die unter der Geburt spürbaren Schmerzen ausgelöst durch die **Wehen** (Kontraktion und Gewebeverschiebung im Korpus und in der Zervix; Schmerzqualität: wie Leibschmerzen/Darmspasmen), durch den **Druck** des kindlichen Kopfes auf die Gewebe im kleinen Becken (insbesondere auf das sehr schmerzempfindliche Periost; Schmerzqualität: vergleichbar Tritt ans Schienbein) und die **Dehnung** des Dammes (Schmerzqualität: wie wenn man mit beiden Zeigefingern den Mund auseinanderzieht).

Auswahl schmerzlindernder Mittel. Sie ist von der Ausbildung des Arztes abhängig, der Art der vorgesehenen Entbindung, der vorhandenen Einrichtung der geburtshilflichen Abteilung, dem Zustand des Kindes, vom Zeitpunkt der letzten Mahlzeit, von Komplikationen und nicht zuletzt auch von dem Wunsch der Patientin.

Wesentlich ist, daß die Schwangere ohne Angst die Geburt erwartet, weil das auch zu einer **körperlichen Entspannung** beiträgt.

Physikalische Maßnahmen zur Geburtserleichterung. Hier werden *Massage* des Rückens und der Beine (durch den Ehemann), *Wärmeapplikation* (nicht heißes, sondern angenehm lauwarmes Bad), *Herumlaufen, gekrümmt* auf der Seite liegen, Akupunktur und/oder Elektrostimulation usw. oft mit gutem Erfolg angewendet.

Medikamente. Bei deren Verabreichung sollte man mit ihrer Applikationsart (peroral, durch Inhalation, subkutan, intramuskulär, intravenös, rektal, lokal, intra- oder epidural), *Dosis* und Häufigkeit der Verordnung, *Wirkung*, *Nebenwirkung* und *Gegenmitteln* (Antidot), deren Einsatz vielleicht notwendig werden könnten, vertraut sein.

Man unterscheidet eine **anxiolytische** (angstlösende), eine **analgetische** (Verringerung der Schmerzwahrnehmung), eine **sedierende** (Verringerung der Schmerzempfindlichkeit im allgemeinen) und eine die **Amnesie verursachende Wirkung** (läßt die Erinnerung an die Schmerzen verblassen) eines Präparates. Die **Anästhesie** ist die völlige Betäubung – entweder lokal oder allgemein.

Bei den verschiedenen Medikamenten überwiegt mal die eine, mal die andere Wirkungsweise.

Dolantin. Es wird i.m. oder s.c. – seltener i.v. – alle drei Stunden oder seltener appliziert. Es wirkt in Dosen von 50–100 mg hauptsächlich analgetisch. Gelegentlich verursacht es Übelkeit und Erbrechen oder Juckreiz. Die letzte Gabe darf nicht später als 4–5 Stunden vor der Geburt erfolgen, da Dolantin das Atemzentrum des Kindes lähmen kann. Kommt es doch früher zur Geburt, muß der Antagonist spätestens 10 min vor der Entbindung der Mutter i.v. (auch i.m. oder s.c. möglich), eine Ampulle Narcanti, oder direkt postpartual dem Kind (Narcanti Neonatal 0,01 mg/kg KG des Kindes) gegeben werden.

Barbiturate (meist peroral, seltener i.v.). Sie wirken in erster Linie sedativ. Man gibt initial 100–300–500 mg und sollte während der ganzen Geburt 600–700 mg nicht überschreiten. Unmittelbar vor dem Durchtritt des Kopfes kann man ein Barbiturat i.v. geben, evtl. in Kombination mit einem Wehenmittel. Das Kind muß dann aber nach spätestens 10 min geboren sein, da es sonst narkotisiert zur Welt kommt.

Scopolamin (s.c. initial 0,5 mg; Wiederholung ist in geringeren Dosen alle 1–2 Std. möglich). Es verursacht in erster Linie eine Amnesie und ist außerdem etwas sedierend. Häufig tritt eine Rötung des Gesichts auf.

Spasmolytika (rektal als Zäpfchen alle 2–3 Std.). Diese reduzieren einen erhöhten Grundtonus des Uterus und der Beckenbodenmuskulatur und dienen so der *Vorbeugung* der Schmerzentstehung oder -verstärkung.

Tranquilizer. Sie sedieren die Patientin und werden in den letzten Jahren auch in der Geburtshilfe in zunehmendem Maße eingesetzt.

„Schlafgeburt". Hier wird der Patientin ein- oder mehrmals eine Substanz injiziert, die auch den normalen Schlaf verursachen soll. Sie schläft oder dämmert dahin, reagiert aber auf lautes Ansprechen.

Zahlreiche Morphinderivate oder anders aufgebaute Substanzen kommen laufend in den Handel. Man sollte in der Geburtshilfe nur sorgfältig und lange erprobte Mittel von namhaften Firmen anwenden. Eine **gute Überwachung** der Patientin, die unter dem Einfluß von Medikamenten steht, ist selbstverständlich.

Kaudalanästhesie. In den Sakralkanal, in dem kein Rückenmark, sondern nur noch Nervenfasern verlaufen, wird ein Anästhetikum gegeben (Abb. 1.**6**).

Katheterperiduralanästhesie (Abb. 33.**3**). Zwischen harte (Dura mater) und weiche (Pia mater) Haut des Rückenmarkkanals im kaudalen Bereich der Lendenwirbelsäule wird ein Anästhetikum gegeben. Mit Hilfe eines in diesen Spalt eingelagerten Katheters kann man das Anästhetikum wiederholt und in kleinen Dosen injizieren. Diese letztere Methode ist noch gefahrloser und noch besser steuerbar als eine einmalige Einspritzung (Single-shot-Methode). Hierdurch kann man die Schmerzleitung sowohl der sensiblen als auch der motorischen Nerven, die zu Zervix, Vagina, Vulva und Oberschenkelinnenseite ziehen, unterbrechen. Die Wehentätigkeit und die Ansprechbarkeit der Patientin bleiben unverändert erhalten, und auch das Kind wird durch das Medikament nicht gefährdet. Da aber auch die Gefäße im betreffenden Gebiet gelähmt werden, ist ihre Blutaufnahmefähigkeit größer, so daß die Möglichkeit eines *Blutdruckabfalls* besteht (vorher Tropfinfusion anlegen!). Da die Geburtshelfer die Gebärende sowieso überwachen müssen und die Katheterperiduralanästhesie ebenfalls überwacht werden muß, ist es – schon aus ökonomischen Gründen – ratsam, daß die Geburtshelfer die Technik der Katheterperiduralanästhesie erlernen und durchführen und daß Hebammen und Schwestern mit der Vorbereitung und Überwachung dieser Anästhesieform vertraut sind.

Parazervikalanästhesie. Hier schaltet man mit Hilfe eines möglichst lange wirksamen Lokalanästhetikums, das etwa am Übergang von der Zervix zum Scheidengewölbe bei „4 und 8 Uhr" in das parazervikale Gewebe (also nicht in die Zervix) injiziert wird, den Dehnungs-, Verschiebe- und Druckschmerz der Zervix aus. Das Verfahren ist jedoch nicht ganz risikofrei für das Kind, so daß es in der Geburtshilfe immer seltener angewandt wird (Abb. 10.**2**).

Pudendusanästhesie. Um die gut tastbare Spina ischiadica herum zieht der N. pudendus (Abb. 6.**1**). Man setzt ein kleines Depot eines Anästhetikums an rechter und linker Spina und schaltet damit die Schmerzempfindung in dem Bereich aus, der vom N. pudendus versorgt wird.

Lokalanästhesie. Am einfachsten ist die Infiltration des Dammes mit einem Anästhetikum.

➤ **Nachteil.** Der infiltrierte Damm wird gedehnt und reißt leichter. Eine Episiotomie ist dann also meistens notwendig.

Elektrostimulation in den Segmenten, in denen die entsprechenden sensiblen Nervenfasern verlaufen, können den Schmerz der Eröffnungsphase reduzieren (Elektroanalgesie).

Hypnose. In besonderen Fällen wird diese erfolgreich angewandt, falls ein Hypnotiseur zur Verfügung steht.

Die Schmerzempfindung und die Reaktion darauf sind individuell sehr unterschiedlich. Leichtere Wehen werden zumeist als Ziehen in Kreuz und Leistenbeuge und als Druck im Leib empfunden.

Veränderungen des Geburtskanals und seiner Umgebung unter der Geburt

Vagina. Sie wird durch den Kopf extrem gedehnt. Die Pars intrapelvina ist aber so elastisch, daß sie hierdurch seltener einreißt als die weniger elastische Pars diaphragmatica. Die Rugae vaginales (die „Muskulaturreserve") verstreichen und formieren sich nicht wieder völlig (S. 6).

Blase. Diese wird durch die mit ihr verwachsene und nach oben gleitende Zervix ins Abdomen hochgezogen.

Urethra. Sie wird längsgedehnt, was beim Einführen eines Katheters berücksichtigt werden muß.

Rektum. Es wird nach unten gedrängt und der **Anus** aufgedehnt.

Beckenboden. Auch dieser wird nach unten gedrängt und im Bereich des Hiatus genitalis aufgedehnt, so daß etwa eine Bewegung entsteht, die einer sich öffnenden Flügeltür ähnlich ist.

Auswirkungen der Wehen auf den mütterlichen Organismus

Blutdruck und **Pulsfrequenz.** Sie steigen mit der Wehe an und sinken auch wieder mit ihr ab. Zum Geburtstermin ist der Grundwert des Blutdrucks leicht angehoben, nach der Entbindung geht er wieder zum Ausgangswert zurück.

Bei stärkeren Wehen hält die Patientin zusätzlich den **Atem** an und preßt. Bei stärkerer Kurzsichtigkeit droht die Netzhautablösung infolge der Blutdrucksteigerung, deshalb Vermeidung der Preßwehen durch rechtzeitige Vakuumextraktion.

Herzarbeit. Diese wird ebenfalls während der Wehe größer und nimmt auch in den Wehenpausen um so mehr zu, je näher die Geburt bevorsteht. In der Austreibungsphase ist sie in der Wehenpause(!) etwa verdoppelt.

Bei herzkranken Gebärenden ist es deshalb besonders wichtig, die Geburtsdauer so kurz wie möglich zu halten und die Austreibung durch Vakuum- oder Zangenextraktion zu ersetzen.

Verdauung. Sie ist unter der Geburt verlangsamt oder fast aufgehoben, deshalb kann noch nach Stunden das Gegessene unverdaut erbrochen werden (*wichtig für den Fall, daß eine Narkose* notwendig wird!).

Grundumsatz. Er ist gesteigert, denn die Gebärende leistet ja erhebliche Arbeit.

Geburtshaltung der Frau

„Üblich" und für die **Austreibungsphase** optimal – sowohl für Mutter, Kind und Hebammen – ist die Rückenlage mit angezogenen, gespreizten Knien oder in Beinhaltern gelagerten Unterschenkeln. Die *Eröffnungsphase*, in der ja gleichzeitig der Kopf tiefer tritt, kann durch Senkrechtlagerung des Kindes verkürzt werden, da dann das gesamte Kindsgewicht sowohl während der Wehe als auch in der Wehenpause auf den Muttermund drückt. Man verbringt hierzu die Frau in eine mehr sitzende als liegende Stellung.

Der „Gebärstuhl" ist bereits überholt! Er ist unpraktisch und zu teuer. Er zwingt der Kreißenden eine auf die Dauer unbequeme konstante Haltung auf und ist in der Austreibungsphase und bei der anschließenden Dammversorgung hinderlich.

Das moderne Maquet-Kreißbett kann mit wenigen Handgriffen – ja sogar auf Knopfdruck – in einen (Bett-)Sessel und ebenso leicht wieder in ein Kreißbett zurückverwandelt werden, so daß sich die Kreißende zwischendurch auch einmal auf die Seite legen kann. Außerdem kann die Aufrichtung des Rückens beliebig gewählt und geändert werden und die Beine beliebig gespreizt, gestreckt oder angewinkelt werden.

Dies ist meines Erachtens günstiger als längeres Herumlaufen der Kreißenden, da u. a. durch die vermehrte Muskelarbeit die Plazentadurchblutung leiden kann und die Überwachung des Kindes schwieriger wird.

Prüfungsfragen zu Kapitel 33
Es kann immer nur ein Antwortangebot richtig sein

1. Welches ist der kleinste Querschnitt des kindlichen Kopfes, der möglichst den Beckeneingang passieren soll?	a) Planum occipitofrontale b) Planum suboccipitobregmaticale c) Planum biparietale d) Planum mentooccipitale e) Planum trachelooccipitale
2. Was versteht man unter der Lage des Kindes?	a) Die Lagebeziehung der kindlichen Körperteile zueinander b) Die Richtung der Längsachse des Kindes im Verhältnis zur Längsachse der Mutter c) Die Richtung des Rückens nach rechts oder links d) Antwortangebote b und c sind richtig e) Alle angegebenen Antworten sind falsch

3. Wann würden Sie bei vaginalen Blutungen zur Zeit des Geburtsbeginns an eine „vorzeitige Lösung der normalsitzenden Plazenta" denken?

a) Bei starker vaginaler Blutung ohne Schmerzen
b) Bei leichter vaginaler Blutung ohne Schmerzen
c) Wenn bei leichten vaginalen Blutungen ein Schockzustand vorliegt, der Uterus im Verhältnis zur Dauer der Amenorrhö deutlich vergrößert und bretthart ist
d) Wenn **nach** dem Blasensprung eine mäßige vaginale Blutung einsetzt
e) Keines der Angebote ist verwertbar

4. Was versteht man in der Geburtshilfe unter „Zeichnen"?

a) Abgang von blutigem Schleim, wenn der Muttermund auf etwa Fünfmarkstückgröße eröffnet ist
b) Die Entstehung von Pigmentflecken im Gesicht und die Pigmenteinlagerung in Narben
c) Abgang geringer Fruchtwassermengen bei sog. hohem Blasensprung
d) Die frühzeitige Markierung der Einstichstellen für die geburtshilfliche Anästhesie
e) Psychologischer Zeichentest im Rahmen der Vorbereitungskurse für die schmerzarme Entbindung nach Read

5. Was ist der Grenzring (Bandlsche Furche)?

a) Der kurz vor der völligen Eröffnung noch als Saum tastbare Muttermund
b) Die Druckmarke auf dem kindlichen Kopf nach Vakuumextraktion
c) Die etwa zwischen mittlerem und unterem Scheidendrittel verlaufende Grenze zwischen spinalem und autonomem Nervensystem
d) Der Übergang vom unteren gedehnten Uterinsegment zum dicken Korpus
e) Der größtmögliche Ring, den man bei Scheidensenkungen einlegt und der gerade noch ohne Beschwerden ertragen wird

6. Wie lange dauert bei einer Nullipara (Frau, die noch keine Geburten hatte) die normale Geburt?

a) 24 – 48 Stunden (einschl. 1. und 4. Phase)
b) Bis 24 Stunden (ohne Eröffnungsphase)
c) Bis 18 Stunden (einschl. Nachgeburtsperiode)
d) Bis 6 Stunden (Mitteleuropa)
e) Alle Zahlen sind unzutreffend

33. Normale Geburt

7. Wie erfolgt meist der Eintritt des Kopfes in das kleine Becken?

a) Im queren bzw. schrägen Durchmesser
b) In stärkerer Deflexion
c) Im geraden Durchmesser
d) Wahllos, je nach Stellung zu Geburtsbeginn
e) In stärkerer Flexion

8. Welchem Teil des Genitales ist der Isthmus uteri funktionell zugehörig?

a) Außerhalb der Gravidität dem Verschlußapparat
b) Während der 2. Hälfte der Gravidität der Portio
c) Unter der Geburt dem Durchtrittsschlauch
d) Alle Antworten sind richtig
e) Antwortangebote a und c sind richtig

9. Was versteht man unter einem vorzeitigen Blasensprung?

a) Springen der Fruchtblase in der Eröffnungsperiode
b) Springen der Fruchtblase in der Austreibungsperiode
c) Springen der Furchtblase vor Beginn der Geburt, d. h. vor Wehenbeginn
d) Springen der Fruchtblase vor der 28. Schwangerschaftswoche
e) Keine der Antworten stimmt

10. Wie lange dauert bei der Nullipara mit regelmäßigen Wehen die Austreibungsperiode?

a) Durchschnittlich 10 Std.
b) Durchschnittlich 10 min
c) Normalerweise nicht länger als 2 Std.
d) Immer genauso lange wie die Eröffnungsperiode
e) Da heute unmittelbar nach der Geburt Medikamente injiziert werden, ist die Zeit, die bis zum Austritt der Plazenta verstreicht, meist von der Art des verabreichten Medikaments abhängig

11. Was sind Vorwehen?

a) Regelmäßige postpartale Wehen vor dem Milcheinschuß
b) Unregelmäßige Wehen von wechselnder Stärke vor Eintritt des Steißes (bei Beckenendlage) in das Becken
c) Unregelmäßige Wehen bei Schädellage, die zu zügiger Muttermunderöffnung führen, wobei aber die Fruchtblase noch nicht gesprungen ist
d) Regelmäßige Wehen vor Ausstoßung der normal sitzenden Plazenta
e) Unregelmäßige Wehen, die nicht an Stärke zunehmen und keine Eröffnung des Muttermunds bewirken

12. Ab welchem Zeitpunkt der normal verlaufenden Geburt soll die Frau pressen?	a) Im Stadium incrementi (Zeitpunkt der zunehmenden Intensität) der Wehen b) Wenn der Muttermund vollständig eröffnet ist, nur während der Wehe c) Wenn der Muttermund vollständig eröffnet ist, auch ohne Wehen d) Sowie der Wehenschmerz sehr stark wird e) Keine der Angaben stimmt
13. Wodurch kommt es postpartal während der ersten 10 min zur Blutstillung?	a) Nur durch Kontraktionsvorgänge. Die Blutgerinnung dauert länger als 15 min b) Durch Kontraktion und sofortige Thrombenbildung c) Nur durch Gerinnung. An der Lösungsstelle der Plazenta erfolgt die Umwandlung Fibrinogen – Fibrin rascher als im übrigen Körper d) Durch baldigen Verschluß der Aa. uterinae e) Aus den während der letzten Schwangerschaftstage thrombosierten Deziduagefäßen kann es bei normaler Geburt gar nicht bluten
14. Sie wollen die Qualität einer Wehentätigkeit klinisch beurteilen. Welches Merkmal ist dafür gar nicht oder nur mit größtem Vorbehalt geeignet?	a) Wehenfrequenz b) Wehendauer c) Wehenschmerz d) Stärke der Wehen e) Resultierender Geburtsfortschritt
15. Der Blutverlust in der medikamentös *nicht* beeinflußten Nachgeburtsperiode beträgt etwa wieviel ml?	a) Etwa 50 – 100 ml b) Etwa 150 – 400 ml c) Etwa 500 – 600 ml d) Etwa 600 – 800 ml e) Etwa 800 – 1000 ml
16. Ungefähr wie lange dauert eine Geburtswehe?	a) 6 – 10 min b) 4 – 6 min c) 2,5 – 4,5 min d) 0,5 – 1,5 min e) 10 – 20 sec

17. Welche Faktoren werden als Ursache des Geburtseintritts diskutiert?	a) Mechanische Faktoren (Dehnung) b) Chemische Faktoren (Elektrolyte) c) Immunologische Faktoren d) Hormonale Faktoren e) Alle Möglichkeiten kommen in Frage
18. Was versteht man unter II-b-Schädellage?	a) Schädel vorangehend, Rücken nach rechts dorsal gerichtet b) Schädel vorangehend, Rücken nach rechts ventral gerichtet c) Schädel vorangehend, Rücken nach links dorsal gerichtet d) Schädel vorangehend, Rücken nach links ventral gerichtet e) Schädel vorangehend, Rücken genau nach hinten gerichtet
19. Wie häufig kommt eine Längslage vor?	a) Bei ca. 69% aller Geburten b) Bei ca. 79% aller Geburten c) Bei ca. 89% aller Geburten d) Bei ca. 99% aller Geburten e) Keine der Angaben stimmt
20. Was versteht man unter Lebendgeburt?	a) Wenn das Kind nach der Geburt schreit b) Wenn das Kind nur 30 cm lang ist, eine halbe Minute gewimmert hat und dann verstorben ist c) Wenn das Kind nur 29 cm lang ist, zwar Herzschlag für 10 min hatte, aber nicht atmete und sich auch nicht bewegte d) Antwortangebote a und b treffen zu e) Antwortangebote a, b und c treffen zu
21. Was ist die Hauptursache der neonatalen Mortalität?	a) Kongenitale Mißbildung b) Frühreife c) Geburtsverletzung d) Frühgeburt e) Keines der Antwortangebote trifft zu

34. Regelwidrige Geburt = Dystokie

➤ **Definition.** Gleichgültig, um welche Ursache es sich handelt: Jede erschwerte, von der Regel abweichende Geburt bezeichnet man als Dystokie (toko, gr. = Geburt, Wehe).

Die 3 Komplikationsmöglichkeiten der Geburt gehen in erster Linie aus:
- von **K**räften (Wehen, Bauchpresse),
- vom **K**anal (knöcherner und weicher Geburtskanal) und
- vom **K**ind.

Anomalien der Geburtskräfte

Ausbleiben der Wehen

Ein völliges Ausbleiben des Wehenbeginns (Missed labour) ist extrem selten. Ohne Therapie wird das Kind etwa 4–6 Wochen nach dem Geburtstermin infolge Plazentainsuffizienz absterben, da dann die ab etwa der 37. Woche geringerwerdende Stoffwechselleistung der Plazenta unter den Mindestbedarf des Kindes abgesunken ist.

➤ **Therapie.** Wehenkur oder Sektio.

➤ **Ursache** ist nicht bekannt.

Verspäteter Wehenbeginn – Übertragung (Siehe Kap. 29)

Verspäteter Wehenbeginn nach vorzeitigem Blasensprung

➤ **Gefahr.** Drohende *intrauterine Infektion* und *Nabelschnurvorfall* (besonders bei Steißlage).

➤ **Therapie** s. S. 382 f.

Wehenschwäche

Von Wehenschwäche spricht man, wenn die Wehen *zu kurz* und/oder *zu schwach* und/oder *zu selten* sind. Sie führt zu verzögerter Eröffnungs- (mehr als 48 Stunden) und verlängerter Austreibungsphase.

450   34. Regelwidrige Geburt = Dystokie

Wenn die Geburt **18–(24) Stunden nach Wehenbeginn** noch nicht beendet ist oder man **trotz guter Wehen** nach **2 Stunden in der Eröffnungsphase** oder nach **1 Stunde in der Austreibungsphase** keinen Geburtsfortschritt erkennen kann, handelt es sich um eine **verzögerte Geburt (protrahierte Geburt),** die mit der Gefahr einer deutlich erhöhten kindlichen Mortalität verbunden ist. Es ist schwer, den genauen Zeitpunkt des Geburtsbeginns zu erkennen, d. h. zwischen Vorwehen und Geburtswehen zu unterscheiden (S. 424 f.).

In der **Plazentarperiode** kann es infolge Wehenschwäche zu ausbleibender oder einer nur teilweisen Ablösung der Plazenta und zur *postpartualen Blutung* kommen.

➤ **Ursachen.** Überdehnung des Uterus in der Schwangerschaft (Mehrlinge, Hydramnion); Hypoplasie des Uterus; Erschöpfung (u. a. auch durch zu rasche Folge mehrerer Geburten oder Überdosierung von Wehenmitteln); mangelhafte Koordination der Kontraktionen; Uterusmißbildungen.

➤ **Komplikationen.** Es drohen der Mutter Infektion und Blutung, Dehydratation und Erschöpfung; das Kind ist gefährdet durch Infektion, Asphyxie, Gehirnschädigung und Tod.

➤ **Therapie.** Die Behandlung *besteht nicht nur in Wehenmittelgabe!* Puls, Temperatur und kindliches Befinden müssen laufend kontrolliert werden. U. a. kommen in Betracht: mäßige Wärme, Herumlaufen, abwechselnde Seitenlagerung, Ruhepause (Dolantin), Entleerung von Blase und Darm. Sobald es gefahrlos möglich ist, sollte die Geburt durch **Vakuumextraktion** oder **Zange** und evtl. schonenden Druck auf den Fundus uteri *(Kristellersche Expression)* beendet werden.
Die *Blasensprengung* dient als ein bewährtes und häufig erfolgreiches Mittel zur Geburtsbeschleunigung, wenn die Verzögerung durch eine Wehenschwäche bedingt ist. Erfolgt die Geburt trotzdem nicht, ist eine Sektio zu erwägen, denn die Folgen der verzögerten Geburt sind i. allg. bei stehender Blase weniger schwer als bei gesprungener Blase (Infektion).

Postpartuale Uterusatonie

Die Atonie, die Erschlaffung des Uterus unmittelbar nach der völligen oder teilweisen Lösung der Plazenta, zählt zu den häufigsten Ursachen schwerer postpartualer Blutungen.

➤ **Ursache** sind Überdehnung des Uterus durch große Kinder, Zwillinge oder Hydramnion; lange Geburtsdauer; Erschöpfung; Überstimulation des Uterus mit Wehenmitteln während der Geburt; tiefe Äther- oder Lachgasnarkose.

➤ **Therapie.** Ausschluß von Verletzungen, Gerinnungsschnelltest (Besichtigung des abgelaufenen Blutes darauf, ob es gerinnt), ausreichender

Flüssigkeitsersatz – am besten Blut. Zur Anregung der Uteruskontraktionen: Massage von außen, evtl. auch vom Kavum her (wenn nachgetastet wurde), und Oxytocin im Dauertropf. Auch Kompression des Uterus von oben und unten oder Herüberziehen des Uterus über die Symphyse tragen zur Blutstillung bei. Die Korpustamponade wird heute nicht mehr angewandt, dagegen bewährt sich immer noch die Auswischung mit tropfnassem Äthertupfer (Kältereiz).

Spastische Wehenschwäche/hypertone Wehenschwäche

Bei der sog. „spastischen Wehenschwäche" besteht ein **zu hoher Grundtonus der Uterusmuskulatur**, auch in der Wehenpause. Hierdurch kommt es zur *Minderdurchblutung* bei *gesteigertem O_2-Bedarf* des Uterus und damit zum *Schmerz*. Weiterhin eröffnet sich der Muttermund nicht oder nur langsam, so daß der Geburtsfortschritt trotz starker Wehentätigkeit verlangsamt ist. Gelegentlich kann es sekundär aufgrund einer Erschöpfung zu einer echten Wehenschwäche kommen.

➤ **Ursache.** Falsche nervöse Steuerung des Uterus, oftmals bedingt durch Angst oder eine Überdosierung von Wehenmitteln (Kunstfehler!).

➤ **Therapie.** Die Behandlung hat daher in erster Linie zu beruhigen – durch Zuspruch, dämpfende Medikamente, Spasmolytika (Dilatol), Analgetika. Weitere Wehenmittel sind kontraindiziert! Sie dürfen höchstens – wenn vorher noch nicht gegeben – in ganz geringer Dosierung tropfenweise durch Infusion bei genauer Wehenkontrolle zugeführt werden, da sie dann evtl. die *Wehen regularisieren* können.

Tetanus uteri/Dauerkontraktion

Tetanus uteri wird am häufigsten durch ein Geburtshindernis oder Wehenmittelüberdosierung (Kunstfehler!) verursacht, relativ häufig durch eine vorzeitige Plazentalösung, seltener durch Überdehnung des Uterus in der Schwangerschaft. Die Plazentadurchblutung leidet Not, die Folge ist eine Anoxie und schließlich das Absterben des Kindes. Weiterhin kann es zu Uterusruptur kommen.

➤ **Therapie.** Die Behandlung richtet sich nach der Ursache. Eine Narkose, besonders mit Lachgas (Fluothane), bringt den Uterus rasch zur Erschlaffung, die dann z.B. durch Dilatolinfusionen aufrechterhalten werden muß. Beckenhochlagerung und ruhige, tiefe Atmung kommen nur als Sofortmaßnahmen und bei leichteren Graden in Frage.

Störungen der Bauchpresse

Die Austreibungsphase erfordert eine Unterstützung der Wehen durch die Bauchpresse. Die ebenfalls notwendige Preßatmung ist auf S. 438f. beschrieben.

452   34. Regelwidrige Geburt = Dystokie

➤ **Prophylaxe.** *Mangelnder Mitarbeit der Kreißenden* wird durch rechtzeitiges Üben in den Vorbereitungskursen für werdende Eltern vorgebeugt. Zu *schlaffe oder überdehnte Bauchdecken oder Lähmungen der Bauchdecken* können den normalen Geburtsablauf sehr verzögern.

➤ **Therapie.** In diesen Fällen wird das Halten der Bauchdecken von außen durch Leibbinden sowie „Kristellern" und Vakuumextraktion empfohlen.

Anomalien des Geburtskanals

Beckenanomalien

Beckenverengerung. Sie kann alle Durchmesser gleichmäßig betreffen (allgemein verengtes Becken z. B. bei Minderwuchs [bei Frauen, die kleiner als 1,50 m sind, ist häufiger damit zu rechnen, daß die Conjugata vera kleiner als 10 cm ist], Infantilismus) oder sich nur auf einige wenige Anomalien bezüglich der Beckenmaße beschränken. Nicht nur die *absolute Größe*, sondern auch die *Form des Beckens*, die *Dicke der Knochen* und die *Festigkeit der Verbindung* der Beckenknochen untereinander ist wesentlich.

Hinsichtlich der Entstehung von Komplikationen spielt schließlich auch die *Dicke der Weichteilauspolsterung* und die *Größe und Haltung des Kindes* eine nicht zu unterschätzende Rolle.

Körpergröße und Beckenform der Mutter wie auch die Größe des Kindes hängen u. a. von der Rassezugehörigkeit ab. Die Angaben dieses Buches beziehen sich auf Mitteleuropäerinnen.

Die früher häufig beobachteten hochgradigen rachitischen Beckendeformitäten sind heute in Europa selten. *Nur etwa 1/2% der Dystokien werden bei uns durch Beckenanomalien bedingt.*

➤ **Ursache** für Abweichungen von der normalen Beckenform sind: Erbfaktoren (angeborene Mißbildungen, spätere Entwicklung), Ernährung (Rachitis), hormonelle Einflüsse vor und während der Pubertät, Knochenerkrankungen, Unfälle, abnormer Druck oder Zug am Beckenring (Lähmung, Bein- oder Wirbelsäulenerkrankung).

Bei der *Beckenform* unterscheidet man **vier Grundtypen**, die jede wiederum verschieden groß oder durch die oben genannten Ursachen verformt sein können (Abb. 1.7, vgl. auch S. 17 ff.):
- Das **gynäkoide Becken** ist typisch weiblich mit möglichst kreisrundem Beckeneingang und ausreichend weitem Beckenausgang.
- Das **android Becken** ist eher für den Mann typisch. Sein Eingang ist mehr dreieckig, sein Ausgang eng, da der Schambeinwinkel spitzer ist.
- Das **anthropoide Becken** ist das bei den Anthropoiden normale Becken. Sein Eingang ist längsoval, der Querdurchmesser also verkürzt.

Anomalien des Geburtskanals 453

- Das **flache** oder **platypeloide Becken** zeigt einen querovalen Eingang und einen relativ weiten Beckenausgang.

Beckenfrakturen und -tumoren oder hochgradige Rachitis können völlig unregelmäßige Beckendeformitäten und -verengerungen verursachen.

Langes Becken (Kirchhoff). Es ergibt sich durch Verschmelzen des 5. Lendenwirbels mit dem Kreuzbein, was als *Sakralisation* bezeichnet wird. Die Geburtsschwierigkeiten entstehen durch die *stärkere Abwinkelung des kleinen gegenüber dem großen Becken und durch die Verlängerung des Geburtskanals.*

Verengerung des Beckeneingangs
Alle Eingangsdurchmesser und besonders die Conjugata vera (weniger als 11 cm) sind verkürzt. Der Kopf kann überhaupt nicht oder nur schwer ins Becken eintreten. Okzipitoposteriore Stellung und extreme Flexion des Kopfes sind häufiger, ebenso Quer- und Steißlagen sowie Nabelschnurvorfall.

Verengerung der Beckenmitte
Die Spinae springen weit vor (ihr Abstand voneinander ist also weniger als 10 cm), und das Sakrum liegt der Symphyse näher. Die Rotation des Hinterhaupts nach vorn ist erschwert, es kommt häufiger zu okzipitoposteriorer Stellung.

Verengerung des Beckenausgangs
Eine Verengerung des Beckenausgangs findet sich beim Trichterbecken, bei dem von oben nach unten die Durchmesser kleiner werden. Der Abstand der Sitzbeinhöcker (weniger als 8 cm) und damit der Schambeinwinkel sowie der Abstand zwischen Symphysenunterrand und Steißbein ist hierbei besonders klein und typisch für das androide Becken.

Mit Hilfe der *inneren vaginalen und rektalen Austastung* läßt sich am besten beurteilen, ob die Beckenverhältnisse eine normale Entbindung zulassen. In kritischen Fällen wird man *unter der Geburt, wenn der Kopf bereits „engagiert" ist, eine Röntgenaufnahme machen.*

➤ **Indikation** zur röntgenologischen Beckenmessung ist bei Verdacht auf *ein Mißverhältnis* (z. B. enges Becken – großes Kind) gegeben. Läßt sich eine hochgradige Beckendeformität schon äußerlich erkennen und steht dadurch sicher fest, daß die Geburt auf normalem Wege unmöglich ist, wird man auf eine Röntgenaufnahme in der Schwangerschaft und unter der Geburt verzichten und eine primäre Sektio ausführen. Im Hinblick auf spätere Geburten wird man dann im Wochenbett eine röntgenologische Beckenmessung machen. Ebenso verfährt man bei *Beckenendlage* und nicht sicher ausreichend großem Becken, ferner wenn die *Anamnese* durch eine schwere Geburt, Geburtsschädigung eines früheren Kindes usw. belastet ist.

454   34. Regelwidrige Geburt = Dystokie

Diagnostische Schwierigkeiten bereiten besonders die *Grenzfälle*. Hier wird man bei Schädellagen unter sehr strenger Kontrolle eventuell eine sog. *„Probegeburt"* anlaufen lassen, aber bereit sein, jederzeit operativ einzugreifen.

➤ **Komplikationen.** Da die Geburt aufgrund des verengten Beckenausgangs länger dauert und die Wehenkräfte meist normal und damit stark sind, wird die *Geburtsgeschwulst* übergroß und täuscht hierdurch einen tieferen Stand des Kopfes im kleinen Becken vor. Es kann bei Mutter und Kind zu Drucknekrosen kommen. Der Mutter drohen Fisteln, Blutungen, Schock, Uterusruptur; dem Kind *Asphyxie, Gehirnblutung* und *Geburtsverletzungen.*
Die kindlichen Schädelknochen sind noch nicht miteinander verwachsen. Da sich die platten Schädelknochen etwas übereinanderschieben lassen, kann der kindliche Schädeldurchmesser verkleinert werden. Man sollte sich aber nicht zu sehr auf diese Möglichkeit verlassen und schon gar nicht auf eine Vergrößerung der Beckendurchmesser, besonders wenn die Conjugata vera 8–9 cm oder sogar kleiner ist.

➤ **Therapie.** Bei **rechtzeitiger Diagnose** und besonders wenn gleichzeitig eine weitere Anomalie (Deflexion, Beckenendlage) vorliegt, rechtzeitig an eine Schnittentbindung denken bzw. bei überwindbarem Hindernis, also meist tiefer stehendem Kopf, eine *vaginale operative Entwicklung* vornehmen. Bei Steißlage wird man bei einer Erstgebärenden primär eine Sektio ausführen.
Symphyseotomie oder Pubotomie (die Durchschneidung des Symphysenknorpels und der Bänder oder die Durchsägung des Schambeinknochens) oder die *vorzeitige Entbindung* zu einer Zeit, zu der der Kopf noch sicher durch den Beckenkanal geht, werden **bei uns** nicht mehr durchgeführt.

Weichteilanomalien

Zervixdystokie. *Narben* (nach Konisationen oder Muttermundsplastiken, häufigen „Muttermundsätzungen, -verschorfungen" und dgl. oder durch den Cerclagefaden induziert), können die Dilatation erschweren oder unmöglich machen, ebenso auch eine höhergradige *Zervixhypoplasie* sowie eine noch nicht auf die Geburt vorbereitete, *„geburtsunreife"* Zervix infolge zu seltener/schwacher Vorwehen. (Deshalb kommt es gerade bei Frühgeburten – die doch noch einen kleinen Kopfumfang haben – häufig zu Zervixrissen.)
Unter der Wirkung der Vorwehen oder der ersten Geburtswehen wird die Zervix von sakral nach medial gezogen und ihr inneres Gefüge aufgelockert – dadurch wird sie weicher. Eine weiche, zentral stehende Zervix kann durch die Uteruskontraktionen und das Tiefertreten des Kopfes leichter eröffnet werden.
Verklemmen der vorderen Muttermundslippe zwischen Kopf und Symphyse, hochgradiges *Ödem* oder *karzinomatöse Infiltration* sind weitere Gründe für die Zervixdystokie. („Hypertone Wehenschwäche" vgl. S. 451)

Anomalien von seiten des Kindes **455**

Zu fester Beckenboden, z.B. bei manchen Leistungssportlerinnen, nach Beckenbodenplastiken oder bei Infantilismus, muß durch eine ausreichende Episiotomie überwunden werden.

Narbige Vaginalstenosen (z.B. nach Senkungsoperation) und **angeborene Septen.** Sie werden meist in der Schwangerschaft derart aufgelockert, daß sie vom vordrängenden Kopf ausgedehnt werden können. Andernfalls müssen sie durchtrennt und nach der Geburt entsprechend operativ versorgt werden.

Zysten und Tumoren

Zysten oder **Tumoren** – aber auch **Senknieren** – im kleinen Becken, hochgradige entzündliche **Schwellungen** der Vagina, sehr große **Pakete von Condylomata accuminata** oder ein sehr großes **paravaginales Hämatom** sind seltene Ursachen einer Dystokie.

Anomalien von seiten des Kindes

Lageanomalien

(Normal ist die „Längslage", Abb. 33.**2**).

Schräg- und Querlagen. Sie werden bei ca. 0,5% aller Geburten diagnostiziert. Meist führt eine Schulter.

➤ **Ursache.** Sie sind hervorgerufen durch tiefsitzende Plazenta, Beckendeformitäten oder Tumoren im Bereich des kleinen Beckens; übergroße Beweglichkeit des Kindes im überdehnten Uterus aufgrund einer Vielzahl von Geburten, Hydramnion, Früh- oder Mehrlingsgeburt.
Bei Wehenbeginn können besonders die Schräglagen in eine Längslage übergehen. Häufig ist allerdings die Knickung des Kindes, so daß bei führender Schulter Kopf und Rumpf nebeneinander liegen. Nur sehr kleine und/oder mazerierte Früchte können in dieser Haltung durch den Geburtskanal hindurchtreten, alle anderen werden auf den Beckeneingang festgepreßt.

➤ **Folge.** *Uterusruptur* (häufiger bei Mehrgebärenden) oder schließliches *Sistieren der Wehen* aufgrund von Erschöpfung (häufiger bei Erstgebärenden); für das Kind besteht höchste Lebensgefahr!

➤ **Therapie.** Der *Kaiserschnitt* steht an erster Stelle der therapeutischen Maßnahmen. Der *Versuch der äußeren Wendung des Kindes* in eine Längslage kann u. U. bei Multiparen gelingen.

Diesen Eingriff wird man erst (aber auch möglichst nicht später) zu Wehenbeginn ausführen, da dann der schlaffe Uterus fester wird und die Möglichkeit besteht, daß die Längslage erhalten bleibt. Außerdem empfiehlt es

456   34. Regelwidrige Geburt = Dystokie

sich, den Leib (und damit das Kind) nach der Herstellung der Längslage durch 2 feste Rollen (etwa in Größe und Form einer Steinhägerflasche), die rechts und links vom Kind gelegt werden, zu schienen bzw. durch eine feste Bandage zu fixieren.

Die *innere Wendung* ist zugunsten der für Mutter und Kind weniger gefährlichen Sektio in ihrer Bedeutung zurückgetreten. Man führt sie heute nur noch beim zweiten Zwilling oder bei sehr schlaffen Uterus und relativ kleinem Kind aus. Eine *zerstückelnde Operation* darf nur beim toten Kind und – wegen des großen Risikos mütterlicher Verletzungen – von einem sicheren Operateur vorgenommen werden. Auch hier stellt die Sektio meist die risikoärmere Lösung dar.

Poleinstellungsanomalien

(Normal ist die „Schädellage", Abb. 33.**2**).

Beckenendlagen. Hierzu kommt es in ca. 3% aller Längslagen.

Vollkommene Steißlage. Die hochgeschlagenen Beine sind im Knie gebeugt und die Fersen etwa in Höhe des Steißes. Da hierbei der vorangehende Teil den – für das Beckenende – größten Umfang hat, dehnt er den Zervikalkanal für den nachfolgenden Kopf am besten.

Unvollkommene Steißlage. Die Beine sind gestreckt, die Füße etwa in Gesichtshöhe. Diese und das **Vorliegen bzw. der Vorfall** (je nachdem, ob die Fruchtblase erhalten oder gesprungen ist) eines oder beider Knie oder Füße vor den Steiß, gehören zu den **Haltungsanomalien**.

Da die Zervix hiermit weniger aufgedehnt wird, ist die Gefahr größer, daß der nachfolgende große Kopf im nicht völlig verstrichenen Muttermund hängenbleibt. Die am Kopf vorbei zur Plazenta ziehende Nabelschnur wird abgeklemmt und hieran „erstickt" das Kind, wenn die Blutpassage durch die Nabelschnur länger als 10–15 min unterbrochen bleibt. *Schon nach kürzerer Zeit können irreversible Gehirnschäden auftreten*, da das Gehirn am empfindlichsten auf O_2-Mangel reagiert.

Das Beckenende verschließt den Muttermund nur unvollkommen, deshalb ist der Nabelschnurvorfall keine Seltenheit. Der gleiche Grund ist wohl auch dafür verantwortlich zu machen, daß es bei Steißlagen häufiger zu Fehlgeburten kommt. Durch die schlechtere Abdichtung der Fruchtwasserhöhle zum inneren Muttermund hin kann der – während der Vorwehen – steigende Uterusinnendruck leicht einmal die Blase vorzeitig sprengen und damit die Frühgeburt auslösen. Eine weitere Gefahr besteht darin, daß ein oder beide Arme hochgeschlagen werden (Haltungsanomalie) und nun neben dem Kopf liegend durch den Geburtskanal hindurch müssen. Dadurch wird der Umfang des Geburtsobjekts noch größer, es kann noch leichter der nachfolgende Kopf hängenbleiben. Dementsprechend ist die kindliche *Mortalität und insbesondere Morbidität bei Beckenendlagen höher.*

Anomalien von seiten des Kindes   **457**

➤ **Ursachen,** die zur Beckenendlage führen, sind:
Beckendeformität, Tumor, Placenta praevia, Doppelmißbildungen des Uterus, zu schlaffer Uterus bei Mehrgebärenden, zu straffer Uterus, Hydramnion, Oligohydramnion, Hydrozephalus, Frühgeburt, Mehrlingsschwangerschaft.

➤ **Therapie.** Da die Steißlagengeburt zahlreiche Risiken in sich birgt, wird man sich bei allen *Erstgebärenden* leicht zur primären Sektio entschließen. Für die vaginale Entbindung gibt es genaue Vorschriften (s. Kap. 35, geburtshilfliche Operationen).

Stellungsanomalien

(Normal ist, daß im Beckeneingang die Pfeilnaht von rechts nach links [= quer] und auf Beckenboden von vorn nach hinten [= gerade] verläuft und das Hinterhaupt nach vorn zu liegen kommt (Abb. 33.**2**).)

Okzipitoposteriore oder dorsoposteriore Stellung

Die okzipitoposteriore – dorsoposteriore Stellung ist der häufigste Befund bei einer Dystokie.

➤ **Ursache** hierfür kann eine Becken- (eingangs-)anomalie oder eine nicht sichtbare Weichteilveränderung sein. Das Hinterhaupt ist dann entweder primär nach hinten gerichtet oder wird beim Tiefertreten ins kleine Becken sekundär nach hinten (Rotationsanomalie, Häufigkeit ca. 1% der Schädellagen) gedreht. Meist rotiert das Kind im Verlauf der Geburt doch noch „richtig" um seine Längsachse, so daß Rücken und Hinterhaupt nach vorne kommen. Diese (innere) Rotation wird unterstützt durch entsprechende Lagerung der Mutter auf die Seite, auf der das Hinterhaupt des Kindes liegt. Das Corpus uteri mit dem schweren Rumpf des Kindes kippt durch die Schwerkraft nach dieser Seite. Dadurch wird der kindliche Kopf in die entgegengesetzte Richtung gehebelt. Damit kommt das kindliche Hinterhaupt in die Geburtsachse zu liegen, und so wird die Drehung in die okzipitoanteriore Stellung erleichtert.

Die **Entbindung** erfolgt häufig operativ:
• Vakuumextraktion,
• Zange,
• gegebenenfalls auch Sektio, da die Geburtsverzögerung nicht selten zum **Fetal distress** (S. 465) führt.

Hoher Gradstand

Die Pfeilnaht steht im Beckeneingang gerade.

Ein hohe Gradstand bei sowohl nach vorn als auch nach hinten gerichtetem Rücken kann dann normal sein, wenn es sich um ein anthropoides Becken handelt. Beim normalen, dem gynäkoiden Becken, droht die Ge-

458   34. Regelwidrige Geburt = Dystokie

fahr, daß die Conjugata vera kleiner als der Längsdurchmesser des Kopfes und damit ein Geburtsfortschritt unmöglich ist.

➤ **Therapie.** Man kann die Tendenz zur Drehung des Kopfes unterstützen, indem man die Patientin auffordert, sich abwechselnd auf die rechte und linke Seite zu legen. Möglicherweise kippt dann der Rumpf nach der unten liegenden Seite, und der Kopf des Kindes wird dadurch etwas nach der anderen – oberen – Seite gehebelt. Der vorher in falscher Stellung gefangene Kopf kommt damit in eine neue Stellung, aus der heraus er sich evtl. quer drehen kann. Der meist auf dem Beckeneingang festgefahrene Kopf kann weiterhin durch Beckenrüttelungen aufgelockert werden, z. B. indem das Bett mit der Patientin über einen holprigen Boden hin- und hergefahren wird oder die Patientin ruckartige Bewegungen mit dem Becken ausführt. Bleiben diese Bemühungen erfolglos und dreht sich der Kopf nicht, entbindet man durch Sektio. Die echte „hohe Zange" wird wegen ihres größeren Risikos heute bei uns nicht mehr ausgeführt, ebenso nicht mehr die innere Wendung auf den Fuß mit anschließender Extraktion. Anders ist es bei fehlender Sektiomöglichkeit, insbesondere bei Multiparen in Ländern mit schlechter medizinischer Infrastruktur.

➤ **Ursache** ist meist eine Beckeneingangsveränderung, selten Vorliegen des Armes oder der Nabelschnur oder sonstige Raumbeschränkungen.

Tiefer Querstand

Beim *tiefen Querstand* ist die Rotation in Beckenmitte ausgeblieben und auch nicht – was häufiger vorkommt – auf dem Beckenboden nachgeholt worden, so daß die Pfeilnaht auf dem Beckenboden quer steht.

Meist ist der Kopf auch nicht vollständig flektiert; die Leitstelle ist die Gegend zwischen kleiner und großer Fontanelle.

➤ **Häufigkeit.** Ca. 1% der Schädellagen.

➤ **Ursachen.** Häufig ist der Kopf zu klein (Frühgeburt) oder zu kugelig oder der Geburtskanal ist zu weit (die „Schraube sitzt zu locker im Schraubengewinde"); selten ist der Kopf zu groß oder das Becken zu eng.

➤ **Therapie.** Lagerung der Patientin auf die Seite der kleinen Fontanelle, also des Hinterhaupts bzw. des Rückens des Kindes. Hierdurch soll der Rumpf nach unten kippen und damit das Hinterhaupt in die Beckenführungslinie gehebelt werden. Dann „sitzt die Schraube besser im Gewinde und kann sich leichter drehen". Gelegentlich ist der Einsatz von Wehenmitteln sinnvoll (wenn Wehenschwäche die Ursache ist). Werden mit konservativen Maßnahmen keine Geburtsfortschritte erzielt, ist nach spätestens einer Stunde – vorausgesetzt daß es dem Kind zwischenzeitlich gut geht – die Entbindung durch eine ausgiebige Episiotomie und durch Vakuumextraktion zu beenden. Die Glocke muß über der kleinen Fontanelle angelegt und dann das Hinterhaupt in die Führungslinie gezogen werden. Die Drehung des Kopfes mit der Zange ist ein größerer und gefährlicher Eingriff.

Überdrehung des Kopfes

Innere Überdrehung des Kopfes. Sie wird meist nur zufällig diagnostiziert bei sehr häufiger Untersuchung: Beim Versuch, den günstigsten Durchtrittsmodus zu finden, kann sich der Kopf auch einmal überdrehen. Die Rückdrehung erfolgt meist bald. Geburtsmechanisch entstehen dadurch keine Schwierigkeiten.

Äußere Überdrehung des Kopfes (der zu diesem Zeitpunkt ja schon geboren ist). Der gleiche Vorgang kann sich wiederholen, wenn die Schultern den günstigsten Weg durch den Beckenkanal suchen.

Haltungsanomalien

Normalerweise ist auf Beckenboden der Kopf maximal flektiert, d. h. das Kinn berührt die Brust (Abb. 33.**2**).

Haltungsanomalien des Kopfes

Deflexionslagen (Abweichungen von der Flexionslage)

Die Haltungsanomalien des Kopfes werden bei etwa 0,5% aller Schädellagen gesehen.

➤ **Ursachen:** Schlaffheit des Geburtskanals bei Vielgebärenden, Beckenanomalien oder Tumoren, Placenta praevia; kindlicher Schilddrüsentumor, Anenzephalie usw.

Die **Gesichtslage** ist hierbei die stärkste Abweichung. Bei **Vorderhaupts-** und **Scheitellage** ist der Grad der Deflexion geringer.

Je nach den Umständen erfolgt die **Entbindung** in der entsprechenden Deflexionslage oder die Deflexion wird durch eine kombinierte – teils innere, teils äußere – Manipulation in eine Flexionslage umgewandelt. Heute wird man rascher eine Sektio erwägen, denn es ist allen Deflexionslagen gemeinsam, daß der Kopf nicht mit dem kleinsten, sondern einem **größeren Planum** durch den Geburtskanal treten muß. Da die Deflexionslagen gleichzeitig mit einer Stellungsanomalie, nämlich einer dorsoposterioren Stellung kombiniert sind, bewirken sie praktisch immer eine Dystokie.

Asynklitismus

Scheitelbeineinstellung. Hier steht die noch querverlaufende Pfeilnaht nicht in der Beckenführungslinie, sondern ist entweder der Symphyse genähert (= vorderer Asynklitismus; da das hintere Scheitelbein führt = hintere Scheitelbeineinstellung), oder die Pfeilnaht ist dem Promontorium genähert (= hinterer Asynklitismus; da das vordere Scheitelbein führt = vordere Scheitelbeineinstellung).

460   34. Regelwidrige Geburt = Dystokie

➤ **Ursache** stärkerer Grade ist ein platt verengter Beckeneingang, wobei die rechte oder linke Kopfhälfte am Promontorium oder der Symphyse hängenbleibt und die andere Kopfhälfte unter Seitwärtsbiegung des Halses tiefer tritt. Geringgradige Asynklitismen kommen bei fast allen Geburten vorübergehend vor. Reicht die Wehenkraft zur Überwindung des Kopf-Becken-Mißverhältnisses (zephalopelvine Dysproportion) nicht aus, so ist operativ zu entbinden, wobei man – je nach Ausmaß der Dysproportion und des Geburtsstadiums – abdominal oder vaginal vorgehen wird.

Haltungsanomalien der Extremitäten
(s. Poleinstellungsanomalie – Beckenendlage)

Riesenkinder

Riesenkinder (über 4500 g) werden häufiger von **Diabetikerinnen** oder Frauen, die später einen Diabetes entwickeln werden, geboren. Ist das Becken nicht entsprechend groß, muß man, falls eine extreme Übergröße bekannt ist, vorzeitig oder durch Sektio entbinden. Viel öfter jedoch ist die vorzeitige Entbindung bei Diabetikerinnen durch die drohende Plazentainsuffizienz als durch Dysproportionen bedingt.

Die **Schulterdystokie** steht an erster Stelle der Komplikationen. Wenn auch der Kopf schon geboren ist, kann das Kind trotzdem nicht ausreichend atmen, da der Thorax komprimiert wird!

Ein Hydrops fetalis (allgemeine Wassersucht des Kindes, z. B. beim Morbus haemolyticus) oder (selten) kindliche Tumoren, Aszites, siamesische Zwillinge oder ein Verhaken der Kinder untereinander bei Mehrlingen, sind weitere seltene Ursachen für ein zu großes Geburtsobjekt.

Kindliche Mißbildungen

Mißbildungen des Kindes, Hydrozephalus, Doppelmißbildungen, Zysten und Tumoren kommen als Ursachen einer Dystokie selten in Betracht. Sie sollten heute bereits während der Schwangerschaft durch Ultraschall diagnostiziert worden sein. Bei durch eine Dystokie gewecktem Verdacht auf eine Mißbildung trägt – bei qualitativ nicht ausreichender Ultraschalldiagnostik – eine Röntgenaufnahme zur Klärung der Diagnose bei. Ist das Kind tot oder lebensunfähig, kann man versuchen, den Umfang des kindlichen Körpers durch Punktion zu verkleinern, damit die Weite des Geburtskanals ausreicht. Eine Sektio wird man nur in seltenen Fällen ausführen.

Zwillinge

Beim Menschen ist die Einlingsschwangerschaft die Norm. Mehrlingsschwangerschaft und Mehrlingsgeburt sind deshalb zu den Anomalien zu rechnen. (Weiteres s. Kap. 27.)

Verschiedene Komplikationen unter der Geburt

Gelenkversteifungen

Versteifungen der **Hüft-** und/oder **Kniegelenke** sind, je nach ihrem Ausmaß und ob ein- oder beidseitig ausgebildet, mehr oder weniger große Geburtshindernisse.

Meist wird ein im übrigen normaler Geburtsablauf nur unwesentlich behindert; werden aber vaginale Operationen notwendig, wachsen wegen der Einschränkung des Zugangs die Schwierigkeiten rasch an. Zwei zusätzliche Helfer, die die Beine jeweils optimal halten, erleichtern die Geburt sehr.

Sturzgeburten

Eröffnungs- und Austreibungsperiode dauern weniger als 3 Stunden. Wenn der Weichteilwiderstand sehr gering ist, erfolgt auch die rasche Dehnung und Eröffnung des Muttermunds und der Geburtswege oft sehr schmerzarm. Die Gefahr der Sturzgeburt besteht darin, daß die Patientin von der unmittelbar bevorstehenden Entbindung überrascht wird, allein oder auf dem Weg ins Krankenhaus oder gar auf der Toilette. Wichtigste Maßnahme ist, dafür zu sorgen, daß das Kind sich nicht verletzt, sich nicht aus der zerrissenen Nabelschnur verblutet (selten, da sich die Gefäße rasch kontrahieren), und daß es frei atmen kann. War eine *überstarke Wehentätigkeit* die Ursache der *(dann meist schmerzhafteren)* Sturzgeburt, so kommt es bei der Mutter häufiger zu stark blutenden Zervix- und/oder Scheidenrissen.

Senk- oder Stellwehen

Starke Senk- oder Stellwehen können mit echten Geburtswehen verwechselt werden.

Dies ist dann zwar weniger ein medizinisches als vielmehr ein finanzielles und soziales **Problem**, wenn nämlich die werdende Mutter alles für die Entbindung vorbereitet, die Klinik aufsucht und der Ehemann evtl. sogar Urlaub nimmt.

Arzt und Hebamme können dem gleichen Irrtum unterliegen und fälschlich eine Dystokie diagnostizieren, „da ja kein Geburtsfortschritt erfolgt" (was gleichzeitig auch das wesentliche Unterscheidungsmerkmal zu den echten Wehen ist). Eine genaue Anamnese (letzte normale Periodenblutung, erste Kindsbewegungen usw.), Größenbestimmung des Kindes (Schätzen, Ultraschallmessung, exakte Festlegung des Geburtstermins durch *mehrere* Ultraschallmessungen in der frühen Schwangerschaft besonders wichtig!) sowie die Beurteilung der Zervix werden mitbestimmend sein bei der Entscheidung, ob die Wehen unterstützt oder unterdrückt werden sollen.

Nabelschnurvorfall

Nabelschnurvorfall neben oder vor dem führenden kindlichen Teil ist eine für das Kind äußerst gefährliche Komplikation.

➤ **Häufigkeit.** Sie kommt bei etwa 0,5% aller Geburten vor, wobei Beckenend- und Querlagen sowie Frühgeburten für diese Komplikationen prädestiniert sind.

➤ **Ursache** ist die mangelhafte Abdichtung der Fruchthöhle zum Muttermund.

➤ **Prophylaxe.** Bei geplanter Blasensprengung ist das Abwarten, bis der Kopf fest im kleinen Becken steht, die wichtigste Maßnahme. Ebenso ist die Sanierung einer infizierten Scheide bei der Schwangeren wichtig, damit nicht durch eine Amnionitis im Muttermundsbereich die Eihaut morsch wird und einreißt.

➤ **Therapie.** Sollte nicht eine sofortige, sehr leichte Geburt *innerhalb weniger Minuten* möglich sein, muß **rasch durch Sektio entbunden** werden. Am besten wird, *bis das Kind entbunden ist,* bei extremer Kopftieflagerung der Mutter der vorangehende Teil von der Vagina her hochgedrückt, damit er nicht die Nabelschnur komprimieren kann. Alle anderen Therapievorschläge, z.B. Brust- und Knielagerung sowie Reposition der Nabelschnur, haben eine sehr unsichere Prognose.

➤ **Kindliche Mortalität.** Sie ist auch bei guter Überwachung und Therapie noch hoch und wird mit 10–30% angegeben.

Der **Vorfall der Beine** bei der Steißlage erfordert als solcher keine Therapie. Der **Armvorfall** bei Schädellage steigert den Raumbedarf, wenn der Kopf durch den Geburtskanal tritt. Bei ausreichendem Platz ist dies kaum weiter schlimm, bei engen Beckenverhältnissen drohen protrahierte Geburt und Geburtsstillstand. Gelingt ein vorsichtiger Repositionsversuch nicht bald, ist das Risiko der Sektio geringer als das weiterer vaginal ausgeführter Maßnahmen.

Solange die Fruchtblase noch nicht gesprungen, die Nabelschnur aber vor dem Kopf zu tasten ist, spricht man vom **Vorliegen** der Nabelschnur bzw. des Armes oder Beines.

Supine-hypotensive-Syndrom

Das „Supine-hypotensive-Syndrom" oder der **Vasomotorenkollaps in Rückenlage** (s. Kap. 25) ist *unter* der Geburt sehr selten, da der Uterus durch die Wehen mehr oder weniger aufgerichtet wird und die V. cava nicht mehr so stark komprimiert.

➤ **Therapie** besteht in Seitenlagerung. Spätestens in der Austreibungsphase kann sich die Mutter wieder auf den Rücken legen.

Fruchtwasserembolie

Bei einer Fruchtwasserembolie gelangen durch die großen Venen Fruchtwasser und seine Bestandteile (Vernix, Mekonium usw.) sowie Fibrinthromben (Fruchtwasser löst eine Gerinnung aus) in Herz und Lunge. Eintrittspforten sind die großen Venen im Bereich von Zervix- oder Scheidenrissen oder – bei Teilablösung der Plazenta – der Plazentahaftstelle. Besonders wenn der tiefstehende Kopf das Abfließen des Fruchtwassers nach außen verhindert, wird es durch die Wehen in die offenen Venen gedrückt. Neben der mechanischen Alteration dieser Organe (Verschluß von zahlreichen Gefäßen) wird auch ein allergisches Geschehen im Gefäßsystem diskutiert. Es kommt, je nach Menge und Stärke der Embolie und der darauffolgenden Reaktion, zu Atemnot, Lungenödem, Schock und Tod.

➤ **Mortalität.** Jede 7. unter der Geburt verstorbene Frau zeigt Fruchtwasserbestandteile in den Lungen.

➤ **Therapie.** Sauerstoffatmung, evtl. unter Überdruck (Atemnot), Morphium, Atropin (Angst, Schmerz, Gefäßspasmen), Abstauen von Blut in Arme und Beine bzw. Aderlaß (zur Verminderung des erschwerten Lungendurchflusses), Heparin (cave: Blutung aus Plazentahaftstelle), Trasylol (Gerinnungsstörung). Bei afibrinogenämischer Blutung (Blutung infolge Fehlens von Fibrinogen, das durch das Fruchtwasser zu Fibrin umgewandelt wurde) evtl. Uterusexstirpation zur Blutstillung und Frischbluttransfusion.

➤ **Prognose.** Sie ist schlecht. Stirbt die Patientin, muß unbedingt eine Sektion (Leichenöffnung) angestrebt werden, um die Diagnose zu sichern (u. a. Fruchtwasserbestandteile in der Lunge), da leider öfters von den Angehörigen versucht wird, dem Arzt eine Schuld am Tod zuzuweisen und Schadensersatzforderungen zu stellen.

Retentio placentae

Bei einer Nichtausstoßung der Nachgeburt löst sich entweder die Plazenta nicht *(keine Blutung)* oder nur teilweise *(Blutung)* von der Uteruswand oder sie wird vom Uterus, z. B. durch einen Muttermundspasmus (keine oder nur geringe Blutung) nicht ausgestoßen.

➤ **Therapie.** In tiefer Narkose (Erschlaffung des Uterus) geht man mit der behandschuhten und desinfizierten Hand ein, löst die Plazenta und fördert sie aus dem Kavum heraus. Dem Geübten ist dieser Eingriff manchmal auch ohne Narkose möglich. Bei der Retention der geglösten Plazenta ohne Blutung genügt abzuwarten, bis sich der Muttermundspasmus gelöst hat, deshalb sollte bis nach der Ausstoßung der Plazenta kein Mittel gegeben werden, das eine Dauerkontraktion verursacht.

Inversio uteri

Umstülpung des Uterus. Sie ist ein extrem seltenes Ereignis. Am ehesten kann es dazu kommen, wenn man zur Entfernung der *noch festhaftenden* Plazenta auf den Fundus des *nicht kontrahierten* Uterus drückt und an der Nabelschnur zieht (Kunstfehler!).

➤ **Therapie.** Sofortige Zurückstülpung des Uterus; mißlingt dies, muß sofort laparatomiert werden.

Fieber unter der Geburt

Wenn die rektale Temperatur 38°C übersteigt, besteht Fieber.

➤ **Ursache.** Sie kann genital oder extragenital bedingt sein.

Wir müssen immer eine weitere – harmlose – Ursache berücksichtigen (ohne die Infektion zu vernachlässigen): die Temperatursteigerung durch angestrengte Muskelarbeit! Die Wehen bewirken einen Anstieg der Temperatur bis 0,3°C. Aber forcierte Arbeit aller übrigen Muskeln des Körpers kann die Temperatur bis auf 40°C treiben. Dies ist ein weiterer Hinweis, wie wichtig die „Entspannung" unter der Geburt ist.

Extragenitales Fieber. Wir beobachten es meist (90%) bei einer Harnwegsinfektion (Nierenlagerklopfschmerz, Blasenschmerz, Urinsediment).

➤ **Therapie.** Sie hat sich nach den jeweiligen internistischen Grundsätzen zu richten. Die Geburt sollte möglichst abgekürzt werden, da die fieberhafte Erkrankung *und* die Geburt Mutter und Kind vermehrt belasten und bedrohen, und da die Erkrankung nach der Geburt leichter und rascher zu heilen ist. Infektionen stellen bei uns die dritthäufigste mütterliche Todesursache im Zusammenhang mit Schwangerschaft und Geburt dar – nach Blutungen und Gestosen.

Genitales Fieber. Es beruht größtenteils auf einer Amnioninfektion (vorzeitiger Blasensprung, vaginale Untersuchungen und Eingriffe). Hier ist das Kind wesentlich stärker gefährdet als die Mutter.

➤ **Kindliche Mortalität.** Sie beträgt ca. 20%.

➤ **Therapie.** Am besten ist die baldige Geburtsbeendigung, wenn möglich auf vaginalem Weg. Eine infizierte Uterushöhle stellt jedoch heute im Zeitalter der Antibiotika keine Kontraindikation mehr für die Sektio dar. Die Antibiotika sollten „einschleichend" verabreicht werden, da ein plötzlicher starker Bakterienzerfall viele Giftstoffe aus den Bakterien (sog. Endotoxine) freisetzt, die – wenn sie in die Blutbahn kommen – einen *Endotoxinschock* auslösen, Wehen auslösen und/oder das Kind schädigen können. Ein Großteil der genitalen Infektionen heilt nach Ausstoßung der Plazenta und gutem Wochenfluß spontan aus.

Maternal distress und Fetal distress

Am ehesten entspricht noch das deutsche Wort „Bedrängnis" dem in diesem Zusammenhang gemeinten Wortsinn: Es geht Mutter oder Kind schlecht, sie sind von Gefahren bedrängt, *deren Ursache man im Einzelfall oft (noch) nicht genau kennt.*

Hinweise für Maternal distress:
- Puls- und Temperaturanstieg,
- Blutdruckanstieg oder -abfall,
- Wasserverlust (trockener Mund) und Ketonurie,
- Übelkeit, Erbrechen,
- Ruhelosigkeit, schlechter werdende Ansprechbarkeit und Mitarbeit der Patientin,
- Zyanose, beschleunigte und/oder vertiefte oder behinderte Atmung.

➤ **Ursachen.** Am häufigsten sind dafür folgende Faktoren verantwortlich zu machen:
- protrahierte Geburt,
- Übertragung,
- ältere Erstgebärende,
- zusätzliche Erkrankungen in der Gravidität.

Hinweise für Fetal distress:
- Anstieg der Herztöne über 160/min (besonders gefährlich über 180),
- Abfall der Herztöne unter 120/min
- stark wechselnde Pulsfrequenz (um mehr als 20 Schläge/min) oder – bei kontinuierlicher Registrierung – eine völlig konstante Pulsfrequenz,
- Pulsirregularität (die Beurteilung der Herztöne muß immer in der Wehenpause und mittels Stethoskop oder EKG erfolgen), da normale CTG sehr rasche Pulsirregularitäten nicht erfassen können (S. 331 f.),
- Mekoniumabgang oder abfließendes grünes Fruchtwasser bei Schädellagen,
- plötzlich sehr heftig werdende Kindsbewegungen,
- Absinken des Blut-pH.

➤ **Ursachen.** Am häufigsten werden beobachtet:
- Anämie oder O_2-Mangel der Mutter,
- Plazentainsuffizienz (z.B. vorzeitige Lösung, Toxikose),
- protrahierte Geburt,
- Nabelschnurvorfall oder -umschlingung,
- intrakranielle Blutung,
- intrauterine Infektion.

Verletzungen des Uterus und Geburtskanals, Blutung und Schock

Allgemeine Vorbemerkung

Bei jeder Geburt entstehen Verletzungen. Meist sind sie geringfügig und bedürfen dann keiner Behandlung bzw. es sind nur einige Situationsnähte erforderlich. Größere Zerreißungen müssen *sofort* chirurgisch versorgt werden, da es aus ihnen häufig ins Paragewebe (unsichtbar!) und/oder nach außen (sichtbar, wenn man darauf achtet!) stark blutet (Schwangerschaftshyperämie des Genitales), wichtige Funktionen gestört sein können (Stuhlinkontinenz bei Zerreißungen des Sphincter ani und Levator ani) und eine spätere Operation, wenn sich bereits Narben gebildet haben, schwieriger ist und geringere Erfolgschancen aufweist. Auch sind nach guter Naht die Wundschmerzen geringer.

Außerdem ist die Sofortversorgung für die Frau, die noch ganz unter dem Eindruck der Geburt steht, ein „kleines Anhängsel an die Geburt", das sie psychisch kaum belastet. Eine Operation zu einem späteren Zeitpunkt, nachdem die Patientin schon eine Weile wieder zu Hause war, belastet sie und ihre Familie wie jede andere Operation.

Uterusruptur

➤ **Ursache.** Zur Ruptur kann es schon durch die Stell- oder Eröffnungswehen kommen, wenn sich in der Wand eine schwache Stelle befindet, z. B. eine Narbe! Nicht nur eine frühere Operation, auch eine vorausgegangene Geburt kann Wanddefekte verursacht haben, ebenso sind eine Verletzung bei einer geburtshilflichen Operation (innere Wendung) oder überstarke Wehen (Beckenverengung) u. U. für die Uterusruptur verantwortlich zu machen. Die Stärke der Blutung ist abhängig von der Vielzahl und Größe der Gefäße, die verletzt wurden. Eine Blutung nach außen kann fehlen und das Blut nur in die Bauchhöhle und das Parametrangewebe austreten!

➤ **Häufigkeit** der Uterusruptur, die auch ortsabhängig ist, wird mit ca. 1:2000 Geburten angegeben.

➤ **Letalität.** Sie beträgt bei der Mutter ca. 10%, beim Kind ca. 50–60%.

➤ **Therapie.** Nur *sofortige Schockbehandlung und Operation* können das Leben der Patientin und seltener auch das des Kindes retten. Der Uterus wird entweder genäht oder bei stärkeren Zerreißungen exstirpiert.

Zervixrisse

Risse, die kleiner als 2 cm sind, bluten meist nicht stark, heilen spontan und sind als „normal" anzusehen. Größere Risse verursachen stärkere Blutungen und hinterlassen entsprechende Defekte der Zervix, die dann chronischen Fluor und habituelle Fehlgeburten bzw. Sterilität infolge chronischer Entzündung zur Folge haben.

➤ **Häufigkeit.** 0,2–0,4% aller Geburten.

➤ **Diagnose.** Man kann Zervixrisse tasten. Sicherer ist die Besichtigung des Muttermunds. Nach geburtshilflichen Operationen, sehr schnellen Entbindungen und Blutungen nach Ausstoßung der Plazenta bei kontrahiertem Korpus, sollte man auf jeden Fall die Zervix genauer inspizieren, indem man ihren Rand (= Muttermund) mit flachen, zarten Faßzangen anklemmt und sich dadurch Stück für Stück darstellt.

Die Scheide entfaltet man durch breite Spekula, damit die Verletzung besser sichtbar wird. Indem man den Uterus durch die Bauchdecken hindurch fest nach unten drücken läßt, kommt der Zervixriß näher zur Vulva, ist auf diese Weise deutlicher zu sehen und auch besser zu behandeln. Eine gute Beleuchtung und ausreichende Assistenz sind Voraussetzung! Die richtigen(!) Wundränder werden dann durch Knopfnähte miteinander vernäht. Für die Blutstillung ist es erforderlich, daß die oberste Naht genau an oder sogar über das obere Rißende gelegt wird.

Scheidenrisse

Scheidenrisse sind meist die Fortsetzung von Dammrissen nach oben (häufig) oder von Zervixrissen nach unten (seltener). Man kann sie bereits vermuten, wenn es in der Austreibungsphase plötzlich zu einem raschen Tiefertreten des Kopfes kommt. Besonders bei Rotation des Kopfes mit der Zange können große Scheidenhautlappen „abgeledert" und dadurch viele Gefäße eröffnet werden. Dementsprechend stark ist die Blutung. Bei der Naht darf man nicht nur die Wundränder aneinanderheften, sondern es müssen *alle blutenden Stellen umstochen* und auch die *Tiefe der Wunde mitgefaßt* werden, sonst entsteht ein **Hämatom**. Gelingt die Blutstillung nicht völlig, dann ist eine feste Tamponade der Vagina erforderlich. Dann ist immer auch ein Dauerkatheter zu legen, da die Urethra abgequetscht werden kann.

Episiotomie. Siehe geburtshilfliche Operationen.

Scheiden-Damm-Risse

Scheiden-Damm-Risse werden in **4 Grade** eingeteilt (Abb. 34.**1**):
- I. Grad: Nur kleiner Einriß der *Damm-Scheiden*-**Haut** im Bereich der hinteren Kommissur.
- II. Grad: **Haut und Muskulatur** des Dammes sind bis zum Sphincter ani gerissen.
- III. Grad: **Haut und Muskulatur** des Dammes **und Sphincter ani** sind zerrissen.

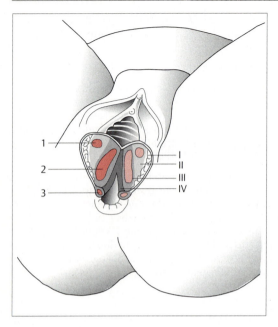

Abb. 34.**1 Dammrisse I.–IV. Grades.**
I = Dammriß I. Grades.
II = Dammriß II. Grades.
III = Dammriß III. Grades.
IV = Dammriß IV. Grades. 1 = M. bulbocavernosus. 2 = M. levator ani. 3 = M. sphincter ani externus

- IV. Grad: **Haut und Muskulatur** des Dammes sowie **Sphincter ani und Rektumschleimhaut** sind zerrissen.

Die Versorgung besteht in sorgfältiger Naht jedes verletzten Gewebes. Im Bereich der Vulva und des Dammes sollten auch kleinere Hautrisse wieder aneinandergeheftet werden, damit die Hautkontinuität möglichst bald wieder erreicht ist. Kommen Urin oder Lochien in klaffende Risse – auch wenn sie nur klein sind –, so verursachen sie Schmerzen und evtl. eine Wundinfektion.

Bei den chirurgisch versorgten Dammrissen III. und IV. Grades muß besonders sorgfältig auf tägliche Entleerung weicher Stühle geachtet werden. Über 90% auch dieser ausgedehnten Risse heilen dann primär.

Verletzungen von Harnröhre, Blase, Mastdarm

Verletzungen von Harnröhre, Blase oder Mastdarm erfordern sofortige und sorgfältige Versorgung in dazu eingerichteten Krankenhäusern. Haben sich erst einmal Narben gebildet, ist die Wiederherstellung normaler anatomischer Verhältnisse schwieriger.

Druckschäden

Druckschäden entstehen, wenn die vordere *Muttermundslippe* zwischen Kopf und Symphyse lange eingeklemmt wird und sich nicht zurückziehen kann; oder: wenn der Kopf durch starke Wehen gegen die Symphyse – und nicht ins kleine Becken – gepreßt wird, kommt es zu Quetschungen der Blase und zur Anämie in diesen Bezirken. Dauert dieser Zustand über Stunden an (schlechte Überwachung!, z.B. Entwicklungsländer mit qualitativ und quantitativ schlechter medizinischer Versorgung), können sich Nekrosen und Fisteln bilden. Geringergradige und deshalb reversible(!) Druckschäden der *Blasenwand* kommen häufiger vor und verursachen während einiger Tage blutigen Urin.

Fisteln werden i. allg. frühestens 12 Wochen nach der Geburt operiert.

Hämatome

Hämatome bilden sich, wenn Gefäße zerreißen, die bedeckende Haut aber erhalten bleibt. Die gut vaskularisierten und verschieblichen Gewebe des Geburtskanals und seiner Umgebung bieten hierfür alle Voraussetzung. Der *Blutverlust kann erheblich sein* und eine starke Anämie und große schmerzhafte „Tumoren" verursachen, deren Größe durch Resorption des Blutserums **nur knapp der Hälfte der verlorenen Blutmenge** entspricht!

➤ **Therapie.** Wenn möglich wird das Hämatom entleert und das blutende Gefäß umstochen. Gelingt dies nicht, kann eine feste (schmerzhafte!) Scheidentamponade evtl. das ganze Gebiet komprimieren (Dauerkatheter, da Urethra ebenfalls komprimiert wird!).

Allgemeines zur Wundversorgung

Natürlich können sich der Arzt und die ihm am „*Längsbett*" gegenüberstehende Hebamme bei notwendig werdenden operativen Eingriffen auf die Art helfen, daß sie sich die gespreizten Beine der Patientin aufs Kreuz legen und dann nähen. Bei oberflächlichsten Hautdefekten mag dies ausreichen. Zur guten Versorgung einer Episiotomie, und mehr noch eines gezackten Risses, muß die Patientin ins „*Querbett*" gelagert, müssen die Beine gespreizt und hochgehalten werden. Die meisten Entbindungsbetten sind daher zweigeteilt, man kann ihre untere Hälfte entfernen und Beinhalter anbringen. Der Arzt setzt sich dann vor die gut gelagerte Patientin, damit er eine bessere Übersicht und eine bessere Beweglichkeit hat. Für *gutes Licht* ist Sorge zu tragen.

Das blutverkrustete Wundgebiet, das oft noch mit Mekonium und Stuhl verschmutzt ist, wird mit *Desinfektionslösung* (500 ml physiologische Kochsalzlösung + 20 ml Betaisodona) abgewaschen. Es empfiehlt sich, Tupfer, die in diese Desinfektionslösung gelegt werden, bereitzuhalten, um das Blut immer wieder wegwischen zu können. Gegen das von der Plazentahaftstelle herunterrieselnde Blut (Verletzungen der Zervix durch Inspektion vorher

470   34. Regelwidrige Geburt = Dystokie

ausschließen) legt man einen *dicken Tupfer* in die Vagina. Der Tupfer soll durch einen mit einer Klemme armierten Faden, der aus der Vulva heraushängt, markiert sein, damit er nach der Naht nicht vergessen wird.

Liegengebliebene Tupfer verursachen einen scheußlich stinkenden Wochenfluß, oft auch Infektion, Fieber und verzögerte Wundheilung. Da die **Lokalanästhesie** das geringste Narkoserisiko hat, wird sie bevorzugt angewandt. Man infiltriert den Damm, bevor die Episiotomie geschnitten wird. Günstig ist es, sofort nach der Geburt des Kindes – vor Ausstoßung der Plazenta – noch weiteres Anästhetikum in die Wundränder zu spritzen (was die Patientin meist noch nicht spürt). Eine entsprechend vorbereitete Spritze ist deshalb bereitzulegen.

Beim *Nähen* muß streng darauf geachtet werden, daß die *Muskulatur* und die Tiefe des Wundgewebes *getrennt* von der Scheiden- und Dammhaut genäht werden (am besten ist eine schichtweise, fortlaufende, atraumatische Naht der Fa. Ruhland). Dies verringert die Ödembildung und die Schmerzhaftigkeit. Das Nahtmaterial soll möglichst dünn sein, da es als Fremdkörper reizt.

Die Gewebe des Anogenitalbereichs besitzen eine vermehrte Infektabwehrkraft. Liegt keine besondere Indikation vor, so ist eine prophylaktische *Antibiotikabehandlung nicht notwendig* – auch nicht bei einem Dammriß IV. Grades.

Blutungen unter und kurz nach der Geburt

Placenta praevia und **vorzeitige Lösung der Plazenta** können ganz enorme Blutungen verursachen. Sie erfordern Schockprophylaxe und rasche Entbindung, meist durch Sektio – selbst dann ist die Blutstillung im Bereich der Plazentahaftstelle oft noch sehr schwierig.

Gelegentlich kann das **Zeichnen** stark sein. Dies ist harmlos, wenn es sich wirklich um Zeichnen handelt.

Während der Eröffnung blutet es seltener; gelegentlich können aber **Zervixnarben einreißen**.

Meist erfolgt die Blutung – wenn überhaupt – im Anschluß an die Geburt des Kopfes, da er für die meisten Rißverletzungen verantwortlich ist.

Atonie und **Retention der Plazenta** oder ihrer Teile sind die häufigsten Gründe für stärkere Blutungen, es folgen **Vaginal-** und **Zervixrisse**.

Wichtig ist, daß **Blutersatz** bereitsteht für den Fall, daß der **Blutverlust unter der Geburt und während der ersten 24 Stunden danach 500 ml überschreitet** (S. 233). Danach ist durch Eisenzufuhr usw. die Blutneubildung zu unterstützen (z.B. Ferrum Hausmann zunächst i.v., später per os), da im Wochenbett viele Belastungen auf die Mutter zukommen.

Schock in der Geburtshilfe

Der Schock ist zunächst gekennzeichnet durch eine **Kreislaufinsuffizienz**, an welcher verschiedene Faktoren in wechselndem Ausmaß ursächlich be-

Verletzungen des Uterus und Geburtskanals, BLutung, Schock   471

teilig sind. Hierdurch kommt es zu einer *Diskrepanz zwischen den* **Stoffwechselbedürfnissen** *des Organismus und den* **Transportmöglichkeiten** *des Blutstroms.* Die entstehende **Sauerstoffschuld** und die **Anhäufung von Stoffwechselschlacken** führen zu anfänglich reversiblen, später schließlich irreversiblen **Zellschädigungen.** Es muß deshalb bei dem Schockgeschehen auch an die immer mit den (anfangs auffälligeren) Kreislaufbefunden gekoppelten **Störungen des Stoffwechsels** gedacht werden.

➤ **Soforttherapie.** Ihr Ziel muß die Behebung der Kreislaufinsuffizienz sein:

Eine **Unterscheidung des Schocks** erfolgt aus praktischen Gründen nach der im Vordergrund stehenden Ursache in einen **hämorrhagischen** und **nichthämorrhagischen** Schock. Es ist jedoch zu bedenken, daß in vielen Fällen kombinierte Ursachen vorliegen. Etwa 85% der Schockfälle sind durch Blutung ausgelöst bzw. werden durch eine Blutung verstärkt. Fehlender, ungenügender oder zu später Blutersatz ist wahrscheinlich heute für die meisten derjenigen geburtshilflichen Todesfälle verantwortlich, die an sich vermeidbar wären.

➤ **Ursache.** Im Vordergrund stehen die Blutungen aus der Plazentahaftstelle (Placenta praevia, vorzeitige Lösung, Atonie). Seltener kommen rupturierte Bauchhöhlenschwangerschaft und Ruptur von Gefäßen in Frage. Weitere schockauslösende Faktoren sind: Protrahierte Geburt, operative Geburt, Uterusruptur, größere Verletzungen von Vagina und/oder Zervix, forcierte Expressionsversuche der nicht gelösten Plazenta, rasche Entleerung eines durch Hydramnion oder Zwillingsschwangerschaft besonders großen Uterus, Embolie (Fruchtwasser, Luft, Blutgerinnsel, Fett), Infektionskrankheiten und Endotoxinschock.

Schockbegünstigende Faktoren sind:
- *Narkose* oder *ausgedehnte Leitungsanästhesie* (insbesondere bei vorbestehendem niedrigem Blutdruck [Periduralanästhesie, S. 441 f.]),
- schwere *Toxikose* (vermindertes Blutvolumen, Nebennereninsuffizienz, Leberschaden, Elektrolytverschiebung, Verminderung energiereicher Phosphate usw.),
- eine über längere Zeit fortgesetzte *salzfreie Diät* v.a. in Kombination mit Diuretikagaben, die zu einer Natriumverarmung und einem Rest-N-Anstieg führte,
- *blutdrucksenkende Mittel* und *Sedativa* mit blutdrucksenkenden Eigenschaften,
- langdauernde und hochdosierte Tokolyse.

➤ **Prophylaxe** des geburtshilflichen Schocks. *Antepartual* steht die Behandlung einer Anämie im Vordergrund, wobei u. U. (wenn das Hämoglobin unter 10 g% liegt) auch Transfusionen in Frage kommen.

472   34. Regelwidrige Geburt = Dystokie

Unter der Geburt: Hier sollen Eingriffe, die erfahrungsgemäß häufiger zu Verletzungen und starken Blutungen Anlaß geben, nach Möglichkeit vermieden werden. Von großer Wichtigkeit ist die Vermeidung eines protrahierten Geburtsverlaufs bzw. die frühzeitige Behandlung der dabei auftretenden Komplikationen wie Exsikkose (Austrocknung), Azidose (Ansammlung saurer Stoffwechselprodukte), Elektrolytverschiebung, Infektion. Eine erhöhte Schockgefahr besteht auch bei Diabetikerinnen und bei den meisten Frauen, die zusätzlich zu den Anforderungen, die Schwangerschaft und Geburt an den Organismus stellen, noch durch irgendeine Krankheit belastet sind. Alle belastenden Eingriffe sollten nicht während, sondern einige Stunden nach Beendigung einer peroralen Tokolyse erfolgen bzw. $^1/_2$ Std. nach i. v. Tokolyse.

Nach der Geburt: Hier kann man bei gefährdeten Patientinnen mit einem Wehenmitteldauertropf eine Blutungsprophylaxe bzw. eine frühzeitige Therapie betreiben.

➤ **Diagnose.** Zur Diagnose wie auch zur Überwachung des drohenden bzw. manifesten Schocks sind u. a. zu beachten:

- Blutdruck und Pulsfrequenz (kleine Amplitude, meist Hypotonie; frequenter, fadenförmiger Puls).
- Aussehen der Patientin (Zeichen der schlechten peripheren Durchblutung, Versagen der Mikrozirkulation: blasse, kühle Haut).
- Nierenfunktion (sehr zuverlässig!); die Ausscheidung sollte nicht unter 25 ml/Std. liegen (Anurie: in 24 Std. weniger als 100 ml Urin; Oligurie: in 24 Std. 100–400 ml Urin).
- Übelkeit, Durst und Unruhe.
- Axillare *und rektale* Temperatur (evtl. kann es zur Wärmestauung kommen, wenn die periphere Durchblutung stark reduziert ist).

Weiterhin sind von Bedeutung: Flüssigkeitsbilanz, Serumelektrolyte, Blutbild und Gerinnungsverhältnisse.

➤ **Prognose.** In den meisten Fällen ist sie davon abhängig, wie schnell das verlorene Blut – zumindest die verlorene Flüssigkeitsmenge – ersetzt und damit die darniederliegende periphere Zirkulation wieder in Gang gebracht werden kann.

Prüfungsfragen zu Kapitel 34

Es kann immer nur ein Antwortangebot richtig sein

1. Was ist eine Dystokie?
a) Eine schmerzhafte Menstruation
b) Eine weißliche, glänzende, oft juckende Veränderung der Vulvahaut
c) Ein gestörter Geburtsverlauf
d) Eine Ernährungsstörung im Bereich des Genitales
e) Eine Frühgeburt im 8. Monat

2. Was ist eine protrahierte Geburt?
a) Eine vorzeitig eingeleitete Geburt
b) Eine verkürzte termingerechte Geburt
c) Eine vorzeitige Beendigung der normal und spontan begonnenen Geburt
d) Eine verzögerte, zu lange dauernde Geburt
e) Eine zu spät begonnene Geburt

3. Wann spricht man von einer protrahierten Geburt?
a) Bei Blasensprengung am Geburtstermin vor Geburtsreife der Zervix
b) Bei Oxytocineinleitung vor Geburtsreife der Zervix
c) Bei Übertragung
d) Wenn bei guten Wehen in der Eröffnungsphase nach 2 Std. kein Geburtsfortschritt zu erkennen ist
e) Kein Angebot ist richtig

4. Was gibt man zur Steigerung schwacher Wehen in der Eröffnungsperiode?
a) 3–4 IE eines Hypophysenhinterlappenpräparates innerhalb von 1–2 min i. v.
b) 1 Ampulle eines Mutterkornalkaloids (Methergin) i. m.
c) Intravenöse Zufuhr von Oxytocin (z. B. 3 IE in 500 ml physiologischer Kochsalzlösung), tropfenweise
d) 1–2 ml Dolantin
e) Inhalation eines Lachgas-Sauerstoff-Gemisches im Verhältnis 1 : 1

5. Was gilt als sicheres Zeichen einer Uterusruptur?
a) Erhöhte Oxytocinproduktion
b) Mehr als handbreit über die Symphyse aufsteigende Bandlsche Schnürfurche
c) Abgang von Fruchtwasser
d) Piskačeksches Zeichen
e) Alle Angaben sind falsch

6. Was ist eine Sakralisation?
a) Die Nottaufe eines lebensschwachen Neugeborenen
b) Die häufigste geburtshilfliche Lokalanästhesie
c) Das Einbezogensein des 5. Lendenwirbels in das Os sacrum
d) Die Fixierung des Fundus uteri am Promontorium bei schlaffem Beckenboden und schlechtem Allgemeinzustand
e) Alle Antwortangebote sind falsch

34. Regelwidrige Geburt = Dystokie

7. Welches sind die zuverlässigsten Maßnahmen zur Routinebeurteilung des Beckens in der Schwangerschaft?

a) Messung des Leibesumfangs und äußere Beckenmessung
b) Messung der Conjugata obstetrica
c) Vaginale Austastung des Beckens unter besonderer Berücksichtigung des Promontoriums und der Spinae
d) Röntgenologische Beckenmessung
e) Glatt verlaufene frühere Entbindung

8. Welche Definition ist *falsch*?

a) Der Eingang ins gynäkoide Becken ist der Kreisform angenähert
b) Das androide Becken verengt sich nach kaudal
c) Beim platypeloiden Becken ist der Querdurchmesser größer als der Längsdurchmesser
d) Beim anthropoiden Becken ist der Längsdurchmesser größer als der Querdurchmesser
e) Alle Definitionen sind richtig

9. Welche der folgenden Antworten trifft für die Beckenendlage zu?

a) Sie führt häufiger als normal zu Frühgeburten
b) Sie führt unter der Geburt häufiger als normal zu Abklemmungen der Nabelschnur
c) Sie bedingt eine höhere kindliche Mortalität als normal
d) Antwortangebote a und c sind richtig
e) Antwortangebote a, b und c sind richtig

10. Warum ist bei der hinteren Hinterhauptslage der Austrittsmechanismus erschwert?

a) Weil die Abbiegung des kindlichen Kopfes im Geburtskanal erschwert ist
b) Weil das Durchtrittsplanum des kindlichen Kopfes größer als bei der regelrechten Hinterhauptslage ist
c) Weil das Kinn sich leichter unter der Symphyse verhakt
d) Weil die Schulter nicht in das Becken eintreten kann
e) Kein Angebot trifft zu

11. Was kann die Ursache der Gesichtslage sein?

a) Atmung
b) Struma
c) Zufällige Deflexion im Moment des Blasensprungs
d) Antwortangebot b und c trifft zu
e) Antwortangebot a, b und c trifft zu

12. Welches sind Ursachen der okzipitoposterioren Rotation des Kopfes?

a) Anthropoides oder androides Becken
b) Tiefer Sitz der Plazenta, Myome
c) Dextrorotation des Uterus bei I. Schädellage
d) Antwortangebot a und b trifft zu
e) Antwortangebot a, b und c trifft zu

Prüfungsfragen   475

13. Welche Faktoren sind häufig mit einer Steißlage verbunden?

a) Prämaturität
b) Beckenverengung
c) Hydramnion
d) Alle Angebote sind richtig
e) Alle Angebote sind falsch

14. Was ist richtig?

a) Der hohe Gradstand ist physiologisch beim anthropoiden Becken
b) Der hohe Gradstand ist pathologisch beim platten Becken
c) Der hohe Gradstand ist immer pathologisch
d) Der hohe Gradstand kommt normalerweise vor jeder Geburt vor, pathologisch ist nur seine Persistenz
e) Antwortangebote a und b treffen zu

15. Was kann die Ursache des persistierenden tiefen Querstands sein?

a) Plattes Becken
b) Wehenschwäche
c) Hochsitzende Plazenta
d) Alle Situationen können Ursache sein
e) Antwortangebote a und b treffen zu

16. Ursachen des bakteriellen Schocks

a) Entzündungen
b) Einschwemmung von Bakterientoxinen in die Blutbahn
c) Kreislaufversagen
d) Hohes Fieber
e) Antwortangebote a und d treffen zu

17. Kann die Antibiotikatherapie u. U. für die Auslösung eines Antitoxinschocks verantwortlich sein?

a) Nein, denn es gab schon vor der Antibiotikaära Antitoxinschocks
b) Ja, denn allergische Reaktionen auf Antibiotika sind bekannt
c) Nein, denn die Endotoxinbildung hört mit dem Absterben der Bakterien auf
d) Ja, denn es kann hierdurch zu massenhaftem Keimzerfall kommen
e) Keine der Antworten ist richtig

18. Warum kommt es bei Beckenendlage häufiger zu vorzeitigem Blasensprung?

a) Der Steiß ist dünner, d. h. keilförmiger als der Kopf und durchbohrt somit leichter die Eihäute
b) Es kommt häufiger zur Infektion der Eihäute, die dann leichter reißen
c) Der Steiß dichtet nicht so gut ab, und intrauterine Drucksteigerungen werden häufiger zum unteren Eipol fortgeleitet
d) Die kräftigen Füße können leichter die Fruchtblase beschädigen
e) Es kommt nicht häufiger als bei Schädellagen zum vorzeitigen Blasensprung

476 34. Regelwidrige Geburt = Dystokie

19. Was ist i. allg. das beste Vorgehen bei folgendem Befund: 35jährige Erstgebärende, Muttermund 6 cm, Kopf des Kindes beweglich über dem Beckeneingang, Fruchtblase gesprungen, Nabelschnurvorfall

a) Beckenhochlagerung und Reposition der Nabelschnur
b) Wendung auf den Fuß und Extraktion des Kindes
c) Zunächst Kontrolle der kindlichen Herztöne, evtl. später Forzeps
d) Sofortige Schnittentbindung
e) Spekulumentbindung, um die Nabelschnur zu schonen

20. Eine Patientin kommt am Geburtstermin mit leichten Wehen. Äußerlich handelt es sich um eine Querlage, rektal sind im kleinen Becken keine kindlichen Teile zu tasten. Worum könnte es sich am ehesten handeln?

a) Plazentainsuffizienz
b) Placenta praevia totalis
c) Vorzeitige Lösung der normalsitzenden Plazenta
d) Subseröses gestieltes Myom
e) Anenzephalus

21. Was ist die häufigste mütterliche Todesursache im Zusammenhang mit einer Gravidität?

a) Blutung
b) Infektion
c) Rh-Inkompatibilität
d) Uterusruptur
e) Keine Antwort ist richtig

22. Maßnahmen zur Bekämpfung eines in der Geburtshilfe auftretenden hämorrhagischen Schockzustandes?

a) Dauerkatheter
b) Blutzufuhr
c) Rasche Sektio
d) Luftröhrenschnitt
e) Antwortangebote b, c und d treffen zu

Prüfungsfragen 477

23. Was ist eine Anurie?

a) Urinausscheidung pro 24 Std. weniger als 400 ml
b) Urinausscheidung pro 24 Std. weniger als 100 ml
c) Urinausscheidung pro 24 Std. stark herabgesetzt
d) Ausscheidung eines Harns mit spezifischem Gewicht unter 1005
e) Antwortangebote c und d zusammen sind richtig

24. Um was für einen Zustand handelt es sich, wenn in 24 Std. zwischen 100 ml und 400 ml Urin ausgeschieden werden?

a) Man spricht von einer Hypostenurie
b) Man spricht von einer Oligurie
c) Man spricht von einer Proteinurie
d) Man spricht von einer Anurie
e) Um eine normale Nierenfunktion

25. Welches ist heute die Hauptursache genitaler Fisteln?

a) Geburtsverletzungen
b) Chirurgische Eingriffe
c) Strahlenbehandlung
d) Gewebszerstörung durch maligne Tumoren
e) Ulzeration aufgrund von Fremdkörpern

35. Einige geburtshilfliche Eingriffe und Operationen

Zervixumschlingung, Cerclage

Bei **isthmozervikaler Insuffizienz** (S. 275 f.).

Die ursprüngliche – kompliziertere – Operation wurde von Shirodkar angegeben. Heute führt man knapp unter der Haut einen starken Faden aus nichtresorbierbarem Material möglichst hoch um die Zervix herum. Die beiden Enden werden verknotet, eine Woche vor dem Geburtsbeginn durchschnitten und wieder herausgezogen. Geschieht dies nicht, kommt es unter der Geburt zu Zerreißungen der inneren Schichten der Zervixmuskulatur.

Erweiterung des Geburtskanals

Zur Erweiterung des Geburtskanals gibt es verschiedene Maßnahmen.

Scheiden-Damm-Schnitt (Episiotomie). Dieses wird am häufigsten ausgeführt. Hierbei werden die Haut der Scheide und des Dammes sowie die Beckenbodenmuskulatur bzw. ihre bindegewebige Verbindung (bei der medianen Episiotomie) mit einer Schere durchtrennt (Abb. 35.**1**).

Es ist leider viel zu wenig bekannt, wie dramatisch der ganze weitere Lebenslauf einer Frau beeinträchtigt wird (und früher fast immer wurde), die meist bei der ersten, aber auch bei späteren Geburten Zerreißungen des Geburtskanals erlitten hat und die – was früher praktisch immer der Fall war – anschließend nicht operativ versorgt wurde. Erst vor diesem Hintergrund ist für das weitere Leben der Mutter der Segen der rechtzeitigen und großzügig eingesetzten Episiotomie richtig zu erkennen.

Mediane Episiotomie. Sie läßt sich am einfachsten wieder nähen und ergibt die am wenigsten schmerzende Narbe, da sie zwischen den Sitzbeinhöckern (Abb. 1.**1**) liegt. Sie wird bei hohem Damm ausgeführt. Droht sie in den Anus weiterzureißen (hierin liegt das Risiko), verlängert man sie ein- oder beidseits um den Anus herum.

Mediolaterale Episiotomie. Sie geht ebenfalls von der hinteren Kommissur aus, man legt sie aber von vornherein in Richtung Sitzbeinhöcker an. Dadurch verringert sich die Gefahr des Weiterreißens zum Anus hin. Die Narbe wird aber beim Sitzen entsprechend belastet und schmerzt daher meist mehr und länger.

Einige geburtshilfliche Eingriffe und Operationen

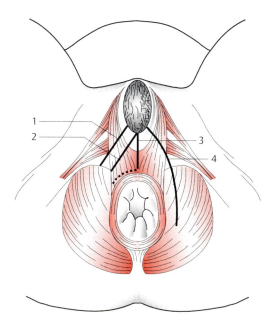

Abb. 35.1 **Episiotomie.**
1 = Laterale Episiotomie, 2 = mediolaterale Episiotomie, 3 = mediane Episiotomie (punktiert: Erweiterung rechts um den Anus herum). 4 = Scheiden-Damm-Beckenboden-Schnitt, sog. Schuchardt-Schnitt

Laterale Episiotomie. Diese läßt sich besonders groß anlegen. Ihre Nachteile entsprechen denen der mediolateralen Episiotomie.

Der **Muttermund** kann **digital gedehnt** werden (fördert gleichzeitig die Wehen). Er ist auch durch **mehrere kleine Inzisionen** zu erweitern.

Vaginale Sektio. Sie wird nur noch selten ausgeführt.

Die Entleerung des Uterus in früheren Schwangerschaftsstadien beginnt mit der Dehnung des Muttermunds mit **Metallstiften (Hegar-Stifte)**. Der Durchmesser eines solchen Hegar-Stifts ist jedesmal um $1/2$ bis 1 mm größer als der vorhergehende. Reicht dies zur Dehnung des Muttermunds nicht aus, kann man getrocknete **Tangstifte (Laminariastifte)** in den Zervikalkanal legen (Abb. 35.**2**). Durch Wassereinlagerung quellen sie und dehnen den Muttermund langsam innerhalb der nächsten 24 Stunden. Bei beiden Verfahren droht der Zervixriß, wenn zu stark gedehnt wird!

Unterstützung der Spontangeburt

Dammschutz. Dieser, bei dem gleichzeitig Durchtrittstempo und Flexion bzw. Deflexion des Kopfes gesteuert werden, dient zur Unterstützung der Spontangeburt.

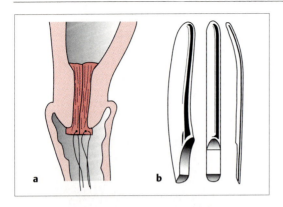

Abb. 35.**2 a** u. **b**
Dehnung des Zervikalkanals. (**a**) mit Laminariastiften. (**b**) Hegar-Stifte

Kristellerscher Handgriff. Mittels diesem wird möglichst mit beiden flachen Händen (Modifikation: Unterarm, nicht Ellenbogen!) während der Wehe vorsichtig auf den Uterusfundus gedrückt und damit die Frucht nach unten geschoben. Er dient zu Unterstützung der Preßwehen bei der Spontangeburt, des Zugs bei Vakuumextraktion oder Zange sowie der Kopfentwicklung bei der Beckenendlage.

Spekulumentbindung (Bauereisen). Nach Anlegen einer Episiotomie – oder auch ohne diese – wird mit einem großen flachen Spekulum der Damm nach hinten zum Kreuzbein weggedrückt. Dadurch wird die Biegung des Geburtskanals verringert und der Geburtskanal aufgedehnt.

Operative vaginale Entbindung

Zur operativen vaginalen Entbindung stehen in erster Linie zwei Verfahren zur Verfügung: Die Vakuumextraktion und die Zangenentbindung.

Vakuumextraktion

Die Vakuumextraktion gehört heute zu der am häufigsten angewandten Methode der operativen Geburtsbeendigung.

Die Saugglocke (Abb. 35.**3**) wird möglichst an die Stelle gelegt, die führen soll. Danach erhöht man den Unterdruck innerhalb 3–4 min bis auf 0,9 kg/cm². Durch das Vakuum wird nun die Kopfschwarte **pilzförmig** in den Glockenhohlraum gesaugt.

Es ist dies eine übersteigerte Geburtsgeschwulst. Da die Öffnung der Glocke kleiner ist als ihr größter Innendurchmesser, kann man nun mittels der Glocke an der **handgriffähnlich verformten Kopfschwarte** ziehen mit einer Kraft, die nur ganz wenig unter der Haftfähigkeit der Glocke liegt. Diese Haftfähigkeit haben wir rechnerisch und experimentell praktisch übereinstimmend ermittelt aus der Höhe des Vakuums, das zur Herstellung des „Handgriffs" notwendig ist, mal der Fläche der Glockenöffnung.

Einige geburtshilfliche Eingriffe und Operationen

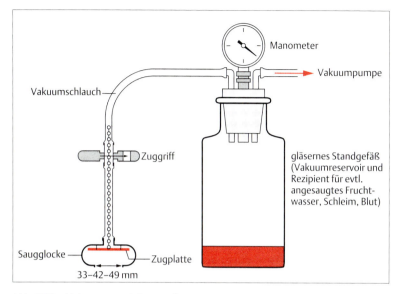

Abb. 35.**3** **Vakuumextraktionsgerät**

Beispiel: Vakuum = 0,9 kg/cm² × Fläche der Glockenöffnung = 18,9 cm² = Zugkraft = ca. 17 kg. Die Ausbildung des Wulstes an der Sauggeschwulst kann zwar oberflächliche Hautläsionen auslösen, ist aber zur Aufrechterhaltung des Vakuums beim Zug an der Glocke unbedingt notwendig.

Die Vakuumpumpe muß während der Extraktion immer weiterlaufen (das Vakuum kann nicht mehr höher werden), damit plötzliche kleinere Lufteintritte in das System sofort wieder ausgeglichen werden können!

Bei Schrägzug ist der Zug zu vermindern, um die Glocke nicht abzureißen.

Die Haftfähigkeit der Glocke verringert sich erheblich, wenn sie vorher ein- oder mehrmals von der gleichen Stelle abgerissen wurde. Man sollte daher möglichst nicht auf das **Mitpressen der Kreißenden** und den **Kristellerschen Handgriff** verzichten.

Die Vakuumextraktion kann bei tiefstehendem Kopf im Längsbett vorgenommen werden. Bei hochstehendem Kopf werden die Applikation wie auch die erforderliche kaudal-dorsale Zugrichtung durch Lagerung in das Querbett wesentlich erleichtert. Nach der Entwicklung des Kopfes wird die Vakuumpumpe abgestellt und ein Ventil zur Außenluft geöffnet. Während der weiteren Entwicklung tritt der Druckausgleich ein und die Glocke fällt dann von selbst ab bzw. kann leicht abgenommen werden.

482   35. Einige geburtshilfliche Eingriffe und Operationen

Zur Vakuumextraktion ist keine Narkose erforderlich, eine Lokalanästhesie ist aber für die Episiotomie wünschenswert.

Entgegen einer weitverbreiteten Ansicht nimmt der Unterdruck im *Gewebe unter der Saugglocke* rasch ab. In den großen Blutleitern im Schädelinneren und im **Gehirn** herrscht ein Druck von 0 bis +10 mmHg, wenn die Glocke mit 0,9 kg/cm^2 angesaugt ist.

Die **Gefahr des Vakuumextraktors** liegt nicht im Vakuum, sondern im **Abreißen der Glocke** bei überstarkem Zug, da hierdurch die Schädelknochen in hochfrequente Schwingungen versetzt werden können, wodurch es zu Zerreißungen von intrakraniellen (innerhalb des knöchernen Schädels befindlichen) Gefäßen kommen kann. Eine ausgiebige Episiotomie sowie die Unterstützung der Preßwehen durch kräftigen Druck auf den Fundus uteri verringern die Gefahr des Abreißens.

Nach einer Vakuumextraktion sieht man *häufiger Kephalhämatome* (gr. kephale = Kopf, haima = Blut) und *ringförmige Hautverletzungen*. Kephalhämatome sind Blutungen zwischen Schädelknochen und Periost. Sie werden durch Gefäßzerreißungen infolge des Zugs an der Kopfschwarte hervorgerufen und heilen rasch ab. Wenn sie größer sind, können sie eine Anämie verursachen bzw. durch den Blutzerfall zu einem Ikterus führen. Die Hautverletzungen entstehen *innerhalb* der Druckmarke des Glockenrandes durch die Ansaugung der Kopfschwarte in den Glockenhohlraum hinein. Hierdurch wird die Haut überdehnt, so daß es zu kleinen Einrissen kommen kann. Unter Anwendung antibakterieller Salben heilen sie rasch ab.

Es gibt jetzt auch Glocken aus „halbfestem" Kunststoff, die sich dem Schädel flach ansaugen; sie sind noch weniger traumatisierend.

Die Glocke läßt sich schneller, einfacher und gefahrloser ansetzen als die Zange, da sie an der Leitstelle oder deren näheren Umgebung zu liegen kommt. Sie ist daher auch für Eilfälle geeignet.

Wenn im extremen Notfall die Desinfektion unterbleiben sollte, so ist die Infektionsgefährdung geringer als bei der Zange, da nur in den Geburtskanal *vor* der Leitstelle eingegangen wird.

Jeder Geburtshelfer und jede Hebamme muß unmittelbar nach einer Geburt das Kind zumindest soweit beurteilen können, ob es gesund oder „irgendwie" nicht normal ist. Schon im Zweifelsfall ist ein – für derartige Fälle kompetenter – Kinderarzt zu Rate zu ziehen. Es ist ein Unding, daß vom Gesetzgeber verlangt wird, jedes Kind nach einer Vakuumextraktion sofort einem Kinderarzt vorzustellen, dies aber nicht zu verlangen nach den meist traumatisierenden Eingriffen wie Zangenentbindung oder Wendung.

Zur Auswahl der operativen Entbindungsmethode in einer bestimmten Geburtssituation dient die Beantwortung der Frage:

„**Kann** man die Vakuumglocke anwenden, oder **muß** man eine Zangengeburt oder eine Schnittentbindung ausführen?"

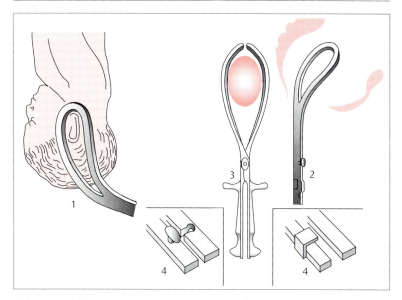

Abb. 35.**4** **Geburtszange.** 1 = Richtige Lage am Kopf. 2 = Beckenkrümmung. 3 = Kopfkrümmung. 4 = Verschiedene Schloßformen

Zangenentbindung

Es gibt einige hundert **Zangenmodelle**. Die meisten sind zur Kopfentwicklung, einige auch zur Steißentwicklung geeignet. Die Form der Zangenlöffel entspricht in etwa den leicht gekrümmten Händen (Abb. 35.**4**), zwischen denen man den Kopf faßt (Kopfkrümmung). Der Zangenschaft berücksichtigt mehr oder weniger die *Beckenkrümmung*. Die Verbindung der beiden Zangenlöffel miteinander wird durch verschieden gestaltete *Schlösser* hergestellt, die zum Teil noch eine Verschiebung der beiden Zangenlöffel gegeneinander erlauben.

Man kann mit der Zange stärker ziehen und drücken als mit dem Vakuumextraktor. Darin liegt aber auch ihre größte Gefahr, weil es hierbei leichter zu Verletzungen kommt.

Mit Zange und Vakuumextraktor kann der Kopf etwas verformt und der Beckenform angepaßt, gegen Widerstand (verengtes Becken, rigider Damm) durch den Geburtskanal gezogen und eine unvorteilhafte Rotation oder (De-)Flexion korrigiert werden. Sie ersetzen bei Wehenschwäche die fehlende Austreibungskraft.

484   35. Einige geburtshilfliche Eingriffe und Operationen

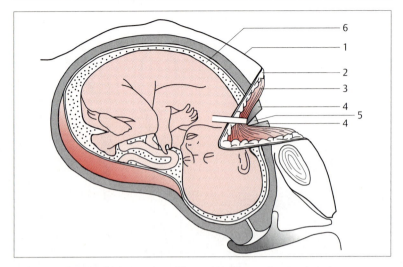

Abb. 35.**5** **Kaiserschnitt.** 1 = Bauchhaut. 2 = Fettgewebe. 3 = beiseite gezogener M. rectus abdominis. 4 = quer eröffnetes unteres Uterinsegment. 5 = noch nicht eröffnete Eihäute. 6 = Fruchtwasser

Kaiserschnitt

Beim Kaiserschnitt oder der **Sectio caesarea abdominalis** werden die Bauchdecken längs oder quer eröffnet, die Blase nach unten abgeschoben und das untere Uterinsegment quer, entsprechend dem Faserverlauf, durchtrennt (Abb. 35.**5**). Das Kind wird mit Hand, Zange oder Vakuumextraktor aus dem Uterus geholt, danach werden Plazenta und Eihäute entfernt und dann Muskulatur und Bauchdecken wieder schichtweise verschlossen.

Mit den modernen Methoden der Asepsis, Narkose und Gerinnungsprophylaxe ist das Operationsrisiko sehr gering, so daß man die Sektio immer den riskanteren vaginalen Methoden vorzieht.

Vaginale Sektio. Sie führt man nur sehr selten bei kleinen Kindern aus. Hierbei wird die Blase von der Zervix nach oben weggeschoben und dann die Zervix bis über den inneren Muttermund hinaus längsgespalten. Ein kleiner Kopf kann dann hindurchtreten. Anschließend schichtweise Naht.

Maßnahmen bei Beckenendlagen

Bei Erstgebärenden und bei Mehrgebärenden mit engen Becken oder **rigiden** Weichteilen bevorzugen wir die Schnittentbindung. Die nachfolgend beschriebenen vaginalen Operationen sollen nur erwogen werden, wenn eine relativ glatte (Beckenendlagen-)Geburt zu erwarten ist.

Am günstigsten ist es, wenn man den bereits geborenen Steiß und den Rumpfteil mit den hochgeschlagenen Beinen fassen kann und damit die Fruchtwalze erhält. Durch einfaches Hochbiegen (nicht Ziehen wegen der Gefahr des Hochschlagens der Arme!) hält man den Rumpf in Richtung der Geburtsachse und erleichtert dem Kopf das Tiefertreten, was durch Druck von oben (Kristeller) unterstützt wird **(Brachtscher Handgriff)**.

Erfordert der Zustand des Kindes eine **Extraktion am Steiß**, so holt man entweder ein oder beide Beine herunter, um daran zu ziehen, oder hakt mit dem Finger oder einem Haken in die Leistenbeuge und zieht. Auch der Vakuumextraktor oder spezielle Zangenmodelle finden hierfür Verwendung.

Die **Entwicklung des Schultergürtels bzw. der Arme** führt man nach den **Methoden von Müller, Lövset** oder nach der sog. **klassischen Lösung der Arme** aus.

Zur **Entwicklung des nachfolgenden Kopfes** wird in erster Linie der **Mauriceau-Veit-Smellie-Handgriff** angewandt.

Man legt das Kind mit der Bauchseite auf den Unterarm, geht mit dem Mittelfinger in den Mund des Kindes, schient eventuell den Unterkiefer mit Zeige- und Ringfinger und beugt dann den kindlichen Kopf, damit möglichst das kleinste Planum (Planum suboccipitobregmaticum) durch den Geburtskanal tritt. Dann zieht man am Kind mit Zeige- und Mittelfinger der anderen Hand, die vom Rücken her weit über die Schulter vorgeschoben werden.

Damit die von hinten über die Schulter greifenden Fingerspitzen nicht in die Schlüsselbeingrube drücken und damit Nervenschädigungen erzeugen, kann man auch, statt den Unterkiefer zu schienen, den inneren Zeige- und Ringfinger von der Brust her über die Schultern schieben und darauf erst die vom Rücken her kommenden Zugfinger legen **(Modifikation von Naujoks)**.

Einige Wochen vor dem Geburtstermin ist das Kind noch kleiner und insbesondere dünner, es ist dann noch – relativ – gut beweglich. Man kann dann unter starker Uterusrelaxierung eine **äußere Wendung** versuchen, um aus der Beckenend- eine Schädellage herzustellen. Danach muß durch Bandagieren des Bauches die Rückdrehung des Kindes verhindert werden. Da durch die manchmal sehr erheblichen Manipulationen eine Plazentalösung provoziert werden kann bzw. die Atmung des Kindes angeregt werden kann, ist diese Methode umstritten.

Maßnahmen bei Quer- und Schräglagen

Äußere Wendung. Diese kann zunächst versucht werden (s. o.).

Innere Wendung. Hier bringt man ein Bein oder beide Beine nach unten und zieht daran. Da durch die Manipulationen das kindliche Atemzentrum gereizt wird, drohen intrauterine Atemzüge. Deshalb ist *sofort die Extraktion anzuschließen*. Die **rechtzeitige innere Wendung** kann also nur bei eröffnetem Muttermund vorgenommen werden.

Im Gegensatz dazu steht die **vorzeitige innere Wendung** oder Zweifingerwendung (da man nur mit zwei Fingern in den Zervikalkanal eingehen kann). Man drückt sich von außen den Steiß entgegen, angelt nach einem Fuß und holt ihn durch einen leichten Dauerzug nach unten. Auf diese Weise ist es auch möglich, die Wehentätigkeit anzuregen und die Muttermundseröffnung zu bewirken, wenn das Kind bereits tot ist.

Zerstückelnde Operationen

Die größeren zerstückelnden Operationen haben heutzutage weitgehend an Bedeutung verloren, da sie auch für die Mutter gefährlich sind. Sie stammen aus der Zeit, da der Kaiserschnitt unbekannt bzw. riskanter war. Man beschränkt sich heute weitgehend auf das Ablassen von Liquor, Aszites usw., um den kindlichen Umfang zu verkleinern.

Eingriffe während der Plazentarperiode

Handgriff nach Brandt-Andrews. In der Plazentarperiode wird dieser zunehmend zur Unterstützung der Ausstoßung der Plazenta angewandt: *Während* einer Wehe zieht man an der Nabelschnur und drückt oberhalb der Symphyse das Korpus nach oben.

Credésche Expression der Plazenta. Hier wird während der Wehe die noch nicht(!) gelöste Plazenta durch Druck auf den Fundus aus dem Uterus gequetscht. Es kann zur Traumatisierung des Uterus und zur Einschwemmung gerinnungsfördernder Faktoren in die Blutbahn kommen. Gelingt die Credésche Expression nicht sofort, sollte man die Plazenta in tiefer Narkose **manuell lösen**.

Nachtastung. Sie ist die Austastung der Uterushöhle mit der Hand, wenn man bei der Inspektion der Plazenta Zweifel hat, ob sie vollständig ist. Ganz wichtig ist, daß man mit der äußeren Hand den Fundus uteri so tief wie möglich drückt, damit man mit der inneren Hand sicher den Fundus und die Tubenecken erreicht. Zur Entfernung kleiner Plazentareste kann man sich ein Stück Mull (ausgezogener Tupfer) um die Fingerspitzen schlingen und damit die Uteruswand „abschaben". Ebenso wird man nach schwierigen entbindenden Operationen oder früherem Kaiserschnitt durch Abtastung der Uteruswand Rupturstellen ausschließen.

36. Normales Wochenbett

Allgemeines

Als Wochenbett (Puerperium [lat. puer = Kind], Post-partum-Periode) bezeichnet man die *Zeit nach der Ausstoßung der Plazenta bis zur völligen Rückbildung der Schwangerschaftsveränderungen,* soweit sich diese überhaupt zurückbilden. Die Brust dagegen entwickelt jetzt ihre volle Aktivität.

Erster Wochenbettstag

Aus praktischen Gründen empfiehlt es sich, den Entbindungstag als ersten Wochenbettstag zu zählen, wenn die Geburt *vor* 8 Uhr erfolgte; war sie *danach,* so zählt erst der nächste Tag als erster Wochenbettstag.

Besonders in den ersten 5–10 Tagen, und immer weniger ausgeprägt in den nachfolgenden Wochen, erfolgt die Rückbildung der Veränderungen, die in den 9 Monaten der Gravidität eingetreten sind. Dies ist eine *sehr große Belastung für den Organismus.*

Das Wochenbett – d.h. die Zeit der Rückbildung zum nichtschwangeren Zustand – dauert etwa 6 (–8–12) Wochen. **Der Aufenthalt der Patientin auf der Wöchnerinnenstation** variiert sehr. Die Zahl der verfügbaren Krankenhausbetten, die Versorgung des Haushalts während der Abwesenheit der Mutter, die finanziellen Möglichkeiten der Familie, der Zustand von Mutter und Kind, die Wünsche der jungen Mutter, die persönlichen Erfahrungen des betreffenden Arztes sowie – ganz wesentlich – die Finanzlage der Krankenkassen beeinflussen die Liegedauer. Einen guten *Kompromiß* stellen wohl **6–8 Tage** Klinikaufenthalt dar, da bis dahin schon der Hauptanteil der Rückbildungsvorgänge abgelaufen ist. Danach kommt es nicht mehr zur *Nahtdehiszenz* (Auseinanderklaffen der Naht), wenn die Dammwunde bis dahin gute Heilungstendenz zeigte. Zu diesem Zeitpunkt hat auch der *Milchfluß* gut eingesetzt, bzw. es ist bei sofortigem Abstillen nicht mehr mit wesentlichem Milcheinschuß zu rechnen. Die *Rückbildung des Uterus* ist soweit fortgeschritten, daß man kaum noch eine *Lochialstauung* zu befürchten hat. Bei dem im Extremfall auf 2 Std. verkürzten Klinikaufenthalt bei der sog. „ambulanten Entbindung" sollte unbedingt eine Hebamme zu Hause mit Rat und Tat zur Verfügung stehen.

488   36. Normales Wochenbett

Postplazentarperiode

Im 3. und 4. Stadium – also nach der Geburt des Kindes – ereignen sich die meisten geburtshilflichen Komplikationen!

Kontrolliert werden im 4. Stadium zunächst alle 10 bis 15 Min. die **Hautfarbe** (Blässe, Zyanose), die **Atmung**, die **Temperatur, Puls** und **Blutdruck**, das **Ausmaß der Blutung** (Lochia rubra), **Fundusstand** und **Kontraktionszustand** des Uterus und die **Blase** bzw. deren Entleerung (da unmittelbar post partum eine Harnflut einsetzt).

In den ersten 30–60 Min. nach der Geburt kommt es häufig zu einem leichten *Zittern* der Wöchnerin, das sich bis zu einem richtigen *Schüttelfrost* steigern kann. Zuallermeist ist dies eine **harmlose Reaktion auf die Geburt** und nicht das Zeichen einer Sepsis. Ruhe und Wärmezufuhr helfen in der Regel.

Die meisten Patientinnen sind jetzt in der Lage, sich alleine oder mit Unterstützung **frisch zu machen** (sich zu waschen, die Zähne zu putzen, ein frisches Hemd anzuziehen usw.).

Im Verlauf des Wochenbetts sind 2–4mal täglich Puls und Temperatur, evtl. auch Blutdruck und Atmung zu kontrollieren. Liegt die Temperatur am 1. bis 10. Wochenbettstag für zwei Tage oder länger bei 38°C oder höher, spricht man von **Wochenbettsmorbidität** (gelegentlich nach der Geburt auftretende Temperatursteigerung bis höchstens 38°C, ist spätestens 12 Std. danach abgeklungen). Die Erkrankung kann ausgehen von Brust (Mastitis), Uterus (Lochialstauung, Parametritis), Damm (Sekundärheilung, infiziertes Hämatom), Niere (Zystopyelonephritis), Lunge (Erkältung, Embolie), Bein- und tiefen Beckenvenen (Thrombose, Thrombophlebitis).

Leider wird – auch von manchen Pflegedienstleitungen – die Wöchnerinnenstation als „Sanatorium" angesehen und dementsprechend mit weniger und weniger qualifiziertem Personal besetzt. Dabei ist gerade die Wochenstation mit ihrem raschen Durchgang vieler jungen Frauen die „Visitenkarte" eines jeden Krankenhauses.

Allgemeinverhalten

Ruhe. Für ausreichend Schlaf, insbesondere Nachtruhe (mindestens 8 Std. nachts und 2 Std. nachmittags) ist Sorge zu tragen, *evtl. durch Beruhigungs- und Schlafmittel* während der ersten Tage und Nächte. Tagsüber sollte zunächst ausgiebige Bettruhe eingehalten werden. Trotzdem sind sofortige *Seitenlagerungen* und täglich mindestens 2mal 10 Min. *Bauchlage* (erhöhte Gefahr der Retroflexio uteri) sowie kurzfristiges *Aufstehen* und *Gymnastik* nicht nur erlaubt, sondern *schon unmittelbar im Anschluß an die Geburt* erwünscht(!), da dadurch die Rückbildung gefördert und eine Thrombose verhindert wird. Auf Dammnähte usw. ist Rücksicht zu nehmen.

Allgemeinverhalten 489

Besuch. Er ist notwendig, im Übermaß aber von Übel. Wünschenswert ist, daß nur die nächsten Angehörigen – dies müssen nicht immer nur Verwandte sein – zur Wöchnerin kommen. Die mit zuviel und zu langem Besuch verbundene Aufregung und Anstrengung ist dem normalen Wochenbettsverlauf abträglich. Gefahrvoll wird er, wenn pathogene Keime eingeschleppt werden.

Reinigung. Lochien und Wundsekret fließen über Vulva und Damm, ätzen und bilden schmerzhafte Krusten. Deshalb wird tägl. 2–3mal „gespült", noch besser (für Patientin und Personal) ist ausführliches Abduschen auf einem *Bidet*, dessen Duschwasserdruck und -temperatur aber richtig eingestellt sein müssen.

Etwa ab dem 3. Wochenbettstag kann die Wöchnerin im Stehen täglich *duschen*. Kurze *Sitzbäder* (Kamillobad) ab etwa dem 5. Tag sind wohltuend bei schmerzenden Wunden, Ödemen, Hämorrhoiden. Das erste *Vollbad* sollte nach 10 bis 14 Tagen genommen werden – normalen Wochenbettsverlauf vorausgesetzt.

Psyche. Die Stimmungslage ist recht wechselnd. In den ersten Tagen kommt es fast konstant zu einer *leichten Depression* unterschiedlicher Dauer („Heultag").

Diät. Die Ernährung soll abwechslungsreich sein und etwa 2500–2800 Kalorien täglich betragen. Wenn gestillt wird, liefert täglich 1 l (Mager-, Butter-)Milch (zusätzlich!) die erforderlichen Aufbaustoffe. Die zusätzliche Gabe von Vitaminen, Mineralien und Eisen (z. B. Natabec) ist i. allg. zu empfehlen.

Verschiedene Nahrungsbestandteile (Fruchtsäuren, Coffein, Nicotin, Medikamente usw.) gehen in individuell verschiedenem Ausmaß in die Milch über. Die Kinder reagieren ebenfalls individuell unterschiedlich darauf. Dies ist zu berücksichtigen (vgl. 495 f.). *Zigaretten* und *Alkoholika* sind – wenn man es gar nicht lassen kann – *in Maßen* erlaubt.

Es wäre falsch, jetzt durch rigoroses Hungern „die alte Figur" möglichst rasch wiedererlangen zu wollen. In dieser Zeit geht das Gewicht durch die Post-partum-Umstellungen wie beispielsweise die vermehrte Wasserausscheidung sowieso zurück. Das Stillen zehrt ebenfalls.

Alle im Körperfett abgelagerten – fettlöslichen – Umweltgifte werden beim raschen Einschmelzen des Fettgewebes frei und gehen z. T. in das Milchfett der Muttermilch über – und gelangen damit konzentriert zum Kind! Man sollte einen Teil der notwendigen Gewichtsabnahme auf die Zeit nach dem Stillen aufheben – und dann konsequent sein!

Ehelicher Verkehr. Er kann nach etwa 6 Wochen wieder aufgenommen werden. Vorher droht die Gefahr der Infektion oder Verletzung. Falls mechanische lokale Verhütungsmittel angewandt werden sollen, sind diese neu anzupassen, da das Genitale verändert ist.

Libido. Sie ist zunächst oft verringert aufgrund von Erschöpfung, Angst vor neuerlicher Schwängerung, Sorge um das Neugeborene oder Dyspareunie infolge noch derber Narben. Im allgemeinen besteht früher oder später wieder die gleiche Libido wie vor der Gravidität.

Kind im Zimmer der Mutter („Rooming in")

Entgegen früheren Ansichten überwiegen die Vorteile die Nachteile (wenn man nicht „das Kind mit dem Bade ausschüttet", wie es manche übereifrigen „Psychologen" heute tun). Man muß versuchen, die Vorteile der Neugeborenenstation mit denen des Beisammenseins von Mutter und Kind zu kombinieren. Vorteile der Neugeborenenstation sind Pflege und Kontrolle durch geschultes Personal, Abschirmung vor Infektionsquellen, engmaschigere Kontrolle des Gesundheitszustandes und daß die Mütter weniger gestört werden und sich besser erholen können. Vorteile des Beisammenseins von Mutter und Kind: Die Mutter lernt ihr Kind und seine Lebensäußerungen früher kennen, besonders Erstgebärende können die Versorgung des Kindes unter Anleitung lernen; das Stillen ist zu jeder Zeit möglich, die Milchproduktion steigt hierdurch und durch die Anwesenheit des Kindes an. Eine gute Kombination ist die Unterbringung des Kindes tagsüber bei der Mutter und nachts in der Säuglingsstation. Unbedingt aber sollte auch das bisherige System (alle 4 Std. werden die Kinder für ca. 20–30 Min. zum Stillen und Schmusen gebracht, mit 8stündiger Nachtpause) angeboten werden und den Müttern die Entscheidung freigestellt sein. Oft ziehen erfahrene Mehrgebärende letzteres – der besseren Erholung wegen – vor.

Uterus und übriges Genitale

Uterus

Uterus. Er ist nach der Geburt zunächst fest kontrahiert. Nach 24 Std. ist er schlaffer, sein Fundus steht dann etwa in Nabelhöhe (bei leerer Blase). Er wiegt ca. 1000 g und mißt ungefähr 15 cm in der Höhe, 11 cm in der Breite und 8 cm in der Tiefe. Infolge der Rückbildungsvorgänge ist der Fundus täglich etwa 1 cm tiefer zu tasten, bis er nach 10 bis 12 Tagen hinter der Symphyse verschwunden ist. Bis dahin hat er etwa 750 g an Gewicht verloren! Stillen, uteruskontrahierende Medikamente, Gymnastik, Massage des Fundus und Follikelhormon fördern die Rückbildung – eine Vielzahl von Geburten, Infektion und vorherige Überdehnung hemmen sie (Subinvolution). Nach 6 bis 8 Wochen hat sich der Uterus bis fast zur Ausgangsgröße (Sondenlänge 7,5–8,5 cm, Gewicht 50–60 g) zurückgebildet. Nach jeder Schwangerschaft bleibt er etwas größer. Selten kommt es zur Hyperinvolution, so daß der Uterus kleiner als vorher ist.

Leibbinden. Sie sind nur bei **sehr schlaffen Bauchdecken** empfehlenswert. Im allgemeinen verhindern sie nicht, daß es in einen erschlafften Uterus hineinblutet. In den mit Blutgerinnseln gefüllten Uteringefäßen bilden sich neue kleine Gefäße, während die alten großen Gefäße ebenfalls der Autolyse anheimfallen. Die Verkleinerung des Uterus geht rascher vor sich als die Straffung des Beckenbindegewebes, so daß immer eine **vorübergehende Senkung** entsteht. Die Wöchnerin sollte deshalb nicht schwer heben (ältere Kinder!).

Wochenfluß

(die Lochien, gr. locheia = zur Geburt gehörig).

Bestandteile

Blut von der Plazentalösungsstelle und evtl. von Verletzungen, degenerierte Dezidua, Zervixschleim, Vaginalepithelien und reichlich Bakterien (ab 2.–3. Wochenbettstag ist das Cavum uteri von Keimen besiedelt!). Nach 4–6–8 Wochen ist das Kavum wieder keimfrei.

Aussehen

Etwa während der ersten Woche sind die Lochien blutig-rot **(Lochia rubra)**, später braun-schwarz, bis die Blutung gänzlich aufgehört hat. Danach wird der Wochenfluß in der 2. Woche immer mehr gelblich **(Lochia flava)** durch das Verschwinden der Erythrozyten und die Vermehrung der Leukozyten. Nach der 2. Woche ist der Ausfluß dann mehr oder weniger klar **(Lochia alba)** mit gelegentlichen Blutbeimengungen und nimmt an Menge immer mehr ab, bis er meist nach der 4.–6. (bis 8.) Wochenbettswoche verschwindet.

Geruch

Die Lochien riechen fad, was bei manchen Menschen Übelkeit hervorruft. Das Wöchnerinnenzimmer ist deshalb oft zu lüften.

Menge

In der ersten Stunde nach der Entbindung werden bis zu zwei Vorlagen durchblutet. Danach soll eine Vorlage für 1–2 Stunden und danach für immer längere Abstände ausreichen (etwa 30–40 ml Blut werden benötigt, um eine Vorlage zu durchtränken).

Die Vorlage soll durch einen fest sitzenden Schlüpfer oder dgl. gehalten werden. Besteht sie aus rauhem Zellstoff, wird sie durch ein darumgelegtes *Papiertaschentuch* wesentlich angenehmer.

Insgesamt verliert die Frau 400 bis 1200 ml Lochialsekret. Die tägliche Menge ist zunächst recht hoch (bis 250 ml) und nimmt dann rasch ab auf ca. 50 ml. Nach 10–21 Tagen ist fast das ganze Uteruskavum reepithelialisiert. Lediglich die Plazentahaftstelle benötigt 4–8 Wochen.

492   36. Normales Wochenbett

Die an dieser Stelle besonders stark ausgebildeten Blutgefäße mit den sie jetzt erfüllenden Thromben schwinden völlig – es kommt zu einer Regeneration ohne Narbe (an allen übrigen Körperstellen heilen derartig tiefe Wunden nur narbig aus)!

Nachwehen

Die z.T. *recht schmerzhaften* Uteruskontraktionen im Wochenbett werden Nachwehen genannt. Sie nehmen mit steigender Schwangerschaftszahl an Stärke zu, sind besonders während des Stillens zu spüren (Oxytocinausschüttung) und dienen der Uterusrückbildung. Sie verschwinden meist am 4.–5. Wochenbettstag.

➤ **Therapie.** Sind die Nachwehen zu schmerzhaft, wird man die üblichen Analgetika verordnen, aber keine Spasmolytika.

Menstruation

Der Zeitpunkt, an dem die Menstruation wieder einsetzt, hängt in erster Linie davon ab, ob die Frau stillt. Wenn nicht, kann sie meist (3 bis) 5 bis 8 (bis 10) Wochen nach der Entbindung erwartet werden. Häufig ist die *erste Menstruation stärker, selten schwächer als normal.* Die späteren Menses sind dann meist normal, wobei sie aber in Dauer und Stärke anders als vor der Schwangerschaft verlaufen können.

Bei der nur wenige Wochen **stillenden Wöchnerin** kommt es während der ersten Monate gewöhnlich nicht zur Menstruation, sondern erst etwa 4 Wochen nach dem Abstillen. Aber wenn sie sehr lange stillt, wird *irgendwann während des Stillens die Menstruation wieder beginnen!* Jeweils 14 Tage vor der Menstruation erfolgt meist der erste Eisprung, so daß die Frau *trotz noch bestehender Stillamenorrhö wieder schwanger werden kann.*

Seltener entwickeln sich nach einer Geburt eine Amenorrhö oder unregelmäßig verlängerte Blutungsabstände auch dann, wenn nicht gestillt wird. Die Ursache liegt meist in den übergeordneten Steuerungszentren.

Äußerer Muttermund

Der äußere Muttermund, der bei der Nullipara ein Grübchen war, ist jetzt durch seitliche Einrisse erst ein richtiger „Mund" mit einer vorderen und hinteren Muttermundslippe geworden. Wenn die Einrisse ein- oder beidseits stärker sind, klafft der äußere Muttermund, was zu Fluor und Epithelverlagerungen an der Portio führt (Umwandlungszone, Ovula Nabothi, S. 207 f.).

Vagina

Die Vagina bleibt etwas weiter als vorher, ihre Wände werden glatter, die Querrunzeln sind verschwunden. Das Septum rectovaginale und Septum pubovesicocervicale sind öfter dünner und nachgiebiger, so daß sich jetzt leichter eine *Rektozele* und / oder *Urethrozystozele* entwickeln kann. Vom *Hymen* stehen höchstens noch ganz kleine Wärzchen (Carunculae myrtiformes). Der *Scheideneingang* ist weiter, falls er nicht durch eine Episiotomienaht wieder auf die normale Größe verengt wurde. Die erst im Verlauf der nächsten (selten bis zu 9) Monate weicher werdenden Scheiden- und Dammnarben können eine vorübergehende Dyspareunie hervorrufen.

Brust, Stillen, zusätzliche Säuglingsnahrung

Die Brust, die schon während der Schwangerschaft an Gewicht zugenommen hat, wird nun durch die Milchproduktion noch schwerer. Sie muß durch einen gut sitzenden **Stillbüstenhalter** unterstützt werden (auch bei Frauen, die nicht stillen). Der Büstenhalter sollte rechts und links aufklappbar sein, damit das Kind leicht gestillt werden kann.

Manche Miederfirmen (z. B. Anita) stellen Schwangerenberatungsstellen kostenlos Muster von Stillbüstenhaltern wie auch Schwangerschaftshüfthaltern (Leibbinden) zur Verfügung, die den Frauen dann demonstriert werden können.

Milchproduktion. Sie beginnt („die Milch schießt ein") zwischen dem 2.–4. Wochenbettstag. Vorher wird die **Vormilch**, das **Kolostrum**, produziert. Es ist besonders fett und reich an Antikörpern.

Auslösender Reiz. Dieser Reiz für das Einschießen der Milch ist der nach der Ausstoßung der Plazenta erfolgende rasche Abfall des Östrogen- und Gestagenanteils im Blut, der vorher so hoch war, daß er zwar das Brustwachstum gefördert, die Tätigkeit der Milchdrüsen aber gehemmt hatte. Jetzt kann das **Prolaktin** der Hypophyse wirksam werden. Der Milchfluß zu den Milchsäckchen wird durch Oxytocin gefördert, das die glatten Muskelfasern kontrahiert, die um die Drüsenläppchen herumziehen. Gleichzeitig mit dem Milcheinschuß entsteht eine mehr oder weniger starke Lymph- und Venenstauung, so daß die Brust sehr hart, vergrößert und schmerzhaft werden kann, besonders wenn die Milchproduktion zu schnell innerhalb weniger Stunden einsetzt, ehe der Abfluß durch die zum Teil noch verklebten Kanälchen richtig in Gang gekommen ist.

➤ **Therapie** des **Milchstaus.** Eisbeutel, Schmerzmittel, vorsichtiges Abpumpen und Ausmassieren der Brust helfen meist; falls nicht, gibt man für 1–2 Tage eine geringe Dosis eines Prolaktinhemmers ($^1/_2$–1 Tabl. Pravidel).

➤ **Prophylaxe.** Die Wöchnerin, die ja noch viel Wasser eingelagert hat, sollte mit der Flüssigkeitsaufnahme zurückhaltend sein, bis nach einem Zeitraum von 1–2 Tagen die Milchproduktion angelaufen ist.

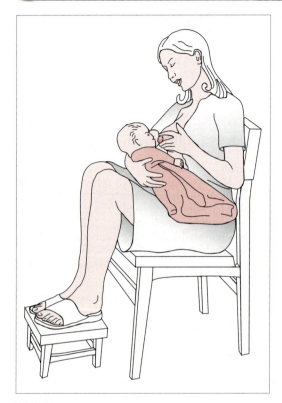

Abb. 36.**1** **Stilltechnik**

Akzessorische Milchdrüsen. Diese ein- oder beidseitig, meist unterhalb der Brust oder in der vorderen Axillarlinie, beginnen ebenfalls mit der Milchproduktion; ihre Ausführungsgänge fehlen meist, und es kommt zum Milchstau. Man sollte sie nicht mit einem Schweißdrüsenabszeß verwechseln!

Häufigkeit des Stillens. Hierüber gibt es verschiedene Ansichten. Sind die Kinder im Säuglingszimmer untergebracht, empfiehlt sich aus praktischen Gründen, die Neugeborenen alle 4 Stunden zu füttern und eine achtstündige Nachtpause einzulegen. Diese soll in erster Linie der Mutter die dringend benötigte Ruhe gewährleisten. In den ersten 10–12 Lebenswochen des Säuglings ist aber oft noch eine kleine Zwischenmahlzeit um 1–2 Uhr nachts notwendig. Dies kann auch zuhause beibehalten werden.

Etwas Milch, schon vor dem Schlafengehen in der Flasche vorbereitet, kann auch vom ungeschicktesten Vater gegeben werden, der das Kind

Brust, Stillen, zusätzliche Säuglingsnahrung **495**

dann gleichzeitig „auf die andere Seite" legt, da oft nur eine Falte im Hemdchen das Kind drückt.

Beim „Rooming in" stillt man nach Belieben, sowie das Kind schreit, aber auch hier sollte eine längere Nachtpause angestrebt werden.

Stilltechnik. Eine gute Technik ist wichtig: Die Füße stehen auf einem Hocker, so daß der das Kind haltende Arm auf dem erhöhten Oberschenkel ruhen kann. Zeige- und Mittelfinger der freien Hand halten die Brust etwas zurück, damit das Kind Warze *und* Warzenhof gut fassen und doch noch atmen kann (Abb. 36.**1**). Die **Stilldauer** beträgt wegen der Gefahr der Mazeration der Brustwarze nicht mehr als 20 Min. Danach kann man – besonders bei nur geringer Milchproduktion – das Kind noch kurz an der anderen Seite anlegen. Anschließend erfolgt die **völlige Entleerung** der jeweiligen Brust mittels Pumpe und Massage, da dies der stärkste Reiz für die Milchneubildung ist. Es gibt elektrische Milchpumpen, deren Saugleistung und -rhythmus der des Säuglings angepaßt ist, und die von der Wochenstation, von Apotheken und Sanitätshäusern ausgeliehen werden. Wird der Bedarf bestätigt, übernehmen die meisten Krankenkassen die Leihgebühren. Man kann sich aber auch eine wesentlich billigere Handmilchpumpe (Rezept!) kaufen, die mit einer Hand bedient wird und den gleichen Zweck erfüllt (Avent-Brustpumpe).

Die Firma Avent stellt auch Milchauffangschalen her, die abfließende Milch der anderen Brust auffangen. Diese kann später mit der Flasche verfüttert werden. Erforderlichenfalls können diese Schalen auch beidseits zwischen dem Stillen unter dem Büstenhalter getragen werden.

Ist die Warze eingezogen oder entzündet, kann man mit Hilfe von über die Warze aufsetzbaren Avent-Brusthütchen dennoch stillen.

Wird mehr Milch produziert, als das Kind benötigt, so kann man sie abpumpen und tiefgefrieren für die Nacht oder die Zeit, in der der Bedarf die Produktion übersteigt.

Bei manchen Frauen ist die – die Milchabgabe fördernde – Kontraktion der die Milchdrüsen umspinnenden Muskelfasern derart stark, daß aus der Brust, an der gerade nicht angelegt ist, Milch abtropft. Auch diese Milch kann man in speziellen Schalen (s. o.) auffangen und später mit der Flasche verfüttern.

Nach dem Stillen wird die Brust mit einem sterilen Tupfer abgedeckt, evtl. gepudert. Einmal am Tag wird sie gewaschen. Im übrigen ist sie möglichst trocken zu halten, damit die Haut nicht aufweicht und verletzlicher wird.

Tägliche Milchproduktion. Sie steigt im Verlauf der ersten Wochenbetttage stetig an und soll um den 15.–20. Tag ca. 500–700 ml betragen. *Es gibt keine speziellen Medikamente zur Steigerung der Milchbildung!* Empfehlenswert ist aber die Verabreichung von *Milchbildungstee.* Man bereitet ihn zu aus gleichen (Gewichts-)Teilen Anis, Kümmel, Fenchel und Brennesselblättern. Wichtig sind ausreichende Nahrungs- und Flüssigkeitszufuhr sowie körperliche Schonung.

496   36. Normales Wochenbett

Die Bedürfnisse an Nahrung, aber auch die Fähigkeit, diese zu verdauen, ändern sich in den ersten Lebenstagen, -wochen und -monaten erheblich. Dem trägt die wechselnde Zusammensetzung der menschlichen Milch Rechnung, u.a. in Hinblick auf ihre Zusammensetzung aus Wasser, Fett, Eiweiß und Mineralstoffen. Es fehlen allerdings Vitamin D und Eisen. Ungefähr eine Woche wird Kolostrum produziert, dann ca. drei Wochen „transitorische Milch" (Übergangsmilch), danach „reife Milch".

Ca. 75% der Mütter stillen ihr Kind während der ersten ca. 6–8 Lebenswochen zumindest teilweise. (Noch vor 5 Jahren waren es ca. 80–90%.) Bis zur 4.–6.–8. Woche erfolgt ein langsamer, danach rascher Abfall der Zahl der Frauen, die ihr Kind noch stillen. Nach 3 Monaten stillen noch etwa 20%, nach 6 Monaten noch knapp 10% der Mütter. Sowie die Muttermilchmenge nicht mehr ausreicht, muß zugefüttert werden, da das Kind sonst hungert und durstet.

Wenn eine Frau ihr Kind stillt, muß sie bedenken, daß *viele Substanzen in die Milch übergehen* – nicht nur Medikamente (z.B. Coffein, das besonders reichlich mit der Milch ausgeschieden wird, und dessen Plasmahalbwertszeit bei der Mutter 5–6 Std., beim Säugling dagegen 100 Std. beträgt). So bekommen z.B. manche junge Säuglinge regelmäßig Durchfälle, wenn ihre Mütter bestimmte Obstsorten essen. Wenn eine medikamentöse Behandlung der Mutter nicht zu umgehen ist, geht man vorsichtshalber lieber auf die künstliche Ernährung des Säuglings über. Zur Erhaltung der Stillfähigkeit kann die Milch vorübergehend abgepumpt und verworfen werden.

Rigoroses Abnehmen sollte während der Stillzeit vermieden werden, da z.B. im Fett abgelagerte Pestizide mittels des Milchfetts ausgeschieden werden, wenn das Körperfett abgebaut wird.

Kann oder will die Mutter aus irgendeinem Grund nicht stillen, so muß das Einschießen der Milch verhindert oder die bereits laktierende Brust *abgestillt werden*; dies ist heute leicht und schonend möglich (10 Tage tgl. 2 Tabl., dann 10 Tage tgl. 1 Tabl. Pravidel oder Dopergin).

Beendigung des Stillens. Danach bleibt die Brust durch die vorherige Überdehnung der Haut meist etwas schlaffer. Ihre Größe (im Vergleich zu vorher) ist davon abhängig, ob schon vor der Schwangerschaft ausreichend Drüsengewebe vorhanden war. Wenn nicht, kann sie jetzt fülliger sein durch die Neubildung von Drüsengewebe. Die Brustwarzen bleiben häufig etwas größer.

Säuglingsnahrung. Da die Neugeborenen der Säugetiere aufgrund anderer intrauteriner Versorgung durch eine andersartige Plazenta hindurch, anderer Lebensreife zum Zeitpunkt der Geburt, anderer Wachstumsgeschwindigkeit usw. an ihre tierartspezifische Muttermilch andere Ansprüche stellen, sind diese Milchen auch alle mehr oder weniger anders als die menschliche Milch zusammengesetzt – dies nicht nur quantitativ, sondern auch qualitativ. So enthält Kuhmilch 3,3g% Eiweiß statt 1,2g% beim Menschen. Außerdem unterscheidet sich innerhalb der Eiweißfraktion der

Anteil an verschiedenen Aminosäuren, so daß der alleinige gewichtsmäßige Ausgleich der verschiedenen Milchkomponenten nichts nützt. Dem tragen die modernen Fertigmilchnahrungszubereitungen Rechnung. Man unterscheidet die Fertignahrung hinsichtlich Fett-, Eiweiß- und Mineralstoffgehalt in:

- adaptierte (angeglichene) Nahrungen (die mit Vitaminen, Milchzucker usw. angereichert sein können),
- teiladaptierte Nahrungen für ältere Säuglinge mit besserer Verdauungsfunktion,
- Folgenahrungen, zunächst als Beikost, später als alleinige Kost,
- Frühgeborenennahrung,
- Heilnahrung.

Alle diese Milchnahrungen für Säuglinge sind frei von pathogenen Keimen und ausreichend mit Nährstoffen und Mineralien angereichert, so daß sie eine optimale Ernährung gewährleisten.

Aufgrund der beim Menschen nur sehr dünnen Trennwand zwischen mütterlichem und kindlichem Blut (S. 296 f.) sind während der Gravidität alle Antikörper, die die Mutter bildete auch auf das Kind übergegangen, so daß es die in den Fertigmilchen fehlenden Antikörper nicht so sehr vermißt. Viele Tierkinder, in deren Plazenten mehr Trennschichten zwischen mütterlichem und kindlichem Blut vorhanden sind – und deshalb der Antikörperübertritt nicht oder nur gering erfolgt ist – sind auf die Antikörper die sie mit der Milch ihrer Mütter erhalten wesentlich stärker angewiesen.

Bei gesunden Kindern hängt die Auswahl des Präparats für die **Ernährung des Säuglings** meist von den jeweiligen Erfahrungen und Gewohnheiten der Säuglingsschwester ab. Die von der Industrie angebotenen Säuglingsnahrungen sind weitgehend gleichwertig und zeigen auch hinsichtlich des Gedeihens der (gesunden!) Kinder gleich gute Ergebnisse. (Wir haben über Jahre gute Erfahrungen mit Aponti-Säuglingsnahrung gemacht.)

Bemerkenswert ist, daß in den letzten 100 Jahren Gewicht und Größe der Kinder durchschnittlich größer sind als Geburtsgewicht und -größe ihrer Eltern. Entsprechend größer ist auch ihr Nahrungsbedarf. Die Milchproduktion der Mutter entspricht aber i.allg. nur der Menge, die sie selbst als Säugling benötigte! **Zufüttern ist also oft nötig** (Gewichtskontrolle!).

Damm

Der *Damm* schmerzt während des frühen Wochenbetts meist.

➤ **Schmerzprophylaxe** bei der Dammnaht (zunehmende Schmerzen am 1. Tag deuten auf ein wachsendes Hämatom hin!): Mehrmaliges tägliches Abspülen der Vulva oder eine Dusche auf dem Bidet *(ohne die Labien zu spreizen, damit die Haut des Introitus und der Scheide nicht gereizt wird)*, Sitzbäder, Wärmeapplikation (trocken oder [feucht]), Analgetika (kurzfristig Voltaren i. m. wirkt schmerzstillend und abschwellend, wodurch die Stimmung wesentlich verbessert werden kann), evtl. ein Sitzring und ein Handgriff über dem Bett, an dem sich die Patientin beim Aufsetzen oder Umdrehen hochziehen kann, vermindern die Beschwerden. Da die ganze Vulvagegend durch die Lochien hochinfektiös ist, darf sie immer erst zuletzt versorgt werden.

 Merke. Zuerst das Kind, dann die Brust, dann der übrige Körper und zuletzt die Vulva und der Damm.

Wenn personell möglich, werden in der Klinik die Pflege von *Kind und Brust von einem Schwesternteam* wahrgenommen und das *Genitale* von einem *gesonderten Pflegeteam* versorgt. Sorgfältiges Händewaschen nach Beseitigung der Vorlagen ist unbedingt Pflicht. Trotz der Infektiosität der Lochien heilen die gut versorgten Dammwunden in der überwiegenden Mehrzahl primär.

Blase

Blasenfunktion. Sie muß gut überwacht werden. Die rasch einsetzende **Harnflut** (stündlich bis zu 300 ml) kann schon nach 2–6 Std. zu einer Überdehnung der Blase führen, wenn die Entleerung z. B. durch eine Traumatisierung der Blase (z. B. Überdehnung) oder der Urethra (z. B. Ödem) völlig oder teilweise (Resturin) gestört ist und die Patientin in den ersten Stunden nach der Geburt noch kein Gefühl für den Füllungszustand der Blase haben kann. *6 Stunden nach der Geburt muß die Blase entleert worden sein*, notfalls durch Katheterisieren, da sonst u. a. eine Zystitis mit aufsteigender Infektion droht. *Manche Frauen können nicht auf der Bettpfanne urinieren, es geht aber sofort auf der Toilette.*

Bei ca. 7% aller Wöchnerinnen besteht eine **asymptomatische Bakteriurie**. Bei weiteren etwa 3% finden sich Zeichen einer **Zystitis** bzw. **Entzündung höherer Abschnitte** des uropoetischen Systems. Deshalb ist eine **routinemäßige Kontrolle** aller Wöchnerinnen auf derartige Infektionen erforderlich.

Harninkontinenz. Diese kann sich unter der Geburt und wenige Stunden danach einstellen. Sie ist bedeutungslos. Glücklicherweise ist ganz selten eine Blasen-Scheiden-Fistel die Ursache; häufig ist es eine durch die Überdehnung bewirkte Erschlaffung des Beckenbodens, die im Laufe der nächsten Wochen und Monate meist schwindet, unterstützt durch eine *zweckmäßige Wochenbettgymnastik* (medikamentöse Zusatztherapie s. Kap. 12).

Die Ureterendilatation bildet sich in den ersten 2–3 Wochen zurück (s. auch S. 283 f.).

Verdauungskanal

Därme. In ihnen steht nach der Geburt plötzlich viel mehr Platz zur Verfügung, sammeln sich Gas und Stuhlgang an, es drohen Überdehnung und paralytischer Ileus.

Eine verstärkte *Neigung zur Obstipation* besteht fast immer. Deshalb ist streng auf regelmäßigen Stuhlgang ab dem 2.–3. Wochenbettstag zu achten und evtl. oral oder rektal nachzuhelfen. Psychische Hemmungen entfallen, wenn die Patientin eine Toilette aufsuchen kann.

Sphincter ani. Er kann derart überdehnt worden sein, daß er 2–3 Tage benötigt, um wieder seinen normalen Tonus zurückzuerhalten. Bis dahin kann eine gewisse Inkontinenz für Stuhl und Winde bestehen (S. 429).

Hämorrhoiden. Sie sind sehr häufig im Wochenbett und können quälend sein. Kälte- oder Wärmeapplikationen, Salben, Zäpfchen (Tampositorien B, S. 117 u. 400) und schmerzstillende Medikamente neben der üblichen Dammpflege bringen Linderung. Oft bleiben sie bestehen, bilden sich aber erheblich zurück. Eine chirurgische Behandlung ist im Wochenbett nicht zu empfehlen.

Analfissuren. Diese heilen meist in den folgenden Wochen ab. Bis dahin können sie schmerzen.

➤ **Therapie.** Die Behandlung ist dieselbe wie bei Hämorrhoiden.

Blut, Herz und Kreislaufsystem

Die **Schwangerschaftshydrämie schwindet** in den ersten 3–5 Wochenbettstagen. Dementsprechend steigt das Hämoglobin, falls es nicht zu großen Blutverlusten unter der Geburt gekommen ist. Besonders in den ersten 48 Stunden ist der Wasserverlust groß, so daß eine gewisse **Kollapsneigung** besteht.

Blutsenkung und *Leukozytenzahl* zeigen in den ersten Wochenbettstagen ihre stärkste Abweichung von den Normwerten des nichtgraviden Zustands, die jedoch rasch wieder erreicht sind. Das **Herz** muß weniger Blut fördern, da das *Minutenvolumen jetzt noch geringer ist als am Ende der Schwangerschaft*. Im Verlauf der folgenden 2–3 Monate steigt es dann langsam wieder auf die Normalwerte an. In den ersten Tagen nach der Geburt ist die Herzdurchblutung jedoch stärker reduziert, so daß es *leichter zum Herzversagen* bei vorbestehender Schädigung kommen kann. In der **verminderten Durchblutung der meisten Organe** ist – neben der Belastung der Umstellung – ein wesentlicher Grund dafür zu suchen, daß viele chronische Krankheiten im Wochenbett exazerbieren (neu aufflackern, sich verschlimmern).

500   36. Normales Wochenbett

Die weitgestellten **Gefäße**, besonders die Venen, bilden sich zurück, allerdings nicht völlig. In einer neuen Gravidität kehren die Krampfadern (Kindsadern) früher und stärker wieder.

Durch die starke Druckerhöhung während der Preßwehen kann es zur Ruptur kleinster Gefäße kommen, aus denen es danach blutet. Insbesondere wird „falsches Pressen", „in den Kopf pressen", angeschuldigt, wenn die Luft im Thorax nicht durch Verschluß des Kehldeckels, sondern durch Verschluß der Lippen zurückgehalten wird. Es entstehen kleine Petechien in der Haut. In der sehr lockeren Konjunktiva können die Blutungen so erheblich sein, daß sich das ganze Augenweiß blutrot verfärbt. Die Blutergüsse werden in den folgenden Tagen wieder resorbiert. Sie sehen gefährlich aus, sind es aber nicht!

Wochenbettgymnastik, körperliche Veränderungen

Sehr wichtig zur Wiedererlangung der **Figur** ist die **Wochenbettgymnastik**, die aber über mehrere Monate regelmäßig fortgesetzt werden muß! Sie wird in krankengymnastischen Lehrbüchern umfassend abgehandelt und muß ggf. dort nachgelesen werden, da sie über unser Fach hinausgreift.

Einige Beispiele für eine Wochenbettgymnastik

Allgemeines
Während der Schwangerschaft wurden die Bauchmuskeln überdehnt, unter der Geburt die Beckenbodenmuskeln. Im Wochenbett sollen sie alle wieder straff werden.

Die Bauchmuskeln verlaufen nicht nur von oben nach unten, sondern auch diagonal. Für jede Richtung sind entsprechend verschiedene Kräftigungsübungen erforderlich.

Um die bereits während der Schwangerschaft überbeanspruchte Rückenmuskulatur zu schonen, muß während der Übungen das *Kreuz stets flach und locker der Unterlage (Bett) aufliegen*. Vor Beginn jeder Übung ist die *Bauchmuskulatur von allen Seiten anzuspannen*. Alle Übungen, die die Patientin zu einem Hohlkreuz zwingen, sind noch zu schwer für sie und bis zu einem späteren Zeitpunkt aufzuschieben.

In Buchhandlungen, „Mutter-und-Kind-Läden" und den Geschäften, die Säuglingsnahrung verkaufen, gibt es Bücher, Schallplatten und (Video-)Kassetten mit Gymnastikanleitungen.

Bauchdeckenübungen (Abb. 36.**2a–c**)
1. Kopf und Schultern werden leicht angehoben und nun die linke Hand auf der Unterlage mehrmals in Richtung auf den linken Fuß zu geschoben (Abb. 36.**2**, a1). Anschließend das gleiche mit der rechten Hand.

Wochenbettgymnastik, körperliche Veränderungen 501

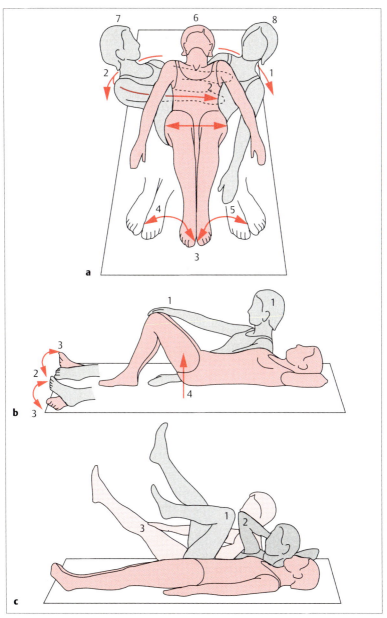

Abb. 36.**2 a–c** **Einige Beispiele für eine Wochenbettgymnastik** (s. Text)

502   36. Normales Wochenbett

2. Kopf und Oberkörper etwas stärker abheben und nun die rechte Hand mehrmals an der Außenseite des linken Knies vorbeiführen (a2). Anschließend das gleiche mit der linken Hand am rechten Knie.

3. Kopf, Oberkörper und beide Arme abheben und nun mehrmals die rechte Hand bis zur Außenseite des (anfangs leicht angewinkelten, später gestreckten) rechten Knies, und die linke Hand bis zur Außenseite des linken Knies führen (b1). Evtl. schweres Kissen auf die Füße legen.

4. Die geschlossenen Beine anheben und absetzen (a3), dann

5. die geschlossenen Beine anheben und nach rechts absetzen (a4) und schließlich

6. die geschlossenen Beine anheben und nach links absetzen (a5).

Übungen 4–6 mehrmals hintereinander ausführen und mehrmals wiederholen. Je schwächer die Bauchmuskeln sind, um so stärker die Knie krümmen.

7. und 8. Beine ausstrecken und leicht spreizen, dann die großen Fußzehen einander nähern (b2) und entfernen (b3).

9. Radfahren in der Luft (c1); je schwächer die Bauchmuskeln noch sind, um so steiler werden die Beine nach oben genommen.

10. Rechter Ellenbogen und linkes Knie mehrmals zusammenführen, das rechte Bein liegt dann flach auf der Unterlage (c2); danach linker Ellenbogen und rechtes Knie zusammenführen.

11. Das gestreckte linke Bein leicht anheben, dann mit rechter Hand an linkes Knie (c3), danach mit linker Hand an rechtes angehobenes, gestrecktes Knie.

12. Ohne Hilfe der Hände bei *gestreckten Beinen* aufsetzen (evtl. schweres Kissen auf die Füße) und zurücklegen; dann

13. aufsetzen und nach rechts ablegen (a7),

14. aufsetzen und nach links ablegen (a8).

Übung 12–14 mehrmals nacheinander wiederholen.

Beckenbodenübungen

1. Anspannen der Muskeln, als ob Stuhl und Urin einzuhalten wären, d. h. Gesäß und Damm anspannen und wieder locker lassen.

2. In Rückenlage mit gewinkelten Knien Gesäß und Damm anspannen und nun Gesäß von der Unterlage abheben (Abb. 36.**2** b4).

3. In Rückenlage mit gewinkelten Knien Gesäß und Damm anspannen und nun Knie auseinander- und wieder zusammenführen (a9).

Diese und ähnliche Übungen sollten bis 6 Monate nach der Geburt ausgeführt werden. **Zumindest anfänglich ist eine Anleitung durch eine Krankengymnastin sehr wünschenswert.**

Körpergewicht

Gewichtsabnahme. Sie erfolgt durch die Geburt des Kindes und der Plazenta sowie in den ersten Wochenbettstagen durch Rückbildung des Uterus, Ausscheidung der Ödeme usw. *Während der Stillzeit nehmen viele Frauen durch zu reichliche Ernährung wieder zu.* Über die Hälfte aller Erstgebärenden ist noch ein Jahr nach der Entbindung schwerer als vor der Gravidität (vgl. S. 285f., S. 489).

Ein Teil des in Brüsten, Bauchdecken usw. eingelagerten Fettes bleibt oft erhalten und trägt mit bei zum „mütterlichen Aussehen" der Frau. Nach der Gravidität benötigen 10–20% der Frauen um eine halbe Nummer größere Schuhe.

Bauchdecken. Deren Festigung dauert 3–12 Monate. Die aufgelockerten Bänder und Gelenke festigen sich rascher.

Haut und ihre Anhangsgebilde

Chloasma uterinum. Es schwindet nach 1–2 Monaten (etwas langsamer, wenn die Patientin in die Sonne geht), ebenso die Pigmenteinlagerungen in der Linea alba, in Narben, in den Brustwarzen, dem Warzenhof und dessen Umgebung (sekundäre Areola). Die Einnahme von täglich 0,5–1g Vitamin C unterstützt das Abblassen.

Schwangerschaftsstreifen (Striae gravidarum). An Brüsten, Bauchdecken und Oberschenkeln blassen sie ab und bleiben als silberweiße Narben bestehen. Auch jetzt noch kann eine Massage mit Striatridin versucht werden, die – nach Aussage von Hebammen – zu Teilerfolgen führen soll.

Schwangerschaftsakne. Diese heilt während des ersten Monats nach der Geburt. Zu Beginn des Wochenbettes sind **Schweißausbrüche** besonders nachts noch häufig, nach dem ersten Monat aber nur noch selten und schwinden dann ganz, wenn nicht eine andere Ursache hierfür vorliegt.

Haare. Die, die oft in der Schwangerschaft vermehrt gewachsen bzw. weniger ausgefallen sind, fallen nach der Geburt häufig in den ersten Wochen und Monaten stärker aus. Man darf nur vorsichtig kämmen. Ebenso wie in der Schwangerschaft, halten oft Dauerwellen in den ersten 1–2 Monaten des Wochenbetts nicht oder schlechter (s. auch S. 279).

Verschiedene Ratschläge

Einer jungen Mutter und möglichst auch dem Vater sollte die **Stilltechnik** **erklärt** werden, ebenso die Kinderpflege und -ernährung.

Die Zeit des Klinikaufenthalts während des Wochenbetts müßte noch viel mehr genützt werden, um den doch oft noch jungen oder unerfahrenen Müttern **Ratschläge** für Kinderaufzucht, Wickeln, Ernährung und Haus-

504   36. Normales Wochenbett

haltsführung zu erteilen. Hier könnten (praxisnahe!) Vertreter karitativer und sozialer Einrichtungen in viel stärkerem Maße eingesetzt werden.

Ruhe. Ausreichende **Nachtruhe** und vor- und nachmittags eine **Ruhepause** ist gerade in der ersten Zeit nach der Geburt für die Mutter wichtig.

Ernährung. Sie muß ausreichend, aber darf nicht mästend sein.

Scheidenspülungen. Sie dürfen **nur** auf Anweisung des Arztes in besonderen Fällen gemacht werden (Infektions- und Verletzungsgefahr).

Menstruationstampons. Diese sollten in den ersten 6–8 Wochen nicht verwandt werden.

Sitzbäder (warmes Wasser, evtl. Zusatz von Kamille oder dgl.). Sie dienen der Reinigung und Linderung evtl. noch vorhandener Beschwerden.

Schmerzen. An den unteren Rippen, an der Symphyse, in den Sakroiliakalgelenken, Kreuzschmerzen und Wadenkrämpfe verschwinden wenige Stunden oder Tage nach der Entbindung. Schmerzen in der Steißbeingegend **(Kokzygodynie)** können sich im Wochenbett sogar verstärken. Wenn die Beschwerden nicht bald nachlassen, kann man z.B. Nebennierenrindenhormonpräparate lokal injizieren. Eine Hypersalivation oder Ptyalismus (vermehrter Speichelfluß) schwindet mit der Geburt.

Auf die **Rh-Sensibilisierungsprophylaxe** im Wochenbett (s. Kap. 40) sei hingewiesen.

Abschlußuntersuchungen

Einige Tage nach der Geburt sollten folgende Kontrolluntersuchungen ausgeführt werden: Blutdruck, Gewicht, Urinuntersuchung auf Eiweiß (Spuren sind im Wochenbett normal) und Zucker sowie Sediment, gegebenenfalls Urinkultur, Blutuntersuchung auf Hämoglobingehalt und Erythrozytenzahl.

Ob man vor der Krankenhausentlassung neben der äußeren und der vaginalen Tastuntersuchung auch eine – oft sehr schmerzhafte – vaginale Spekulumuntersuchung machen sollte, sei dahingestellt; sie ist wohl nur in wenigen Fällen wirklich notwendig. Alle Befunde sind im Mutterpaß einzutragen!

Auf alle Fälle sollte etwa **6 Wochen** nach der Entbindung eine gynäkologische **Abschlußuntersuchung** mit Kolposkopie, Zytologie (Krebsvorsorge) und Kontrolle der Brust, Bauchdecken usw. erfolgen.

Prüfungsfragen zu Kapitel 36
Es kann immer nur ein Antwortangebot richtig sein

1. Wann ist Stillen kontraindiziert?	a) Bei aktiver Tbc b) Bei Lues c) Bei Familienanamnese mit häufig vorkommendem Mamma-Ca. d) Bei Diabetes e) Bei Gonorrhö
2. Was verstehen Sie unter einer Milchleiste?	a) Die gesamte, während der Laktation produzierte Milchmenge b) Ein Gewebspolster an den Lippen des Säuglings c) Einen beim Embryo bestehenden Wulst, der von der vorderen Axillarlinie bis in die Leiste verläuft d) Furchen im Rachen des Säuglings seitlich der Epiglottis, die gleichzeitig Trinken und Atmen erlauben e) Keine der Angaben stimmt
3. Wie bewerten Sie eine gegenüber der Norm verstärkte Diurese in den ersten Tagen post partum?	a) Sie ist pathologisch b) Sie tritt durch Freiwerden von Flüssigkeit aus dem extrazellulären Raum c) Sie wird dadurch möglich, daß der Kopf nicht mehr die Ureteren komprimiert d) Sie wird als Piskačeksches Zeichen bezeichnet und ist normal e) Antwortangebote b und d treffen zu
4. Was ist richtig?	a) Im Wochenbett soll die Frau möglichst 8 Tage liegen, um Thrombosen und Embolien zu vermeiden b) Im Wochenbett soll die Frau Gymnastik treiben, um die Beckenbodenmuskulatur zu stärken c) Im Wochenbett soll die Frau wegen der Gefahr der Infektion die Brust nicht mit Wasser waschen d) Im Wochenbett soll die Frau von der Hebamme stets **vor** dem Kind versorgt werden e) Im Wochenbett soll die Frau besonders am Entbindungstag und dem Tag danach sehr viel trinken.
5. Welche Aussage stimmt?	a) Reichliche Follikelhormongabe in den ersten Tagen post partum fördert den Milcheinschuß b) Die mittlere Milchmenge am 20. Tag post partum beträgt 500 – 700 ml c) Die Milchmenge am 20. Tag post partum beträgt 200 – 300 ml d) Die Frauenmilch enthält besonders viel Fett (im Mittel 10%) e) Alle Aussagen sind falsch

36. Normales Wochenbett

6. Wie verhält es sich mit der Menstruation nach der Geburt?

a) Die Menstruation kann während der Laktation nicht eintreten
b) Die Menstruation ist zunächst nach einer Geburt oft stärker oder schwächer
c) Die Menstruation tritt bei nichtstillenden Frauen i. allg. 5–12 Wochen nach der Geburt ein
d) Angebote a, b und c sind richtig
e) Angebote b und c sind richtig

7. Was bezeichnet man als Wochenbett?

a) Die ersten 6 Wochen nach der Entbindung
b) Die Zeit, die bis zur Rückbildung der meisten Schwangerschafts- und Geburtsveränderungen vergeht
c) Die letzten 6 Wochen vor der Entbindung
d) Den Zeitraum von 6 Wochen vor bis 8 Wochen nach dem errechneten Geburtstermin, also die Zeit, während der es Wochengeld gibt
e) Das Entbindungsbett nach Ausstoßung der Plazenta

8. Wann hat der Uterus post partum seine normale Größe wieder erreicht?

a) Sobald die Lochia rubra in die Lochia alba übergegangen sind
b) Nach einer Woche
c) Nach der 3. Menstruation
d) Ca. 5–6 Wochen post partum
e) Ca. 5–6 Monate post partum

9.–13. Was ist mit den nachstehenden Worten bezeichnet?
9. Agalaktie
10. Hypogalaktie
11. Mikrothelie
12. Mikromastie
13. Amastie

Antwortangebote:

a) Ungenügende Brustwarzenentwicklung
b) Ausbleiben der Milchbildung
c) Ungenügende Ausbildung der Brust
d) Schwerergiebigkeit der Brust
e) Keines der Angebote trifft zu

14. Womit oder wodurch kann man die Laktation *nicht* unterdrücken?

a) Durch Hochbinden und Kühlen der Brüste
b) Durch Luminal i. v. zur Dämpfung des Zwischenhirns
c) Durch hohe Dosen von Östrogenen i. m.
d) Durch salinische Abführmittel, peroral verabreicht
e) Durch Oxytocin intranasal

15. Was findet man nur am postpartalen Uterus?

a) Rückbildung der Muskulatur
b) Rückbildung der hypertrophierten Gefäße
c) Abheilung der Endometriumswunde ohne Narbe
d) Abheilung der Endometriumswunde trotz Infektion
e) Ansprechbarkeit der Muskulatur auf Kontraktionsmittel trotz entzündlicher Vorgänge

16. Ab wann ist im Wochenbett bei der Mehrzahl der untersuchten Fälle das Cavum uteri mit Keimen besiedelt?

a) Schon am ersten Tag
b) Ab 2. – 3. Tag
c) Ab 20. – 25. Tag
d) Überhaupt nicht oder selten
c) Kein Angebot ist richtig

17. Welche Faktoren tragen zur puerperalen Infektion bei?

a) Verlängerte Geburtsdauer
b) Frühgeburt
c) Manuelle Lösung der Plazenta
d) Unterernährung
e) Angebote a, c und d sind richtig

18. Welche Blutuntersuchungen sollte man im Wochenbett routinemäßig ausführen?

a) Hämoglobinbestimmung
b) Blutzuckerbestimmung
c) Diastasebestimmung
d) Bestimmung des Blutfettgehalts (nur bei Frauen, die stillen)
e) Keine der angeführten Untersuchungen

37. Wochenbettkomplikationen

Lochialstauung

Hierunter versteht man die Verminderung oder auch das völlige Aufhören des Wochenflusses schon in den ersten Tagen nach der Geburt.

➤ **Ursachen** häufiger Art sind der gänzliche und teilweise Verschluß des Muttermunds durch davorliegende Eihautfetzen, ein Muttermundspasmus oder die Retroflexion eines erschlafften Uterus, in dem sich in Rückenlage die Lochien einfach ansammeln, bis sie beim Aufstehen auslaufen.

➤ **Komplikation.** Zerfall der retinierten Lochien, Resorption toxischer Zerfallsprodukte, Fortschreiten der Entzündung durch die Uteruswand, Parametritis, ja sogar allgemeine Sepsis.

➤ **Prophylaxe.** *Tonisierung* des Uterus durch Stillen (das den Milchabfluß fördernde Oxytocin kontrahiert auch den Uterus) und Wochenbettgymnastik (mechanische Reize des Uterus fördern dessen Kontraktionen), *Bauchlagerung* (mindestens 2mal täglich 10 min) und Frühaufstehen nach der Geburt.

➤ **Hinweissymptom** auf Lochialstauung ist meist ein Fieberanstieg am 2.–4. Wochenbettstag.

➤ **Therapie.** Als erster Behandlungsversuch, der meist erfolgreich ist, empfiehlt sich zunächst ein Spasmo-Analgeticum (z.B. ein Dolantinzäpfchen) und nach ca. 1–2 Stunden ein starkes Wehenmittel (z.B. Syntocinon 3 IE i.v.).

Die Spreizung des Zervikalkanals mit einer Kornzange und die gleichzeitige Entfernung von Eihautfetzen, die den Muttermund abdichten, ist nicht ganz risikolos, da das Uteruskavum infiziert ist.

Postpartale Blutung

Sie erfolgt am häufigsten unmittelbar im Anschluß an die Geburt und – dann schon weniger häufig – in den folgenden 2–48 Stunden. Selten blutet es noch später, z.B. zwischen dem 7.–12. Tag, wenn die inzwischen **nekro-**

tisch gewordene Dezidua von der ehemaligen Plazentahaftstelle abgestoßen wird, meist mit größeren Blutkoageln aus den Gefäßen, die die Plazenta mit Blut versorgen oder dieses abgeleitet haben. Eine **Atonie** des Uterus ist der häufigste Blutungsgrund in den ersten Wochenbettstunden.

Massage des Uterus und i. v. Oxytocindauertropf bzw. Mutterkornpräpa-
rate i. m. zur Kontraktionsanregung mindern meist die Blutung. Blutet es
weiter, kann man den Uterus zwischen 2 Händen komprimieren, über die
Symphyse hervorziehen und abquetschen, oder man muß ihn exstirpieren.

Die Tamponade des Kavums (es kann weiter bluten; Infektionsgefahr)
oder die Abklemmung der Aa. uterinae mittels der Henkelschen Parametri-
enklemmen (Ureterquetschung) sind nur noch selten angewandte Methoden.

Zurückgebliebene Plazentateile. Wenn sie eine Blutung verursachen, können sie evtl. durch eine starke Kontraktion des Uterus nach Wehenmittelgabe doch noch abgelöst und ausgestoßen werden. Meist wird man sie digital oder mit der großen, stumpfen Kürette entfernen müssen.

Die Abrasio – also die Erzeugung einer *großen Wundfläche* – in dem meist
infizierten Uteruskavum mit *weichen Wänden* ist nicht ungefährlich, da hierbei
Bakterien in die Blutbahn gelangen (deshalb prophylaktisch Antibiotika)
und die weiche Uteruswand eher perforiert wird (deshalb schon zu Abrasio*beginn* Uterotonika geben). Außerdem kann im Wochenbett leicht die gesamte basale Endometriumsschicht oder zumindest große Teile von ihr her-
ausgeschabt werden, so daß es dann zur Amenorrhö und/oder Synechien
(Verklebungen, Verwachsungen) im Uteruskavum kommt (deshalb große,
stumpfe Kürette und besonders zartes Vorgehen!).

Verletzungen der Vagina und der Zervix. Diese werden möglichst rasch
nach der Entbindung von vaginal genäht. Bei multiplen Rissen der Vagina
oder großer Ablederung, ebenso bei diffusen Einrissen auf der Innenseite
des Zervikalkanals, ohne daß die Zervixwand ganz durchrissen ist, kommt
zusätzlich zur Naht eine festere Tamponade in Betracht.

Symphysenlockerung. Sie tritt physiologisch in jeder Schwangerschaft
auf. Es ist sehr schwer festzulegen, ab welcher Stärke ihre Beschwerden pathologisch sind. Durch die Dehnung des Beckenrings unter der Geburt –
meist handelt es sich um normale Spontangeburten! – kann die Symphyse
einreißen.

Symphysenruptur. Diese Ruptur nach der Geburt wird aber nur in
0,08–0,27% aller Geburten angegeben.

➤ **Symptome.** (Druck-)Schmerz über der Symphyse und den Sakroiliakalgelenken, Schmerzen über den Ansätzen der Adduktorenmuskeln und
der Musculi recti abdominis und Watschelgang. Bei Stehen auf einem
Bein tritt das zum Standbein gehörende Os pubis höher – es bildet sich eine Stufe zum anderen Os pubis. Röntgenologische Sicherung.

510 37. Wochenbettkomplikationen

➤ **Therapie** s. S. 404 f.

Tumoren (in erster Linie Myome). Sie sind im reproduktiven Alter selten. Man muß sie gelegentlich vaginal oder abdominal konservativ entfernen, manchmal auch zusammen mit dem ganzen Uterus.

Blutkrankheiten (wie Thrombozytopenie oder Hypofibrinogenämie). Sie sind meist sekundäre Folgen der Blutung, die sie dann verstärken. Ist die Erkrankung bereits vor der Geburt bekannt, wird man substituieren. Sollten vor der Entbindung **Antikoagulanzien** gegeben worden sein, so sind sie rechtzeitig abzusetzen bzw. ist ihre Wirkung durch das entsprechende Antidot aufzuheben.

Subinvolution des Uterus. Sie ist die häufigste Ursache der intermittierenden Blutungen, die sich bis etwa 8–10 Tage nach der Geburt ereignen. Es können allerdings hierdurch noch Blutungen während des ganzen 1. Monats ausgelöst werden. Der Uterus wird dann nur sehr langsam kleiner, ist weicher als üblich und enthält reichlich Wochenfluß. Meist besteht auch eine Endometritis.

Eine Subinvolutio uteri ist auch häufig – aus ungeklärten Gründen – bei einer stärkeren Symphysenlockerung anzutreffen.

➤ **Therapie.** Uteruskontrahierende Medikamente und Follikelhormon, evtl. Antibiotika, wirken meist sehr gut.

Erste Menstruation. Sie ist oft stärker und länger als üblich. Sie spricht gut auf Medikamente an, die den Uterus kontrahieren.

➤ **Komplikationen.** Bei **sehr starker postpartualer Blutung** kann es zu verschiedenen Zwischenfällen kommen:

- **Blutungsschock,**
- **teilweise Nekrotisierung der Hypophyse** (Sheehan-Syndrom),
- **(Neben-)Nierenversagen,** entweder des Marks, der Rinde oder beider.

Wochenbettinfektion

➤ **Definition** und **Häufigkeit.** Von **Wochenbett-** oder **Puerperalfieber** spricht man, wenn die Temperatur in den ersten 10 Wochenbetttagen – mit Ausnahme der ersten 24 Stunden – an 2 Tagen 38°C axillar übersteigt.

Obwohl die häufig vom Genitale ausgehende Infektion weitgehend vermeidbar bzw. zu behandeln ist, stellt sie heute noch die dritthäufigste Todesursache in der Gravidität und im Wochenbett dar.

Allerdings ist die Zahl der Todesfälle, die zu Zeiten von Semmelweis (1818–1865) etwa $^1/_5$ bis $^1/_3$ aller Gebärenden ausmachte, bis auf 0,2 pro mille abgesunken (Antibiotika, Chemotherapeutika, Blutersatz, Vermeidung traumatisierender geburtshilflicher Operationen, gute A- und Antisepsis und umfassendere Schwangerenvorsorge einschließlich besserer, nicht unbedingt reichlicherer Ernährung).

Die Keime können von der Patientin selbst (**endogene Infektion**) oder von der Umwelt (**exogene Infektion**) stammen.

Der **Infektionsweg** ist entweder kanalikulär von der Vagina her (evtl. der untersuchende Finger!), hämatogen oder lymphogen. Wichtig ist v.a., daß keine Fremdkeime von infizierten Patienten auf Wöchnerinnen übertragen werden, wie das z.B. durch Weiterreichen von Zeitungen, Kopfhörern, durch ärztliches und pflegendes Personal usw. möglich ist, sog. nosokomiale Infektion (Infektion, die durch Keime hervorgerufen wurde, die im Krankenhaus besonders häufig vorkommen!).

Der **normale Abwehrmechanismus** (u.a. die Antikörper im Blut und der Leukozytenwall in der Uteruswand) kann gestört sein durch:
- *fremde Erreger*, die dem Organismus bis jetzt noch unbekannt sind und wie sie bei Krankenhausentbindungen leichter einmal die Patientin befallen können (gegen diese fremden Erreger hat der Organismus noch keine Antikörper gebildet).
- Einwandern von *Bakterien an Stellen, die normalerweise damit nicht besiedelt sind* (z.B. Bacterium coli im Uteruskavum).
- *Verminderte lokale Abwehrkraft* durch Verletzungen oder durch zahlreiche, eng nebeneinander liegende und sehr fest angezogene Nähte, die die Durchblutung reduzieren (deshalb möglichst fortlaufende atraumatische Naht).
- *Abflußstörungen des Wundsekrets* (Gewebstaschen, die nur oberflächlich zugenäht sind).
- *Herabgesetzte allgemeine Widerstandsfähigkeit* (z.B. durch Anämie).

Es kann zur **Abszeßbildung** in einer Episiotomiewunde kommen, zur **Endometritis, Parametritis, Adnexitis, Peritonitis**, ja zur **Sepsis**.

Eine Entzündung der Thromben in den Gefäßen, die sich zurückbilden, kann zu einer massiven **Thrombophlebitis** führen, die, wenn sie die großen Gefäße erfaßt, den venösen Rückfluß aus den Beinen (meist einseitig) erschwert, einen reflektorischen Spasmus der Arterien verursacht und dann eine schmerzhafte, blasse Schwellung des Beines hervorruft (*Phlegmasia alba dolens*).

➤ **Therapie.** Durch Antikoagulanziengabe wird man die weitere Ausbreitung der Thrombose, und durch strenge Bettruhe das Abreißen eines Thrombus mit nachfolgender *Lungenembolie* zu verhindern suchen. Wenn die Diagnose sehr früh gestellt und mit der Behandlung sehr zeitig begonnen wird, kann man auch versuchen, den frischen Thrombus wieder aufzulösen.

➤ **Prophylaxe.** Die Verhütung der Infektion ist ganz wesentlich.

512   37. Wochenbettkomplikationen

➤ **Symptome.** Sie sind, je nach der Lokalisation und der Schwere der Erkrankung, unterschiedlich. Solange nur die Oberfläche von Vulva, Damm und Vagina entzündet ist, finden wir meist nur lokale Schmerzhaftigkeit und keine allgemeinen Symptome. Uterusdruckschmerz (insbesondere Uteruskantenschmerz), Fieber und stinkende Lochien sprechen für eine Endometritis. Kommen Schüttelfrost, Brechreiz, Bauchdeckenspannung, Flankenschmerz und Douglas-Schmerz hinzu, spricht dies für eine Ausbreitung der Infektion über den Leukozytenschutzwall der Uteruswand hinaus.

➤ **Therapie.** Die Behandlung hat im Krankenhaus zu erfolgen. Sie ist sehr differenziert: Bettruhe, Breitbandantibiotika (vorher Bakterienkultur aus Lochien und Blut und Austestung des bestwirksamen Antibiotikums), Schmerzmittel, Unterstützung des Herzens, Thromboseverhütung bzw. -bekämpfung stehen im Vordergrund.

➤ **Prognose.** Die Aussicht bezüglich des Überlebens ist heute meist gut.

Mastitis puerperalis

Die Mastitis puerperalis tritt in der 1. Wochenbettswoche sehr selten auf, dagegen ist ein Fieberanstieg in der 2. Woche (8.–10. Wochenbettstag) meist das Hinweissymptom! Danach droht sie während der ganzen Stillzeit und bei ungeschicktem Abstillen. Die Keime gelangen durch die Milchkanälchen *(kanalikuläre Mastitis)* oder durch kleine Einrisse *(interstitielle Mastitis)* der Haut, der Warze oder des Warzenhofs (Rhagaden, Fissuren) in das Drüsenparenchym.

Meist ist die Mastitis einseitig. Der befallene Bezirk wird sehr schmerzhaft, derb, gerötet und vorgewölbt. Hohes Fieber und Schüttelfrost treten bereits *nach wenigen Stunden auf.*

Wird nicht **sofort behandelt**, kommt es zur Abszedierung. Der Eiter kann sich über eröffnete Milchgänge durch die Brustwarze entleeren oder durch die Haut brechen.

➤ **Therapie.** Innerhalb der ersten 12–18 Std. nach Krankheitsbeginn ist es meist noch nicht zur Einschmelzung gekommen, so daß zu diesem Zeitpunkt eine Behandlung mit Breitbandantibiotika erfolgversprechend ist. Später – und ganz sicher sobald die Fluktuation auftritt und damit die Abszedierung anzeigt – wartet man die Abkapselung des Abszesses ab und *indiziert dann die Haut zirkulär und möglichst an der Grenze zwischen Haut und Warzenhof, aber das darunterliegende Gewebe radiär.* Der Schnitt verläuft damit etwa parallel zu den Milchgängen. Bei anders gerichtetem Einschnitt könnten noch gesunde Milchgänge durchschnitten werden. Der Abszeß wird tamponiert und drainiert.

Sowohl die chirurgische als auch die konservative Behandlung wird durch Abstillen der Patientin unterstützt.

Wünscht die Patientin ihr Kind später wieder zu stillen, kann sie es ohne weiteres nach Abheilung der Mastitis erneut anlegen und durch konsequentes Entleeren der Brüste (Pumpe!) die Laktation meist wieder in Gang bringen.

Weitere Infektionskrankheiten

Eine **Pneumonie** kommt relativ häufig im Wochenbett vor. Sie ist als Steigerung einer vorbestehenden Erkältung zu betrachten – ebenso sind häufiger die **Pyelonephritis** und **Zystitis** infolge der Resistenzminderung im Wochenbett sowie durch häufige Katheterisierung, Überdehnung oder Traumatisierung der harnableitenden Wege unter der Geburt.

Auch eine **latente Gonorrhö** kann im Wochenbett aufflackern.

Da Kinder häufiger an diversen ansteckenden Krankheiten leiden, sollte man sie als Besucher möglichst der Wöchnerin fernhalten. Für erkältete Erwachsene dürfte es eine Selbstverständlichkeit sein, die Wöchnerin – eine in ihrer Abwehrkraft geschwächte Frau! – nicht unnütz zu gefährden.

Wochenbettpsychose

Eine Wochenbettpsychose tritt oft schon Stunden nach der Geburt, meist aber innerhalb der ersten 6 Wochen auf, selten später (bis zu 1 Jahr).

➤ **Ursache.** Neben den psychischen Belastungen durch Schwangerschaft, Geburt und Wochenbett wird die hormonelle Umstellung und u. a. die Durchblutungsminderung des Gehirns im Wochenbett als auslösender Faktor angenommen.

➤ **Symptome** und **Therapie** entsprechen der Psychose, wie wir sie auch außerhalb der Gravidität finden.

➤ **Prognose.** Sie ist relativ gut, die Krankheitsdauer meist kürzer als bei einer Psychose anderer Ursache.

Thrombose

Oberflächliche Beinvenenthrombose. Sie zeigt sich durch Schmerzen, Rötung und Verhärtung der betreffenden Vene an. Die Emboliegefahr ist gering.

➤ **Therapie.** Bei Wachstum des Thrombus wird mit Antikoagulanzien behandelt. Meist genügen feuchte Umschläge und / oder Hirudoidsalbe bzw. Blutegel (vor dem Anlegen Haut mit Zuckerwasser bestreichen, dann „beißen sie besser"). In leichteren Fällen ist es nicht nötig, Bettruhe einzuhalten.

Tiefe Thrombose. Diese ist dagegen wegen der Gefahr der Lungenembolie ernst zu bewerten. Es kommt zur Abflußbehinderung mit Ödemen, Schmerzen in Ober-, Unterschenkel und Fußsohle und Pulssteigerung ohne Fieber.

➤ **Therapie.** Die Behandlung besteht in Verordnung von Antikoagulanzien, evtl. Antibiotika, Hoch- und Ruhiglagern des befallenen Beins.

➤ **Prophylaxe.** Als vorbeugende Maßnahme sind Frühaufstehen und Wochenbettgymnastik besonders wichtig.

Prüfungsfragen zu Kapitel 37
Es kann immer nur ein Antwortangebot richtig sein

1. Was ist richtig?	a) Die Puerperalinfektion wird besonders häufig durch hämolytische Streptokokken hervorgerufen, da diese zur Scheidenflora gehören b) Die Puerperalinfektion bewirkt eine Lochialstauung c) Die Puerperalinfektion steht an erster Stelle der Wochenbettmortalität d) Die Puerperalinfektion wird begünstigt durch starken Blutverlust, lange Geburtsdauer, schlechten Allgemeinzustand, Traumen e) Die Puerperalinfektion ist immer eine Fremdinfektion (Arzt, Hebamme), da die während der letzten 6 Wochen im Genitaltrakt vorhandenen Keime nie pathogen sind
2. Welche Erkrankungen können im Wochenbett auftreten?	a) Lageanomalien des Genitales b) Infektionen der Harnwege c) Plazentarpolyp d) Subinvolutio uteri e) Alle Erkrankungen kommen in Frage
3. Was ist ein Symptom der puerperalen Infektion?	a) Schüttelfrost b) Fieber ohne erkennbare extragenitale Ursache c) Unterbauchbeschwerden d) Lochialstauung e) Alle Antworten sind richtig
4. Welcher ist der ernsteste Fall einer puerperalen Infektion?	a) Peritonitis b) Endometritis c) Thrombophlebitis d) Mastitis e) Parametritis

5. Welche puerperale Infektion kommt am häufigsten vor?

a) Peritonitis
b) Endometritis
c) Parametritis
d) Salpingitis
e) Mastitis

38. Das Neugeborene

Allgemeines

(Die **Erkrankungen** des Neugeborenen werden abgehandelt in: Hertl, M.: Kinderheilkunde und Kinderkrankenpflege für Schwestern, 7. Aufl. Thieme, Stuttgart 1989).

Ein **Geburtshelfer** soll in der Lage sein, das Kind sowohl *intrauterin als auch unter der Geburt* zu behandeln. *Danach* muß er „Abweichungen von der Norm" erkennen und, wenn notwendig, therapeutisch eingreifen, bis ein Kinderarzt zugezogen und/oder alles so vorbereitet ist, daß das Neugeborene in eine **pädiatrische Abteilung** verlegt werden kann. Bei Risikogeburten sollte ein Kinderklinikteam bereits zum Ende der Geburt anwesend sein.

Ideal ist – und in perinatologischen Kliniken auch schon verwirklicht – wenn Kreißsaal und Kinderintensivstation Wand an Wand liegen.

Das Verlassen des bisherigen Brutraums, des Uterus, und die Durchtrennung der Nabelschnur konfrontieren das Neugeborene plötzlich mit *neuen Anforderungen* bzw. einer *Steigerung bisheriger Anforderungen* (Gasaustausch, Nahrungsaufnahme, Exkretion, Temperaturregulation, Änderung der Blutversorgung, neue muskuläre Reflexe und Koordination derselben usw.), auf die es sich erst einstellen muß.

In den ersten Sekunden, Stunden oder Tagen nach der Geburt unterliegen manche wichtigen Funktionskreise grundlegenden Änderungen, und es können leicht einmal *Adaptationsstörungen* auftreten. Andere Funktionen bestehen dagegen schon lange, sie sind dementsprechend „geübt" und weniger störanfällig. Abhängig von der Tragzeitdauer, den Ernährungsverhältnissen (Plazentaanomalien, Erkrankungen der Mutter) und den Raumverhältnissen, den Erbfaktoren und intrauterinen Erkrankungen, zeigt das Neugeborene bei seiner Geburt gewisse Merkmale des Körpers bzw. einzelner Organe, die teils bestehen bleiben, teils nach kürzerer oder längerer Zeit schwinden.

Definitionen

Im Zusammenhang mit Problemen, die das Neugeborene betreffen, werden verschiedene Zeitabschnitte unterschieden (für die davorliegende Zeit vgl. S. 255 f.):

Organismus des Neugeborenen **517**

- Die **antenatale Zeit** reicht vom Ende der 26. (vgl. S. 357 f. u. S. 424) Schwangerschaftswoche bis zum Beginn der Geburt.
- Die **perinatale Zeit** reicht vom Ende der 26. Schwangerschaftswoche bis zum 7. Lebenstag.
- Die **neonatale Zeit** reicht vom Ende der Geburt bis zum Ende der 4.–6. Lebenswoche (manche Geburtshelfer verstehen darunter nur die ersten 7–10–14 Tage).
- Die **natale Zeit** umfaßt den Zeitraum der Geburt.
- Die **Säuglingszeit** reicht bis zum Abschluß des ersten Lebensjahres.
- Die **Frühsterblichkeit = Neugeborenensterblichkeit** umfaßt die Todesfälle *nach* der Geburt bis einschließlich 7. Lebenstag.
- Die **Nachsterblichkeit** umfaßt die Todesfälle der 2. bis 52. Lebenswoche.

(Die Worte „partal, partual und natal" sind gleichbedeutend.)

Die Zeit kurz vor, unter sowie kurz nach der Geburt kann als **der gefährlichste Lebensabschnitt** angesehen werden, die Letalität ist hier am größten.

Knapp die Hälfte der Kinder, die das Säuglingsalter (also das 1. Lebensjahr) nicht überleben, sterben in den ersten drei Lebenstagen und $1/4$ bis $1/3$ dieser Säuglinge in den ersten 24 Lebensstunden.

Die **Haupttodesursachen** sind in abnehmender Häufigkeit: Unreife, Geburtsfolgen, Mißbildungen (vgl. S. 525 ff.).

Organismus des Neugeborenen

Körpergröße und Gewicht. Sie sind beim Neugeborenen vom Schwangerschaftsalter abhängig, wobei die Größe weniger streut als das Gewicht (s. Tab. 38.**1**).

Je nach Untersucher, verwendetem Meßgerät, Messung im Liegen oder Hängen und Definition der Ablesepunkte differieren die Werte etwas. *Weiterhin sind von Einfluß:* Rasse und Konstitution der Eltern; schlechte Ernährung und starke Arbeitstätigkeit der Mutter während der Schwangerschaft; das Geschlecht des Kindes, wobei Knaben bei der Geburt mit etwa 51 cm etwas größer und mit etwa 3400 g schwerer sind als Mädchen, deren Körpergröße bei der Geburt ungefähr 50 cm beträgt und die durchschnittlich ca. 3250 g wiegen; die Zahl der Geschwister, die schon geboren sind (die nachfolgenden Kinder sind zunächst immer schwerer). Im übrigen nehmen alle Maße im Laufe der letzten 100 Jahre zu!

Einige weitere Maße: Scheitel-Fersenlänge 50–52 cm; Gewicht 3200–3400 g; Kopfumfang „Hutmaß" 33–35 cm; „Bip" = biparietaler Durchmesser (Abstand zwischen beiden Scheitelbeinhöckern [+ Kopfschwarte]) 9,5–10 cm; Schulterdurchmesser 12 cm; Schulterumfang 34–36 cm; Brustumfang 33 cm und mehr.

518   38. Das Neugeborene

Weitere Merkmale werden verwertet um bei Frühgeborenen bzw. Übertragenen deren genaues Reifealter festzustellen.

Nach dem **initialen Gewichtssturz** bis zum 3.–5. Lebenstag (in erster Linie Wasserverlust, der etwa 10% des Geburtsgewichts nicht übersteigen soll), nimmt der gesunde Säugling wöchentlich ca. 100–250 g zu, so daß er ungefähr nach 10 Tagen sein Geburtsgewicht wieder erreicht hat. Verdoppelt ist das Gewicht erst nach 5 Monaten und verdreifacht nach einem Jahr.

Geburtsgeschwulst. Wenn nach dem Blasensprung die Geburt noch längere Zeit mit guten Wehen andauert, werden Gewebsflüssigkeit *und Blut* in den Anteil des vorausgehenden Teils gepreßt, der jeweils durch den Muttermund zu sehen bzw. zu fühlen ist. Die „Geburtsgeschwulst" (Caput succedaneum) ist eine Kopfschwartengeschwulst, die nicht nur aus Ödem, sondern auch aus Blut besteht, das ins Gewebe ausgetreten ist. Die *Schwellung* schwindet sehr rasch in Stunden oder wenigen Tagen, die *Blutzerfallsprodukte werden langsamer resorbiert.* Kommt es zu einem tangentialen Druck oder Zug an der Kopfschwarte, z. B. wenn der Kopf am Promontorium vorbeigleitet, so kann das Periost von den Schädelknochen abgeschert werden. Dadurch zerreißen kleine Gefäße, die vom Knochen zum Periost ziehen, und es bildet sich ein **Kephalhämatom**, das – im Gegensatz zur Geburtsgeschwulst – durch die Schädelnähte begrenzt wird.

Das Hämatom wird innerhalb einiger Wochen resorbiert. Ist es sehr groß oder sind zwei oder sogar mehrere Kephalhämatome entstanden, so ist die in ihm enthaltene Blutmenge erheblich und führt zum *Schock bzw. zur Anämisierung des Kindes!* (Der Blutverlust ist etwa doppelt so groß wie die Größe des tastbaren Hämatoms.) Da das außerhalb der Blutbahn befindliche Blut rascher zerfällt, wird dem Neugeborenen vermehrt Bilirubin angeboten, und es kommt zur *Verstärkung des Neugeborenenikterus.* Beim Bestehen eines Kephalhämatoms sollten deshalb immer Hämoglobin und Bilirubin kontrolliert werden. Evtl. muß das Hämatom *steril* mit einer Spritze abgesaugt und ein Druckverband angelegt werden.

Augen. In beide Augen wird sofort nach der Geburt je 1 Tropfen einer 1%igen Silbernitratlösung gegeben, um evtl. während der Geburt hineingelangte Gonokokken und weitere pathogene Keime zu beseitigen, die eine *Ophthalmia neonatorum* hervorrufen könnten. Diese Bindehautentzündung des Neugeborenen kann zur Erblindung führen! Eine gelegentlich auftretende Silbernitratreizung ist dagegen harmlos und schwindet in wenigen Tagen, falls nicht irrtümlich eine höherprozentige Lösung oder gar Silbernitratkristalle ins Auge kamen (dies sind dann aber Verätzungen!). Man vermeidet die Kristallbildung am Ende der Spritzflaschenöffnung durch Verwendung von Mova Nitrat Pipetten zum Einmalgebrauch.

Während der ersten Lebenswochen *schielt das Neugeborene* öfters. Dies kann – bei gesunden Kindern – sogar bis zu einigen Monaten anhalten. Auf Grund von Pigmentmangel sind die *Augen meist blau.* Die endgültige Farbe entwickelt sich in den ersten 3 Monaten. Die Tränendrüsen beginnen erst

Organismus des Neugeborenen 519

Tabelle 38.**1** **Mittelwerte für biparietalen und frontookzipitalen Schädeldurchmesser, queren und geraden Thoraxdurchmesser, Größe und Gewicht im Verlauf der Schwangerschaft (für Knaben und Mädchen gemeinsam)**

Tragzeit (Wochen)	bip. $\varnothing$	fr. oc. $\varnothing$	Th. $\varnothing$ quer	Th. $\varnothing$ gerade	Länge (cm)	Gewicht (g)
21	5,05	5,93	4,35	4,20	26,2	400
22	5,41	6,36	4,80	4,71	27,9	480
23	5,77	6,71	5,02	4,91	29,5	560
24	6,04	7,17	5,27	5,10	31,2	650
25	6,35	7,46	5,65	5,35	32,8	750
26	6,63	7,76	5,91	5,60	34,2	850
27	7,09	8,33	6,27	6,03	35,9	960
28	7,29	8,60	6,45	6,31	37,4	1080
29	7,68	9,17	7,02	6,66	38,8	1210
30	7,94	9,30	7,28	6,96	40,2	1350
31	8,23	9,76	7,59	7,32	41,6	1500
32	8,43	9,89	7,79	7,54	42,9	1660
33	8,59	10,00	8,09	7,82	44,1	1840
34	8,83	10,28	8,34	8,03	45,2	2040
35	9,04	10,51	8,58	8,25	46,5	2260
36	9,23	10,56	8,85	8,65	47,4	2500
37	9,37	10,78	9,08	8,86	48,3	2760
38	9,49	10,85	9,42	9,11	49,2	3000
39	9,63	11,07	9,71	9,34	49,9	3180
40	9,71	11,14	9,83	9,47	50,5	3300

nach Tagen oder sogar nach Wochen, reichlicher Tränenflüssigkeit zu produzieren.

Mund. Die Lippen sind blaßrot, nach einigen Tagen werden die Saugpolster sichtbar; dies sind blasse Verdickungen an der Lippeninnenseite. Normalerweise hat das Neugeborene noch keine Zähne.

Brustdrüsen. Diese sind bei Knaben und Mädchen gelegentlich und meist beiderseits bis um den 5. Lebenstag etwas angeschwollen und können sogar eine Art Milch produzieren – eine Folge der Plazentahormone. Ohne Therapie geht die Vergrößerung und Sekretion spätestens innerhalb eines Monats zurück. Irgendwelche Manipulationen, wie etwa Auspressen der „Hexenmilch", beschwören nur die Gefahr einer Entzündung und sind daher zu unterlassen.

Nabel. Der 2–3 cm lange, abgebundene Nabelschnurrest trocknet unter Behandlung mit einem antiseptischen, hygroskopischen Puder rascher ein und fällt nach einigen Tagen ab. Ist er am Vortag des Entlassungstages (5.–6. Lebenstag) noch nicht abgefallen, tragen ihn manche Geburtshelfer mit einem elektrischen Messer ab und koaguliert die Gefäßstümpfe. Bis zum völligen Abheilen der Nabelwunde (Ende der 2. Lebenswoche) hält man sie trocken, d. h. das Kind wird nicht gebadet, aber gewaschen! Eine leichte Rötung unmittelbar am Ansatz des eingetrockneten und daher rauhen Nabelschnurrests ist harmlos und durch eine Reibung an der Haut bedingt.

Der **Hautnabel** ist eine harmlose Erscheinung, bei dem die Bauchhaut auch einige Millimeter der Nabelschnur bedeckt. Er bildet sich in der ersten Lebenszeit zu einem unbedeutenden Bürzel in der Nabelgrube zurück.

Ein **Nabelbruch** schwindet oft nach einigen Wochen dadurch, daß der Nabelring in seiner Größe gleichbleibt bzw. sogar schrumpft, alle übrigen Organe aber wachsen.

➤ **Prophylaxe** und **Therapie.** Die Nabelbinde oder ein Heftpflaster, das den Nabel bedeckt und zusammenzieht, ist die am häufigsten angewandte Methode, um einer Vergrößerung des Nabelbruchs beim Schreien vorzubeugen. Normalerweise bildet sich im Nabelring eine Bindegewebsplatte, die seinen kompletten Verschluß bewirkt. Da sich in das Bindegewebe kein Fett einlagert, bleibt der Nabel als Einsenkung im umgebenden Bauchfett bestehen.

Atmung. Die *Atemfrequenz* beträgt in Ruhe 30–60, meist um 40–50 Atemzüge/min. Sie weist – als „neue Funktion" – häufig Unregelmäßigkeiten auf. Es kann die rhythmische regelmäßige Atmung mit einer periodischen Atmung wechseln. Der Atemtyp ist abdominal, d. h. die Zwerchfellkontraktion hat den größten Anteil am Luftwechsel.

Störungen der Atmung sind Tachypnoe (schnelles Atmen) und Dyspnoe (schlechte Atmung = unregelmäßige, flache, erschwerte Atmung). Hierbei kommt es zu verstärkten Atemanstrengungen, Einziehungen der Interkostalräume und des Epigastriums, Nasenflügelblähung und exspiratorischem Stöhnen.

Herz und Kreislauf. Die *Herzschlagfrequenz* beträgt am ersten Lebenstag in Ruhe durchschnittlich 120–130 Schläge/min und der *Blutdruck* 65–70/ 35–40 mmHg. Die Werte erhöhen sich bis zum 10. Lebenstag auf 140–150 Herzschläge/min und einen Blutdruck von 90–100/50–60 mmHg.

Druck auf den Kopf (z. B. bei Passage von Engstellen des Geburtskanals), stärkere Reizung des Rachens und rasche Überdehnung des Magens (z. B. bei der Fütterung) stimulieren den N. vagus und führen zur Verlangsamung der Pulsfrequenz. Kälte – das ist für das Neugeborene die Temperatur des Entbindungsraums(!) – ruft eine Konstriktion der Hautgefäße hervor, wodurch die Haut (besonders der Extremitäten) blaß-zyanotisch wird.

Blut. Der *Hämoglobinwert des Neugeborenen* beträgt im Mittel 19–19,5 g%. Der Schwankungsbereich liegt zwischen 16 und 22 g% (beim Erwachsenen 14–16 g%). Er sinkt in der Folgezeit ab bis auf 12–13 g% am Ende des ersten

Lebenshalbjahres. Der mittlere *Hämatokritwert* beträgt 52%, die Schwankungsbreite liegt zwischen 45–65 g% (beim Erwachsenen 40–45%). *Erythrozytenzahl:* über 5,5 Mill.; *Leukozytenzahl:* 15–20000. In der 3. Lebenswoche ca. 10–15000. Die *Blutmenge in der Plazenta* entspricht ca. 5% des Neugeborenengewichts, also etwa 150–170 ml. Die *Blutmenge des Kindes* beträgt etwa $1/10$ seines Körpergewichts (beim Erwachsenen ca. $1/13$ des Körpergewichts). Die Werte schwanken, je nachdem ob vor dem Abklemmen der Nabelschnur Blut in die Plazenta abgeflossen oder von ihr in das Kind übergegangen ist.

Das *Hämoglobin des Feten* (HbF) unterscheidet sich chemisch etwas von dem des Erwachsenen (HbA), so daß man beide mit Hilfe der Färbemethode nach Kleihauer voneinander unterscheiden kann. Auf diese Weise kann man feststellen, ob und wieviel kindliches Blut unter der Geburt in den Kreislauf der Mutter gelangt ist oder ob bei Blutungen in der Gravidität mütterliches und/oder kindliches Blut aus der Vagina abfließt. Das kindliche Hämoglobin (HbF) hat eine *größere Affinität zum Sauerstoff*, was dessen Übergang in der Plazenta von der Mutter zum Kind erleichtert.

Leberfunktion. Sie ist am Geburtstermin noch nicht voll ausgereift. So enthält die Leber oft nur ungenügende Mengen des Ferments Glucuronyltransferase, das notwendig ist, um das aus dem Blutzerfall freiwerdende Bilirubin in eine wasserlösliche Verbindung umzuwandeln. Das angestaute Bilirubin wandert *unter anderem* in die Haut ab – es kommt zum *Ikterus*. Bei Frühgeborenen ist die Leberfunktion noch besonders schwach, und bei durch Rh-Dissonanz geschädigten Kindern vollzieht sich der Blutzerfall außergewöhnlich rasch – beide Male findet man vermehrt Bilirubin im Blut. Übersteigt es beim Frühgeborenen den Wert von etwa 15 mg% und beim normalen Neugeborenen den von ca. 20 mg%, so kann das Bilirubin ins Gehirn übertreten und hier in den Stammganglien eine verheerende Schädigung bewirken, die zu Krämpfen, Intelligenzdefekten und Tod führt. Bei guter Beobachtung und Kontrolle des Neugeborenen wird sich in den meisten Fällen dieser Zustand vermeiden lassen, indem man rechtzeitig durch reichlich Flüssigkeitszufuhr (Magensonde und Tropf) für eine bessere Ausscheidung und durch Phototherapie für einen besseren Abbau des Bilirubins sorgt oder – falls alles nicht ausreicht – eine *Austauschtransfusion* durchführt. Der exakte Bilirubinwert wird zunächst durch Blutuntersuchung ermittelt. Die danach notwendigen – evtl. mehrmals täglichen – Kontrollen können dann mit einem Photobilimeter durchgeführt und damit dem Kind die wiederholten Einstiche erspart werden.

Wärmeregulation. Die Wärmeregulation ist noch unzureichend. Intrauterin hat das Kind die Temperatur der Mutter. Die Schwankungen der Körperwärme (rektal), die durch zu kalte oder ebensogut zu warme Umgebungstemperatur nach der Geburt hervorgerufen werden, sind größer als beim Erwachsenen. Normale Werte liegen zwischen 36,5 °C und 37,5 °C.

Deshalb ist das Neugeborene *möglichst rasch zu wickeln und dann ins Bettchen zu legen*. Bei zu kühler Umgebung muß das Neugeborene mehr Wärme

522   38. Das Neugeborene

produzieren – also seine Verbrennungsvorgänge steigern. Hierzu benötigt es mehr Sauerstoff. Deshalb muß gerade bei der Behandlung von dys- oder sogar apnoischen Neugeborenen besonderer Wert darauf gelegt werden, daß sie *nicht frieren*. Ebensowenig darf das Kind überwärmt werden, da es u. a. durch den noch bestehenden Mangel an Schweißdrüsen rasch zur Hyperthermie (Überwärmung) kommen kann.

Magen-Darm-Kanal. Der **Schluckreiz** kann während der ersten Lebensstunden noch fehlen oder mangelhaft ausgebildet sein. Deshalb ist in dieser Zeit eine *Aspiration* regurgitierten (zurückgeflossenen) Mageninhalts oder Schleims usw. aus dem Nasen-Rachen-Raum möglich. Nach vaginaler Entbindung enthält z. B. der kindliche Magen 5–10 ml Amnionflüssigkeit, nach Sektioentbindung – bei der es gewöhnlich nicht zur Kompression des Rumpfes kommt – dagegen 20–60 ml (daher immer **Magen absaugen!**). Während der ersten 24 Lebensstunden sollte daher der Kopf des Kindes seitwärts gedreht und etwas tiefer als der Rumpf gelagert und der *Rachen öfter abgesaugt werden*. Es gibt spezielle Absauggeräte für Neugeborene, deren Absaugschlauch so dünn, glatt und weich ist, daß der Rachen des Kindes nicht – oder nicht wesentlich – verletzt wird, und die weiterhin zwei ausreichend große Auffangkammern haben, daß kein Mageninhalt in den Mund des Behandlers aspiriert wird. Das *„Ausschütten"* kleiner Mengen Mageninhalts ist recht häufig beim Neugeborenen und darf nicht mit dem plötzlichen, heftigen *Erbrechen großer Nahrungsmengen* verwechselt werden.

Vor der ersten Milchmahlzeit kann man dem Neugeborenen dünnen ungesüßten Tee (abgekochtes Wasser) geben. Wenn es sich hierbei „verschluckt", also aspiriert, so schadet dies weniger.

Spätestens nach 24 Std. sollte der **erste Stuhl** abgesetzt worden sein; wenn dies nicht geschieht, könnte ein Verschluß des Darmes vorliegen. Während der ersten Tage ist dieser Stuhl *Mekonium* (Kindspech), das wie eine dunkelbraun-grüne Salbe aussieht. Es ist entstanden aus Schleim, abgeschilferten Zellen des Magen-Darm-Kanals, den festeren Bestandteilen des ja reichlich verschluckten Fruchtwassers (Vernix, Hautzellen, Haare) und Galle. Wird dem Kind intrauterin mehr feste Nahrung angeboten – wie z. B. Erythrozyten, die aus welchen Gründen auch immer ins Fruchtwasser gekommen sind –, kann die Darmfüllung so stark werden, daß – ohne O_2-Mangel – Mekonium ins Fruchtwasser abgesetzt wird. Die erste Stuhlportion ist steril, *nach wenigen Stunden extrauterinen Lebens enthält der Magen-Darm-Kanal Bakterien.*

Danach erfolgt der Übergang zum *gelben Milchstuhl*. Häufig ist die Darmentleerung während oder kurz nach dem Füttern zu beobachten.

Harntrakt. Ebenfalls innerhalb der ersten 24 Lebensstunden – meist früher – sollte der *erste Urin* entleert werden. Wenn dies nicht geschieht, ist eine Mißbildung zumindest wahrscheinlich. Der erste Urin enthält meist rötliche Salze (Urate), die die *Windeln rosarot* färben können und nicht mit Blut zu verwechseln sind. Schon nach wenigen Tagen, mit steigender Flüssigkeitszufuhr, erreicht die Tagesausscheidung Werte von 200–300 ml bei 10–20 Entleerungen. Geburtsgeschädigte Kinder produzieren geringere Urinmengen.

Schlaf. Das Neugeborene *schläft tief 18–20 Std. am Tag.* Wach ist es nur zu den Mahlzeiten, die übrige Zeit „döst" es vor sich hin.

Neugeborene können manchmal unmittelbar nach der Geburt durch koordinierte Arm- und Beinbewegungen *wegrollen* oder in Bauchlage *krabbeln*. **Sie müssen deshalb immer vor dem Herunterfallen geschützt werden!**

Bewertungsschema nach Apgar

Eine recht gute Grundlage zur Beurteilung des Zustands eines Neugeborenen wurde von Dr. Virginia Apgar, einer New Yorker Anästhesistin, angegeben: Man beurteilt eine Min. nach der Geburt, 5 Minuten und dann 10 Minuten danach die *Atmung*, die *Hautfarbe*, den *Muskeltonus*, die *Reflexerregbarkeit* sowie die *Herzfrequenz* und benotet mit 0 (schlecht), 1 (mäßig) oder 2 (gut) Punkten (Tab. 38.**2**) und addiert die Punktwerte:

8–10 Punkte zeigen einen guten, 4–7 einen mittelmäßigen (mäßige Depression), 0–3 Punkte einen schlechten Zustand des Kindes an.

➤ **Therapie.** Die Behandlung richtet sich *sofort* nach dem Einminutenwert (s. später).

➤ **Prognose.** Hinsichtlich der Prognose, die mit fallender Apgar-Zahl immer schlechter wird, ist der Fünf- und Zehnminutenwert noch bedeutsamer als der Einminutenwert.

Aber nicht nur in den ersten Minuten, sondern überhaupt während der ersten 24 Lebensstunden sollte das Neugeborene intensiv überwacht werden, besonders im Hinblick auf ausreichende Atmung und plötzliche Nabelblutung.

Tabelle 38.**2**   **Apgar-Schema**

	0	1	2
Atmung	nicht nachweisbar	unregelmäßig	kräftiges Schreien
Herzfrequenz	nicht nachweisbar	unter 100/min	über 100/min
Hautfarbe	blaß	Stamm rosig, Extremitäten blaß-blau	rosig
Muskeltonus	schlaff	Muskel kontrahiert, aber keine Bewegung	Bewegung
Reflexerregbarkeit	fehlt	schwach	vorhanden

Die **Blutgasanalyse/pH-Messung aus arteriellem und venösem Nabel-schnurblut** ist heute die sicherste und zuverlässigste Methode zur Zustandsdiagnostik des Neugeborenen. Sie gehört inzwischen zu den postpartualen Routinekontrollen (S. 333f.).

Postpartuale Notfalltherapie

Die **Asphyxie** des Neugeborenen ist die häufigste schwere kindliche Komplikation, die der Geburtshelfer beherrschen muß. *„Asphyxie"* heißt wörtlich übersetzt: Pulslosigkeit. Diese Bezeichnung hat sich eingebürgert, ist aber falsch, da die Herzaktion als „alte" stabile Funktion erst präfinal aussetzt. Sie ist bei den meisten Asphyxiefällen höchstens beschleunigt, verlangsamt oder unregelmäßig. Atembewegungen macht das Kind zwar bereits intrauterin (S. 296). Die regelmäßige Einatmung von Luft **bis in die Alveolen** muß aber neu einsetzen. Sie kann ausbleiben oder wieder aussetzen. Am ehesten lassen der Muskeltonus und die Reflexansprechbarkeit nach, dann kommt es zu Durchblutungsstörungen der Haut (Lividität, Blässe) und evtl. auch dann erst zur Apnoe (gr. Atemstillstand). Erst danach hört das Herz auf zu schlagen.

➤ **Therapie. Man richtet sich mit der Sofortbehandlung nach der Apgar-Zahl:**

Apgar 8–10: Reinigen der oberen Luftwege, Absaugen des Magens und leichte Hautreize.

Apgar 6–7: Wie Therapie bei Apgar 8–10, zusätzlich O_2-Angebot durch eine Maske.

Apgar 4–5: Zusätzlich Absaugen der tiefen Atemwege, Intubation und künstliche Beatmung, evtl. Puffergabe in die Nabelvene, um die Übersäuerung des Blutes zu beheben.

Apgar 0–4: Sofort Absaugen aller Atemwege, Intubation und künstliche Beatmung, Puffergabe, Infusion zum Volumenersatz und zur Energiezufuhr (Glucose), Medikamente zur Herzunterstützung, zur Gefäßerweiterung, zur Bremsung überschießender und daher schädlicher Reaktionen (Cortison) und zur Aufhebung einer evtl. dolantinbedingten Atemlähmung (Lorfan usw.).

Die inzwischen eingetroffenen pH- und Säure/Basen-Werte bestätigen oder modifizieren die bereits begonnene Therapie.

Merke. Alle Maßnahmen müssen sofort anwendbar und deshalb vorbereitet sein. Da sie am nicht oder unzureichend bekleideten Kind erfolgen, wird immer ein Wärmeverlust eintreten! (Wärmestrahler, Heizkissen.)

39. Angeborene Krankheiten und intrauteriner Fruchttod

Allgemeines

Vererbbare Krankheiten = Erbkrankheiten. Sie werden durch entsprechende Gene in Ei- oder Samenzelle übertragen. Sie sind also genetisch, d.h. in der *Erbmasse* fixiert. Einige Beispiele, auf die hier nicht näher eingegangen werden soll, finden sich im Kapitel 2.

Bei familiärer Belastung und Alter der Mutter von 35 Jahren oder älter wird man aus kindlichen Zellen (Chorionzottenbiopsie oder Amniozentese) die Chromosomen untersuchen und kann möglicherweise feststellen, ob eine Erbkrankheit besteht oder nicht.

Man kann bei weitem noch nicht alle Erbkrankheiten erkennen (S. 42).

Angeborene Krankheit. Sie ist erst während der Embryonalzeit (Empfängnis bis 12. Woche) oder der Fetalzeit (13.–40. Woche) eingetreten.

➤ **Ursachen.** *Es sind oft die gleichen, die auch nach der Geburt auf den Menschen einwirken*, aber ihre Auswirkungen können ganz verschieden sein.

Die Noxen gelangen praktisch immer über den mütterlichen Organismus zum Kind. Besonders während der Embryonalentwicklung, wenn die Organe und Glieder gerade entstehen, können zu ganz bestimmten Zeitpunkten, die uns erst z.T. bekannt sind, schon die geringsten Störungen dieser Formungsprozesse schwerwiegende Folgen (Mißbildungen) haben. Die Noxen bleiben u.U. von der Mutter völlig unbemerkt. Die vor der 12. Schwangerschaftswoche entstehenden Erkrankungen werden als **Embryopathien** bezeichnet. Später – nach der 12. Woche – entstehen die **Fetopathien**. Zu dieser Zeit ist die Organogenese bereits abgeschlossen, und das neue Lebewesen wird immer widerstandsfähiger, so daß die gleichen schädlichen Einflüsse viel geringere Schäden verursachen. So ähneln etwa entstehende Krankheiten schon viel mehr denen nach der Geburt. Ausnahme: Gehirn, dessen Entwicklung erst einige Monate postpartum abgeschlossen ist.

Embryopathien

Viele Embryopathien führen zur Fehlgeburt. Überleben die Kinder, **können** sie mit den schwersten Mißbildungen zur Welt kommen.

➤ **Ursachengruppen** der Embryopathien:

- bakterielle oder virale Infektion der Mutter,
- Aufnahme gewisser teratogener (Mißbildung erzeugender) Substanzen durch die Mutter,
- ionisierende Strahlen (Röntgen, Radium usw.),
- Stoffwechselerkrankungen bzw. -störungen,
- partielle oder absolute Unterernährung,
- O_2-Mangel (hierzu reicht schon eine Reise in große Höhen aus).

Infektionskrankheiten

Alle Infektionskrankheiten, die das Leben der Mutter schwer bedrohen, können (z.B. durch Sauerstoffmangel) zum Absterben der Leibesfrucht führen.

- *Chronische bakterielle Infektionskrankheiten* der Mutter (wie Tuberkulose, Syphilis, Lepra) wirken sich **nicht** unmittelbar auf den Embryo aus (vgl. jedoch Fetopathie!).
- *Akute bakterielle Infektionskrankheiten* bewirken entweder das Absterben des Embryos (selten) oder werden (meist) symptomlos überwunden (Alles-oder-nichts-Gesetz).
- Gefährlich für den Embryo sind dagegen die *Virusinfektionen*, da *sie mit dem Leben zu vereinbarende Mißbildungen* hervorrufen können.

Röteln. 4–50% (s. Kap. 32, Infektionskrankheiten) der Kinder, deren Mütter während der ersten 3 Schwangerschaftsmonate an Röteln erkrankt waren, weisen eine oder mehrere der folgenden aufgezählten Mißbildungen auf.

- *Herzmißbildungen* (am häufigsten Offenbleiben des Ductus Botalli),
- *Augenmißbildungen* (u.a. Linsentrübungen),
- *Innenohrmißbildungen* (oft mit Taubheit vergesellschaftet),
- *Gehirnschädigungen* werden möglicherweise ebenfalls durch Rötelnviren hervorgerufen.

Eine Frau, die vor der Gravidität eine Rötelnerkrankung durchgemacht hat, ist immun. Ihr Kind ist geschützt; deshalb werden *Rötelnimpfungen* vor der Schwangerschaft (Rubellovac) empfohlen. Bei **Gefahr** einer Infektion (Kontakt mit einem Rötelnpatienten) muß **sofort Rötelnimmunglobulin** injiziert werden.

Von den weiteren Viruserkrankungen ist der **Mumps** wohl noch am meisten zu fürchten, da bei Erkrankungen im ersten Trimenon 20–50% der Kinder mißgebildet geboren werden.

Die **Grippeviren** (Influenza) verursachen in ca. 3,6% bestimmte Mißbildungen gegenüber 1,5% bei Frauen der gleichen Population, die nicht an Grippe erkrankt waren.

Noch weniger teratogen sind Erkrankungen wie **Poliomyelitis, Windpocken, Gürtelrose, infektiöse Hepatitis, Masern, Pocken** und **Zytomegalie.**

Teratogene Substanzen

Im Vordergrund des Interesses steht das **Thalidomid**. Hände und/oder Füße – ein- oder beidseits – können nach Thalidomideinnahme im ersten Trimenon direkt vom Schulter- bzw. Beckengürtel abgehen. Dies erinnert an Robben, daher der Name der Mißbildung: Phokomelie (gr. phoke = Robbe, melos = Glied).

Mehr oder weniger und z. T. noch fraglich teratogen wirken weiterhin: *Zytostatika, männliche Hormone* (bei Mädchenschwangerschaften), *Morphin, Chinin, Corticoide*. Am Beispiel des *Insulin*, das im Tierversuch gelegentlich auch teratogen wirkt, soll aber darauf hingewiesen werden, daß man u. U. auch im Interesse des Kindes ein gewisses Risiko eingehen muß, da sich **ein nichtbehandelter Diabetes viel häufiger und viel schlimmer auf das Kind auswirkt!** Ebenso ist es bei der Hyperemesis unter Gabe von Antiemetika. **Man muß die verschieden hohen Risiken gegeneinander abwägen!** Man wird allerdings versuchen, im ersten Trimenon möglichst ohne Medikamente auszukommen (S. 310 ff.).

Ionisierende Strahlen

Die radioaktive Strahlung, die bei den **Atombombenexplosionen** in Japan schwangere Frauen traf, bewirkte bei einem Viertel der überlebenden Frauen Fehlgeburten. Ein Viertel der ausgetragenen Kinder starb im ersten Lebensjahr, und ein weiteres Viertel wies schwere Mißbildungen des Nervensystems auf. Die übrigen Kinder scheinen gehäuft krebs- und leukämiegefährdet zu sein.

Bei **Röntgenstrahlen**, die der **Diagnostik** dienen, ist die Strahlungsintensität gering, so daß man bei Erwachsenen und Kindern keine Schädigung derselben zu befürchten braucht. Anders verhält es sich allerdings mit den Gonaden! Hier genügen evtl. schon geringste Strahlenmengen, um Chromosomenschäden zu setzen, die sich bei Kindern oder Enkeln auswirken können, falls gerade die Ei- oder Samenzelle zur Fortpflanzung kommt, die das geschädigte Chromosom enthält. Deshalb müssen die Gonaden immer sorgfältig vor Bestrahlung geschützt werden. Wegen der **Streustrahlen** muß sich das Bedienungspersonal von Röntgengeräten möglichst weit entfernt von der Strahlenquelle aufhalten, hinter strahlendichten Mauern oder Türen Schutz suchen oder zumindest sehr dicke Bleischürzen tragen.

Wieder etwas anders wirkt sich die Bestrahlung schwangerer Frauen auf das Kind aus. Es kann zu Schädigungen des embryonalen Gehirns oder der embryonalen Augen kommen. Allerdings i. allg. erst bei Dosen, die nur bei **therapeutischer Bestrahlung** erreicht werden. Ganz heimtückisch ist eine Strahlenschädigung der Gonaden des Kindes, die sich erst bei dessen Nachwuchs auswirken kann.

Stoffwechselerkrankungen

Stoffwechselerkrankungen wie Diabetes oder Hyperemesis, oder *Stoffwechselstörungen* wie Sauerstoffmangel aufgrund von Herzerkrankungen der Mutter oder Plazentationsstörungen bewirken in erschreckend hohem Maße Embryopathien. Sie müssen deshalb – soweit möglich – vor oder sofort bei Beginn der Gravidität behandelt werden. Die Erfolge sind augenscheinlich.

Mangelernährung

Mangelernährung kann im Tierexperiment Embryopathien hervorrufen! Beim Menschen ist dies mit Ausnahme des Iodmangels noch nicht ganz sicher erwiesen, dagegen werden Aborte durch hochgradigen Hunger hervorgerufen.

Fetopathien

Allgemeines

Im Gegensatz zu den *Embryopathien*, die sich als *Mißbildungen* manifestieren, sind die *Fetopathien Krankheiten*, die das Kind im 2. und 3. Schwangerschaftstrimenon befallen. Es kommen in erster Linie Infektionen und Stoffwechselerkrankungen in Betracht.

Infektionskrankheiten

Infektionen, die über die Mutter zum Kind gelangen, rufen in diesem fortgeschrittenen Entwicklungsstadium die gleichen lokalisierten oder allgemeinen Krankheiten hervor, wie auch nach der Geburt. Diese sind *entweder heilbar oder tödlich*. Die Krankheit kann bei der Geburt noch bestehen, wenn sie erst kurz vorher übertragen wurde, oder bereits wieder abgeheilt sein.

Die **eine Form der Neugeborenensyphilis** zeigt in abnehmender Häufigkeit:
- erhebliche Haut- und Schleimhautläsionen,
- eine Leberschwellung infolge luischer Hepatitis,
- Nierenschädigung und eine luische Meningitis, die zu einem Hydrozephalus und/oder Schädigungen des VIII. Hirnnerven (Hörnerv) mit nachfolgend eintretender Taubstummheit führen kann.

Die Plazenten dieser Kinder sind hydropisch.

Bei der **zweiten Form dieser Erkrankung** kommt das Kind *scheinbar gesund* zur Welt. Aber im Laufe der nächsten Lebensjahre offenbaren sich mehr oder weniger typische Krankheitssymptome:

- *Keratitis* (Hornhautentzündung), die durch undurchsichtige Narben bis zur Blindheit führen kann,
- *Ostitis* und deren Folgen,
- *Zahndefekte*.

➤ **Prophylaxe.** Die *routinemäßige Blutuntersuchung* jeder Schwangeren auf Lues (Wassermann-Reaktion) und die sofortige Penicillinbehandlung bei Feststellung der Erkrankung. Während der Schwangerschaft sollte bei jeder Frau, bei der einmal eine Lues behandelt worden war, eine sog. *Sicherheitskur mit Penicillin* durchgeführt werden. Dann kann man sehr sicher mit einem gesunden Kind rechnen, denn die Lues ist nicht erblich (also nicht in den Genen fixiert), sondern kann wie jede Infektionskrankheit nur durch ihre Erreger übertragen werden.

Toxoplasmose. Sie verläuft in der Mehrzahl der Fälle bei Erwachsenen und Kindern komplikationslos, d. h. sie wird oft unbemerkt überstanden. In unserer Bevölkerung haben $3/4$ der Erwachsenen oder noch mehr die Erkrankung durchgemacht und sind durch ihre Immunantikörper vor einer Neuerkrankung geschützt. Gefährlich für den Feten ist die *Erstinfektion der Mutter während der Schwangerschaft*. Die Toxoplasmen verursachen eine Plazentitis und befallen, wenn sie die Plazentaschranke überwunden haben, den Feten – bevorzugt Gehirn und Augen.

➤ **Komplikationen.** Je nach Ansiedlungsort können leichte, schwere, ja sogar tödliche Schädigungen eintreten: Zurückbleiben des Gehirnwachstums, Zerstörung bestimmter Gehirnzentren, Hydrozephalus, Zerstörung der Retina (typische schwarze Flecken). Überlebt das Kind, so weisen – neben dem Augenbefund – Kalkherde im Gehirn (verkalkte Toxoplasmen) auf die Erkrankungsursache hin.

➤ **Häufigkeit.** Von 100 noch nicht immunisierten Frauen (die also noch keine Toxoplasmose hatten) erkranken durchschnittlich 4 während ihrer Schwangerschaft, und zwei von ihnen werden die Krankheit auf den Fet übertragen!

➤ **Prophylaxe.** Sie besteht in erster Linie darin, daß die nichtimmunisierten Schwangeren kein rohes oder zu wenig gekochtes Fleisch essen (da unsere Schweine und sonstigen Haustiere sehr stark durchseucht sind).

➤ **Therapie.** Die Behandlung der akuten Erkrankung erfordert differente Mittel nach Art der Malariatherapie, die aber auch ihrerseits das werdende Kind evtl. schädigen können!

Stoffwechselerkrankungen oder -störungen

Nicht behandelter Diabetes. Hier besteht bei der Mutter eine Hyperglykämie. Der Zucker tritt in den kindlichen Organismus über und bewirkt neben einer Makrosomie (Riesenwuchs) – eine vermehrte kindliche Insulinbildung. In den ersten Stunden oder Tagen nach der Geburt kommt es daher beim Neugeborenen oft zur Hypoglykämie. (Makrosomie s. S. 460f.)

➤ **Prophylaxe** und **Therapie.** Zuckerinfusionen.

Da der Diabetes Gefäßschädigungen hervorruft, ist die *Plazenta besonders gefährdet.* Sie wird früher oder später mehr oder weniger insuffizient. Da jede Plazenta etwa in der 37. Schwangerschaftswoche ihr Funktionsmaximum durchläuft, sind die letzten Wochen besonders riskant für das Kind. Je nach Schweregrad des Diabetes, Zustand der Plazenta (Östrogenausscheidung) und des Kindes (Oxytocinbelastungstest) wird man evtl. vorzeitig entbinden und danach den Stoffwechsel (Blutzuckerspiegel) des Neugeborenen besonders sorgfältig überwachen.

Hypothyreose (Schilddrüsenunterfunktion) der Mutter. Hier erhält ihr Kind zu wenig Iod. Dies wirkt sich im Zurückbleiben der geistigen und körperlichen Entwicklung aus. Hochgradige Formen des Iodmangels können zu *Kretinismus* führen.

Sauerstoffmangel. Dieser kann durch die verschiedensten Ursachen bedingt sein:

- ungünstige Implantationsstelle der Plazenta,
- Plazentainfarkte,
- vorzeitige Ablösung der Plazenta;
- Anämie, Herzerkrankung der Mutter;
- Zerstörung (Tbc) oder anderweitige Ausschaltung größerer Lungenbezirke bei der Mutter.

Da die Gehirnzellen besonders empfindlich auf O_2-Mangel reagieren, zeigen sie auch die ersten bzw. stärksten Schädigungen. Intelligenz- und Persönlichkeitsdefekte, evtl. Neurosen und Psychosen können die Folgen einer Anoxie sein.

Intrauteriner Fruchttod

➤ **Häufigkeit.** Etwa die Hälfte der befruchteten Eizellen soll vor der Implantation zugrunde gehen. Danach sterben bis zur 28. Schwangerschaftswoche ca. 2–5% der Früchte ab – aus Gründen, die vom Menschen z. Z. nicht beeinflußbar sind und danach nochmals 1% bis zur Geburt (s. auch perinatale Mortalität, Kap. 38).

> **Ursache.** Stoffwechselstörungen (40%), Mißbildungen (10%), Morbus haemolyticus (10%) stehen an der Spitze, während bei den restlichen 40% die Ursachen meist unbekannt bleiben.

> **Auslösende Faktoren** sind u.a. Plazentainsuffizienz, Stoffwechselkrankheiten, Infektionskrankheiten, Blutgruppendissonanz, Nabelschnurkomplikationen und fetomaternelle Transfusionen. Bei schlechtem sozioökonomischem Milieu ist die Mortalität ebenfalls höher.

> **Klinik.** Stirbt das Kind unter der Geburt ab, gehen die Wehen weiter. Stirbt es vorher ab, entstehen bald danach Wehen, und das Kind wird ausgestoßen. Meist wird die abgestorbene Frucht innerhalb von 2 Wochen abgestoßen. Selten (höchstens 5%) bleibt sie länger als 4 Wochen im Uterus. Dann drohen der Mutter Blutgerinnungsstörungen. *Schon nach wenigen Stunden finden sich Mazerationserscheinungen an der Haut.* Es kommt zum Wasserentzug und zum Zerfall der Gewebe. Durch Austritt von Hämoglobin und seiner Abbauprodukte wird das Fruchtwasser braunrot. Die Haut des toten Kindes löst sich ab, die Knochen werden überbeweglich (Ultraschall/Röntgen), Herztöne und Kindsbewegungen sind verschwunden. Der Uterus wächst nicht mehr, ja er wird kleiner im Laufe der Wochen. Nach wenigen Tagen zeigen sich Veränderungen im Ultraschall- und Röntgenbild (übereinandergeschobene Schädelknochen, Abknickung der Wirbelsäule, atypische Haltung der Extremitäten, Gasblasen im Gefäßsystem). Die abnorme Beweglichkeit der Knochen kann evtl. durch die Bauchdecken oder vaginal gefühlt werden. Die Patientin nimmt ab (vermehrte Wasserausscheidung). Eine Gestose bessert sich oft rasch nach dem Absterben der Frucht.

Zeichen für ein drohendes Absterben sind fallende oder niedrige Werte der Estriolausscheidung, Herztöne unter 100 oder über 160–180 Schläge/min, erhebliche Irregularität oder silenter oder sinusoider Verlauf der Herztonkurve. Mekoniumhaltiges Fruchtwasser zeigt an, daß das Kind einen Sauerstoffmangel erlitten hatte, von dem es sich aber schon wieder erholt haben kann.

> **Prognose.** Ist ein früheres Kind bei noch bestehender Ursache bereits intrauterin abgestorben, so ist die Aussicht gering, daß ein weiteres Kind diesen Termin lebend übersteht; ja es wird eher noch etwas früher absterben. Die beste Therapie bei noch lebendem Kind wird meist in sofortiger, frühzeitiger Entbindung bestehen (ca. 3 Wochen vor dem Absterbetermin des vorigen Kindes).

> **Weiteres Vorgehen.** In der großen Mehrzahl der Fälle könnte man bis zur Ausstoßung der Frucht abwarten, notfalls einige Wochen, ohne daß dies der Mutter schadet. Das Bewußtsein, ein totes Kind zu tragen, ist aber für viele Frauen unerträglich. Man wird daher – sowie die Diagnose feststeht – die Geburt durch Prostaglandingabe und/oder hochdosier-

532   39. Angeborene Krankheiten und intrauteriner Fruchttod

ten Wehentropf einleiten. Bei der Entbindung selbst hat man nur auf die Mutter Rücksicht zu nehmen. Wegen der Verletzungsgefahr der Mutter sollten größere zerstückelnde Operationen zugunsten einer Sektio unterlassen werden.

➤ **Komplikationen** durch das abgestorbene Kind sind selten. Solange die Eihäute intakt sind, droht keinerlei Infektion. Zu der früher gefürchteten „Vergiftung durch toxische Abbauprodukte" kommt es kaum. Bleibt der tote Fet 4 oder mehr Wochen im Uterus, kann sich ein *Fibrinogenmangel* entwickeln, der, wenn er höhere Grade annimmt (unter 100 mg%), zu Blutungen führt.

40. Morbus haemolyticus

Allgemeines

➤ **Pathogenese.** Das Krankheitsbild des Morbus haemolyticus, auch als Erythroblastose (bei überstürzter Erythrozytenneubildung gelangen auch deren Vorstufen – die Erythroblasten – in das periphere Blut und können dort nachgewiesen werden) oder einfach als **Blutgruppendissonanz** bezeichnet, beruht auf einer Mutter-Kind-Blutgruppenverschiedenheit. Ein Beispiel soll zur Erläuterung und zum besseren Verständnis des Vorgangs und der möglichen Folgen beitragen:

Wenn das Pockenvirus einen Menschen befällt, kann dieser daran sterben. Es besteht aber auch glücklicherweise die Möglichkeit, daß der betroffene Mensch **Antikörper** (*Abwehrstoffe*) speziell gegen die Pockenviren bildet, die ihrerseits die Pockenviren zerstören können. Die Pockenviren sind dann das Antigen, d. h. die Substanz, die die Bildung der Antikörper anregt. Von der Menge der Pockenviren, der Menge der Abwehrstoffe und der Geschwindigkeit ihrer Bildung hängt es ab, ob der infizierte Mensch stirbt oder überlebt. Man ist deshalb dazu übergegangen, geringste Mengen von in ihrer Gefährlichkeit abgeschwächten Pockenviren einem Menschen einzuimpfen, um damit die Bildung der Abwehrstoffe anzuregen. Diese vernichten in den nächsten Wochen nach der Impfung die inokulierten (hineingebrachten) Viren und bleiben dann noch jahrelang im Körper des Geimpften wirksam. Sollte es später einmal zu einer Pockeninfektion kommen, werden die eingedrungenen Viren von den – bereits vorhandenen(!) – Abwehrstoffen sofort vernichtet.

Für diese Möglichkeit unseres Organismus, derartige spezifische Abwehrstoffe zu bilden, müssen wir sehr dankbar sein; ohne sie wären wir alle schon irgendeiner Infektionskrankheit zum Opfer gefallen, wie es jetzt bei der HIV-Infektion droht, da diese Viren die geschilderten körpereigenen Abwehrmechanismen zerstören.

Diese Eigenschaft, Abwehrstoffe zu bilden, hat aber auch einen Nachteil: Sie ist die *Ursache der Mutter-Kind-Blutgruppenunverträglichkeit!*

Wenn eine Frau ein Kind trägt, gehen immer einige Blutkörperchen des Kindes in den Kreislauf der Mutter über, obwohl die Kreisläufe von Mutter und Kind an sich getrennt sind. Enthält die Hülle der übergetretenen kindlichen Blutkörperchen eine bestimmte Eiweißsubstanz, die wir mit dem

Namen „Rh" bezeichnen, haben aber die mütterlichen Blutkörperchen diese Substanz nicht, dann empfindet der mütterliche Organismus die kindlichen Blutkörperchen als Fremdkörper und „fürchtet", daß sie ihn (ebenso wie z. B. Pockenviren) krank machen könnten. Er bildet dagegen Abwehrstoffe. Diese vernichten die kindlichen Blutkörperchen in der mütterlichen Blutbahn. Die Abwehrstoffe durchdringen aber den Mutterkuchen (Plazenta) und *zerstören dann auch die Erythrozyten im kindlichen Organismus*. Von der Menge der Abwehrstoffe hängt es nun ab, ob das Kind nur mehr oder weniger blutarm zur Welt kommt, oder ob es wegen hochgradiger Anämie (Blutarmut) bereits im Mutterleib abstirbt. Diese Kinder werden dann mit einer allgemeinen Wassersucht geboren (Hydrops fetus et placentae).

Kommt solch ein geschädigtes Kind lebend zur Welt, geht der Blutzerfall weiter, da die Abwehrstoffe, die von der Mutter gebildet wurden, ja noch im Kind vorhanden sind. Die Blutzerfallsprodukte (u.a. Bilirubin), die während der Gravidität an die Mutter abgegeben worden sind, können jetzt von der noch leistungsschwachen kindlichen Leber nicht abgebaut bzw. ausscheidungsfähig gemacht werden. Es kommt dadurch zu einer Ansammlung der Zerfallsprodukte, was schließlich zur Gelbsucht (Ikterus), zur Vergiftung des Gehirns und anderer Organe und letztlich ebenfalls zum Tode führt. Sterben diese Kinder nicht, steht ihnen oft ein langes Leben im Pflegeheim bevor, denn sie sind körperlich wie geistig schwer behindert.

➤ **Häufigkeit.** Betroffen sind ca. 0,5 % *aller* Kinder, allerdings in sehr unterschiedlichem Schweregrad. Das Vorkommen einer Sensibilisierung im Rh-System liegt etwa bei 2 %. Man schätzt, daß vor Einführung der Sensibilisierungsprophylaxe (Schneider, Hannover) in Deutschland etwa 10 % der gehirngeschädigten Insassen von Heil- und Pflegeanstalten auf diese Erkrankung zurückzuführen waren.

➤ **Klinik.** Für eine **Verstärkung einer bestehenden Sensibilisierung** (Titersteigerung) genügt jedoch oft schon der **unspezifische Reiz** einer erneuten Schwangerschaft sowie jede Art von Seruminjektionen (z. B. Impfung). Der **Nachweis der Sensibilisierung** erfolgt mit dem indirekten Coombs-Test.

Rh-Dissonanz

Das erste Kind ist i. allg. nicht gefährdet. Ausnahmen kommen vor: z. B. Sensibilisierung durch Transfusion oder Injektion von dissonantem Blut oder durch Aborte.

Die Blutgruppenunverträglichkeit manifestiert sich i. allg. erst beim 2. oder 3. Kind. Bei homozygotem (reinerbigem) Vater (Nachweis durch Familienuntersuchung oder komplizierte Blutgruppenserologie) sind fast immer alle weiteren Kinder krank, jedoch kommen ganz selten Ausnahmen vor; bei heterozygotem (gemischterbigem) Vater besteht zu 50 % die Chance, daß sich ein rh-negatives Kind entwickelt, das von den Rh-Antigenen *nicht* geschädigt wird.

➤ **Folgen** der **Hämolyse:**

- **Intrauterin.** Hämolyse, Anämie, gesteigerte Blutneubildung (Erythroblastose!), evtl. intrauteriner Fruchttod durch Hypoxie (Sauerstoffmangel infolge Anämie) und Herz-Kreislauf-Versagen (die Blutmenge ist vergrößert, das Blut minderwertig), Leber- und Milzschwellung, Ödeme.
- **Nach der Geburt.** Anämie, fortdauernde Hämolyse, zunehmende Hyperbilirubinämie (zuviel nichtausscheidungsfähiges Bilirubin im Blut, da die Ausscheidung über die Plazenta an die Mutter fehlt), Lungen- und Hautblutungen, Kernikterus!

Die Aufnahmefähigkeit des Blutplasmas für Bilirubin wird herabgesetzt, wenn Coffein oder Sulfonamide im Blutplasma sind.

➤ **Symptome.** Als Anzeichen für einen Kernikterus gelten: Gähnen, Trinkunlust, Atemstörung, Krämpfe sowie das „Sonnenuntergangsphänomen in den Augen". Die meisten Kinder mit Kernikterus sterben. Die Überlebenden zeigen zerebrale Dauerschäden (Gehirnschädigung)!

➤ **Prophylaxe des Kernikterus:** frühzeitige, evtl. wiederholte Blutaustauschtransfusion, damit der Bilirubingrenzwert im Blut nie überschritten wird.

➤ **Klinisches Vorgehen.** Während der Schwangerschaft führe man bei **jeder Frau** Untersuchungen zur Erkennung einer evtl. Sensibilisierung durch.
Beim **Neugeborenen** sind bei möglicher Erythroblastose sofort nach der Geburt folgende Untersuchungen notwendig: direkter Coombs-Test, Blutgruppen- und Rh-Faktor-Bestimmung, Hämoglobinbestimmung, Blutausstrich (zur Untersuchung auf Erythroblasten), Bilirubingehalt im Serum.

➤ **Prognose.** Sie ist oft von der Titerhöhe der (inkompletten!) Antikörper im mütterlichen Blut abhängig.
Da eine Neigung zur Verschlimmerung mit steigender Geburtenzahl besteht, ist die Prognose für das Kind in der augenblicklich bestehenden Schwangerschaft meist schlechter – falls es Rh-positiv ist – als die des zuletzt geborenen Kindes.

➤ **Prophylaxe** der **Sensibilisierung.** Eine Desensibilisierung, d. h. ein Unempfindlichmachen gegenüber einer bereits vorhandenen Sensibilisierung, ist bis heute *nicht möglich.*

Durch rechtzeitige Injektion (innerhalb 48–72 Std. post partum) eines Rh-Antikörper enthaltenden Serums (3 ml Rhesogam S) gelingt es, die gefährdete rh-negative Mutter vor einer Erstsensibilisierung zu schützen.

536   40. Morbus haemolyticus

Umfangreiche klinische Studien haben neuerdings gezeigt, daß die prophylaktische Im-Gabe von 3 ml Rhesogam S in der 28. Schwangerschaftswoche die Gefahr einer Sensibilisierung während der Schwangerschaft verringert und für Mutter und Kind ungefährlich ist.

Wirkungsweise des Anti-D-Gammaglobulins. Das vorwiegend unter der Geburt und vermehrt bei geburtshilflichen Operationen in den mütterlichen Organismus eingeschwemmte und für die Erstsensibilisierung verantwortliche Antigen an den fetalen Erythrozyten wird durch die im Gammaglobulin enthaltenen Antikörper blockiert. Weiterhin wird der fetale Erythrozyt durch diese Antigen-Antikörper-Reaktion in seinem Stoffwechsel geschädigt und zerstört. Erfolgt diese Zerstörung innerhalb der ersten 2 Tage nach der Geburt, so können die fetalen Erythrozyten die Mutter nicht sensibilisieren.

Wie die Erfahrung gezeigt hat, ist die Sensibilisierung seltener, wenn die rh-negative Mutter die Blutgruppe 0 und einen hohen Anti-A-Titer hat, und wenn die Erythrozyten des Kindes z. B. A-Rh-positiv sind. Dann werden nämlich die übergetretenen kindlichen Erythrozyten durch die bereits vorhandenen A-Antikörper vernichtet!

Lassen sich im Blut der Mutter Rh-Antikörper nachweisen, so sollte sie nur in Kliniken entbinden, die für eine entsprechende Diagnostik und postnatale Therapie (Austauschtransfusion) eingerichtet sind.

Wegen der möglicherweise vorzeitigen Entbindung erhält die Mutter in den letzten Wochen vor der Entbindung täglich Luminal, da sich gezeigt hat, daß dies die Ausreifung der kindlichen Leber fördert. Die Ausreifung der kindlichen Lunge wird durch Cortisongaben an die Mutter beschleunigt (Celestan solubile, am 1. Tag 2 × und am 2. Tag 1 × je 4 mg i. m.; dies muß alle (2–)3 Wochen wiederholt werden, bis die 35./36. Woche erreicht ist).

Will man kein Cortison geben, kann man mit dem gleichen Effekt der Mutter Mucosolvan infundieren.

Thyroxin regt ebenfalls die Surfactantbildung an. Es geht jedoch nicht durch die Plazenta und muß daher intraamnial verabreicht werden. Neuerdings kann man Survanta bzw. Alveofact den Neugeborenen, denen ein RDS (Respiratory distress syndrome = Atemnotsyndrom) droht, unmittelbar intratracheal einsprühen (S. 368 f.).

Zeitpunkt der Entbindung. Er muß individuell festgelegt werden.

Je schwerer die zu erwartende Erkrankung (Anamnese, Antikörper im mütterlichen Blut, klinischer Befund [Hydrops] und Fruchtwasserbefund [Bilirubingehalt des Fruchtwassers, s. Kap. 26]), um so früher erfolgt die Geburtseinleitung. Bei sehr schweren Fällen kann man z. B. in der 34. Schwangerschaftswoche entbinden. Der *Vorteil der vorzeitigen Entbindung:* Das Kind wird dem Antikörperübertritt entzogen, es kann sofort die Austauschtransfusion erfolgen. Der *Nachteil der vorzeitigen Entbindung:* Eine Frühgeburt ist an sich bereits mehr gefährdet und weist eine erhöhte Neigung zum Kernikterus auf.

Die Entbindung sollte möglichst auf vaginalem Wege erfolgen, weil man dadurch bei diesen Kindern die Gefahr der Bildung hyaliner Membranen eher verringern kann. Bei einer Sektio besteht außerdem die erhöhte Gefahr einer fetomaternellen Transfusion.

➤ **Therapie.** *Mittelschwere und leichte Schädigungen* durch Erythroblastose werden mit einer Austauschtransfusion behandelt. Das Austauschblut muß mit dem Serum der Mutter verträglich sein.

In *schweren Fällen:* Aderlaß (da bei diesen Kindern die Blutmenge vermehrt ist), Aszitespunktion (die Kinder haben einen Hydrops und Flüssigkeitsergüsse in den Körperhöhlen), künstliche Beatmung, Transfusion mit Erythrozytenkonzentrat (die anämischen Kinder benötigen die Erythrozyten als Sauerstoffträger), Austauschtransfusion.

In *ganz schweren Fällen*, wenn das Kind auch durch einen vorverlegten Entbindungstermin nicht gerettet werden könnte, gab man zwischen der 31.–34. Schwangerschaftswoche **Blut ins Fruchtwasser**, das von den Kindern getrunken wird. Etwa 10% der zugeführten Blutmenge ließen sich nachher im Kreislaufsystem des Kindes nachweisen. Bei noch stärkerer Schädigung injizierte man Erythrozytenkonzentrat **in die Bauchhöhle des Kindes**, von wo aus die Blutaufnahme wesentlich besser erfolgt als vom Magen-Darm-Kanal. Beide Methoden sind aber schwierig und risikoreich und heute durch die intrauterine Austauschtransfusion mittels ultraschallgesteuerter Punktion der Nabelschnurvene ersetzt.

AB0-Inkompatibilität und Morbus haemolyticus

Bei ca. 20% der Eltern besteht eine Dissonanz im AB0-System. Die größte Gefährdung ist gegeben, wenn die Mutter die Blutgruppe 0 und das Kind die Blutgruppe A1 hat. Die Blutgruppe A1 stellt ein relativ starkes Antigen dar. Bei AB0-Inkompatibilität (diese kommt in etwa 1% der Fälle vor) zeigen etwa 5% der Kinder eine Erythroblastose. Im allgemeinen ist der Verlauf bei der AB0-Inkompatibilität viel leichter als bei Rh-Unverträglichkeit.

➤ **Diagnose.** Sie läßt sich während der Schwangerschaft nur sehr schwer stellen. Meist kann sie erst nach der Geburt erfolgen.

➤ **Therapie.** Eine Behandlung wird erst nach der Geburt erforderlich. Sie besteht in der Austauschtransfusion, wenn ein Bilirubinanstieg auf 15–20 mg% (= 250–340 mmol/l) oder mehr droht; vorher Infusionen und Lichttherapie.

41. Pflegerische Besonderheiten bei Schwangeren, Gebärenden und Wöchnerinnen

Entwicklungstendenzen

Schwangerschaft, Geburt und Wochenbett erfordern *spezielle ärztliche und pflegerische Maßnahmen* durch *besonders geschulte Kräfte*. Die Spezialisierung drückt sich aus in **steigenden Anforderungen** an Ärzte und Pflegepersonal, aber auch in zunehmenden Erfolgen hinsichtlich des Wohlergehens und der Gesundheit von Mutter und Kind.

Im internationalen Vergleich liegt die Bundesrepublik – was das Gesundheitswesen angeht – inzwischen in der Spitzengruppe. Gerade deshalb müssen wir uns anstrengen, das Erreichte zu erhalten und möglichst noch zu verbessern.

Man darf nicht die Gravide sich selbst überlassen, da „Schwangerschaft und Geburt ja etwas Natürliches ist". Im Gegenteil: *Es sind dies Zeiten erhöhten Risikos*, in denen sie unserer besonderen Beachtung bedarf. Die Verlagerung der Entbindung aus der Wohnung in eigens hierfür eingerichtete Krankenhäuser ist einer der Hauptgründe, die für den Rückgang der Mortalität von Mutter und Kind anzuführen sind. Die Aufgaben der niedergelassenen Hebamme haben sich mehr zur Schwangerschaftsüberwachung sowie zur „ambulanten Entbindung in einer Klinik" „ihrer" Gebärenden, die die ihr vertraute Hebamme „mitbringt", und zur Wochenpflege verlagert.

Die derzeit modische Hausentbindung ist eine Fehlentwicklung auf Kosten von Mutter und Kind! Handfeste, aber kurzsichtige wirtschaftliche Interessen (u.a. ist die Hausgeburt für die Kassen billiger als die Klinikgeburt) und überspitzte unausgegorene Psychologien („technisches, kaltes Klinikmilieu" gegenüber „warmer, glücklicher, häuslicher Atmosphäre") übersehen, daß die möglichen und evtl. zeitlebens bestehenbleibenden Schädigungen von Mutter und Kind viel mehr Kosten und viel mehr Unglück bewirken, als ein kurzdauernder Aufenthalt in einer spezialisierten Entbindungsklinik.

Allgemeines

Mannigfache Aufgaben harren der Schwester bzw. Hebamme bei der **modernen Mütterfürsorge**: Schutz vor Infektionen für Mutter und Kind, Beratung hinsichtlich der allgemeinen Hygiene und Sauberkeit, Verhütung von Ängsten und Sorgen bzw. deren Beseitigung. Man sollte sich vor Augen halten, daß das junge Paar, das ein Kind erwartet, die wohl *aufregendste Zeit des ganzen Lebens* durchmacht! Für diese Menschen ist es beruhigend, einen fürsorglichen, erfahrenen Freund und Helfer an ihrer Seite zu wissen. Oft wird eine Schwester – von Frau zu Frau – manche Fragen besser beantworten können, als es dem behandelnden Arzt möglich ist. Sie sollte den Sinn unverständlich erscheinender Anordnungen und Maßnahmen erklären und für deren genaue Ausführung Sorge tragen.

Bei der heutigen raschen Weiterentwicklung auf naturwissenschaftlich-medizinischem Gebiet ist eine **dauernde Fortbildung** notwendig (es sei nur erinnert an die Bedienung der neuen Überwachungsgeräte und die rasche Auswertung der von ihnen gelieferten Befunde)!

Der durch Illustrierte, Zeitschriften, Fernsehen usw. „vorinformierte Patient" weist oftmals erstaunliche Allgemeinkenntnisse auf und ist nicht selten auch über die neuesten wissenschaftlichen Erkenntnisse auf dem einen oder anderen Teilgebiet der Medizin informiert. Nur wer in der Lage ist, ausreichend Rede und Antwort stehen zu können, um halbe Wahrheiten und falsche Deutungen zu korrigieren, kann durch die Demonstration überlegenen Wissens Ruhe und Sicherheit ausstrahlen.

Umgebung in der Klinik

Auf den geburtshilflichen Abteilungen größerer Krankenhäuser kann eine unpersönliche „Fabrikatmosphäre" herrschen. Die Sorge für eine nette Umgebung und eine warmherzige, menschliche Begegnung gehört zu den sehr, sehr wichtigen **Aufgaben, die Tag für Tag neu** zu bewältigen sind und die von den Patientinnen oftmals denkbarer anerkannt werden als eine perfektionierte medizinische Versorgung (die selbstverständlich sein sollte). Aus diesem Grunde setzte sich auch immer mehr durch, die Neugeborenen – tagsüber – mit ihren Müttern im gleichen Raum unterzubringen.

Ein gut fundiertes Wissen verhilft auch schon der jungen Schwester zu der unbedingt notwendigen *Selbstsicherheit* im Auftreten gegenüber den Patienten und ihren Angehörigen, die manchmal in ihrer Angst und Sorge den richtigen Ton vergessen. *Freundliche Ruhe und Bestimmtheit* wirken Wunder, wogegen beleidigte Aggressivität (oft aus Unwissenheit!) von seiten des Krankenhauspersonals den Geburtsvorgang und den Heilungsverlauf im Wochenbett verzögern können.

So gehört es u. a. zur guten *psychologischen Leitung* der Geburt, möglichst nicht von „Wehen", sondern von „Gebärmutterkontraktionen" zu sprechen.

Die für die *Aufnahmeformalitäten* nötigen Daten sollten weitgehend während der Schwangerschaftskontrolluntersuchungen erfaßt werden, so daß die Gebärende damit nur wenig belastet wird. Sehr wichtig ist bei der

Aufnahme ein freundlich-bestimmter Ton. Auch bei viel Arbeit im Kreiß-saal darf die Höflichkeit nicht notleiden; **die Patientin muß immer das Gefühl haben, willkommen und sicher aufgehoben zu sein.** Sie sollte nur mit Personen zusammenkommen, die unmittelbar mit ihrer Entbindung zu tun haben, und besonders ihre Genitalien sollten gegenüber anderen Personen strikt abgeschirmt sein.

Die schwangere Frau und ihr Mann befinden sich in einer Ausnahmesituation, beide sind oft ängstlich und verwirrt, ihre Handlungen und Worte sind manchmal für uns unverständlich, für uns, die wir die Geburten anderer(!) tagtäglich erleben. Für die betreffende Familie ist es von ungeheurer Wichtigkeit, in dieser Zeit sich nicht verlassen zu fühlen in einer herzlosen Umwelt. Selten sind die Patienten und ihre Angehörigen so aufgeschlossen und – nachher zuweilen – dankbar.

Familienstand

Der Familienstand unserer Patientinnen schwankt zwischen ledig, verheiratet, getrennt lebend, geschieden, verwitwet. Oft hängen hiervon Unterschiede in der Stimmung und Reaktionsweise der Patientin vor, während und nach der Entbindung ab. Selbstverständlich werden auch die wirtschaftlichen Möglichkeiten durch den Familienstand beeinflußt, wie auch die Einstellung der Familie und Nachbarn zu werdenden Müttern. *Unsere Fürsorge hat aber bei allen gleich zu sein!* Wir können raten, aber nicht richten, da uns oft die tieferen Zusammenhänge fremd sind. So sollten z.B. alle Schwangeren mit „Frau" angesprochen werden und der Familienstand – wie überhaupt die Anamnese – ohne Zeugen erfragt werden.

Mithilfe der Gebärenden

Eröffnungsphase. In dieser Phase kann die Frau nur recht wenig mithelfen; Entspannung und ausreichende, tiefe Atmung sind ihre wesentlichen Aufgaben.

Austreibungsphase (2. Phase der Geburt). Sie ist meist leichter zu überstehen, da nun das Ende absehbar ist und die Gebärende jetzt aktiv mitpressen kann.

Hierzu neigt die Patientin am besten ihr Kinn auf die Brust, macht einen runden Rücken (Katzenbuckel), so daß das Gesäß leicht angehoben wird, beugt ihre Beine in Hüft- und Kniegelenken, bis sie mit ihren Händen in die Kniekehle oder um den Oberschenkel fassen kann, spreizt die Beine und zieht sie während des Pressens nach oben-außen. Die meisten Frauen empfinden es als angenehm, wenn man ihnen Kopf und Schultern während des Pressens mit dem Arm unterstützt.

Das Pressen ist nur sinnvoll während der *„Preßwehen"*, d. h. nach völliger Eröffnung des Muttermunds.

Zu frühes Pressen führt zu Erschöpfung und Zervixrissen bei der Mutter und zu schlechter Sauerstoffversorgung beim Kind. Pressen außerhalb der Wehe ist ebenfalls zu vermeiden, da meist nur die Addition von Wehen- und Preßdruck effektiv ist. In manchen Notsituationen, in denen das Kind sehr rasch entbunden werden muß, wird auch einmal außerhalb der Wehen gepreßt.

Das Pressen muß auf den Damm zu ausgerichtet sein (Pressen wie bei hartem Stuhlgang) und nicht etwa in Richtung Bauchdecken. Gegen Ende der Eröffnungs- oder zu Beginn der Austreibungsphase ist es manchmal hilfreich, mit dem Becken ruckartige Bewegungen nach der rechten bzw. linken Seite sowie nach vorn bzw. hinten auszuführen. Dadurch wird der kindliche Kopf im mütterlichen Becken etwas gelockert und kann leichter in eine andere Position gedreht werden, die für das Tiefertreten noch günstiger ist. Außerdem wird hierdurch eine bisher durch Druck belastete Stelle entlastet.

Einige Routinemaßnahmen im Zusammenhang mit der Geburt

Durch leichten *Druck auf die Sitzbeinhöcker* kann man der Patientin zeigen, in welcher Richtung sie pressen muß. Die Angst, ins Bett zu machen, kann sehr hinderlich sein. Deshalb ist eine *Darmentleerung* vor der Entbindung auch insofern sehr nützlich, als man die Patientin besser überzeugen kann, daß sie *nur das Gefühl* der Stuhlentleerung habe, daß der Darm aber tatsächlich leer ist und der Druck durch den Kopf des Kindes hervorgerufen wird.

Ein gelegentliches *kleines Lob* wirkt oft Wunder. Wenn man sich nicht sehr sicher ist, sollte man mit *Aussagen über die Zeitdauer* bis zum Ende der Geburt sehr vorsichtig sein. Besonders, wenn es voraussichtlich noch sehr lange dauern wird, macht man besser keine genauen Zeitangaben, um die Gebärende nicht zu entmutigen.

Die *Schamhaare werden entfernt* – aber nur, soweit unbedingt notwendig. Einmal ist die Prozedur an sich für die meisten Frauen unangenehm (in islamischen Ländern ist dies eine geringere psychische Belastung bzw. sogar eine gewohnte Handlung), zum anderen stechen und jucken die nach wenigen Tagen wieder nachwachsenden Stoppelhaare. Für eine – sehr wahrscheinlich – normale Geburt kann man sich auf die Entfernung/Kürzung der Haare auf den großen Labien und am Damm beschränken.

Meist genügt eine Handhaarschneidemaschine, die aber scharf sein muß! Sonst verwendet man einen Einmalrasierapparat – dann aber das vorherige Einseifen nicht vergessen. Alle Maßnahmen, bis evtl. auf die vagina-

542   41. Pflegerische Besonderheiten bei Schwangeren

le oder rektale Untersuchung, sollten während einer Wehe unterbrochen werden.

Einlauf. Er ist eine ganz wesentliche Geburtserleichterung! Er reinigt die unteren Darmabschnitte von Stuhl, was für die Patientin und ihre Umgebung angenehm ist; oft verstärkt oder reguliert er die Wehen. Ein voller Darm kann die Wehen verschlechtern. Das warme Wasser trägt mit zur Entspannung bei. Bei Blutungen, noch hochstehendem Kopf bei vorzeitigem Blasensprung oder unmittelbar bevorstehender Geburt darf man allerdings keinen Einlauf machen.

Man verwendet ca. 500 ml warmes Wasser, dem *etwas* Seife oder Kochsalz zugefügt wurde. Dieses läßt man durch ein Darmrohr einfließen, das vorher mit einem Gleitmittel bestrichen wurde und 10–12 cm tief eingeführt wird. Ganz gleich, ob die Patientin steht, sitzt oder auf dem Rücken liegt, soll der Boden des Irrigators nicht höher gehalten werden, als es die Spina iliaca ventralis der Patientin anzeigt. Lediglich in Knie-Schulter-Lage gibt die Position des Anus an, wie hoch der Irrigator gehalten werden muß.

Während der Wehe klemmt man den Irrigatorschlauch ab, ebenso, wenn die Patientin über starken Druck klagt. Immer sollte eine Toilette oder Bettpfanne unmittelbar zur Verfügung und – wie immer – eine Störung durch Dritte unmöglich sein.

Auch die Schwester selbst beschäftigt sich nach dem Einlauf am besten im Nebenraum, so daß die Patientin einerseits sich nicht gedrängt fühlt, den Einlauf rasch wieder von sich zu geben, andererseits aber unter Kontrolle ist, denn es könnte ja z. B. zur Geburt kommen.

Blase. Sie kann sich durch eine gesteigerte Urinsekretion unter der Geburt sehr rasch füllen, die Patientin ist deshalb häufiger zum Urinlassen aufzufordern. Das Gefühl für den Füllungszustand ist oftmals verlorengegangen. Eine volle Blase hemmt die Wehen, erschwert die Untersuchung, bereitet der Patientin Schmerzen und fördert die Infektionen des Harntrakts. Bei dünnen Bauchdecken ist die gefüllte Blase als gesonderte Vorwölbung im Unterbauch vor dem Uterus sichtbar und/oder durch Perkussion abzugrenzen (die Blase wird ja vom hochsteigenden Uterus aus dem kleinen Becken herausgezogen). Bei schon tiefstehendem kindlichen Kopf kann die Harnröhre abgeklemmt werden, deshalb ist es evtl. notwendig, einen weichen Katheter nach vorheriger Desinfektion hochzuschieben. Bei stärkerer Kompression mißlingt dies. Es wäre falsch, Gewalt anzuwenden, da das durch die Schwangerschaft aufgelockerte Gewebe sehr verletzlich ist.

Körpertemperatur. Mit fortschreitender Eröffnungsphase steigt sie an. Die Haut wird gerötet und schweißig, der Mund wird trocken. Es treten zunehmend tiefliegende Rückenschmerzen auf und die Patientin wird mehr und mehr erschöpft sein. Kühle – nicht kalte – Abwaschungen, Schweißabwischen, evtl. Wechsel der (Bett-)Wäsche, Befeuchten der Lippen, Mundausspülen, Massage (in Form einer 8) oder Druck in der Lendengegend und über dem Kreuzbein werden als sehr wohltuend empfunden (evtl. Puder oder anderes Gleitmittel verwenden, da sonst durch die Reibung Schmerzen entstehen können!).

Während der Wehe ist die Patientin aufzufordern, langsam und tief **ein- und auszuatmen**, möglichst mit nur einem Atemzug die Wehe zu „veratmen".

Der Beginn der **Austreibungsphase** wird oft durch **plötzliche Übelkeit** oder **Erbrechen** und/oder *stöhnende Atmung* (reflektorisch ausgelöster Preßzwang) angezeigt. Spätestens jetzt ist die Patientin in das Entbindungsbett umzulagern (Hebamme und Arzt richten sich sicherer nach der Weite des Muttermunds und dem Tiefstand des vorangehenden kindlichen Teils). Entweder sollte die Patientin laufen oder von einem in das andere danebenstehende Bett rutschen. Muß sie getragen werden, dann nur durch 2 Personen. Dies liegt im Interesse der Sicherheit der Patientin und schont die Wirbelsäule der Tragenden.

Während der **Preßwehen** ermuntert man die Gebärende energisch. Für manche Patientinnen ist es eine Erleichterung und ein unvergeßliches Erlebnis, während der Austreibungsphase die *Geburt ihres Kindes in einem Spiegel* verfolgen zu können. Wer durch den Anblick jedoch schockiert wird, darf hierzu nicht gezwungen werden. (Vor einer Episiotomie oder dgl. kann der Spiegel „ganz zufällig" mit der Schulter weggestoßen werden.)

Mithilfe und Unterstützung durch den Mann

Die Mithilfe des Mannes ist während der Eröffnungsphase sehr erwünscht: Unterhaltung (Gespräch, Vorlesen, Karten- oder anderes Spiel usw.), Lippen anfeuchten, Schweiß abwischen, Rücken massieren usw. sind während der Eröffnungsphase nicht nur eine Erleichterung für die Patientin, sondern auch für die Hebammen! Auch ein warmes Bad kann vom werdenden Vater eingelassen und kontrolliert werden. Alle Hilfen in dieser Zeit vertiefen das Zusammengehörigkeitsgefühl des Ehepaares und verringern etwas das Gefühl ohnmächtiger „Schuld", welches vielen Männern das Erlebnis der Geburt ihres Kindes verdüstert.

Dauer des Klinikaufenthalts

Die Dauer des Krankenhausaufenthaltes nach einer normalen Geburt sollte nicht zu kurz bemessen sein. Hier ist es aber schwer, verbindliche Angaben zu machen, da abzuwägen ist, wie sehr die Mutter zu Hause benötigt wird oder ob sie dort eine Vertretung hat, ob der Krankenhausaufenthalt eine wesentliche finanzielle Belastung mit sich bringt, ob evtl. das durch frühere Entlassung eingesparte Geld zu Hause besser für die Erholung der

544   41. Pflegerische Besonderheiten bei Schwangeren

Wöchnerin angewandt werden kann usw. Von seiten des Krankenhauses ist in erster Linie die Zahl der verfügbaren Betten zu berücksichtigen.

Ein etwa 6–8 Tage dauernder Aufenthalt sollte angestrebt werden, wobei man sich aber klar darüber sein muß, daß danach die Folgen von Schwangerschaft und Geburt noch nicht überwunden sind.

Die zusätzliche Hausarbeit und Versorgung des Kindes bewirken oft, daß um die 10. Woche nach der Geburt ein körperlicher und seelischer Tiefstand erreicht wird und erst danach langsam eine Erholung eintritt.

Auflösung der Prüfungsfragen

Die Antwortangebote setzen z. T. Wissen aus späteren Kapiteln voraus.

Eine weitere Möglichkeit, das Wissen zu vertiefen, ist zu überlegen, weshalb die falschen Antwortangebote nicht richtig sind und wie sie oder der Fragetext geändert werden müßten, um richtig zu sein. Oder versuchen Sie selbst, neue Fragen mit richtigen und „vernünftig"-falschen Antwortangeboten zu konstruieren.

In den untenstehenden Kolumnen geben die linken (Zahlen-)Spalten die Nummer der Frage an und die rechten (Buchstaben-)Spalten das richtige Antwortangebot.

Frage	Richtige Antwort	Frage	Richtige Antwort	Frage	Richtige Antwort
Kapitel 1		3	e	3	e
		4	c	4	b
1	b	5	b	5	b
2	b	6	a	6	a
3	c	7	b	7	e
4	c	8	d		
5	a	9	e	**Kapitel 4**	
6	d	10	d		
7	c	11	c	1	a
8	c	12	d	2	a
9	d	13	e	3	b
10	b	14	a	4	b
11	a	15	c	5	c
12	e	16	a	6	e
13	c	17	b	7	e
14	b	18	a	8	e
15	e	19	e	9	c
16	e	20	e	10	d
17	b	21	e		
18	e			**Kapitel 5**	
		Kapitel 3		1	a
Kapitel 2				2	c
		1	b	3	d
1	b	2	d	4	b
2	e				

546 Auflösung der Prüfungsfragen

Frage	Richtige Antwort		Frage	Richtige Antwort		Frage	Richtige Antwort
5	e		9	e		**Kapitel 13**	
6	a					1	e
7	c		**Kapitel 9**			2	d
8	b		1	b		3	b
9	d		2	c		4	e
10	b		3	b		5	e
11	e		4	a		6	e
12	c		5	e		7	e
13	a		6	d		8	c
14	b		7	d		9	e
15	a		8	b		10	e
16	e						
			Kapitel 10			**Kapitel 14**	
Kapitel 6			1	d		1	d
1	b		2	e		2	c
2	a		3	b		3	e
3	d		4	c		4	e
4	d		5	a		5	a
5	c		6	e		6	d
6	c		7	d		7	e
						8	d
Kapitel 7			**Kapitel 11**			9	d
1	c		1	c		10	c
2	e		2	d		11	c
3	b		3	e		12	b
4	d		4	e			
5	b					**Kapitel 15**	
6	a		**Kapitel 12**			1	d
7	e		1	a		2	c
8	b		2	a		3	c
9	c		3	c		4	c
10	b		4	d		5	e
			5	e			
Kapitel 8			6	e		**Kapitel 16**	
1	e		7	d		1	e
2	c		8	d		2	e
3	c		9	c		3	e
4	a		10	a		4	b
5	a		11	d		5	d
6	b					6	a
7	e					7	a
8	c					8	c

Auflösung der Prüfungsfragen

Frage	Richtige Antwort	Frage	Richtige Antwort	Frage	Richtige Antwort
Kapitel 17		**Kapitel 22**		5	d
1	c	1	e	6	e
2	e	2	a	7	b
3	c	3	a	8	d
		4	d	9	d
Kapitel 18		5	c	10	c
1	d			11	c
2	b	**Kapitel 23**		12	b
3	a	1	a		
4	b	2	c	**Kapitel 26**	
5	a	3	e	1	c
6	d	4	a	2	c
7	b	5	b	3	d
8	b	6	c	4	c
		7	a	5	a
Kapitel 19		8	b	6	e
1	e	9	a	7	b
2	e	10	c	8	a
3	a	11	b	9	b
4	d	12	c	10	d
5	c	13	b	11	b
6	b			12	b
7	b	**Kapitel 24**		13	e
		1	c	14	d
Kapitel 20		2	b	15	d
1	c	3	e		
2	a	4	d	**Kapitel 27**	
3	c	5	b	1	e
4	b	6	b	2	d
5	b	7	c	3	b
6	c	8	b	4	c
7	e	9	d	5	a
		10	b	6	e
Kapitel 21		11	b	7	c
1	e	12	e		
2	b	13	d	**Kapitel 28**	
3	a			1	b
4	e	**Kapitel 25**		2	b
5	e	1	c	3	b
6	b	2	c	4	a
		3	e	5	c
		4	d	6	d

Frage	Richtige Antwort	Frage	Richtige Antwort	Frage	Richtige Antwort
7	e	16	e	**Kapitel 33**	
8	a	17	b	1	b
9	e	18	b	2	b
10	d	19	d	3	c
11	d			4	a
12	d	**Kapitel 31**		5	d
13	e			6	c
14	e	1	e	7	a
15	e	2	c	8	e
16	a	3	d	9	c
17	d	4	d	10	c
18	e	5	e	11	e
19	b	6	b	12	b
20	e	7	b	13	b
21	c	8	e	14	c
22	c	9	c	15	b
		10	a	16	d
Kapitel 29		11	b	17	e
		12	b	18	a
1	d	13	c	19	d
2	c	14	b	20	e
3	b	15	b	21	d
4	a				
5	d	**Kapitel 32**		**Kapitel 34**	
6	d				
7	e	1	e	1	c
8	e	2	e	2	d
		3	e	3	d
Kapitel 30		4	e	4	c
		5	b	5	e
1	e	6	e	6	c
2	c	7	b	7	c
3	c	8	e	8	e
4	e	9	d	9	e
5	c	10	c	10	a
6	e	11	c	11	d
7	b	12	e	12	d
8	e	13	a	13	d
9	d	14	e	14	e
10	b	15	b	15	e
11	e	16	b	16	b
12	d	17	e	17	d
13	d			18	c
14	d			19	d
15	b				

Auflösung der Prüfungsfragen

Frage	Richtige Antwort	Frage	Richtige Antwort	Frage	Richtige Antwort
20	b	3	b	17	e
21	a	4	b	18	a
22	b	5	b		
23	b	6	e	**Kapitel 37**	
24	b	7	b	1	d
25	d	8	d	2	e
		9	b	3	e
Kapitel 35		10	e	4	a
keine Fragen		11	a	5	b
		12	c		
Kapitel 36		13	e	**Kapitel 38 – Ende**	
		14	e	**keine Fragen**	
1	a	15	c		
2	c	16	b		

Literatur

Arbeitsgemeinschaft deutscher Schwesternverbände und der deutschen Schwesterngemeinschaft e. V.: Die Pflege des kranken Menschen, 6. Aufl. Kohlhammer, Stuttgart 1967

Beck, L., W. Dick: Analgesie und Anästhesie in der Geburtshilfe, 3. Aufl. Thieme, Stuttgart 1993

Benz, J., E. Glatthaar: Checkliste Geburtshilfe, 4. Aufl. Thieme, Stuttgart 1990

Brehm, H.: ABC der modernen Empfängnisregelung, 2. Aufl. Thieme, Stuttgart 1971

Brehm, H.: Gynäkologische und geburtshilfliche Prüfungsfragen, 3. Aufl. Thieme, Stuttgart 1978

Brehm, H., W. Kummer: Das Klimakterium und die Therapie seiner Beschwerden. Med. Welt 3 (1961) 121–129

Brock, J.: Biologische Daten für den Kinderarzt, 2. Aufl. Springer, Berlin 1954

Cotta, H., W. Heipertz, A. Hüter-Becker, G. Rompe: Krankengymnastik. Band 3: Grundlagen der Krankengymnastik III, 3. Aufl. Thieme, Stuttgart 1986

Cramer, H.: Die Kolposkopie in der Praxis, 3. Aufl. Thieme, Stuttgart 1975

Diem, K., C. Lentner: Wissenschaftliche Tabellen. Documenta Geigy, 7. Aufl., revid. Nachdruck. Thieme, Stuttgart 1975

Döring, G. K.: Empfängnisverhütung, 12. Aufl. Thieme, Stuttgart 1990

Ewerbeck, H., V. Friedberg: Die Übergangsstörungen des Neugeborenen und die Bekämpfung der perinatalen Mortalität. Thieme, Stuttgart 1965

Faller, A.: Der Körper des Menschen, 11. Aufl. Thieme, Stuttgart 1988

Gesenius, H.: Empfängnisverhütung, 3. Aufl. Urban & Schwarzenberg, München 1969

Göltner, E.: Geburtshilfliche Prüfungsfragen. Urban & Schwarzenberg, München 1969

Günther, H., W. Kohlrausch, H. Teirich-Leube: Krankengymnastik in der Frauenheilkunde. Fischer, Stuttgart 1968

Hirsch, H. A., O. Käser, F. Iklé: Atlas der gynäkologischen Operationen. 5. Aufl. Thieme, Stuttgart 1994

Hüter, J.: Übergang von Medikamenten in die Muttermilch und Nebenwirkungen beim gestillten Kind. Thieme, Stuttgart 1970

Hüter, K. A., H. Buchenau: Ernährung der werdenden Mutter. Bundesausschuß für volkswirtschaftliche Aufklärung, Köln 1968

Käser, O., V. Friedberg, K. G. Ober, K. Thomsen, J. Zander: Gynäkologie und Geburtshilfe, Bd. I und II. Thieme, Stuttgart 1987, 1992 u. 1981

Kaiser, R., A. Pfleiderer: Lehrbuch der Gynäkologie, 16. Aufl. Thieme, Stuttgart 1989

Kubli, F.: Fetale Gefahrenzustände und ihre Diagnose. Thieme, Stuttgart 1966

Martius, G.: Hebammenlehrbuch, 5. Aufl. Thieme, Stuttgart 1990

Netter, F. H.: Farbatlanten der Medizin. The Ciba Collection of Medical Illustrations, Bd. 3: Genitalorgane, 2. Aufl. Thieme, Stuttgart 1987

Overzier, C.: Die Intersexualität. Thieme, Stuttgart 1961

Literatur

Pschyrembel, W.: Praktische Gynäkologie, 4. Aufl. De Gruyter, Berlin 1968

Pschyrembel, W.: Praktische Geburtshilfe, 13. Aufl. De Gruyter, Berlin 1966

Snoeck, J.: Die Plazenta. Triangel 5 (1961) 178

Starck, D.: Embryologie, 3. Aufl. Thieme, Stuttgart 1975

Winter, G., H. Naujoks: Lehrbuch der operativen Geburtshilfe, 3. Aufl. Urban & Schwarzenberg, München 1951

Zinser, H.-K.: Die Zytodiagnostik in der Gynäkologie, 2. Aufl. Fischer, Jena 1957

Sachverzeichnis

A

Aberrierend 376
Ablatio 197, 225
Abort 350
– beginnender 352
– drohender 352
– einzeitiger 351
– habitueller 352
– induzierter 351
– unvollständiger 354
– verhaltener 355
– vollständiger 355
– zweizeitiger 351
Abortmechanismus 356
Abortstadien 352
Abortus completus 355
– imminens 352
– incipiens 352
– incompletus 354
– in tractu 354
Abrasio 212 f, 227
– hormonelle 83
Adaptationsstörungen 516
Addition, additiv 244 f
Adenokarzinom 184 ff
Adenomyosis uteri 149
Adiuretin 55
Adnexe 10, 276
Adnexitis 138 f
Adnextumor 138 f, 186 f
Adoleszenz 66
Adrenogenitalsyndrom 40
Adrenokortikotropin 55
After 3 ff, 35 f
Agglutinationshemmtest 344 f

AGS s. Adrenogenital-
syndrom
AIDS 128 f
Akne 57 f
Alkohol 309
Amenorrhö 76 f, 264
– generative 77
– pathologische 77
– physiologische 76
– primäre 76
– sekundäre 77
– vegetative 77
Amnion 259, 293
Amnionhöhle 259, 293
Amnionitis 383
Amnionpunktion 338
Amnioskopie 327 f
Amniozentese 338
Ampulla tubae 8 ff
Anämie 409
Anamnese 201
Anastomosen 15 f
Androgene 55 f, 57, 240 f
Aneurysma 404
Aniosomastie 194
Anorexia nervosa 66
Anteflektiert 7
Antevertiert 7
Anti-D-Gammaglobulin 535 f
Antibabypille 111 f
Antiglobulin-Coombs-
Test 340
Antihormon 179 f
Anurie 165, 391, 498
Anus 2, 4 ff, 35
– praeter 24
Aorta 7
Apgar 523

Appendizitis 412
Arbeitsunfähigkeit 180
Apnoe 524
Arborisation 210
Areola 25 f
Arrhenoblastom 174
Arteria iliaca interna 8
– ovarica 8, 14 f
– renalis 8
– uterina 8 f, 14 f
Arteriographie 218
Aschheim-Zondeck-Re-
aktion 344
Asherman-Syndrom 80, 354
Asphyxie 524
Aspiration 234
Asynklitismus 436, 459 f
Atemluftraum 280 f
Atemnotsyndrom 368
Atemtypen 280, 438 f
Atmung, intrauterine 296, 509, 524
Atonie 450
Aufpassen 107
Aufstehen, postop. 232
Auskultation 203
Ausschabung 212
Ausschütten 522
Austauschtransfusion 536 f
Austreibungsphase 426, 428
Austreibungswehen 426
Autosomen 31
Axillarbehaarung 57
Azoospermie 38
AZR s. Aschheim-Zon-
dek-Reaktion

Sachverzeichnis 553

B

Baden in der Gravidität 308
Bakteriurie, asymptomatische 498
Bandapparat 280
Bänder 12, 280
Bandlsche Furche 427
Bandscheibenerkrankung 403
Barrsches Körperchen 31, 34
Bartholinitis 116
Bartholinsche Drüse 2, 8
Basalis 61 ff, 290 f
Basaltemperaturmessung 108
Bauch, akuter 92 f
Bauchdecken 277
Bauchdeckenkonturen 263
Bauchdeckenübungen 500 f
Bauchhöhlenschwangerschaft 358
Bauchlage 488
Bauchschmerzen 92
Bauereisen 480
Becken, androides 20, 452 f
– anthropoides 20, 452 f
– enges 22
– flaches 20, 452 f
– großes 17 f
– gynäkoides 20, 452
– kleines 17 f
– knöchernes 17 f
– osteomalazisches 439 f
– platypeloides 20, 453
Beckenanomalien 452
Beckenausgang 19 f
Beckenboden 5, 13 f
Beckenbodengymnastik 154 ff, 502
Beckenbodenübungen 502
Beckeneingangsraum 18 f
Beckenendeinstellung 434 f, 456
Beckenendlage 456

Beckenform 20, 452 f
Beckengürtel 17 ff
– Beweglichkeit 17 ff
Beckenhöhle 19
Beckenkanal 17 ff
Beckenkrümmung 483 f
Beckenmaß 18 ff
Beckenmessung, äußere 20, 329
– röntgenologische 329
Beckenraum 18
Beckenverengung 452
Beckenwand 8
Befruchtung 254
– extrakorporale 105 f
Begattung 254
Beinvenenthrombose, oberflächliche tiefe 513 f
Beischlaf 254
Belastungskontinenz 283 f
Berufstätigkeit 309
Berufsunfähigkeit 180
Besamung 254
Bindegewebsschwächling 315
Blase, Überfüllung 24
Blasen-Dauer-Katheter 161 f
Blasen-Scheiden-Fistel 24
Blasen-Zervix-Fistel 24
Blasenmole 373, 376
Blasenpfeiler 13
Blasensprengung 450
Blasensprung 339
– frühzeitiger 382
– rechtzeitiger 382
– vorzeitiger 382
Blasenverschleißmechanismus 162 ff
Blasenwand 24
Blasenwand-Verletzung 24
Blutdruck 282
Blutegel 513 f
Blutgasanalyse 333
Blutgefäße 282 f
Blutkörperchen-

senkungsgeschwindigkeit 283
Blutmenge 283
Blutmole 374
Blutung, azyklische 81
– postpartuale 494
– schmerzlose 367 f
– Vermehrung 80
– Verringerung 76 ff
Blutungsstörungen 76 ff
Blutversorgung des weiblichen Gentiale 14 f
Brachtscher Handgriff 485
Brandt-Andrews 431
Brenner-Tumor 173
Breussche Mole 374
Bronchialasthma 406
Brust 193, 278
– sezernierende 195 ff
– weibliche 45 ff
– – Entwicklungsstadien 49 f
Brustdrüse 25 f
Brustmuskel, großer 26
Brustuntesuchung 206
Brustwarze 25 f
Bulbus vestibuli 5, 15
Büstenhalter 308

C

Canalis cervicis uteri 8
Capsula adiposa mammae 25 f
Carcinoma in situ 183, 420
Carunculae myrtiformes 3, 492 f
Cavum uteri 7 f
– Keimbesiedlung 63, 491
Cerclage 478
Cervix uteri 7 f
Chemotherapie 189, 198 f
– adjuvante 198 f
– kurative 198 f
Chinin 439
Chlamydien 129

554 Sachverzeichnis

Chloasma uterinum 262, 278f, 503
Cholesterin 55f, 239f
Chorion 259, 291f
– frondosum 293
– leve 292, 294f
Chlorionbiopsie 338f
Choriongonadotropin 277f
Chorionkarzinom 189
Chorionzottenbiopsie 338
Chromosom 31
Chromosomensatz, haploider 36
– männlicher 33
– weiblicher 32
Chromosomenuntersuchung 220
Clitoris 5
Coitus interruptus 107
Collum uteri s. Zervix
Computertomogramm 217
Condylomata accuminata 120
– lata 132
Conjugata anatomica 18f
– diagonalis 18f
– externa 18f, 20f
– obliqua 18f
– obstetrica 18f
– transversalis 19
– vera obstetrica 18f
Coombs-Test, direkter 340
– indirekter 340, 534
Corpus luteum 12
– – graviditatis 277f
– – Hormon 56f, 239f
– – Zysten 171
– uteri 7
Craurosis vulvae 48, 120
Credésche Augenprophylaxe 416
– Expression 486
Cystadenoma serosum 172

D
Damm 3f, 429, 497
Dammpflege 232
Dammriß 467f
Dammschutz 429f
Darmlähmung 413f
Darmverschluß 413f
Dauerblutung, klimakterische 70f
Decidua basalis 290
– capsularis 290
– parietalis 290
– vera 290
Deflexion 434ff
Deflexionshaltung 434ff
Deflexionslage 459
Defloration 3
Dehnung, elastische 274
– plastische, des Zervikalkanals 274
Dermoidzyste 173
Descensus uteri 156f
– vaginae 154f
Desinfektionsfelder für gynäkologische Operationen 225
Desquamationsphase 60f
Dezidua 282ff
Diabetes 405
Diagnose der (Mehrlings-)Schwangerschaft 343f
Diaphragma urogenitale 5
Differenzierung 257
– sexuelle 31ff
Diphtherie 415
Disgerminom 173
Distantia cristarum 20
– spinarum 20
– trochanterica 20
Distress, fetal 465
– maternal 465
Dizygot 343f
Döderleinsche Scheidenbazillen 64
Dokumentationsschema 300
Dolffsches Zeichen 370
Dottersack 259

Douglas-Abszeß 143
– Punktion 213, 227
Douglas-Raum 4, 14
– vorderer 14
Douglasskopie 218
Drehung, äußere 438
Drogenikterus 399
Drumstick 35
Drüsenläppchen 25
Drüsenschläuche, sägeblattförmige 60f
Ductus lactiferus 25f
Durchmesser, querer 19
– schräger 19
Durchschneiden 429
Dysgenesie, gonadale 38
Dysmenorrhö 47, 95f
– primäre 95
– sekundäre 95
Dyspareunie 97
Dyspnoe 280f
Dysproportion, zephalopelvine 17
Dystokie 449
Dysurie 165, 410

E
Eiaufnahme 256
Eibläschen 8f
Eierstock 4, 5, 8f, 11f
Eierstockschlagader 8
Eigenblutkonserve 233f
Eihaut 259
Eihäute ein- und zweieiige Zwillinge 345
Eileiter 8, 10f
Eileiteröffnung 8, 10f
Eineiig 343f
Einheit, fetoplazentare 337
Einlauf 542
Einstellung 433ff
Eisblume 209f
Eisen 305f
Eisenbedarf 283, 286
Eisenmangelanämie 84f, 409f
Eisprung 12
Eitransport 256f
Eiweiß 304ff

Sachverzeichnis 555

– tierisches 306
Eizelle 11 f
Eklampsie 393 f
Ektopie 207
Ektropion 119
Ekzem 403
Elektrolyte 425
Elongatio colli 158
Embolie 236 f
Embryoblast 257 f
Embryologie 31 ff
Embryonalknoten 259
Embryonalschild 259
Embryopathie 526 f
Empfängnisverhütung,
  Gründe 106 f
Empfängniszeit, gesetzli-
  che 271
Endometriose 97, 149 ff
Endometritis 145
Endometrium 5, 7 f, 61
Endometriumshyper-
  plasie 145 f
Endometriumswunde
  60 ff
Endosalpinx 131
Endoskopie 218
Energie, notwendige
  304 f
Energiedonatoren 425
Entenschnabelspekulum
  205
Enterozele 156
Entleerungsdruck 25 ff
Entspannung 303 f
Enwicklung, allgemeine
  65
– psychische 66
– Schultergürtel 484 f
Entwicklungsjahre 45 f
Entwicklungsstadien 49
Entwicklungstendenz
  538
Entzündung, interstitiel-
  le 26
– parenchymatöse 26
Enuresis nocturna 166
Epidydimis 34
Epilepsie 404
Episiotomie 23, 478 f

– laterale 23
– mediane 23
Epithel, originäres 207
Epoophoron 13
Erbkrankheiten 525 f
Erkrankung, monosym-
  ptomatische 389 ff
Ernährung 232
Eröffnungsphase 427
Eröffnungswehen 426
Erosion 207
Erysipel 415
Erythroblastose 533
Erythroplakie 46, 207
Erythrozyten, Verminde-
  rung 283
Excavatio rectouterina 5,
  14 f
– vesicouterina 5, 14 f
Extrakorporale Befruch-
  tung 105 f
Extraktion am Steiß 484 f
Extrauteringravidität
  358 f

F
Fabrikatmosphäre 539
Fadenstärke des Naht-
  materials 226 ff
Familienstand 540
Farnblattstruktur 62, 210
Fehlentwicklungen 36 ff
Fehlgeburt 350 ff
Felderung, Portio 207
Feminisierung, testikulä-
  re 39
Fertilität 102
Fetopathie 528 ff
Fett 304 f
Fibrinogenmangel 532
Fibrom 146 f
Fibromyom 146 f
Fieber 464
Fimbria tubae uterinae 5
Fimbrientrichter 11
Fisher-Score 331 f
Fissur 195
Fistel 24
Flachwarze 194
Fleischmole 374

Flexion 436
Flexionshaltung 436
Flimmerepithelzyste 172
Flimmerhaare 11
Flüssigkeitszufuhr 231,
  307
Fluor 121, 276
Follikel 11
Follikelhormon 12, 239 ff
Follikelpersistenz 70
Follikelzysten 170
Fontanelle, große 22
– kleine 22
Fonticulus posterior 22
Fossa pararectalis 14
Frank-Bermann-Test 334
Frauenjahre 112
Friedmann-Test 334
Frigidität 97
Froschtest 334
Fruchtbare Tage 107 f
Fruchttod, intrauteriner
  525, 530 ff
Fruchtwasser 296
– mekoniumhaltiges 530
Fruchtwasserembolie 463
Fruchtwassernachweis
  339
Fruchtwasseruntersu-
  chung 338
Frühgeburt 350, 365 f
Frühgestose 388, 314
FSH 243
Führungsband der Ge-
  bärmutter, rundes 5
Fundus uteri 7 f, 270
Fundusstand, Schwan-
  gerschaft 263, 301
Fünf-Jahres-Heilung 182
Funktionalis 61
Fußeinstellung 433, 456

G
Gallensteine 284, 413
Galli-Mainini-Test 334
Gartner-Gang-Zysten
  120
Gartnerscher Gang 8
Gebärmutterboden 8
Gebärmutterhals 7

Gebärmutterhalsteil 8
Gebärmutterhöhle 8, 290
Gebärmutterkörper 7 f
Gebärmutterscheidenteil 7 f
Gebärmutterschlagader 7 f
Gebärmutterschleimhaut 7 f
Gebärstuhl 444
Geburt 424 f
– protrahierte 450
– verzögerte 450
Geburtsdauer 425 f
Geburtsgeschwulst 518
Geburtshaltung 444
Geburtshilfe, funktionelle 329
Geburtskanal, weicher 23
Geburtsleitung, medikamentöse 439
Geburtsmechanismus 437
Geburtstermin 269 f
Geburtswehen 424
Geburtszange 483
Gehirnerweichung 132
Gehirnschädel 22
Gelbkörperhormon 239 f
Gelenke 280
Genitalien, äußere 31, 35, 115
– innere 31
Geschlecht, chromosomales 31
– genetisches 31 f
– genitales 31 f
– gonodales 31 f
– psychisches 31 f
– standesamtliches 31 f
Geschlechtschromosomen 31 f
Geschlechtsfalten 35
Geschlechtshöcker 35
Geschlechtshormon 239
Geschlechtskrankheiten 127
– Gesetz zur Bekämpfung 127

Geschlechtsmerkmale, extragenitale 32
Geschlechtsumwandlung 41 f
Geschlechtswülste 35
Gesichtsschädel 22
Gestagene 56, 239 f
Gestosen 388
– reine 388
Gewicht 285
Gewichtssturz, initialer 518
Gingivitis gravidarum 284
Glandula vestibularis major 4, 5, 8
Glukokortikoide 241
Glukosetoleranz 286
Glukuronyltransferase 521
Glykoproteid 243
Gonadendysgenesie 39
Gonadotropin 55, 243
Gonadotropinreleaser 55
Gonokokken 131
Gonorrhö 131, 416, 513
Graafscher Follikel 8, 11
Gradstand, hoher 457
Granulosazelltumor 174
Grippe 414
Grund 208
Grundsiebhaut 290

H
Haare 279, 503
Haematocele retrouterina 359 f
Halbierungsteilung 36
Halskanal, Gebärmutter 8 f
Halteapparat, Uterus 12
Haltung 436
Haltungsanomalie 434
Hämagglutinationshemmtest 334 f
Hämatom, retroplazentares 378 f
Hämotometra 150
Hämatosalpinx 140

Hämatozele, peritubare 359 f
Hämaturie 392
Hämoglobin 520 f
Hämorrhoiden 117, 409
Harnblasenentwicklung 35
Harnentleerungsstörung 165 ff
Harnflut 498
Harninkontinenz 24, 153 ff, 160 ff, 498
Harnleiter 8
– primärer 34
– sekundärer 34
Harnröhre, weibliche 5
Harnröhrenmündung, äußere 4
– Erkrankungen 164
Harnröhrenöffnung 4
Harnröhrenpolypen 164
Harnröhrenschleimhaut, Prolaps 164
Harnrückenstauung 24
Harnverhaltung 24, 166 f
Hauptschlagader 8
Hautjucken 318 f
Hautnabel 384, 520
HbA / HbF = Hgb-A / Hgb-F 520 f
β-HCG 335
Headsche Zone 90 f
Hecheln 304
Hefepilze 133 f
Hegarsches Zeichen 265
Hegarstift 480
Heilanstalten 534
HELLP-Syndrom 393
Hepatitis, infektiöse 415
Hermaphroditen 38
Hernie 401
Herz 282
Herz-Minuten-Volumen 282, 409
Herzfehler, Beurteilungsmaßstab der New York Heart-Association 408
Herzstillstand 233
Herztöne, fetale 327
Herzversagen 282

Sachverzeichnis 557

Heterozygot 534
Hexenmilch 519
Hiatushernie 414
Hilus ovarii 11
Hinselmann 207
Hinterhauptsschuppe 22
Hirntumor 394
Hirsutismus 41
HMG s. Humanes Meno-
pause-Gonodotropin
Hoden, Deszensus 36
Hodensack 36
Hodge-Pessar 1157
Hohlwarze 194
Homozygot 534
Hormon, follikelstimu-
lierendes 243
– luteinisierendes 55,
243
– luteomammotropes
55. 243
Hormone Blutspiegel 58 f
– männliche 57
Hormonrezeptoren 197 f
Hormontest 344 f
– Therapie 192 f, 239 ff
Humanes Menopause-
Gonadotropin 243
Humorale Abwehr 124 ff
Hydramnion 374 f
Hydrops gravidarum 391
Hydrosalpinx 139 f
Hymen 3 f, 8 f
– imperforiertes 39
Hymenalverschluß 79
Hyperanteflexion 159 f
Hyperemesis gravi-
darum 390 f
Hyperfollikulinämie 70
Hyperhydrosis 71
Hyperimmunglobulin
311
Hyperinvolution 46, 490
Hypermenorrhöe 81
Hypernephrom des Ovar
174
Hyperthermie 522
Hypertonie 391, 392
Hyperventilation 289 f

Hypogonadismus, hy-
pergonadotroper 78
Hypomenorrhö 76, 80
Hypophyse 53 f
Hypospadie 38
Hypothyreoidismus 402
Hypothyreose 530
Hysterosalpingographie
216

I
Iatrogen
Ichgefühl 66
ICSH 55, 243
Ikterus 413, 521
Ileus 234 f, 413
Immunologische Tole-
ranz 311
Impfungen 311 f
Implantation 254 f
Implantationsblutung
258, 377 f
Impotentia coeundi 103
Imprägnation 254
Individualität 66
Infektion, Bauchhöhle
125 f
– endogene 511
– exogene 511
Infektionskrankheiten
311
– spezifische 124 ff
Infertilität 102
Infrarotphotographie 331
Infundibulum tubae 8,
10 f
Inhibition 244
Inkompatibilität 537
Insertio marginalis 375
– paracentralis 375
– velamentosa 375 f
Inspektion 202, 324
Insuffizienz, isthmozer-
vikale 275 f, 478
Intensiv-Überwachungs-
raum 230
Intersex 36
Interspinalebene 19
Intestinalgravidität 359
Intrauterinpessar 85, 110

– Wirkungsweise 110
Introitus vaginae 2, 8
In-vitro-Fertilisation 105,
346
Involution 120
Ionenpumpe 425
Inokulation 533
Irrigoskopie 179
Irritabilität 309
Ischuria paradoxa 165
Isotopennephrogramm
214 f
Isthmus tubae 8, 10 f
– uteri 7 f

J
Jungfernhäutchen 2 f, 8

K
Kaffee 309
Kaiserschnitt 484
Kalkbedarf des Feten 411
Kalorien 305
Kalzium 306
Kalziumbedarf 286
Kaninchentest 334
Kapselsiebhaut 254 f
Kardiotokograph 331 f
Karies 284 f, 411
Karpaltunnelsyndrom
317
Karzinom, intraepithelia-
les 183
– nicht-invasives 183
– Stadium 0 183
Karzinomfrüherkennung
207
Käseschmiere 296
Kaudalanästhesie 441
Kausaltherapie 77
Keimanlage 259
Keimdrüsen 34
Keimleiste 34
Kephalhämatom 518
Kernspintomographie
218
Kind, Umfangmaße 22
– im Zimmer der Mutter
490
Kindsadern 499 f

558 Sachverzeichnis

Kitzler 2 f, 4 f
Klassische Lösung der Arme 484
Kleidung 41 f
Klimakterium 3, 47 f, 67 ff
– Phasen 69
– Therapie 72
– Ursachen, Folgen 68
Klimax 47 f
– praecox 47 f
Klinefelter-Syndrom 38
Klitoris 2 f, 15
Knaus-Ogino.Methode 107 f
Kochsalzzufuhr 306
Kohabitation 254
Kohabitationsfähigkeit 39 f
Kohlenhydrate 305
Koitus 254
Kollumkarzinom, Stadien 184 f
Kolonkontrasteinlauf 217
Kolostrum 265, 493
Kolpektomie 229
Kolpitis 117
Kolposkopie 207
Kommissur 2 f
Kompakta 290
Kompetition, kompetitive 244 f
Komplementärluftraum 289 f
Komplikation, postoperative 233 f
Kondom 110
Konisation 211 f, 227
Konjugation 254
Konsistenzwechsel, Uterus 425
Kontamination 235 f
Konzeption 254
Konzeptionsmöglichkeit 256
Konzeptionsoptimum, Berechnung 109
Konzeptionsverhütung 106
Kopf, Einstehen 24
Kopfkrümmung 483

Kopfschmerzen 318
Kopulation 254
Korkenzieherarterien 208
Korpuskarzinom 185 f
Kosmetik 308
Kostenübernahmeerklärung 194
Kotyledonen 294, 292, 373
Krampfadern 282
Kranznaht 22
Kraurosis s. Craurosis
Kreislaufkollaps 233, 318
Kreislaufschock 233
Kreuzschmerzen 93
Kristellerscher Handgriff 480
– Schleimpfropf 10
Krötentest 334
Krypten, paraurethrale 4, 6
Kryptomenorrhö 76
Kuldoskopie 218 f
Kultur 220
Kyphoskoliose 406

L
Labia majora 2, 35
– minora 3, 35
Labium majus 2, 35
– minus 3, 35
Lage des Kindes 433 f
– – im Genitale 433 f
– – von Uterus und Kind 435
Lageanomalie 456
Lagediagnostik 22 f, 324 ff
Lagerung 250
Lageveränderung 153 ff
Lambdanaht 23
Laminariastift 480
Längslage 434
Laparoskopie 218
Latex-Agglutinationstest 355 f
Leben, Beginn 255
– gesellschaftliches 309
Lebendgeburt 424
Lebenserwartung 68
Lebenswandel 251

Leberfunktionsprobe 413
Leibbinden 308, 491
Leibesfrucht 258
Leibeshöhle, extraembryonale 258
Leibesumfang 262, 270, 301 f, 325
Leihmutterschaft 106
Leitstelle 436
Leopoldsche Handgriffe 324 f
Letalität 147
Leukämie 410
Leukoplakie 208
Leukoplakiegrund 208
Leukozytenzahl 283
LH s. ICSH
Libido 490
Ligament 12
Ligamentum cardinale 7 f, 13
– cervicovesicalis 13
– infundibulopelvicum 5, 7 f, 13
– latum 8, 13
– sacrouterinum 8, 13
– uteroovaricum 7, 13
Ligamentum-latum-Varizen 13
Linea alba (fusca) 279, 503
Listeriose 416
Livide 276
Lochialstauung 508
Lochien 491
Lokalanästhesie 442
Lösungsblutung 431
Lösungsmechanismen 430 f
Lövset 485
Lues 132
Lungenentzündung 406, 414
Lungenreifungsprophylaxe 368, 536
Lungentuberkulose 406, 415
Lymphabflußwege 15
Lymphknoten 15

Sachverzeichnis   559

Lymphknotenentzün-
dung, venerische 127
Lymphogranuloma ve-
nereum 127
Lymphographie 218
Lymphozyten, B-, T- 124 f

M
Magen-Darm-Passage
217
Magenatonie 234
Magengeschwür 413
Makrosomie 460, 530
Mamille 25 f
Mamma 25 f, 193 ff
Mammakarzinom 197,
419
Mammographie 216
Marschal-Marchetti-
Hirsch-Operation 163
Marsupialisation 117
Masern 414
Maskulinisierung 40 f
– inkomplette 38 f
Mastdarm 6
Mastitis, interstitielle 26,
512
– kanalikuläre 26, 512
– puerperalis 512
Mastodynie 195
Mastopathia chronica
cystica 196
Mauriceau-Handgriff
485
Mäusetest 334
Meckelsches Divertikel
259
Medikamente während
der Schwangerschaft
311
Mehrlingsschwanger-
schaft 343 f
– Komplikationen 345 f
Meigs-Syndrom 172
Mekonium 522
Melanophorenhormon
279
Meldepflicht 127
Menache 45 f, 66
Menopause 47 ff, 67 ff

Menorrhagie 81
Menstrualblutuntersu-
chung 213
Menstruation 63 f
– Binden 63 f
– erste 45, 492
– normale 48 f
Menstruationstampons
3, 63 f
Mesosalpinx 8, 13
Metabolismus 85
Meßzirkel 18
Michaelissche Raute 22
Migräne 96, 404
Milchdrüse 25 ff, 193 ff
– akzessorische 494
Milcheinschuß 493
Milchgang 25 f
Milchleiste 25
Milchsäckchen 25 f
Milchsäurebakerien 64
Milchstuhl 522
Mineralkortikoide 241 f
Minutenvolumen 282,
407 ff
Missed abortion 353, 355
– labour 449
Mißbildungen, angebore-
ne 31 ff
– Genitale 39 f
Mithilfe 540
Mittelstrahlurin 161, 249
Modus Duncan 431
– Schultze 431
Mola hydatidose 373
Monilia albicans 133
Monosymptomatische
Erkrankungen 389
Monozygot 343
Mons pubis 2
– veneris 2, 8
Morbidität 180
Morbus Basedow 402
– Bowen 188
– haemolyticus 533
Mortalität, perinatale
147, 350 f, 365 f
Morulazelle 257
Mosaikbildung 38
Motilitätsmaximum 64

Metrorrhagie 81
Mucosa uteri 8
Müller-Methode 485
Müllerscher Gang 34 f
Multilobuläres Mamma-
karzinom 197
Multipara 265
Multiple Sklerose 404
Mundpflege 310
Musculus bulbocaverno-
sus 468
– levator ani 468
– pectoralis major 26 f
– sphincter ani externus
468
Muskularis 8
Muskulatur, Anteil am
Gewebsvolumen des
Uterus 275
Mutterbänder, runde 8
Mütterfürsorge 313, 538 f
Mutterkuchen, Vorliegen
377
Muttermund 492
– äußerer 7 f
– innerer 7 f
Muterschutzgesetz 313 f
Myom 146 ff, 401
Myomenukleation 229
– in statu nascendi 148
– intraligamentäres 148
– intramurales 148
– submuköses 148
– subseröses 148
Myometrium 7 f
Myomkapsel 148
Myomnekrose 143
Myomstiel 148

N
Nabel 4, 294 f, 519 f
Nabelbruch 520
Nabelschnur 259, 293 f,
376 f, 383 f
– Vorliegen 462
Nabelschnurrest 519 f
Nabelschnurvorfall 462
Nachbarorgane des
weiblichen Genitale 24
Nachblutung 81

Sachverzeichnis

Nachgeburtsperiode 430
Nachtastung 486
Nachwehen 425, 492
Nadelbiopsie 212
Naegelesche Regel 270
Nägel 279
Nähte 22
Nahtmaterial 226
Narbendehiszenz 236
Naujoksche Modifikation 485
Naujokscher Schlaufenverband 405
Nausea 314
Nebenhoden 33
Nebenplazenta 376
Nervensystem, zentrales 279
Nervenversorgung 16
Netzhausablösung 414
Neugeborenes 516 ff
Neuralgie 404
Nichtseroidale, östrogenwirksame Hormone 242
Nidation 254, 257
Niere 8
Nierenarterie 8
Nierenschwelle 283 f
Nierenversagen, akutes 411
Non-disjunction 36 f
Notfalltherapie, postpartuale 524
Notstandsamenorrhö 79
Nulligravide 7

O

obligat 250
Obstipation 499
Obturationsileus 413
Ödeme 285
Ohnmachten 317
Oligohydramnion 375
Oligomenorrhö 80
Oligurie 391, 472
Operation, abdominale 229
– vaginale 227 f
– zerstückelnde 456

Operationseinwilligung 223
Operationsnachbehandlung 229
Operationsvorbereitung 224
Orificium externum 8
Os externum 8
– internum
– occipitale 22 f
Ossa frontalia 22 f
– parietalia 22 f
– temporalis 22 f
Osteopathia ovaripriva 94
Östradiol 56
Östriol 56
Östrogene 56, 239, 241, 244, 277 f
Östrogenausscheidung 337
Östron 56
Otosklerose 414
Ovar 5, 8, 11 f
Ovarialabszeß 139
Ovarialfibrom 172
Ovarialgravidität 359
Ovarialkarzinom 173, 186
Ovarialtumoren, seltene 173
Ovarialzysten 401
Ovulationsblutung 81
Ovulum Nabothi 207
Oxytocin 54 f, 439
Oxytocin-Sensitivity-Test 333

P

Palpation, äußere 202
Parakolpium 7
Paralyse 132
Parametritis 139
Parametropathie 142
Parametrose 142
Parasternallinie 25
Parazervikalanästhesie 442
Parenchym 278
Paroophoron 13

Parovarialzyste 171
Pars ampullaris 10 f
– intestitialis 10 f
– intramuralis 10 f
– isthmica 10 f
Partus praematurus 365
Pektoralisfaszie 26
Pelipathie 98
Pelveoperitonitis 135, 138
Pelvipathie 98
Pelviskopie 218 f
Periduralanästhesie 441
Perimetrium 5, 7 f
Perineum 3 ff
Perisalpinx 131
Peritonitis 235
Perkussion 203
Pertubation 215
per secundam (intentionem) 235
Pessar 110, 157
Pfeilnaht 22
Pflegeanstalten 534
Pfropfgestose 389
Phokomelie 527
Pigmentation 262
Pilzbefall 133
Pinozytose 297
Piskaček̆eksche Zeichen 265
Placenta accreta 380 f
– adhaerens 380 f
– bilobata 375 f
– bipartia 375 f
– circumvallata 376
– extrachorialis 376
– haemochorialis 288
– increta 386 f
– membranacea 380 f
– praevia 377
– – partialis 377
– – totalis 377
– succenturiata 376
– tripartia 375
Plattenepithalkarzinom 184 ff
Plazenta 290 ff
– Hormonproduktion 297
– Schutzfunktion 297

Sachverzeichnis 561

– Stofftransport 297
– tiefer Sitz 378
Plazentaanomalien 373f, 376
Plazentainsuffizienz 369, 381
Plazentalokalisation 331
Plazentalösung, vorzeitige 380
Plazentarandblutung 380
Plazentarest 383
Plazentarperiode 430f
Plazentarpolyp 383
Plazentitis 383
Pneumonie 234, 406, 414, 513
Pocken 415
Poleinstellung 434
Poliomyelitis 415
Pollakisurie 165
Polymastie 25, 194
Polymenorrhö 81
Polyöstrisch 53
Polypen 145f
Polyposis endometrii 146
Polythelie 25, 194
Portio vaginalis uteri 5, 8, 301f
Portioamputation 227
Portiokappe 110
Postkoitaltest 210
Post-partum-Periode 488
Postplazentarperiode 426, 432, 488
Prädezidua 290
Präeklampsie 390, 392
– leichte 390
– schwere 390
Prämedikation 225
Präservativ 110
Pregestagene 239f
Pregnandiol 57, 241
Pregnandiolausscheidung 240
Pregnant mare serum (PMS) 243
Preßdruck 428
Pressen 439
Preßwehen 428f
Primäraffekt 132

Primärfollikel 12
Primipara 265
Probeexzision 211, 227
Probeheizen 215
Probestrich 212
Progesteron 57, 240, 277f
Prolaktin-Test 199, 493
Proliferationsphase 59ff
Prostigmintest 264
Proteine, kontraktile 425
Proteinurie 391
Proteohormone 243
Pruritus 400
– vulvae 115
Pseudoamenorrhö 76
Pseudogravidität 84
Pseudohermaphroditismus 36ff
Pseudomuzinzystom 172
Psoriasis 403
Psyche 279
Psychoprophylaxe 303
Psychose 404, 513
Pubertas praecox 46
Pubertät 2, 46, 65
Pubotomie 454
Pudendusanästhesie 442
Puerperalfiber 510
Puerperium 487
Puffertherapie 334
Pyelogramm 217
Pyelonephritis 167, 283f, 410, 513
Pyosalpinx 140

Q
Querlage 433
Querstand, tiefer 437, 458

R
Radiummenolyse 87
Ramus cervicovaginalis 14
– uterotubalis 14
Randsinus 380
Rattentest 334
Rauchen 309
Raum, intervillöser 296
Read-Kurs 304
Reaktion, biologische 334

– deziduale 60
Reduktionsteilung 37
Refertilisierung 224
Regelblutung 76, 59ff
Registrierung 227
– fortlaufende 331f
Reife, trügerische 417ff
Reisen bei Schwangerschaft 309
Rektoskopie 214
Rektovaginale Untersuchung 203
Rektozele 25, 155ff
Rektum 5, 24
Rektum, Scheiden-Fistel 24
Rektusdiastase 277
Relaxin 277
Ren 8
Reproduktionsfähigkeit 40
Reserveluft 281
Residualluftraum 281
Respirationssystem 280
Respiratory-dystress-Syndrom = RDS 367
Restharn 283ff
Retentio placentae 463
Retentionszysten 120, 170
Retinaculum uteri 5, 12f
Retroflexio uteri 158
Retroflexion, physiologische 7
Retroperistaltik 125
Retroversio 158
Rezeptor 50
Rhagade 195
Riesenkinder 460
Ringpessar 157
Ritgenscher Hinterdammgriff 429
Röntgenstrahlen 329, 527
Rooming-in 490
Röteln 414, 526
Routinekontrollen 300
Routinemaßnahmen 541
Rückbildung 120
Rückenmarkschwindsucht 132
Rungesches Zeichen 370

S

Sakroiliakalgelenke 17f
Sakrum 17f
Saktosalpinx 140
Salpingitis isthmica nodosa 149ff
Salpingo-Oophoritis 140ff
Samenleiter 34f
Samenzelle 11
Sarkom 147, 189, 420
Sauerstoffmangel 526
Sauerstoffschuld 471
Säuglingsnahrung 479f, 490, 493ff
Saugpolster 519
Schädeleinstellung 433f
Schädelmessung 330f
Schalenpessar 157
Schambehaarung 58
Schamberg 2
Schamfuge 5, 17
Schamhaare 8
Schamlippe, große 2, 4, 5, 8
– kleine 3, 4, 5, 8
Schanker, weicher 132
Scharlach 415
Schaukeldiät 167
Scheide 5ff
Scheiden-Damm-Beckenboden-Schnitt 478
Scheiden-Damm-Riß 453
Scheiden-Damm-Schnitt 23
Scheidendiaphragma 108
Scheideneingang 2ff
Scheidengewölbe 5, 6f
Scheideninhalt 64
Scheidenriß 467
Scheidensenkung, hintere 24, 154ff
Scheidenvorhof 2, 4, 35
Scheidenwand 6
Scheidenwandraffung 227f
Scheidenwandsenkung, vordere 24, 154ff
Scheinschwangerschaft 264

Scheitelbein 22
Scheitelbeineinstellung 459f
Schillerscher Jodtest 207
Schläfenbein 22
Schlafgeburt 441
Schloßformen 483
Schluckreiz 522
Schmerzen 316f, 404
– gynäkologische 90ff
– zyklische 95f
Schmerzausschaltung 230
Schmerzbekämpfung 440
Schmerzcharakter 92
Schmerzzonen, gynäkologische 91
Schock 233, 466ff
– hypoglykämischer 416ff
Schokoladenzysten 149f
Schoßfuge 5, 17f
Schoßfugenrandebene, untere 18
Schräglage 433
Schuchardt-Schnitt 479
Schulterdystokie 460
Schultereinstellung 455f
Schultergürtel 23
Schulterschmerzen 92, 559f
Schutzmechanismen 124
Schutzmöglichkeiten 124
Schwangerenberatung 300ff
Schwangerenbetreuung 300ff
Schwangerschaft 258
– Beginn 254, 258
– Erkrankung 398
– Therapie, medikamentöse 399
– – physikalische 399
Schwangerschaftsakne 503
Schwangerschaftsamenorrhöe 76
Schwangerschaftsbeschwerden 314ff

Schwangerschaftsdauer 269f, 365
Schwangerschaftsektopie 276
Schwangerschaftsepulis 284
Schwangerschaftsmonat 269
Schwangerschaftsnachweis, immunologischer 334f
Schwangerschaftsniere 283
Schwangerschaftsödem 391
Schwangerschaftsperniziosa 409
Schwangerschaftsstreifen 264, 277, 503
Schwangerschaftsumstellung 273
Schwangerschaftsunterbrechung 357
Schwangeschaftsveränderung 273f
Schwangerschaftswehen 424
Schweißausbrüche 71, 503
Schwellkörper 3, 8, 15
Second-look-Operation 187
Sectio caesarea abdominalis 484
Segmentation 256
Sekalepräparate 439
Sekretionsphase 60ff
Sektio, vaginale 484
Sekundärfollikel 12
Seminom 173
Semmelweis 510
Senium 49f
Senkwehen 270, 425, 461
Septum 39
Sexchromosomenkombination 37f
Sexualzentrum 53
Sheehan-Syndrom 510
Shirodkar 478

Sachverzeichnis 563

Siamesische Zwillinge 343
Sicherheitskur 132
Silent menstruation 76
Sims-Huhner-Test 104, 210
Sinus lcatiferus 25 f
– urogenitalis 35
Skelett 280
Skenesche Gänge 6
Skrotum 35
Sodbrennen 284, 314
Sondierung 211
Sonographie 330
Soor 133
Spannungssyndrom, prämenstruelles 96
Spasmolytika 439
Spätabort 351
Spätgeburt 350
Spätgestose 388
Spekulumentbindung 480
Spekulumuntersuchung 205
Spermauntersuchung 104
Spermien, Fortbewegung 254
Spinarezidiv 94
Spiralarterien 61 f
Spongiosa 290
Spontanabort 346, 351, 355
Sport 308
Stadien, Geburt 425 ff
– Kollumkarzinom 184
Stadieneinteilung, Ovarialkarzinom 187
Steinbildung 167
Stein-Leventhal-Syndrom 78
Stellung, dorsoposteriore 457
– des Kindes im Genitale 433
– okzipitoposteriore 457
Stellwehen 424, 461
Steran 239
Sterilisierung 112

Sterilität 102
– der Frau 103
– gewollte 106 ff
– beim Mann 103 f
– physiologische 102
– primäre 102
– sekundäre 102
– ungewollte 102
Steroide 239
Steroidhormon 239
Steroidsynthese 243
Stieldrehung 151
Stilbene 242
Stillbüstenhalter 493
Stillen 25 f, 493
Stimulation, hormontherapeutische 244
Stirnbein 22
Stirnnaht 22
Stock-Tuch-Zeichen 266
Striae 264
– distensae 277
– gravidarum 277
Struma ovarii 174
Stuhlgang 232, 234, 310
Sturzgeburt 461
Subinvolution 490
Substitution 244
Super-femal 38
Supine-hypotensive-Syndrom 318
Supapubischer Katheter 231
Surfactant 368
Sutura(ae) 22
– coronalis 22
– frontalis 22
– lambdoidea 22
– sagittalis 22
Symphyse 17 f
Symphysenlockerung 404
Symphysenruptur 404
Symphyseotomie 454
Symptome, klimaterische 71 f
Syphilis 132, 415

T

Tabes dorsalis 132
Tampositorien 117, 400, 499
Tangstift 479
Tanzen während der Schwangerschaft 309
Tanzgürtel 308
Tastuntersuchung, vaginale 203
Teile, kleine 324
Teratogene Substanz 404, 527
Teratoma adultum 173
– embryonale 173
Termingeburt 350
Tertiärfollikel 12
Testosteron 241
Tetanus uteri 428
Thalidomid 527
Thekazelltumor 174
Thelarche 45
Thrombophlebitis 236, 409
Thrombose 236, 409
– tiefe 513
Thyreotropin 55
Tierversuch 220
Totalexstirpation, vaginale Uterus 87, 229
Totalprolaps 156
Totgeburt 424
Touchieren 203
Toxoplasmose 416, 529
Tragzeit, Menstruation 269
– wahre 269
Transportmöglichkeit 320
Transvestit 41
Trennwand 39
Treponema pallidum 132
Trichomoniasis 132
Trimenon 273
Triplo-X-Patienten 38
Tripper 131
Trommelschlegel 31 f, 35
Trophoblast 257
Trümmerbecken 21
Tuba uterina 5, 8, 10, 34

564 Sachverzeichnis

Tubarabort 359
Tubargravidität 358
Tube 5, 8, 10, 34
Tubeneckenmyom 146 ff
Tubenkarzinom 188
Tubenkatarrh 140
Tubenunterbindung 229
Tuberkulose 134
Tuboovarialabszeß 1139
Tumoren, gutartige 120
Tumormarker 220
Tupfer, liegengebliebener 469 f
Turner-Syndrom 36
Typhus 415

U
Übelkeit, morgendliche 314
Überträgermoleküle 297
Übertragung 341, 359
Übungen, gymnastische 304
Ulcus molle 132
Ultraschallnachweis 266, 330
Umbilicus s. Nabel
Umwandlungszone 207
Unterleibsentzündung 138 ff
Unterschenkelödeme 282
Untersuchung, abdominale 324
– äußere 202 f
– Menstrualblut 213
– rektale 203, 326
– rektovaginale 203
– Scheideninhalt 209
– Urin 210
– vaginale 203, 326
– Zervixschleim 210
Untersuchungsmethode, geburtshilfliche 324
– gynäkologische 201
Ureter 8, 13, 24
Ureter-Scheiden-Fistel 24 f
Urethra 4, 5
– peniler Teil 35
Urethralkarunkel 164

Urethralmündung 2, 4
Urethrozytozele 154
Urniere 33
Urnierengang 33
Urnierenanlage 13
Urologie 149
– gynäkologische 160
Uterinsegment, unteres 7 f
Uteroskopie 219
Uterus 7 f, 34, 46, 274 f
– Entfernung 229
– – mit Adnexen 229
– Fehlen 40
Uterusinversion 464
Uteruskantenschmerz 512
Uterusruptur 466

V
Vagina 5 ff, 35, 276
– fehlende 39
Vaginalhaut 63
Vaginalkarzinom 189
Vaginismus 97
Vakuumextraktion 480
Vakuumextraktionsgerät 481
Vakuumextraktor, Gefahr 482
Vas deferens 33 f
Vaskularisation 276
Vasopressin 54
Veit-Smellie-Handgriff 485
Venendruck 282
Venographie 218
Verkehr, ehelicher 309, 489
Vernixflocken 327 ff
Vernix-kaseosa-Flocken 296
Verschlußmechanismus des Beckenbodens 153 f
Vertrauensarzt 194
Vestibulum 2 f, 4 ff
– vaginae 2 f, 4 f
Virilisierung 41
Vitalfunktionen 231

Vitalkapazität 280 f
Vitamine 306 f
Volvulus 170
Vorblutung 81
Vorderlastigkeit 280
Vorhofdrüse 2, 4 f
– große 2, 5 f
Vormilch 265, 493 f
Vorniere 33
Vornierenanlage 13
Vorsorgeuntersuchung 177 ff, 183
Vorwehen 449 ff
Vulva 2, 4, 8, 273, 276
Vulvakarzinom 187
Vulvitis 116

W
Wachstum 304 f
– präpuberales 65
Wachstumshormon 55
Wackelportio 265
Wadenkrämpfe 317
Wandsiebhaut 290
Warzenhof 25 f
Wasserhaushalt 285
Wassermann-Reaktion 132
Wechseljahre 47 f
Wehen 424
– Austreibungswehen 425
– Eröffnungswehen 425
– Geburtswehen 424
– Nachgeburtswehen 425
– Nachwehen 425, 492
– Preßwehen 425
– Schwangerschaftswehen 424
– Senkwehen 270, 424, 461
– Stellwehen 424, 461
Wehenschwäche 449, 451
Weichteilanomalie 454
Wendung, äußere 455
– innere 456
– – rechtzeitige 485 f
– – vorzeitige 485 f
Wertheim 229

Sachverzeichnis 565

Whartonsche Sulze 293 f
Wide-Gemzell-Hämag-
glutinationstest 335
Windei 355
Windmole 374
Wirkung, pharmakologi-
sche 245
– teratogene 398 f
Wochenbett 487
Wochenbettfieber 510
Wochenbettgymnastik
500
– Beispiel 500 ff
Wochenbettmorbidität
487 ff
Wochenbettpsychose 513
Wochenfluß 488, 491
Wolfscher Gang 13, 33 f
Wundinfektion 235
Wundversorgung 469

X
X-Chromosom 31
XO-Patienten 36 f
XXV-Patienten 38

Y
Y-Chromosom 31

Z
Zahnfäule 284, 411 f
Zahnpflege 310
Zange, hohe 458
Zangemeister-Handgriff
325
Zangenentbindung 483
Zeichnen (Abgang von
blutigem Schleim) 428
Zeitwahl-Methode 107
Zellen, interstitielle, sti-
mulierendes Hormon
243
Zelluläre Abwehr 124 f
Zephalometrie 330
Zervikalgravidität 359
Zervikalkanal 5, 8, 10
– Dehnung 478 f
Zervix 5, 8, 10
Zervixdystokie 454
Zervixfaszie 24
Zervixkarzinom 184 f,
419
Zervixriß 466
Zervixschleimhaut 62
Zervixumschlingung 478
Zervixzellabstrich 47, 208
Zervizitis 119

Zotte 291
– hydropische 373
Zottenhaut 259
Zuckerbelastungstest
416 f
Zunge, Zurückfallen 234
Zusammenhang, ursäch-
licher 419
Zusatzblutungen 81
Zwänge zur Einstellung
437 f
Zwillingsteilung 343 f
Zwischenblutung 81, 84
Zwischenzottenraum
292 f
Zygote 255 ff
Zyklus der Frau 53
Zyklus-Steuerung 58 f
Zylindrurie 392 ff
Zysten 120 f
Zystitis 410
Zystoskopie 214
Zysteozele 154 f
Zytologie 208
Zytostase 180 ff, 198

Notizen

Notizen

Notizen

Notizen

Notizen

Notizen

Notizen